国家出版基金项目
NATIONAL PUBLICATION FOUNDATION

"十三五"國家重點出版物出版規劃項目

本草綱目研究集成

總主編 張志斌 鄭金生

本草綱目影校對照 四

草部 下

張志斌 鄭金生 校點

科学出版社
龍門書局
北京

圖書在版編目（CIP）數據

本草綱目影校對照. 四, 草部: 全3册／張志斌, 鄭金生校點. —北京: 龍門書局, 2017

（本草綱目研究集成）

"十三五" 國家重點出版物出版規劃項目　國家出版基金項目

ISBN 978-7-5088-5219-5

Ⅰ.①本…　Ⅱ.①張…　②鄭…　Ⅲ.①《本草綱目》　Ⅳ.①R281.3

中國版本圖書館CIP數據核字（2017）第121409號

責任編輯：鮑　燕　曹麗英／責任校對：何艳萍等

責任印制：肖　興／封面設計：黄華斌

科学出版社
龍門書局 出版

北京東黄城根北街16號

郵政編碼：100717

http://www.sciencep.com

北京匯瑞嘉合文化發展有限公司 印刷

科學出版社發行　各地新華書店經銷

*

2018年1月第　一　版　開本：787×1092 1/16

2018年1月第一次印刷　印張：126

字數：2988 000

定價：1198.00圓（全3册）

（如有印裝質量問題，我社負責調换）

四　草部目録

草部上

本草綱目草部目録第十三卷……二四〇三

本草綱目草部第十三卷……二四〇五

草部中

草部下

本草綱目草部目録第十八卷……三六一一

本草綱目草部第十八卷……三六一五

四

草部 下

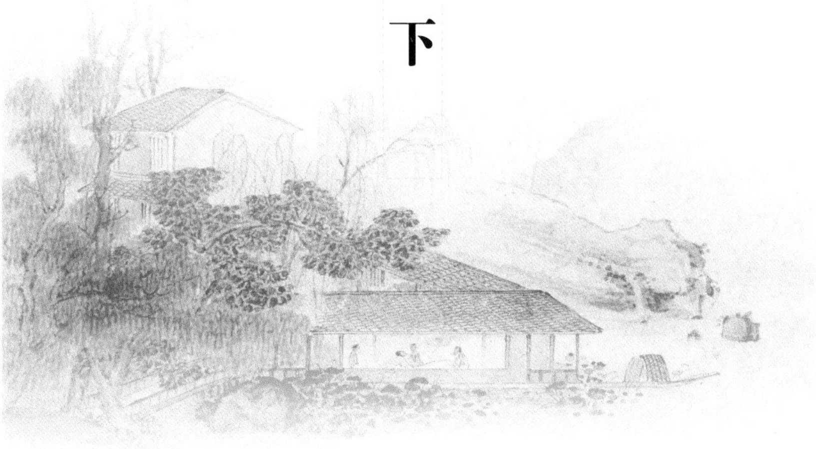

本草綱目草部目録第十七卷

草之六　毒草類四十七種

大黄本經　商陸本經　狼毒本經　防葵本經
狼牙本經　䕡茹本經　大戟本經　澤漆本經
甘遂本經　續隨子開寶　莨菪本經 即天仙子　雲實本經
蓖麻唐本 博落迴附　常山蜀漆本經 杜莖山 土紅山附
藜蘆本經 山慈石 馬腸根附　參果　木藜蘆拾遺　附子本經
天雄本經　側子別録　漏籃子綱目　烏頭本經
白附子別録　虎掌天南星本經　由跋本經
蒟蒻開寶 菩薩草附　半夏本經　蚤休本經　鬼臼本經
射干本經　鳶尾本經　玉簪綱目　鳳仙綱目
坐拏草圖經 押不蘆附　曼陀羅花綱目

本草綱目草部目録第十七卷

草之六　毒草類四十七種

大黄本經　商陸本經　狼毒本經　防葵本經

狼牙本經　藺茹本經　大戟本經　澤漆本經

甘遂本經　續隨子開寶　莨菪本經○即天仙子　雲實本經

蓖麻唐本○博落迴附　常山蜀漆本經○杜莖山、土紅山附

藜蘆本經○山慈石、參杲〔一〕根、馬腸根附　木藜蘆拾遺　附子本經

天雄本經　側子別録　漏藍〔二〕子綱目　烏頭本經

白附子別録　虎掌天南星本經　由跋本經

蒟蒻開寶○菩薩草附　半夏本經　蚤休本經　鬼臼本經

射干本經　鳶尾本經　玉簪綱目　鳳仙綱目

坐拏草圖經○押不蘆附　曼陀羅花綱目

〔一〕杲：本條正文附録作「果」。
〔二〕藍：正文本藥正名作「籃」。

羊躑躅本經　山躑躅　羊不喫草附　芫花本經　蕘花本經
醉魚草綱目　莽草本經　茵蕷本經
石龍芮本經　胡椒菜附　毛茛拾遺　海薑附　牛扁本經　虱建草附　蕁麻圖經
格注草唐本　海芋綱目　透山根附　鉤吻本經
右附方舊一百三十四新四百九十五

羊躑躅本經○山躑躅、羊不喫草附　芫花本經　蕘花本經

醉魚草綱目　莽草本經　茵蕷〔一〕本經

石龍芮本經○即胡椒菜　毛茛拾遺○每蕫〔二〕附　牛扁本經○虱〔三〕建草附　蕁麻圖經

格注草唐本　海芋綱目○透山根附　鉤吻本經

右附方舊一百三十四，新四百九十五。

〔一〕蕷：正文本藥正名作「芋」。與證類卷十茵芋同。

〔二〕海蕫：「海」原作「每」。今據證類卷十一蔭命改，與正文附録合。正文此藥名後尚有「陰命」一藥。

〔三〕虱：原多首筆作「風」。正文作「虱」，今據證類卷九虱建草改。

草部

草之六 毒草類四十七種

大黃 本經下品

【釋名】黃良 本經 將軍 當之 火參 吳普 膚如 吳普 弘景曰大黃其色也將軍之號當取其駿快也 杲曰推陳致新如戡定禍亂以致太平所以有將軍之號

【集解】別錄曰大黃生河西山谷及隴西二月八月采根火乾 普曰生蜀郡北部或隴西二月卷生黃赤其葉四四相當莖高三尺許三月花黃五月實黑八月采根根有黃汁切片陰乾 弘景曰今采益州北部汶山及西山者雖非河西隴西好者猶作紫地錦色味甚苦濇色至濃黑西川陰乾者勝北部日乾亦有火乾者皮小焦不如而耐蛀堪久此藥至勁利粗者便不中服 恭曰葉子莖並似羊蹄但莖高六七尺而脆味酸堪生啖葉粗長而厚根細者亦似宿羊蹄大者乃如盌長二尺其性濕潤而易蛀壞火乾乃佳作時燒石使熱橫寸截著石上煿之一日微燥以繩穿眼乾今出宕州涼州西羌蜀地者皆佳幽并以北者漸細氣力不及蜀中者陶言蜀地不及隴西誤矣 藏器曰凡用當分別之若取和及深沉能攻病者當可用蜀中似牛舌片緊硬者若取瀉泄駿快推陳去熱者當取河西錦文者 頌曰今蜀川河東陝西州郡皆有之

本草綱目草部第十七卷

草之六　毒草類四十七種

大黄本經下品

【釋名】黄良本經、將軍當之、火參吴普、膚如吴普。【弘景曰】大黄，其色也。將軍之號，當取其駿快也。【杲曰】推陳致新，如戡定禍亂，以致太平，所以有將軍之號。

【集解】【别録曰】大黄生河西山谷及隴西。二月、八月采根，火乾。【普曰】生蜀郡北部〔一〕或隴西。二月卷生黄赤，其葉四四相當，莖高三尺許。三月花黄，五月實黑，八月采根。根有黄汁，切片陰乾。【弘景曰】今采益州北部汶山及西山者，雖非河西、隴西，好者猶作紫地錦色，味甚苦濇，色至濃黑。西川陰乾者勝。北部日乾，亦有火乾者，皮小焦不如，而耐蛀堪久。此藥至勁利，粗者便不中服。【恭曰】葉、子、莖並似羊蹄，但莖高六七尺而脆，味酸，堪生啖。葉粗長而厚。根細〔二〕者亦似宿羊蹄，大者乃如盌，長二尺。其性濕潤而易蛀壞，火乾乃佳。作時燒石使熱，横寸截，著石上煿之，一日微燥，以繩穿晾乾。今出宕州、凉州、西羌、蜀地者皆佳。幽、并以北者漸細，氣力不及蜀中者。陶言蜀地不及隴西，誤矣。【藏器曰】凡用當分别之。若取和厚〔三〕深沈能攻病者，可用蜀中似牛舌片緊硬者；苦取瀉洩駿快、推陳去熱者，當取河西錦文者。【頌曰】今蜀川、河東、陜西州郡皆有之。

〔一〕部：原作「郡」。今据御览卷九百九十二大黄改。
〔二〕細：原作「紅」。今據證類卷十大黄改。
〔三〕厚：原作「及」。今據改同上。

以蜀川錦文者佳，其次秦隴來者，謂之土蕃大黄。正月内生青葉，似蓖麻，大者如扇。根如芋，大者如盌，長一二尺。其細根如牛蒡，小者亦如芋。四月開黄花，亦有青紅似蕎麥花者。莖青紫色，形如竹。二八月采根，去黑皮，切作横片，火乾。蜀大黄乃作緊片，如牛舌形，謂之牛舌大黄。二者功用相等。江淮出者曰土大黄，二月開花，結細實。時珍曰：宋祁《益州方物圖》言蜀大山中多有之，赤莖大葉，根巨若盌，藥市以大者爲枕，紫地錦文也。今人以莊浪出者爲最，莊浪即古涇原隴西地，与別錄相合。

【正誤】頌曰：鄜州出一種羊蹄大黄，治疥瘙甚效。初生苗葉如羊蹄，累年長大，即葉似商陸而狹尖。四月内抽條出穗，五七莖相合，花葉同色。結實如蕎麥而輕小，五月熟，即黄色，呼爲金蕎麥。三月采苗，五月采實，陰乾；九月采根，破之亦有錦文。亦呼爲土大黄。時珍曰：蘇説即老羊蹄根也。因其似大黄，故謂之羊蹄大黄，實非一類。又一種酸模，乃山大黄也，狀似羊蹄而生山上，所謂土大黄或指此，非羊蹄也。但是木條。

【修治】斅曰：凡使細切，以文如水旋斑、緊重者，剉片蒸之，從巳至未，晒乾，又灑臘水蒸之，從未至亥，如此凡七次，晒乾，卻灑淡蜜水再蒸一伏時，其大黄必如烏膏樣，乃晒乾用。藏器曰：凡用有蒸、有生、有熟，不得一槩用之。承曰：大黄采時皆以火石煿乾貨賣，更无生者，用之亦不須更多炮炙蒸煮。

以蜀川錦文者佳。其次秦隴來者，謂之土番大黄。正月内生青葉，似蓖麻，大者如扇。根如芋，大者如盌，長一二尺。其細根如牛蒡，小者亦如芋。四月開黄花，亦有青紅似蕎麥花者。莖青紫色，形如竹。二、八月采根，去黑皮，切作横片，火乾。蜀大黄乃作緊片如牛舌形，謂之牛舌大黄。二者功用相等。江淮出者曰土大黄，二月開花，結細實。【時珍曰】宋祁益州方物圖言蜀大山中多有之，赤莖大葉，根巨若盌，藥市以大者爲枕，紫地錦文也。今人以莊浪出者爲最。莊浪即古涇，原隴西地，與别録相合。

【正誤】【頌曰】鼎州出一種羊蹄大黄，治疥瘙甚效。初生苗葉如羊蹄[一]，累年長大，即葉似商陸而狹尖。四月内抽條出穗，五七莖相合，花葉同色。結實如蕎麥而輕小，五月熟即黄色，呼爲金蕎麥。三月采苗，五月采實，陰乾。九月采根，破之亦有錦文。亦呼爲土大黄。【時珍曰】蘇説即老羊蹄根也。因其似大黄，故謂之羊蹄大黄，實非一類。又一種酸模，乃山大黄也。狀似羊蹄而生山上，所謂土大黄或指此，非羊蹄也。俱見本條。

根。【修治】【雷曰】凡使細切。以文如水旋斑緊重者，剉片蒸之，從巳至未，晒乾，又洒臘水蒸之，從未至亥，如此凡七次。晒乾，却洒淡蜜水再蒸一伏時，其大黄必如烏膏樣，乃晒乾用。【藏器曰】凡用有蒸、有生、有熟，不得一概用之。【承曰】大黄采時，皆以火石煿乾貨賣，更無生者，用之亦不須更多炮炙蒸煮。

〔一〕如羊蹄：原脱。今據證類卷十大黄補。

【氣味】苦寒無毒 別錄曰大寒普曰神農雷公苦有毒扁鵲苦無毒李當之大寒元素曰味苦氣寒氣味俱厚沉而降陰也用之須酒浸煨熟者寒因熱用酒浸入太陽經酒洗入陽明經餘經不用酒杲曰大黃苦峻下走用之於下必生用若邪氣在上非酒不至必用酒浸引上至高之分驅熱而下如物在高巔必射以取之也若用生者則遺至高之邪熱是以愈後或目赤或喉痺或頭腫或膈上熱疾生也時珍曰凡病在氣分及胃寒血虛并妊娠產後並勿輕用其性苦寒能傷元氣耗陰血故也之才曰黃芩為之使無所畏權曰忌冷水惡乾漆

【主治】下瘀血血閉寒熱破癥瘕積聚留飲宿食蕩滌腸胃推陳致新通利水穀調中化食安和五臟本經平胃下氣除痰實腸間結熱心腹脹滿女子寒血閉脹小腹痛諸老血留結別錄通女子經候利水腫利大小腸貼熱腫毒小兒寒熱時疾煩熱蝕膿甄權通宣一切氣調血脈利關節泄壅滯水氣溫瘴熱瘧大明瀉諸實熱不通除下焦濕熱消宿食瀉心下痞滿元素下痢赤白裏急腹痛小便淋瀝實熱燥結朝熱譫語黃疸諸火瘡時珍

【氣味】苦，寒。無毒。【别録曰】大寒。【普曰】神農、雷公：苦，有毒。扁鵲：苦，無毒。李當之：大〔一〕寒。【元素曰】味苦氣寒，氣味俱厚。沉而降，陰也。用之須酒浸煨熟者，寒因熱用。酒浸入太陽經，酒洗入陽明經，餘經不用酒。【杲曰】大黄苦峻下走，用之于下必生用。若邪氣在上，非酒不至，必用酒浸引上至高之分，驅熱而下。如物在高巔，必射以取之也。若用生者，則遺至高之邪熱，是以愈後或目赤，或喉痺，或頭腫，或膈上熱疾生也。【時珍曰】凡病在氣分，及胃寒血虚，並妊娠産後，並勿輕用。其性苦寒，能傷元氣、耗陰血故也。【之才曰】黄芩爲之使，無所畏。【權曰】忌冷水，惡乾漆。

【主治】下瘀血血閉，寒熱，破癥瘕積聚，留飲宿食，蕩滌腸胃，推陳致新，通利水穀，調中化食，安和五臟。本經。平胃下氣，除痰實，腸間結熱，心腹脹滿，女子寒血閉脹，小腹痛，諸老血留結。别録。通女子經候，利水腫，利大小腸，貼熱腫毒，小兒寒熱時疾，煩熱蝕膿。甄權。通宣一切氣，調血脈，利關節，泄壅滯水氣，温瘴熱瘧。大明。瀉諸實熱不通，除下焦濕熱，消宿食，瀉心下痞滿。元素。下痢赤白，裏急腹痛，小便淋瀝，實熱燥結，潮〔二〕熱譫語，黄疸諸火瘡。時珍。

〔一〕大：御覽卷九百九十二大黄作「小」。
〔二〕潮：原作「朝」。今據傷寒論辨陽明病脉證并治改。

【發明】之才曰得芍藥黃芩牡蠣細辛伏苓療驚恚怒心下悸氣得消石紫石英桃仁療女子血閉宗奭曰張仲景治心氣不足吐血衄血瀉心湯用大黃黃芩黃連或曰心氣既不足而不用補心湯更用瀉心何也答曰若心氣獨不足則當不吐衄也此乃邪熱因不足而客之故令吐衄以苦泄其熱以苦補其心蓋一舉而兩得之有是證者用之無不效惟在量其虛實而已震亨曰大黃苦寒善泄仲景用之瀉心湯者正因少陰經不足本經之陽亢甚無輔以致陰血妄行飛越故用大黃瀉去亢甚之火使之平和則血歸經而自安夫心之陰氣不足并一日矣肺與肝俱各受火而病作故黃芩救肺黃連救肝肺者陰之主肝者心之母血之合也肝肺之火既退則陰血復其舊矣寇氏不明說而云邪熱客之何以明仲景之意而開悟後人也時珍曰大黃乃足太陰手足陽明手足厥陰五經血分之藥凡病在五經血分者宜用之若在氣分用之是謂誅伐無過矣瀉心湯治心氣不足吐血衄血者乃真心之氣不足而手厥陰心包絡足厥陰肝足太陰脾足陽明胃之邪火有餘也雖曰瀉心實瀉四經血中之伏火也又仲景治心下痞滿按之軟者用大黃黃連瀉心湯主之此亦瀉脾胃之濕熱非瀉心也病發於陰而反下之則作痞滿乃寒傷營血邪氣乘虛結于上焦胃之上脘在于心故曰瀉心實瀉脾也素問云太陰所至為痞滿又云濁氣在上則生䐜脹是矣病發於陽而反下之則成結胸乃熱邪陷入血分亦在上脘分野仲景大陷胸湯丸皆用大黃亦瀉脾胃血分之邪而降其濁氣也若結胸在氣分則只用小陷胸湯

【發明】【之才曰】得芍藥、黄芩、牡蠣、細辛、伏苓，療驚恚怒，心下悸氣。得消石、紫石英、桃仁，療女子血閉。【宗奭曰】張仲景治心氣不足，吐血衄血，瀉心湯，用大黄、黄芩、黄連。或曰心氣既不足，而不用補心湯，更用瀉心何也？答曰：若心氣獨不足，則當不吐衄也。此乃邪熱因不足而客之，故令吐衄。以苦泄其熱，以苦補其心，蓋一舉而兩得之。有是證者，用之無不效。惟在量其虚實而已。【震亨曰】大黄苦寒善泄，仲景用之瀉心湯者，正因少陰經不足，本經之陽亢甚無輔，以致陰血妄行飛越，故用大黄瀉去亢甚之火，使之平和，則血歸經而自安。夫心之陰氣不足，非一日矣，肺與肝俱各受火而病作。故黄芩救肺，黄連救肝。肺者陰之主，肝者心之母、血之合也。肝肺之火既退，則陰血復其舊矣。寇氏不明説而云邪熱客之，何以明仲景之意而開悟後人也？【時珍曰】大黄乃足太陰、手足陽明、手足厥陰五經血分之藥。凡病在五經血分者宜用之。若在氣分用之，是謂誅伐無過矣。瀉心湯治心氣不足吐血衄血者，乃真心之氣不足，而手厥陰心包絡、足厥陰肝、足太陰脾、足陽明胃之邪火有餘也。雖曰瀉心，實瀉四經血中之伏火也。又仲景治心下痞滿按之軟者，用大黄黄連瀉心湯主之。此亦瀉脾胃之濕熱，非瀉心也。病發於陰而反下之，則作痞滿，乃寒傷營血，邪氣乘虚結于上焦。胃之上脘在于心，故曰瀉心，實瀉脾也。素問云「太陰所至爲痞滿」，又云「濁氣在上，則生䐜脹」是矣。病發於陽而反下之，則成結胸，乃熱邪陷入血分，亦在上脘分野。仲景大陷胸湯丸皆用大黄，亦瀉脾胃血分之邪而降其濁氣也。若結胸在氣分，則只用小陷胸湯；

痞滿在氣分則用半夏瀉心湯矣成無己註釋傷寒論亦不知分別此義成無己曰濕熱所勝以苦泄之大黃之苦以蕩滌瘀熱下燥結而泄胃強(頌曰)本草稱大黃推陳致新其効最神故古方下積滯多用之張仲景治傷寒用處尤多古人用毒藥攻病必隨人之虛實寒熱而處置非一切輕用也梁武帝因發熱欲服大黃姚僧坦曰大黃乃是快藥至尊年高不可輕用帝弗從幾至委頓梁元帝常有心腹疾諸醫咸謂宜用平藥可漸宣通僧坦曰脉洪而實此有宿妨非用大黃無差理帝從之遂愈以此言之今醫用一毒藥而攻衆病其偶中便謂此方神奇其差誤則不言用藥之失可不戒哉

【附方】舊十四新三十七

吐血衄血 治心氣不足吐血衄血者瀉心湯主之大黃二兩黃連黃芩各一兩水三升煑一升熱服取利張仲景金匱玉函

吐血刺痛 川大黃一兩為散每服一錢以生地黃汁一合水半盞煎三五沸無時服簡要濟衆方

傷寒痞滿 病發於陰而反下之心下滿而不痛按之濡此為痞也大黃黃連瀉心湯主之大黃二兩黃連一兩以麻沸湯二升漬之須臾絞汁分作二次溫服仲景傷寒論

熱病譫狂 川大黃五兩剉炒微赤為散用臘雪水五升煎如膏每服半匙冷水下聖惠方

傷寒發黃 方同上○氣壯者大黃一兩水二升漬一宿平旦煎汁一升入芒硝一兩緩服須臾當利下傷寒類要

腰脚風氣 作痛大黃二兩切如棊子和少酥炒乾勿令焦搗篩每用二錢空心以水三大合入薑三片煎十餘沸取湯調服當下冷膿惡物即

痞滿在氣分則用半夏瀉心湯矣。成無己註釋傷寒論，亦不知分別此義。【成無己曰】熱淫所勝，以苦泄之。大黄之苦，以蕩滌瘀熱，下燥結而泄胃强。【頌曰】本草稱大黄推陳致新，其效最神，故古方下積滯多用之，張仲景治傷寒用處尤多。古人用毒藥攻病，必隨人之虚實寒熱而處置，非一切輕用也。梁武帝因發熱欲服大黄，姚僧坦曰：大黄乃是快藥，至尊年高，不可輕用。帝弗從，幾至委頓。梁元帝常有心腹疾。諸醫咸謂宜用平藥，可漸宣通。僧坦曰：脉洪而實，此有宿妨，非用大黄無瘥理。帝從之，遂愈。以此言之。今醫用一毒藥而攻衆病，其偶中，便謂此方神奇。其差誤，則不言用藥之失，可不戒哉？

【附方】舊十四，新三十七。**吐血衄血**。治心氣不足，吐血衄血者，瀉心湯主之。大黄二兩，黄連、黄芩各一兩，水三升，煮一升，熱服取利。張仲景金匱玉函。**吐血刺痛**。川大黄一兩，爲散。每服一錢，以生地黄汁一合，水半盞，煎三五沸，無時服。簡要濟衆方。**傷寒痞滿**。病發於陰，而反下之，心下滿而不痛，按之濡，此爲痞也，大黄黄連瀉心湯主之。大黄二兩，黄連一兩，以麻沸湯二升漬之，須臾絞汁，分作二次温服。仲景傷寒論。**熱病譫狂**。川大黄五兩，剉炒微赤，爲散。用臘雪水五升，煎如膏。每服半匙，冷水下。聖惠方。**傷寒發黄**。方同上。○氣壯者大黄一兩，水二升，漬一宿，平旦煎汁一升，入芒硝一兩，緩服，須臾當利下。傷寒類要。**腰脚風氣**，作痛。大黄二兩，切如棊子，和少酥炒乾，勿令焦，擣篩。每用二錢，空心以水三大合，入薑三片，煎十餘沸，取湯調服，當下冷膿惡物即

痛止崔元
亮海上方
一切壅滯
經驗方治風熱積壅化痰涎治痞悶
消食化氣導血用大黃四兩牽牛子
半炒生四兩爲末煉蜜丸如梧子大每服十丸白湯下並不
損人如要微利加一二十丸○衛生寶鑑用皂莢熬膏和丸
名墜痰丸又名全真丸金宣
宗服之有驗賜名保安丸
痰爲百病
滚痰丸治痰爲百病
惟水瀉胎前產後不
可服用大黃酒浸蒸熟切晒八兩生黃芩八兩沉香半兩青
礞石二兩以焰硝二兩同入砂罐固濟煅紅研末二兩右各
取末以水和丸梧子大常服一二十丸小病五六十丸緩病
七八十丸急病一百二十丸溫水吞下即卧勿動候藥逐上
焦痰滯次日先下糟粕次下痰涎未下再服王
隱君歲合四十餘斤愈疾數萬也養生主論
男女諸病
無
極
丸治婦人經血不通赤白帶下崩漏不止腸風下血五淋產
後積血癥瘕腹痛男子五勞七傷小兒骨蒸潮熱等證其效
甚速宜六癸日合之用錦紋大黃一斤分作四分一分用童
尿一盞食鹽二錢浸一日切晒一分用醇酒一盞浸一日切
晒再以巴豆仁三十五粒同炒豆黃去豆不用一分用紅花
四兩泡水一盞浸一日切晒一分用當歸四兩入淡醋一盞
同浸一日去歸切晒爲末煉蜜丸梧子大每服五十丸空心
溫酒下取下惡物爲驗未下再服此武當高士孫碧雲方也
醫林
集要
心腹諸痰
三物備急丸治心腹諸疾卒暴百病用大黃
巴豆乾薑各一兩擣篩蜜和擣一千杵丸小
豆大每服三丸凡中客卒忤心腹脹滿痛如錐刀氣急口噤
停尸卒死者以暖水或酒服之或灌之未知更服三丸腹中

痛止。崔元亮海上方。一切壅滯。經驗後〔一〕方治風熱積壅，化痰涎，治痞悶消食，化氣導血。用大黄四兩，牽牛子半炒半〔二〕生四兩，爲末，煉蜜丸如梧子大。每服十丸，白湯下，並不損人。如要微利，加一二十丸。○衛生寶鑑用皂莢熬膏和丸，名墜痰丸，又名全真丸。金宣宗服之有驗，賜名保安丸。痰爲百病。滚痰丸：治痰爲百病，惟水瀉、胎前産後不可服用。大黄酒浸蒸熟，切晒八兩，生黄芩八兩，沉香半兩。青礞石二兩，以焰硝二兩，同入砂罐固濟，煅紅研末二兩。右各取末，以水和丸梧子大。常服一二十丸，小病五六十丸，緩病七八十丸，急病一百二十丸，温水吞下，即卧勿動。候藥逐上焦痰滯。次日先下糟粕，次下痰涎，未下再服。王隱君歲合四十餘斤，愈疾數萬也。養生主論。男女諸病。無極丸：治婦人經血不通，赤白帶下，崩漏不止，腸風下血，五淋，産後積血，癥瘕腹痛，男子五勞七傷，小兒骨蒸潮熱等證，其效甚速。宜六癸日合之。用錦紋大黄一斤，分作四分。一分用童尿一盌，食鹽二錢，浸一日，切晒。一分用醇酒一盌，浸一日，切晒，再以巴豆仁三十五粒同炒，豆黄，去豆不用。一分用紅花四兩，泡水一盌，浸一日，切晒。一分用當歸四兩，入淡醋一盌，同浸一日，去歸，切晒。爲末，煉蜜丸梧子大。每服五十丸，空心温酒下。取下惡物爲驗，未下再服。此武當高士孫碧雲方也。醫林集要。

心腹諸疾。三物備急丸：治心腹諸疾，卒暴百病。用大黄、巴豆、乾薑各一兩，擣篩，蜜和擣一千杵，丸小豆大，每服三丸。凡中惡客〔三〕忤，心腹脹滿，痛如錐刀，氣急口噤，停尸卒死者，以暖水或酒服之，或灌之。未知更服三丸，腹中

〔一〕後：原脱。今據證類卷十大黄補。
〔二〕半：原脱。今據補同上。
〔三〕惡客：原作「客卒」。今據改同上。

鳴轉當吐下便愈若曰已噤者折齒灌之入喉即瘥此乃仲景方司空裴秀改爲散用不及丸也 圖經本草

腹中痞塊 大黄十兩爲散醋三升蜜兩匙和煎丸梧子大每服三十丸生薑湯下吐利爲度 外臺秘要

腹脇積塊 風化石灰末半斤瓦器炒極熱稍冷入大黄末一兩炒熱入桂心末半兩略炒下米醋攪成膏攤布貼之○又方大黄二兩朴硝一兩爲末以大蒜同搗膏和貼之或加阿魏一兩尤妙 丹溪心法

久患積聚 二便不利上搶心腹脹滿害食大黄白芍各二兩爲末水丸梧子大每湯下四十丸日三以知爲度 千金方

脾癖疳積 不拘大人小兒錦紋大黄三兩爲末醋一盞沙鍋內文武火熬成膏傾瓦上日晒夜露三日再研用舡上硫黄一兩形如琥珀者官粉一兩同研勻十歲以下小兒半錢大人一錢半米飲下忌一切生冷魚肉只食白粥半月如一服不愈半月之後再服若不忌口不如勿服 聖濟總録

小兒無辜 閃癖瘰癧或頭乾黄聳或乍痢乍瘥諸狀多者大黄煎主之大黄九兩錦紋新实者若微朽即不中用削去皮搗篩爲散以好米醋三升和置瓦盌中於大鐺內浮湯上炭火慢煑候至成膏可丸乃貯器中三歲兒一服七丸梧子大日再服以下出青赤膿爲度若不下或下少稍稍加丸若下多又須減之病重者七八劑方盡大人亦可用之此藥惟下宿膿不令兒利也須禁食毒物乳母亦禁之一加木香一兩千 崔知悌方

小兒諸熱 大黄煨熟黄芩各一兩爲末煉蜜丸麻子大每服五丸至十丸蜜湯下加黄連名三

鳴轉，當吐下便愈。若口已噤者，折齒灌之，入喉即瘥。此乃仲景方，司空裴秀改爲散用，不及丸也。圖經本草。**腹中痞塊**。大黄十兩爲散，醋三升，蜜兩匙，和煎，丸梧子大。每服三十丸，生薑湯下，吐利爲度。外臺秘要。**腹脇積塊**。風化石灰末半斤，瓦器炒極熱，稍冷，入大黄末一兩炒熱，入桂心末半兩略炒，下米醋攪成膏，攤布貼之。○又方：大黄二兩，朴硝一兩，爲末，以大蒜同搗膏和貼之。或加阿魏一兩，尤妙。丹溪心法。**久患積聚**。二便不利，氣[一]上搶心，腹脹滿，害食。大黄、白芍各二兩，爲末。水丸梧子大，每湯下四十丸，日三，以知爲度。千金方。**脾癖疳積**。不拘大人小兒，錦紋大黄三兩爲末，醋一盞，沙鍋内文武火熬成膏，傾瓦上，日晒夜露三日，再研。用舶上硫黄一兩形如琥珀者，官粉一兩，同研勻。十歲以下小兒半錢，大人一錢半，米飲下。忌一切生冷、魚肉，只食白粥半月。如一服不愈，半月之後再服。若不忌口，不如勿服。聖濟總録。**小兒無辜**。閃癖瘰癧，或頭乾黄聳，或乍痢乍瘥，諸狀多者，大黄煎主之。大黄九兩錦紋新實者，若微朽即不中用，削去皮，搗篩爲散。以好米醋三升，和置瓦盌中，於大鐺内浮湯上，炭火慢煮，候至成膏，可丸，乃貯器中。三歲兒一服七丸，梧子大，日再服，以下出青赤膿爲度。若不下，或下少，稍稍加丸。若下多，又須減之。病重者七八劑方盡根。大人亦可用之。此藥惟下宿膿，不令兒利也。須禁食毒物，乳母亦禁之。一加木香一兩半。崔知悌方。**小兒諸熱**。大黄煨熟、黄芩各一兩，爲末，煉蜜丸麻子大。每服五丸至十丸，蜜湯下。加黄連，名三

〔一〕氣：原脱。今據千金方卷十一堅癥積聚補。

黄丸。錢氏小兒方

骨蒸積熱，漸漸黄瘦。大黄四分，以童子小便五六合，煎取四合，去滓，空腹分為二服，如人行五里再服。廣利方

赤白濁淋。好大黄為末，每服六分，以雞子一个破頂入藥，攪勻蒸熟，空心食之，不過三服愈。簡便方

相火秘結。大黄末一兩，牽牛頭末半兩，每服三錢。有厥冷者酒服，無厥冷五心煩，蜜湯服。劉河間保命集

諸痢初起。大黄煨熟、當歸各二三錢，壯人各一兩，水煎服，取利，或加檳榔。集簡方

熱痢裏急。大黄一兩，浸酒半日，煎服取利。集簡方

忽喘悶絶。不能語言，涎流吐逆，牙齒動搖，氣出轉大，絶而復蘇，名傷寒併熱霍亂。大黄、人參各半兩，水二盞，煎一盞，熱服可安。危氏得效方

食已即吐。胸中有火也。大黄一兩，甘草二錢半，水一升，煮半升，温服。仲景金匱玉函方

婦人血癖。作痛。大黄一兩，酒二升，煮十沸，頓服取利。千金翼

產後血塊。大黄末一兩，頭醋半升，熬膏，丸梧子大，每服五丸，温醋化下，良久當下。千金方

乾血氣痛。錦紋大黄酒浸晒乾四兩，為末，好醋一升，熬成膏，丸芡子大，卧時酒化一丸服，人便利一二行，紅漏自下，乃調經仙藥也。或加香附。董氏集驗方

婦人嫁痛。小戶腫痛也。大黄一兩，酒一升，煮一沸，頓服。千金方

男子偏墜。作痛。大黄末和醋塗之，乾則易。梅師方

濕熱眩運。不可當者。酒炒大黄為末，茶清服二錢。急則治其標也。丹溪纂要

小兒腦熱。常欲閉目。大黄一分，水三合，浸一夜，一歲兒服半合，餘者塗頂

黃丸。錢氏小兒方。骨蒸積熱，漸漸黃瘦。大黃四分，以童子小便五六合，煎取四合，去滓。空腹分爲二服，如人行五里，再服。廣利方。赤白濁淋。好大黃爲末。每服六分，以雞子一個，破頂入藥，攪勻蒸熟，空心食之。不過三服愈。簡便方。相火秘結。大黃末一兩，牽牛頭末半兩，每服三錢。有厥冷者，酒服。無厥冷，五心煩，蜜湯服。劉河間保命集。諸痢初起。大黃煨熟、當歸各二三錢，壯人各一兩，水煎服，取利。或加檳榔。集簡方。熱痢裏急。大黃一兩，浸酒半日，煎服取利。集簡方。忽喘悶絶，不能語言，涎流吐逆，牙齒動摇，氣出轉大，絶而復蘇，名傷寒併熱霍亂。大黃、人參各半兩，水二盞，煎一盞，熱服，可安。危氏得效方。食已即吐。胸中有火也。大黃一兩，甘草二錢半，水一升，煮半升，温服。仲景金匱玉函方。婦人血癖作痛。大黃一兩，酒二升，煮十沸，頓服取利。千金翼。産後血塊。大黃末一兩，頭醋半升，熬膏，丸梧子大。每服五丸，温醋化下，良久當下。千金方。乾血氣痛。錦紋大黃酒浸晒乾四兩，爲末，好醋一升，熬成膏，丸芡子大。卧時酒化一丸服，大〔一〕便利一二行，紅漏自下，乃調經仙藥也。或加香附。董氏集驗方。婦人嫁痛，小户腫痛也。大黃一兩，酒一升，煮一沸，頓服。千金方。男子偏墜作痛。大黃末和醋塗之，乾則易。梅師方。濕熱眩運，不可當者。酒炒大黃爲末，茶清服二錢，急則治其標也。丹溪纂要。小兒腦熱，常欲閉目。大黃一分，水三合，浸一夜。一歲兒服半合，餘者塗頂

〔一〕大：原作「人」。今從錢本改。

上乾即再上。姚和衆至寶方

暴赤目痛 四物湯加大黃，酒煎服之。傳信適用方

胃火牙痛 口含冰水一口，以紙撚蘸大黃末，隨左右嗌鼻，立止。儒門事親

風熱牙痛 紫金散：治風熱積壅，一切牙痛，去口氣，大有奇效。好大黃瓶內燒存性，爲末，早晚揩牙，漱去。都下一家專貨此藥，兩宮常以數千贖之，其門如市也。千金家藏方

風蟲牙痛 齦常出血，漸至崩落，口臭，極效。大黃米泔浸軟，生地黃各旋切一片，合定貼上，一夜即愈。未愈再貼。忌說話，恐引入風。本事方

口瘡糜爛 大黃、枯礬等分，爲末，擦之吐涎。聖惠方

鼻中生瘡 生大黃、杏仁擣勻，猪脂和塗。○又方：生大黃、黃連各一錢，麝香少許，爲末，生油調搽。聖惠方

仙茅毒發 舌脹出口。方見仙茅下。

傷損瘀血 三因方雞鳴散：治從高墜下，木石壓傷，及一切傷損，瘀凝積痛，不可忍，並以此藥推陳致新。大黃酒蒸一兩，杏仁去皮三七粒，細研，酒一盌，煎六分，雞鳴時服，至曉取下瘀血即愈。○和濟方：治跌壓瘀血在內脹滿。大黃、當歸等分，炒研。每服四錢，溫酒服，取下惡物愈。

打撲傷痕 瘀血滚注，或作潮熱者。大黃末，薑汁調塗。一夜黑者紫，二夜紫者白也。瀕湖集簡方

杖瘡腫痛 大黃末，醋調塗之。童尿亦可調。醫方摘玄

金瘡煩痛 大便不利。大黃、黃芩等分，爲末，蜜丸。先食水下十丸，日三服。千金方

凍瘡破爛 大黃末，水調塗之。衛生寶鑑

湯火傷灼 莊浪大黃生研，蜜調塗之。不惟止痛，又且滅瘢。此乃金山寺神人所

上，乾即再上。姚和衆至寶方。暴赤目痛。四物湯加大黄，酒煎服之。傳信適用方。胃火牙痛。口含冰水一口，以紙撚蘸大黄末，隨左右嗆鼻，立止。儒門事親。風熱牙痛。紫金散：治風熱積壅，一切牙痛，去口氣，大有奇效。好大黄瓶内燒存性，爲末，早晚揩牙，漱去。都下一家專貨此藥，兩宫常以數千贖之，其門如市也。千金家藏方。風蟲牙痛，齦常出血，漸至崩落，口臭，極效。大黄米泔浸軟，生地黄各旋切一片，合定貼上，一夜即愈，未愈再貼。忌説話，恐引入風。本事方。口瘡糜爛。大黄、枯礬等分，爲末，擦之吐涎。聖惠方。鼻中生瘡。生大黄、杏仁搗匀，豬脂和塗。○又方：生大黄、黄連各一錢，麝香少許，爲末，生油調搽。聖惠方。仙茅毒發，舌脹出口。方見仙茅下。傷損瘀血。三因方雞鳴散：治從高墜下，木石壓傷，及一切傷損，血〔一〕瘀凝積，痛不可忍，並以此藥推陳致新。大黄酒蒸一兩，杏仁去皮尖〔二〕三七粒。細研，酒一盌，煎六分，雞鳴時服。至曉取下瘀血，即愈。○和劑〔三〕方治跌壓瘀血在内脹滿。大黄、當歸等分，炒研。每服四錢，温酒服，取下惡物愈。打撲傷痕，瘀血滚注，或作潮熱者。大黄末，薑汁調塗。一夜黑者紫，二夜紫者白也。瀕湖集簡方。杖瘡腫痛。大黄末，醋調塗之。童尿亦可調。醫方摘玄。金瘡煩痛，大便不利。大黄、黄芩等分，爲末，蜜丸。先食水下十丸，日三服。千金方。凍瘡破爛。大黄末，水調塗之。衛生寶鑑。湯火傷灼。莊浪大黄生研，蜜調塗之。不惟止痛，又且滅瘢。此乃金山寺神人所

〔一〕血：原脱。今據三因方卷九折傷瘀血證治補。

〔二〕尖：原脱。今據補同上。

〔三〕劑：原作「濟」。今據該方出局方卷八治瘡腫傷折改。

傳方 洪邁夷堅志 灸瘡飛蝶 因艾灸訖火痂便退瘡內鮮肉片飛如蝶形而去痛不可忍是火毒也大黃朴硝各半兩為末水服取利即愈 張杲醫說 蠼螋咬瘡 大黃末塗之 醫說 火丹赤腫 遍身者大黃磨水頻刷之 急救方 腫毒初起 大黃五倍子黃蘗等分為末新汲水調塗日四五次 簡便方 癰腫焮熱 作痛大黃末醋調塗之燥即易不過數易即退甚驗神方也 肘后方 乳癰腫毒 全黃散用川大黃粉草各一兩為末好酒熬成膏收之以絹攤貼瘡上仰臥仍先以溫酒服一大匙明日取下惡物 婦人經驗方 大風癩瘡 大黃煨一兩皂角刺一兩為末每服方寸匕空心溫酒下取出惡毒物如魚腦狀未下再服即取下如亂髮之蟲取盡乃服雄黃花蛇藥名通天再造散 十便良方

〔葉〕氣味酸寒無毒 主治置鷹下辟蝨蟲 相感志

商陸 本經下品

〔釋名〕蓫薚 音逐湯 當陸 開寶 章柳 圖經 白昌 開寶 馬尾 廣雅 夜呼 本經 時珍曰此物能逐蕩水氣故曰蓫薚訛為商陸又訛為當陸北音訛為章柳或云枝枝相值葉葉相當故曰當陸或云多當陸路而生

傳方。洪邁夷堅志。灸瘡飛蝶。因艾灸訖，火痂便退，瘡内鮮肉片飛如蝶形而去，痛不可忍，是火毒也。大黃、朴硝各半兩，爲末，水服取利即愈。張杲醫説。蠼螋咬瘡。大黃末塗之。醫説。火丹赤腫遍身者。大黃磨水，頻刷之。急救方。腫毒初起。大黃、五倍子、黄蘗等分，爲末。新汲水調塗，日四五次。簡便方。癰腫焮熱作痛。大黃末，醋調塗之。燥即易，不過數易即退，甚驗，神方也。肘後方。乳癰腫毒。金[一]黃散：用川大黃、粉草各一兩爲末，好酒熬成膏收之。以絹攤貼瘡上，仰卧。仍先以温酒服一大匙，明日取下惡物。婦人經驗方。大風癩瘡。大黃煨一兩，皂角刺一兩，爲末。每服方寸匕，空心温酒下，取出惡毒物如魚腦狀。未下再服，即取下如亂髮之蟲。取盡，乃服雄黃、花蛇藥，名通天再造散。十便良方。

葉。【氣味】酸，寒，無毒。【主治】置薦下，辟虱蟲。相感志。

商陸本經下品

【釋名】蓫薚音逐湯、當陸開寶、章柳圖經、白昌開寶、馬尾廣雅、夜呼本經。【時珍曰】此物能逐蕩水氣，故曰蓫薚。訛爲商陸，又訛爲當陸，北音訛爲章柳。或云枝枝相值，葉葉相當，故曰當陸。或云多當陸路而生也。

〔一〕金：原作「全」。今據婦人良方卷二十三乳癰方論改。

【集解】別録曰商陸生咸陽川谷如人形者有神【恭曰】此有赤白二種白者入藥用赤者見鬼神甚有毒【保昇曰】所在有之葉大如牛舌而厚脆赤花者根赤白花者根白二月八月采根日乾【頌曰】俗名章柳根多生於人家園圃中春生苗高三四尺青葉如牛舌而長莖青赤至柔脆夏秋開紅紫花作朶根如蘿蔔而長八九月采之爾雅謂之蓫薚廣雅謂之馬尾易經謂之莧陸【斆曰】一種赤昌苗葉絶相類不可服之有傷筋骨消腎之毒惟花白年多者仙人采之作脯可下酒也【時珍曰】商陸昔人亦種之爲蔬取白根及紫色者擘破作畦栽之亦可種子根苗莖並可洗蒸食或用灰汁煮過亦良服丹砂乳石人食之尤利其赤與黄色者有毒不可食按周憲王救荒本草云章柳幹粗似雞冠花幹微有線楞色微紫赤極易生植

根【修治】【斆曰】取花白者根銅刀刮去皮薄切以東流水浸兩宿漉出架甑蒸以黑豆葉一重商陸一重如此蒸之從午至亥取出去豆葉暴乾剉用無豆葉以豆代之

【氣味】辛平有毒【別録曰】酸【權曰】甘有大毒忌犬肉【大明曰】白者苦冷得大蒜良赤者有毒能伏硇砂砒石雌黄拔錫【恭曰】赤者但可貼腫服之傷人痢血不已殺人令人見鬼神【張仲景曰】商陸以水服殺人【杲曰】商陸有毒陽中之陰其味酸辛其形類人其用療水其效如神【主治】水腫疝瘕痺熨除癰腫殺鬼精

【集解】【别録曰】商陸生咸陽川谷。如人形者有神。【恭曰】此有赤白二種，白者入藥用，赤者見鬼神，甚有毒。【保昇曰】所在有之。葉大如牛舌而厚脆，赤花者根赤，白花者根白。二月、八月采根，日乾。【頌曰】俗名章柳根，多生於人家園圃中。春生苗，高三四尺，青葉如牛舌而長。莖青赤，至柔脆。夏秋開紅紫花，作朶。根如蘿蔔而長，八九月采之。爾雅謂之蓫薚，廣雅謂之馬尾，易經謂之莧陸。【斅曰】一種赤昌，苗葉絶相類，不可服之，有傷筋骨消腎之毒。惟花白年多者，仙人采之作脯，可下酒也。【時珍曰】商陸昔人亦種之爲蔬，取白根及紫色者擘破，作畦栽之，亦可種子。根、苗、莖並可洗蒸食，或用灰汁煮過亦良。服丹砂、乳石人食之尤利。其赤與黄色者有毒，不可食。按周憲〔一〕王救荒本草云：章柳幹粗似雞冠花幹，微有線楞，色微紫赤，極易生植。

根。【修治】【斅曰】取花白者根，銅刀刮去皮，薄切，以東流水浸兩宿，漉出，架甑蒸，以黑豆葉一重，商陸一重，如此蒸之，從午至亥，取出去豆葉，暴乾剉用。無豆葉，以豆代之。

【氣味】辛，平，有毒。【别録曰】酸。【權曰】甘，有大毒。忌犬肉。【大明曰】白者苦冷，得大蒜良。赤者有毒，能伏硇砂、砒石、雌黄，拔錫。【恭曰】赤者但可貼腫，服之傷人，痢血不已殺人，令人見鬼神。【張仲景曰】商陸以水服，殺人。【杲曰】商陸有毒，陽中之陰。其味酸辛，其形類人。其用療水，其效如神。

【主治】水腫疝瘕痺，熨除癰腫，殺鬼精

〔一〕憲：據明史周定王橚傳當作「定」。

物本經療胸中邪氣水腫痿痺腹滿洪直疏五臟散水氣別錄瀉十種水病喉痺不通薄切醋炒塗喉外良甄權通大小腸瀉蠱毒墮胎熁腫毒傳惡瘡大明

【發明】弘景曰方家不甚用惟療水腫切生根雜鯉魚煮作湯道家乃散用之及煎釀服皆能去尸蟲見鬼神其實子亦入神藥花名募花尤良頌曰古方術家多用之亦可單服五月五日采根竹篋盛掛屋東北角陰乾百日搗篩井華水調服云神仙所秘法也時珍曰商陸苦寒沉也降也陰也其性下行專於行水與大戟甘遂蓋異性而同功胃氣虛弱者不可用方家治腫滿小便不利者以赤根搗爛入麝香三分貼於臍心以帛束之得小便利即腫消又治濕水以指畫肉上隨散不成文者用白商陸香附子炒乾出火毒以酒浸一夜日乾爲末每服二錢米飲下或以大蒜同商陸煮汁服亦可其莖葉作蔬食亦治腫疾嘉謨曰古讚云其味酸辛其形類人療水貼腫其效如神斯言盡之矣

【附方】舊九新六

濕氣腳軟章柳根切小豆大煮熟更以綠豆同煮爲飯每日食之以瘥爲度最效斗門方

水氣腫滿外臺秘要用白商陸根去皮切如豆大一大盞以水二升煮一升更以粟米一大盞同煮成粥每日空心服之取微利不得雜食○千金髓用白商陸六兩取汁半合和酒半升看人與服當利下水取效○梅師方用

物。本經。療胸中邪氣，水腫痿痺，腹滿洪直，疏五臟，散水氣。別録。瀉十種水病。喉痺不通，薄切醋炒，塗喉外，良。甄權。通大小腸，瀉蠱毒，墮胎，熁腫毒，傅惡瘡。大明。

【發明】【弘景曰】方家不甚用，惟療水腫，切生根，雜鯉魚煮作湯服。道家乃散用之，及煎釀服，皆能去尸蟲，見鬼神。其實子亦入神藥。花名葍花，尤良。【頌曰】古方術家多用之，亦可單服。五月五日采根，竹篚盛，掛屋東北角，陰乾百日，搗篩，井華水調服，云神仙所秘法也。【時珍曰】商陸苦寒，沉也，降也，陰也。其性下行，專於行水。與大戟、甘遂，蓋異性而同功。胃氣虚弱者不可用。方家治腫滿、小便不利者，以赤根搗爛，入麝香三分，貼於臍心，以帛束之，得小便利即腫消。又治濕水以指畫肉上，隨散不成文者。用白商陸、香附子炒乾，出火毒，以酒浸一夜，日乾爲末。每服二錢，米飲下。或以大蒜同商陸煮汁服亦可。其莖葉作蔬食，亦治腫疾。【嘉謨曰】古讚云：「其味酸辛，其形類人。療水貼腫，其效如神。」斯言盡之矣。

【附方】舊九。新六。濕氣脚軟。章柳根切小豆大，煮熟，更以緑豆同煮爲飯。每日食之，以瘥爲度，最效。斗門方。水氣腫滿。外臺秘要用白商陸根去皮，切如豆大一大盞，以水二升，煮一升。更以粟[一]米一大盞，同煮成粥。每日空心食之，取微利，不得雜食。○千金髓用白商陸六兩，取汁半合，和酒半升，看人與服。當利下水，取效。○梅師方用

〔一〕粟：原作「粒」。今據外臺卷二十水氣方改。

白商陸一升羊肉六兩水一斗煮取六升去滓和葱豉作臛食之

腹中暴癥有物如石痛刺啼呼不治百日死多取商陸根搗汁或蒸之以布藉腹上安藥勿覆冷即易晝夜勿息 孫真人千金方

痃癖如石在脇下堅硬生商陸根汁一升杏仁一兩浸去皮搗如泥以商陸汁絞杏泥火煎如餳每服棗許空腹熱酒服以利下惡物為度 聖惠方

產後腹大堅滿喘不能臥白聖散用章柳根三兩大戟一兩半甘遂炒一兩為末每服二三錢熱湯調下大便宜利為度此乃主水聖藥也 潔古保命集

五尸注痛腹痛脹急不得喘息上攻心胸旁攻兩脅痛或磥塊涌起用商陸根熬以囊盛更互熨之取效 肘后方

小兒痘毒小兒將痘發熱失表忽作腹痛及膨脹弩氣乾霍亂由毒氣與胃氣相搏欲出不得出也以商陸根和葱白搗傅臍上斑止痘出方免無虞 摘玄方

耳卒熱腫生商陸削尖納入日再易 聖濟錄

喉卒攻痛商陸切根炙熱隔布熨之冷即易立愈 圖經本草

瘰癧喉痺攻痛生商陸根搗作餅置瘰癧上以艾炷于上灸三四壯良 外臺秘要

一切毒腫章陸根和鹽少許搗傅日再易之 孫真人千金方

石癰如石堅硬不作膿者生章陸根搗擦之燥即易取軟為度亦治濕漏諸癤 張文仲方

瘡傷水毒章陸根搗炙布裹熨之冷即易之 千金方

𦸑花〔主治〕人心昏塞多忘喜誤取花陰乾百日搗末日暮水

白商陸一升，羊肉六兩，水一斗，煮取六升，去滓，和葱、豉作臛食之。**腹中暴癥**，有物如石，痛刺啼呼，不治，百日死。多取商陸根搗汁或蒸之，以布藉腹上，安藥，勿[一]覆，冷即易，晝夜勿息。孫真人千金方。**痃癖如石**，在脇下堅硬。生商陸根汁一升，杏仁一兩，浸去皮，搗如泥，以商陸汁絞杏泥，火煎如錫。每服棗許，空腹熱酒服，以利下惡物爲度。聖惠方。**産後腹大**，堅滿，喘不能卧。白聖散：用章柳根三兩，大戟一兩半，甘遂炒一兩，爲末。每服二三錢，熱湯調下，大便宣利爲度。此乃主水聖藥也。潔古保命集。**五尸注痛**。腹痛脹急，不得喘息，上攻心胸，旁攻兩脅，痛或磥塊涌起。用商陸根熬，以囊盛，更互熨之，取效。肘後方。**小兒痘毒**。小兒將痘發熱，失表，忽作腹痛，及膨脹弩氣，乾霍亂，由毒氣與胃氣相搏，欲出不得出也。以商陸根和葱白搗傅臍上，斑止痘出，方免無虞。摘玄方。**耳卒熱腫**。生商陸，削尖納入，日再易。聖濟録。**喉卒攻痛**。商陸切根炙熱，隔布熨之，冷即易，立愈。圖經本草。**瘰癧喉痺**，攻痛。生商陸根搗作餅，置癧上，以艾炷于上灸三四壯，良。外臺秘要。**一切毒腫**。章陸根和鹽少許，搗傅，日再易之。孫真人千金方。**石癰如石**，堅硬不作膿者。生章陸根搗擦之，燥即易，取軟爲度。亦治濕漏諸癤。張文仲方。**瘡傷水毒**。章陸根搗炙，布裹熨之，冷即易之。千金方。

葛花。【主治】人心昏塞，多忘喜誤，取花陰乾百日，搗末，日暮水

〔一〕勿：千金方卷十一堅癥積聚作「衣物」。

服方寸匕乃卧思念所欲事即於眠中醒悟也蘇頌

狼毒本經下品

【釋名】時珍曰觀其名知其毒矣

【集解】別録曰狼毒生秦亭山谷及奉高二月八月采根陰乾陳而沉水者良弘景曰宕昌亦出之乃言止有數畝地生蝮蛇食其根故爲難得亦用太山者今用出漢中及建平云與防葵同根但置水中沉者是狼毒浮者是防葵俗用亦稀爲療腹内要藥耳恭曰今出秦州成州秦亭原在二州之界秦隴地寒元無蝮蛇此物與防葵都不同類生處又別太山漢中亦不聞有陶說謬矣志曰狼毒葉似商陸及大黄莖葉上有毛根皮黄肉白以實重者爲良輕者爲力劣秦亭在隴西奉高是太山下縣陶云沉者是狼毒浮者是防葵此不足爲信假使防葵秋冬采者堅實得水皆沉狼毒春夏采者輕虚得水皆浮且二物全別不可比類此與麻黄橘皮半夏枳實吴茱萸爲六陳也保昇曰根似玄參惟浮虚者爲劣也頌曰今陝西州郡及遼石州亦有之狀如馬志所說時珍曰狼毒出秦晉地今人往往以草䕡茹爲之誤矣見䕡茹下也

根【氣味】辛平有大毒大明曰苦辛有毒之才曰大豆爲之使宜醋炒惡麥句薑畏占斯密陀僧也

【主治】欬逆上氣破積聚飲食寒熱水氣惡瘡鼠瘻疽蝕鬼精

服方寸匕乃卧，思念所欲事，即於眠中醒悟也。蘇頌。

狼毒本經下品

【釋名】【時珍曰】觀其名，知其毒矣。

【集解】【別録曰】狼毒生秦亭山谷及奉高。二月、八月采根，陰乾。陳而沉水者良。【弘景曰】宕昌亦出之。乃言止有數畝地生，蝮蛇食其根，故爲難得。亦用太山者。今用出漢中及建平。云與防葵同根，但置水中沉者是狼毒，浮者是防葵。俗用亦稀，爲療腹内要藥耳。【恭曰】今出秦州、成州，秦亭原在二州之界。秦隴地寒，元無蝮蛇。此物與防葵都不同類，生處又别，太山、漢中亦不聞有，陶説謬矣。【志曰】狼毒葉似商陸及大黄，莖葉上有毛，根皮黄，肉白。以實重者爲良，輕者爲力劣。秦亭在隴西，奉高是太山下縣。陶云「沉者是狼毒，浮者是防葵」，此不足爲信。假使防葵秋冬采者堅實，得水皆沉；狼毒春夏采者輕虚，得水皆浮。且二物全别，不可比類。此與麻黄、橘皮、半夏、枳實、吴茱萸爲六陳也。【保昇曰】根似玄參，惟浮虚者爲劣也。【頌曰】今陝西州郡及遼、石州亦有之，狀如馬志所説。【時珍曰】狼毒出秦、晉地。今人往往以草蕳茹爲之，誤矣。見蕳茹下也。

根。【氣味】辛，平，有大毒。【大明曰】苦，辛，有毒。【之才曰】大豆爲之使，宜醋炒，惡麥句薑，畏占斯、蜜佗僧也。

【主治】欬逆上氣，破積聚飲食，寒熱水氣，惡瘡鼠瘻疽蝕，鬼精

蠱毒殺飛鳥走獸本經除胸下積僻別録治痰飲癥瘕亦殺鼠大明

合野葛納耳中治聾抱朴子

【附方】舊四新六心腹連痛作脹用狼毒二兩附子半兩擣篩蜜丸梧子大一日服一丸二日二丸三日三丸止又從一丸起至三丸止以瘥爲度　肘后方

九種心痛一蟲二蛀三風四悸五食六飲七冷八熱九氣也又治連年積冷流注心胸及落馬墮車瘀血中惡等證九痛丸用狼毒炙香吳茱萸湯泡巴豆去心炒取霜乾薑炮人參各一兩附子炮去皮三兩爲末煉蜜丸梧子大每空腹溫酒下一丸　和劑局方

腹中冷痛水穀陰結心下停痰兩脇痞滿按之鳴轉逆害飲食用狼毒三兩附子一兩旋復花三兩擣末蜜丸梧子大每服三丸食前白湯下日三服　肘後方

陰疝欲死丸縮入腹急痛欲死狼毒四兩防風二兩附子三兩燒以蜜丸梧子大每服三丸日夜三度白湯下　肘后方

兩脅氣結方同腹中冷痛方

一切蟲病川狼毒杵末每服一錢用餳一皂子大沙糖少許以水化開卧時空腹服之次早即下蟲也　集效方

乾濕蟲疥狼毒不拘多少擣爛以豬油馬油調搽患處方睡勿以被蒙頭恐藥氣傷面此維揚潘氏所傳方　藺氏經驗方

積年疥癩狼毒一兩一半生研一半炒研輕粉三合水銀三錢以茶末少許於瓦器内以津液擦化爲末同以清油浸藥高一寸三日待藥沉

蠱毒，殺飛鳥走獸。本經。除胸下積僻。別録。治痰飲癥瘕，亦殺鼠。大明。合野葛納耳中，治聾。抱朴子。

【附方】舊四，新六。心腹連痛，作脹。用狼毒二兩，附子半兩，擣篩，蜜丸梧子大。一日服一丸，二日二丸，三日三丸止。又從一丸起，至三丸止，以瘥爲度。肘後方。九種〔一〕心痛。一蟲，二蛀，三風，四悸，五食，六飲，七冷，八熱，九氣也。又治連年積冷，流注心胸，及落馬墮車，瘀血中惡等證。九痛丸：用狼毒炙香，吴茱萸湯泡，巴豆去心，炒取霜，乾薑炮，人參各一兩，附子炮去皮三兩，爲末，煉蜜丸梧子大，每空腹温酒下一丸。和劑局方。腹中冷痛，水穀陰結，心下停痰，兩脇痞滿，按之鳴轉，逆害飲食。用狼毒三兩，附子一兩，旋復花三兩，擣末，蜜丸梧子大。每服三丸，食前白湯下，日三服。肘後方。陰疝欲死。丸縮入腹，急痛欲死。狼毒四兩，防風二兩，附子三兩燒，以蜜丸梧子大。每服三丸，日夜三度，白湯下。肘後方。兩脅氣結。方同腹中冷痛方。一切蟲病。川狼毒杵末，每服一錢，用餳一皂子大，沙糖少許，以水化開，卧時空腹服之，次早即下蟲也。集效方。乾濕蟲疥。狼毒不拘多少，擣爛，以豬油、馬油調搽患處。方睡勿以被蒙頭，恐藥氣傷面。此維揚潘氏所傳方。藺氏經驗方。積年疥癩。狼毒一兩，一半生研，一半炒研，輕粉三合，水銀三錢，以茶末少許，於瓦器内，以津液擦化爲末，同以清油浸藥，高一寸，三日，待藥沉

〔一〕種：原作「腫」。今據局方卷三治一切氣「九痛丸」改。

油清遇夜不見燈火蘸油塗瘡上仍以口鼻於藥盞上吸氣取効　永類方

積年乾癬生痂搔之黃水出每逢陰雨即痒用狼毒末塗之　聖惠方

惡疾風瘡狼毒秦艽等分爲末每服方寸七溫酒下日一二服　千金方

防葵本經上品

【釋名】房苑別錄　梨蓋本經　利茹吳普又名爵離方蓋農果【恭曰】根葉似葵花子根香味似防風故名防葵

【集解】【別錄曰】防葵生臨淄川谷及嵩高太山少室三月三日采根暴乾【普曰】莖葉如葵上黑黃二月生根根大如桔梗根中紅白六月花白七月八月實白三月采根【恭曰】此物亦稀有襄陽望楚山東及興州西方有之興州者乃勝南者爲隣蜀地也【頌曰】今惟出襄陽地他郡不聞也其葉似葵每莖三葉一本十數莖中發一幹其端開花如葱花景天輩而色白六月開花即結實根似防風香味亦如之依時采者乃沉水今乃用枯朽狼毒當之極爲謬矣【時珍曰】唐時隴西成州貢之蘇頌所說詳明可據

【正誤】【弘景曰】防葵今用建平者本與狼毒同根猶如三建其形亦相似但置水中不沉爾而狼毒陳久者亦不能沉

油清，遇夜不見燈火，蘸油塗瘡上，仍以口鼻於藥盞上吸氣，取效。永類方。積年乾癬生痂，搔之黄水出，每逢陰雨即痒。用狼毒末塗之。聖惠方。惡疾風瘡。狼毒、秦艽等分，爲末。每服方寸匕，温酒下，日一二服。千金方。

防葵本經上品

【釋名】房苑〔一〕別録、梨蓋本經、利茹吴普。又名爵離、方蓋、農果。【恭曰】根葉似葵花子根，香味似防風，故名防葵。

【集解】【別録曰】防葵生臨淄川谷，及嵩高、太山、少室。三月三日采根，暴乾。【普曰】莖葉如葵，上黑黄。二月生根，根大如桔梗根，中紅白。六月花白，七月、八月實白。三月采根。【恭曰】此物亦稀有，襄陽、望楚、山東及興州西方有之。興州者乃勝南者，爲鄰蜀地也。【頌曰】今惟出襄陽地，他郡不聞也。其葉似葵，每莖三葉，一本十數莖，中發一幹，其端開花，如葱花、景天輩而色白，六月開花即結實。根似防風，香味亦如之，依時采者乃沉水。今乃用枯朽狼毒當之，極爲謬矣。【時珍曰】唐時隴西成州貢之。蘇頌所説詳明可據。

【正誤】【弘景曰】防葵今用建平者。本與狼毒同根，猶如三建，其形亦相似，但置水中不沉爾。而狼毒陳久者亦不能沉

〔一〕房苑：證類卷六防葵引別録作「房慈」。「房苑」見御覽九百九十三房葵引吴氏本草經。

矣斅曰凡使防葵勿誤用狼毒緣真相似而驗之有異效又不能功須審之恐誤人疾其防葵在蔡州沙土中生采得二十日便生蚛用之惟輕爲妙恭曰狼毒防葵都不同類生處亦別藏器曰二物一是上品善惡不同形質又別陶氏以浮沉爲別後人因而用之將以防葵破堅積爲下品之物與狼毒同功今古因循遂無甄別殊爲謬誤

根【修治】斅曰凡使須揀去蚛末用甘草湯浸一宿漉出暴乾用黃精自然汁一二伏時了土器中炒至汁盡用

【氣味】辛寒無毒別錄曰甘苦普曰神農辛寒桐君扁鵲無毒岐伯雷公黃帝辛苦無毒權曰有小毒

【主治】疝瘕腸洩膀胱熱結溺不下欬逆溫瘧癲癇驚邪狂走久服堅骨髓益氣輕身本經療五臟虛氣小腹支滿臚脹口乾除腎邪強志中火者不可服令人恍惚見鬼別錄久服主邪氣驚狂蘇恭主痃癖氣塊膀胱宿水血氣瘤大如盌者悉能消散治鬼瘧百邪鬼魅精怪通氣甄權

【發明】時珍曰防葵乃神農上品藥黃帝岐伯桐君雷公扁鵲吳普皆言其無毒獨別錄言中火者服之令人恍惚見鬼陳延之小品方云防葵多服令人迷惑恍惚如狂按難經云重陽者狂脫陽者見鬼是豈上品養性所宜乎是豈寒而

矣。【斆曰】凡使防葵，勿誤用狼毒，緣真相似，而驗之有異，效又不同，切〔一〕須審之，恐誤人疾。其防葵在蔡州沙土中生，采得二十日便生蚛，用之惟輕爲妙。【恭曰】狼毒與〔二〕防葵都不同類，生處亦別。【藏器曰】二物一是上品，善惡不同，形質又別。陶氏以浮沉爲別，後人因而用之，將以防葵破堅積爲下品之物，與狼毒同功。今古因循，遂無甄別，殊爲謬誤。

根。【修治】【斆曰】凡使，須揀去蚛末，用甘草湯浸一宿，漉出暴乾，用黄精自然汁一二升拌了，土器中炒至汁盡用。

【氣味】辛，寒，無毒。【别録曰】甘、苦。【普曰】神農：辛、寒。桐君、扁鵲：無毒。岐伯、雷公、黄帝：辛、苦，無毒。【權曰】有小毒。【主治】疝瘕腸洩，膀胱熱結，溺不下，欬逆温瘧〔三〕，癲癇驚邪狂走。久服堅骨髓，益氣輕身。本經。療五臟虛氣，小腹支滿臚脹，口乾，除腎邪，强志。中火者不可服，令人恍惚見鬼。别録。久服主邪氣驚狂。蘇恭。主痃癖氣塊，膀胱宿水，血氣瘤大如盌者，悉能消散。治鬼瘧，百邪鬼魅精怪，通氣。甄權。

【發明】【時珍曰】防葵乃神農上品藥，黄帝、岐伯、桐君、雷公、扁鵲、吴普皆言其無毒。獨别録言中火者服之，令人恍惚見鬼。陳延之小品方云：防葵多服，令人迷惑恍惚如狂。按難經云，重陽者狂，脱陽者見鬼，是豈上品養性所宜乎？是豈寒而

〔一〕同切：原作「能功」。今據證類卷六防葵改。
〔二〕與：原闕一字。今據證類卷十一狼毒補。
〔三〕温瘧：原作「濕瘧」。今據證類卷六防葵改。

無毒者乎不然則本經及蘇恭所列者是防葵功用而別錄所列者乃似防葵之狼毒功用非防葵也狼毒之亂防葵其來亦遠矣不可不辨古方治蛇瘕鼈瘕大方中多用防葵皆是狼毒也

【附方】舊一新二

腫滿洪大防葵研末溫酒服一刀圭至二三服身瞤及小不仁爲効肘后方

癲狂邪疾上方同

傷寒動氣傷寒汗下後臍左有動氣防葵散用防葵一兩木香黃芩柴胡各半兩每服半兩水一盞半煎八分溫服雲岐子保命集

狼牙 本經下品

【釋名】牙子本經 狼齒別錄 狼子別錄 犬牙吳普 抱牙吳普 支蘭吳普 李當之 弘景曰其牙似獸之齒牙故有諸名

【集解】別錄曰狼牙生淮南川谷及宛句八月采根暴乾中濕腐爛生衣者殺人普曰葉青根黃赤六月七月華八月實黑正月八月采根保昇曰所在有之苗似蛇莓而厚大深綠色根黑若獸之牙三月八月采根日乾頌曰今江東汴東州郡多有之時珍曰范子計然云出建康及三輔色白者善

根 **氣味**苦寒有毒別錄曰酸普曰神農黃帝苦有毒桐君辛岐伯雷公扁鵲苦無毒之才曰蕪荑爲之

無毒者乎？不然，則本經及蘇恭所列者，是防葵功用，而别録所列者，乃似防葵之狼毒功用，非防葵也。狼毒之亂防葵，其來亦遠矣，不可不辨。古方治蛇瘕、鼈瘕大方中，多用防葵，皆是狼毒也。

【附方】舊一，新二。**腫滿洪大**。防葵研末，温酒服一刀圭，至二三服。身瞤[一]及小不仁爲效。肘後方。**癲狂邪疾**。方同上。**傷寒動氣**。傷寒汗下後，臍左有動氣。防葵散：用防葵一兩，木香，黄芩、柴胡各半兩。每服半兩，水一盞半，煎八分，温服。雲岐子保命集。

狼牙本經下品

【釋名】牙子本經、**狼齒**别録、**狼子**别録、**犬牙**吴普、**抱牙**吴普、**支蘭**李當之。【弘景曰】其牙似獸之齒牙，故有諸名。

【集解】【别録曰】狼牙生淮南川谷及冤句。八月采根，暴乾。中濕腐爛生衣者殺人。【普曰】葉青，根黄赤，六月、七月華，八月實黑，正月、八月采根。【保昇曰】所在有之。苗似蛇莓而厚大，深緑色。根黑若獸之牙。三月、八月采根，日乾。【頌曰】今江東、汴東州郡[二]多有之。【時珍曰】范子計然云：建康及三辅，色白者善。

根。【氣味】苦，寒，有毒。【别録曰】酸。【普曰】神農、黄帝：苦，有毒。桐君：辛[三]。岐伯、雷公，扁鵲：苦，無毒。【之才曰】蕪荑爲之

〔一〕瞤：證類卷六防葵、肘後方卷三治卒發癲狂病方皆作「潤」。然「瞤」亦通。
〔二〕郡：原作「群」。今據證類卷十牙子改。
〔三〕辛：御覽卷九百九十三狼牙引吴氏本草經作「鹹」。

使惡地榆棗肌。

【主治】邪氣熱氣，疥瘙惡瘍瘡痔，去白蟲本經。治浮風瘙痒，煎汁洗惡瘡甄權。殺腹臟一切蟲，止赤白痢，煎服大明。

【附方】舊六，新四。

金瘡出血：狼牙草莖葉熟擣，貼之。肘后方

小便溺血：金粟狼牙草焙乾，入蚌粉炒、槐花、百藥煎等分，為末。每服三錢，米泔空心調服。亦治酒病。衛生易簡方

寸白諸蟲：狼牙五兩，擣末，蜜丸麻子大。隔宿不食，明旦以漿水下一合，服盡即瘥。外臺秘要

蟲瘡瘙癢：六月以前采狼牙葉，以後用根，生㕮咀，以木葉裹之，煻火炮熟，於瘡上熨之，冷即止。楊炎南行方

小兒陰瘡：狼牙草濃煮汁洗之。千金方

婦人陰癢：狼牙二兩，蛇牀子三兩，煎水熱洗。外臺秘要

婦人陰蝕，瘡爛者：狼牙湯：用狼牙三兩，水四升，煮取半升，以筯纏綿浸湯瀝洗，日四五遍。張仲景金匱玉函

聤耳出汁：狼牙研末，綿裹，日塞之。聖惠方

毒蛇傷螫：獨莖狼子根或葉，擣爛，臘豬脂和塗，立瘥。崔氏方

射工中人，有瘡：狼牙，冬取根，夏取葉，擣汁飲四五合，并傅之。千金方

䕡茹本經下品

【釋名】離婁別錄　掘据音結居　白者名草䕡茹。時珍曰：䕡茹本作藘蕠，其根牽引之貌。掘

使。惡地榆、棗肌。【主治】邪氣熱氣，疥瘙，惡瘍，瘡痔，去白蟲。本經。治浮風瘙痒，煎汁洗惡瘡。甄權。殺腹臟一切蟲，止赤白痢，煎服。大明。

【附方】舊六。新四。金瘡出血。狼牙草莖葉，熟擣貼之。肘後方。小便溺血。金粟狼牙草焙乾，入蚌粉、炒槐花、百藥煎，等分爲末。每服三錢，米泔空心調服。亦治酒病。衛生易簡方。寸白諸蟲。狼牙五兩擣末，蜜丸麻子大。隔宿不食，明旦以漿水下一合，服盡即瘥。外臺秘要。蟲瘡瘙癢。六月以前采狼牙葉，以後用根，生㕮咀，以木葉裹之，煻火炮熟，於瘡上熨之，冷即止。楊炎南行方。小兒陰瘡。狼牙草濃煮汁洗之。千金方。婦人陰癢。狼牙二兩，蛇牀子三兩，煎水熱洗。外臺秘要。婦人陰蝕瘡爛者。狼牙湯：用狼牙三兩，水四升，煮取半升，以筯纏綿浸湯瀝洗，日四五遍。張仲景金匱玉函。聤耳出汁。狼牙研末，綿裹，日塞之。聖惠方。毒蛇傷螫。獨莖狼牙[一]根或葉，擣爛，臘豬脂和塗，立瘥。崔氏方。射工中人，有瘡。狼牙，冬取根，夏取葉，擣汁飲四五合，并傅之。千金方。

䕡茹本經下品

【釋名】離婁別録、掘據音結居。白者名草䕡茹。【時珍曰】䕡茹本作藘蕠，其根牽引之貌。掘

〔一〕牙：原作「子」。今據證類卷十牙子改。

揩當作拮揩詩云予手拮据手口共作之狀也

【集解】別錄曰藺茹生代郡川谷五月采根陰乾黑頭者良普曰草高四五尺葉圓黄四四相當四月華五月實黑根黄有汁亦黄色三月采葉四月五月采根弘景曰今第一出高麗色黄初斷時汁出凝黑如漆故云漆頭次出近道名草藺茹色白皆燒鐵爍頭令黑以當漆非真也頌曰今河陽淄齊州亦有之二月生苗葉似大戟而花黄色根如蘿蔔皮赤黄肉白初斷時汁出凝黑如漆三月開淺紅花亦淡黄色不着子陶隱居謂出高麗者此近之又有一種草藺茹色白古方兩用之故姚僧坦治癰疽生惡肉有白藺茹散傅之看肉盡便停止但傅諸膏藥若不生肉又傅黄耆散惡肉仍不盡者可以漆頭赤皮藺茹爲散半錢和白藺茹散三錢和傅之觀此則赤白皆可用也時珍曰范子計然云藘茹出武都黄色者善草藺茹出建康白色今亦處處有之生山原中春初生苗高二三尺根長大如蘿蔔蔓菁狀或有岐出者皮黄赤肉白色破之有黄漿汁莖葉如大戟而葉長微闊不甚尖折之有白汁抱莖有短葉相對團而出尖葉中出莖莖中分二三小枝二三月開細紫花結实如豆大一顆三粒相合生青熟黑中有白仁如續隨子之狀今人往往皆呼其根爲狼毒誤矣狼毒葉似商陸大黄莖根無漿汁

根【氣味】辛寒有小毒別錄曰酸普曰神農辛岐伯酸鹹有李當之大寒之才曰甘草爲之使

據，當作拮據，詩云：「予手拮據。」手口共作之狀也。

【集解】【別録曰】藺茹生代郡〔一〕川谷。五月采根，陰乾。黑頭者良。【普曰】草高四五尺，葉圓黃，四四相當。四月華，五月實黑。根黃，有汁亦黃色。三月采葉，四月、五月采根。【弘景曰】今第一出高麗，色黃。初斷時汁出凝黑如漆，故云漆頭。次出近道，名草藺茹，色白，皆燒鐵爍頭令黑，以當漆頭〔二〕，非真也。【頌曰】今河陽、淄、齊州亦有之。二月生苗，葉似大戟而花黃色。根如蘿蔔，皮赤黃，肉白。初斷時，汁出凝黑如漆。三月開淺紅花，亦淡黃色，不着子。陶隱居謂出高麗者，此近之。又有一種草藺茹，色白。古方兩用之。故姚僧坦治癰疽生惡肉，有白藺茹散，傅之看肉盡便停止，但傅諸膏藥。若不生肉，又傅黃耆散。惡肉仍不盡者，可以漆頭赤皮藺茹爲散半錢，和白藺茹散三錢合傅之。觀此，則赤白皆可用也。【時珍曰】范子計然云：藘茹出武都，黃色者善。草藺茹出建康，白色。今亦處處有之，生山原中。春初生苗，高二三尺。根長大如蘿蔔、蔓菁壯〔三〕，或有岐出者，皮黃赤，肉白色，破之有黃漿汁。莖葉如大戟，而葉長微闊，不甚尖，折之有白汁。抱莖，有短葉相對，團而出尖。葉中出莖，莖中分二三小枝。二三月開細紫花，結實如豆大，一顆三粒相合，生青熟黑，中有白仁如續隨子之狀。今人往往皆呼其根爲狼毒，誤矣。狼毒葉似商陸、大黃輩，根無漿汁。

根。【氣味】辛，寒，有小毒。【別録曰】酸。【普曰】神農：辛。岐伯：酸、鹹、有毒〔四〕。李當之：大寒。【之才曰】甘草爲之使，惡麥〔五〕

〔一〕郡：原作「群」。今據證類卷十一藺茹改。
〔二〕頭：原脱。今據補同上。
〔三〕壯：當爲「狀」之形訛。
〔四〕有毒：原字缺損。内閣本、美國國會本、中研本同。上圖本經描補。今據御覽卷九百九十一藺茹引吴氏本草經補正。
〔五〕惡麥：原字缺損。内閣本、美國國會本同。上圖本經描補。今據補同上。

〔主治〕蝕惡肉敗瘡死肌殺疥蟲排膿惡血除大風熱氣善忘不寐本經 去熱痺破癥瘕除息肉別錄

〔發明〕宗奭曰治馬疥尤善服食方用至少時珍曰素問治婦人血枯痛用烏鰂骨藘茹二物丸服方見烏鰂魚下王冰言藘茹取其散惡血又齊書云郡王子隆年二十身体過充徐嗣伯合藘茹丸服之自消則藘茹亦可服食但要斟酌爾疽疏必効方治甲疽生于脚趾邊腫爛用藺茹三兩黄芪二兩苦酒浸一宿以猪脂五合合煎取膏三合日三塗之即消又聖惠方治頭風旋眩鵶頭丸中亦用之

〔附方〕舊二新二

緩疽腫痛 藺茹一兩為散温水服二錢匕 聖惠方

傷寒咽痛毒攻作腫 其藺茹爪甲大納口中噙汁嚥之當微覺為佳 張文仲備急方

中焦熱痞善忘不禁 藺茹三分甘草炙二兩消石為末每服一錢雞鳴時温酒下以知為度 聖惠方

疥瘡瘙痒 藺茹末入輕粉香油調傅之 多能鄙事

大戟 本經下品

〔釋名〕邛鉅 爾雅 下馬仙 綱目 時珍曰其根辛苦戟人咽喉故名今俚人呼為下馬仙言利人甚速也郭璞注爾雅云蕎邛鉅即大戟也

門冬。【主治】蝕惡肉敗瘡死肌，殺疥蟲，排膿惡血，除大風熱氣，善忘不寐〔一〕。本經。去熱痺，破癥瘕，除息肉。別録。

【發明】【宗奭曰】治馬疥尤善，服食方用至少。【時珍曰】素問治婦人血枯痛，用烏鰂骨、藘茹二物丸服，方見「烏鰂魚」下。王冰言藘茹取其散惡血。又齊書云：郡王子隆年二十，身體過充。徐嗣伯合藘茹丸服之自消。則藘茹亦可服食，但要斟酌爾。孟詵必效方：治甲疽生于脚趾邊腫爛，用蔄茹三兩，黄芪二兩，苦酒浸一宿，以豬脂五合合煎，取膏三合。日三塗之，即消。又聖惠方，治頭風旋眩，鴟頭丸中亦用之。

【附方】舊二，新二。緩疽腫痛。蔄茹一兩爲散，温水服二錢匕。聖惠方。傷寒咽痛，毒攻作腫。真〔二〕蔄茹爪甲大，納口中〔三〕，嚼汁嚥之。當微覺爲佳。張文仲備急方。中焦熱痞，善忘不禁。蔄茹三分，甘草炙二兩，消石爲末。每服一錢，雞鳴時温酒下，以知爲度。聖惠方。疥瘡瘙痒。蔄茹末，入輕粉，香油調傅之。多能鄙事。

大戟本經下品

【釋名】邛鉅爾雅、下馬仙綱目。【時珍曰】其根辛苦，戟人咽喉，故名。今俚人呼爲下馬仙，言利人甚速也。郭璞注爾雅云：蕎，邛鉅，即大戟也。

〔一〕寐：證類卷十一蔄茹載本經文作「樂」。
〔二〕真：原作「其」。今據外臺卷二傷寒咽喉痛方引文仲方改。
〔三〕中：原脱。今據補同上。

【集解】別錄曰：大戟生常山。十二月采根，陰乾。保昇曰：苗似甘
遂而高大，葉有白汁，花黃。根似細苦參，皮黃肉黃白。五
月采苗，二月、八月采根用。頌曰：近道多有之。春生紅芽，漸長
叢高一尺以來，葉似初生楊柳小團。三月、四月開黃紫花，團
圓似杏花，又似蕪荑。根似細苦參，秋冬采根陰乾。淮甸出者
莖圓高三四尺，葉黃，葉至心亦如百合苗。江南生者葉似芍
藥。時珍曰：大戟生平澤甚多，直莖高二三尺，中空，折之有白
漿。葉長狹如柳葉而不團，其梢葉密攢而上。杭州紫大戟爲
上，江南土大戟次之。北方綿大戟色白，其根皮柔韌
如綿，甚峻利，能傷人。弱者服之或至吐血，不可不知。

根【修治】斅曰：凡使勿用附生者，誤服令人洩氣不禁，即煎薺
苨湯解之。采得後，于槐砧上細剉，與海芋葉拌蒸，從
巳至申，去芋葉，晒乾用。時珍曰：凡采得以漿水煑
軟，去骨晒乾用。海芋葉麻而有毒，恐不可用也。

【氣味】苦，寒，有小毒。別錄曰：甘，大寒。權曰：苦辛，有大毒。元素曰：
苦甘辛，陰中微陽。瀉肺，損真氣。時珍曰：得
棗即不損脾。之才曰：反甘草。用菖蒲解之。恭曰：畏
菖蒲、蘆葦、鼠屎。大明曰：赤小豆爲之使。惡薯蕷。【主治】蠱毒，
十二水，腹滿急痛積聚，中風皮膚疼痛，吐逆。本經 頸腋癰腫，頭
痛，發汗，利大小便。別錄 瀉毒藥，泄天行黃病溫瘧，破癥結。大明 下
惡血癖塊，腹内雷鳴，通月水，墮胎孕。甄權 治隱疹風及風毒脚

【集解】【别録曰】大戟生常山。十二月采根，陰乾。【保昇曰】苗似甘遂而高大，葉有白汁，花黄。根似細苦參，皮黄黑，肉黄白。五月采苗，二月、八月采根用。【頌曰】近道多有之。春生紅芽，漸長[一]叢，高一尺以來，葉似初生楊柳小團。三月、四月開黄紫花，團圓似杏花，又似蕪荑。根似細苦參，秋冬采根，陰乾。淮甸出者莖圓，高三四尺，花[二]黄，葉至心亦如百合苗。江南生者葉似芍藥。【時珍曰】大戟生平澤甚多。直莖高二三尺，中空，折之有白漿。葉長狹如柳葉而不團，其稍葉密攢而上。杭州紫大戟爲上，江南土大戟次之。北方綿大戟色白，其根皮柔韌如綿，甚峻利，能傷人。弱者服之，或至吐血，不可不知。

根。【修治】【斅曰】凡使勿用附生者，誤服令人洩氣不禁，即煎薺苨湯解之。采得後，于槐砧上細剉，與海芋葉拌蒸，從巳至申，去芋[三]葉，晒乾用。【時珍曰】凡采得以漿水煮軟，去骨，晒乾用。海芋葉麻而有毒，恐不可用也。

【氣味】苦，寒，有小毒。【别録曰】甘，大寒。【權曰】苦、辛，有大毒。【元素曰】苦，甘、辛，陰中微陽。瀉肺，損真氣。【時珍曰】得棗即不損脾。【之才曰】反甘草，用菖蒲解之。【恭曰】畏昌蒲、蘆葦、鼠屎。【大明曰】赤小豆爲之使，惡薯蕷。【主治】蠱毒，十二水，腹滿急痛，積聚，中風，皮膚疼痛，吐逆。本經。頸腋癰腫，頭痛，發汗，利大小便[四]。别録。瀉毒藥，泄天行黄病温瘧，破癥結。大明。下惡血癖塊，腹内雷鳴，通月水，墮胎孕。甄權。治隱癮風，及風毒脚

〔一〕作：原脱。今據證類卷十大戟補。
〔二〕花：原作「葉」。今據改同上。
〔三〕芋：原作「竽」。今據改同上。
〔四〕便：證類卷十大戟引别録作「腸」。

腫並煮水日日熱淋取愈鮮須

發明

成無己曰大戟甘遂之苦以泄水者腎所主也好古曰大戟與甘遂同爲泄水之藥濕勝者苦燥除之也時珍曰痰涎之爲物隨氣升降無處不到入于心則迷竅而成癲癇妄言妄見入于肺則塞竅而成欬唾稠粘喘急背冷入于肝則留伏蓄聚而成脅痛乾嘔寒熱往來入于經絡則麻痹疼痛入于筋骨則頸項胸背腰脅手足牽引隱痛陳無擇三因方並以控涎丹主之殊有奇效此乃治痰之本痰之本水也濕也得氣與火則凝滯而爲痰爲飲爲涎爲涕爲癖大戟能泄臟腑之水濕甘遂能行經隧之水濕白芥子能散皮裏膜外之痰氣惟善用者能收奇功也又錢仲陽謂腎爲真水有補無瀉而復云痘瘡變黑歸腎一證用百祥膏下之以瀉腎非瀉腎也瀉其腑則臟自不實愚按百祥惟用大戟一味大戟能行水故曰瀉其腑則臟自不實腑者膀胱也竊謂百祥非獨瀉腑正實則瀉其子也腎邪實而瀉其肝也大戟味苦濇浸水色青綠肝膽之藥也故百祥膏又治嗽而吐青綠水夫青綠者少陽風木之色也仲景亦云心下痞消引脅下痛乾嘔短氣者十棗湯主之其中亦有大戟夫乾嘔脅痛非肝膽之病乎則百祥之瀉肝膽也明矣肝乃東方宜瀉不宜補況瀉青瀉黃皆瀉其子同一瀉也何獨腎只瀉腑乎潔古老人治變黑歸腎證用宣風散代百祥膏亦是瀉子之意蓋毒勝火熾則水益涸風挾火勢則土受虧故津血內竭不能化膿而成青黑乾陷之證瀉其風火之毒所以救腎扶脾

腫，並煮水，日日熱淋，取愈。蘇頌。

【發明】【成無己曰】大戟、甘遂之苦以泄水者，腎所主也。【好古曰】大戟與甘遂同爲泄水之藥，濕勝者苦燥除之也。【時珍曰】痰涎之爲物，隨氣升降，無處不到。入于心，則迷竅而成癲癇，妄言妄見。入于肺，則塞竅而成欬唾稠粘，喘急背冷。入于肝，則留伏蓄聚而成脅痛乾嘔，寒熱往來。入于經絡，則麻痺疼痛。入于筋骨，則頸項、胸背、腰脇、手足牽引隱痛。陳無擇三因方並以控涎丹主之，殊有奇效。此乃治痰之本。痰之本，水也，濕也。得氣與火則凝滯而爲痰，爲飲，爲涎，爲涕，爲癖。大戟能泄臟腑之水濕，甘遂能行經隧之水濕，白芥子能散皮裏膜外之痰氣。惟善用者，能收奇功也。又錢仲陽謂腎爲真水，有補無瀉，而復云痘瘡變黑歸腎一證，用百祥膏下之以瀉腎。非瀉腎也，瀉其腑則臟自不實。愚按：百祥惟用大戟一味。大戟能行水，故曰瀉其腑則臟自不實，腑者膀胱也。竊謂百祥非獨瀉腑，正實則瀉其子也，腎邪實而瀉其肝也。大戟味苦濇，浸水色青緑，肝膽之藥也。故百祥膏又治嗽而〔一〕吐青緑水。夫青緑者，少陽風木之色也。仲景亦云：心下痞滿，引脅下痛，乾嘔短氣者，十棗湯主之。其中亦有大戟。夫乾嘔脇痛非肝膽之病乎？則百祥之瀉肝膽也，明矣。肝乃東方，宜瀉不宜補。况瀉青、瀉黄皆瀉其子，同一瀉也，何獨腎只瀉腑乎？潔古老人治變黑歸腎證，用宣風散代百祥膏，亦是瀉子之意。蓋毒勝火熾則水益涸，風挾火勢則土受虧。故津血内竭不能化膿，而成青黑乾陷之證。瀉其風火之毒，所以救腎扶脾

〔一〕而：此後原有一字闕。今據本條附方「百祥膏」載「治嗽而吐青緑水」删。

也或云脾虛腎旺故瀉腎扶脾者非也腎之真水不可瀉瀉其陷伏之邪毒爾

附方 新一卜一

百祥膏 治嗽而吐青緑水又治痘瘡歸腎紫黑乾陷不發寒者宜下之不黑者慎勿下紅芽大戟不以多少陰乾漿水煮極軟去骨日乾復納原汁盡焙爲末水丸粟米大每服一二十丸研赤脂麻湯下○潔古活法機要

棗變百祥丸 治斑瘡變黑大便秘結用大戟一兩棗三枚水一盞同煮棗乾去大戟以棗肉焙丸服從少至多以利爲度

控涎丹 治痰涎留在胸膈上下變爲諸病或頸項胷背腰脅手足胯髀隱痛不可忍筋骨牽引鈎痛走易及皮膚麻痺似乎癱瘓不可誤作風氣風毒及瘡疽施治又治頭痛不可舉或睡中流涎或欬唾喘息或痰迷心竅並宜此藥數服痰涎自失諸疾尋愈紫大戟白甘遂白芥子微炒各一兩爲末薑汁打麪糊丸梧子大每服七丸或二十丸以津液嚥下若取利則服五六十丸三因方

水腫喘急 小便濇及水蠱大戟炒二兩乾薑炮半兩爲散每服三錢薑湯下大小便利爲度聖濟總錄

水病腫滿 不問年月淺深大戟當歸橘皮各一兩切以水二升煮取七合頓服利下水二三升勿怪至重者不過再服便瘥禁毒食一年永不復作此方出張尚客李絳兵部手集

水氣腫脹 大戟一兩廣木香半兩爲末五更酒服一錢半取下治水後以粥補之忌鹹物○簡便方用大戟燒存性研末每空心酒服一錢匕

水腫腹大 如鼓或遍身浮腫用棗一斗入鍋内以水浸過用大戟根苗蓋之瓦盆合

也。或云脾虚腎旺，故瀉腎扶脾者，非也。腎之真水不可瀉，瀉其陷伏之邪毒爾。

【附方】新一十一。**百祥膏**〔一〕。治嗽而吐青緑水，又治痘瘡歸腎，紫黑乾陷，不發寒者，宜下之。不黑者，慎勿下。紅芽大戟不以多少，陰乾，漿水煮極軟，去骨日乾，復納原汁中煮，汁〔二〕盡，焙爲末，水丸粟米大。每服一二十丸，研赤脂麻湯下。○潔古活法機要棗變百祥丸：治斑瘡變黑，大便秘結。用大戟一兩，棗三枚，水一盌同煮，暴乾，去大戟，以棗肉焙丸服，從少至多，以利爲度。**控涎丹**。治痰涎留在胸膈上下，變爲諸病，或頸項、胸背、腰脅、手足、胯髀隱痛不可忍，筋骨牽引釣痛走易，及皮膚麻痺，似乎癱瘓，不可誤作風氣風毒及瘡疽施治。又治頭痛不可舉，或睡中流涎，或欬唾喘息，或痰迷心竅，並宜此藥。數服痰涎自失，諸疾尋愈。紫大戟、白甘遂、白芥子微炒各一兩，爲末，薑汁打麪糊丸梧子大。每服七丸，或二十丸，以津液嚥下。若取利則服五六十丸。三因方。**水腫喘急**，小便濇及水蠱。大戟炒二兩，乾薑炮半兩，爲散。每服三錢，薑湯下，大小便利爲度。聖濟總録。**水病腫滿**，不問年月淺深。大戟、當歸、橘皮各一兩切，以水二升，煮取七合，頓服。利下水二三升，勿怪。至重者，不過再服便瘥。禁毒食一年，永不復作。此方出張尚客。李絳兵部手集。**水氣腫脹**。大戟一兩，廣木香半兩，爲末。五更酒服一錢半，取下碧水後，以粥補之。忌鹹物。○簡便方用大戟燒存性，研末，每空心酒服一錢匕。**水腫腹大**如鼓，或遍身浮腫。用棗一斗，入鍋内以水浸過，用大戟根苗蓋之，瓦盆合

〔一〕百祥膏：小儿药證直訣卷下諸方作「百祥圓」。
〔二〕中煮汁：原脱。今據補同上。

定煮熟取棗無時食之棗盡與愈○又大戟散用大戟白牵牛木香等分爲末每服一錢以豬腰子一對批開摻末在内濕紙煨熟空心食之左則塌左右則塌右 張潔古活法機要

牙齒搖痛 大戟咬於痛處良 生生編

中風發熱 大戟苦參四兩白酢漿一斗煮熟洗之寒乃止 千金方

澤漆 本經下品

【釋名】漆莖 本經 貓兒眼睛草 綱目 緑葉緑花草 綱目 五鳳草 【弘景曰】是大戟苗生時摘葉有白汁故名澤漆亦齧人○餘見下

【集解】【別録曰】澤漆大戟苗也生太山川澤三月三日七月七日采莖葉陰乾【大明曰】此即大戟花也川澤中有莖梗小花黃色葉似嫩菜五月采之【頌曰】今冀州鼎州明州及近道皆有之【時珍曰】別録陶氏皆言澤漆是大戟苗日華子又言是大戟花其苗可食然大戟苗泄人不可爲菜今考土宿本草及寶藏論諸書並云澤漆是貓兒眼睛草一名緑葉緑花草一名五鳳草江湖原澤平陸多有之春生苗一科分枝成叢柔莖如馬齒莧緑葉如苜蓿葉葉圓而黃緑頗似貓睛故名貓兒眼莖頭凡五葉中分中抽小莖五枝每枝開細花青緑色復有小葉承之齊整如一故又名五鳳草緑葉緑花草掐莖有白汁粘人其根白色有硬骨或以此爲大戟苗者誤也五月采汁煮雄黃伏鍾乳結草砂據此則澤漆是貓兒

定，煮熟，取棗無時食之，棗盡決愈。○又大戟散：用大戟、白牽牛、木香等分，爲末。每服一錢，以猪腰子一對，批開摻末在内，濕紙煨熟，空心食之。左則塌左，右則塌右。張潔古活法機要。牙齒摇痛。大戟咬於痛處，良。生生編。中風發熱。大戟、苦參各〔一〕四兩，白酢漿一斗，煮熟洗之，寒乃止。千金方。

澤漆本經下品

【釋名】漆莖本經、貓兒眼睛草綱目、緑葉緑花草綱目、五鳳草。【弘景曰】是大戟苗。生時摘葉有白汁，故名澤漆，亦齧人。○餘見下。

【集解】【别録曰】澤漆，大戟苗也。生太山川澤。三月三日、七月七日，采莖葉，陰乾。【大明曰】此即大戟花也。川澤中有。莖梗小，花黄色，葉似嫩菜，五月采之。【頌曰】今冀州、鼎州、明州及近道皆有之。【時珍曰】别録、陶氏皆言澤漆是大戟苗，日華子又言是大戟花，其苗可食。然大戟苗洩人，不可爲菜。今攷土宿本草及寶藏論諸書，並云澤漆是貓兒眼睛草，一名緑葉緑花草，一名五鳳草。江湖原澤平陸多有之。春生苗，一科分枝成叢，柔莖如馬齒莧，緑葉如苜蓿葉，葉圓而黄緑，頗似貓睛，故名貓兒眼。莖頭凡五葉中分，中抽小莖五枝，每枝開細花青緑色，復有小葉承之，齊整如一，故又名五鳳草、緑葉緑花草。掐莖有白汁粘人，其根白色有硬骨。或以此爲大戟苗者，誤也。五月采汁煮雄黄，伏鍾乳，結草砂。據此，則澤漆是貓兒

〔一〕各：原脱。今據千金方卷八諸風方「大戟洗方」云「二味等分」補。

眼睛草非大戟苗也今方家用治水蠱脚氣有効尤與神農本文相合自漢人集別錄誤以爲大戟苗故諸家襲之爾用者宜審

莖葉【氣味】苦，微寒，無毒。別錄曰辛大明曰冷有小毒之才曰小豆爲之使惡薯蕷【主治】皮膚熱，大腹水氣，四肢面目浮腫，丈夫陰氣不足。本經 利大小腸，明目輕身。別錄 主蠱毒。蘇恭 止瘧疾，消痰退熱。大明

【發明】時珍曰澤漆利水功類大戟故人見其莖有白汁遂誤以爲大戟然大戟根苗皆有毒泄人而澤漆根硬不可用苗亦無毒可作菜食而利丈夫陰氣甚不相侔也

【附方】舊二，新六。

肺欬上氣，脈沉者澤漆湯主之澤漆三斤以東流水五斗煮取一斗五升去滓入半夏半升紫參白前生薑各五兩甘草黃芩人參桂心各三兩煎取五升每服五合日三服張仲景金匱要畧方

心下伏瘕，大如盃不得食者澤漆四兩大黃葶藶熬三兩擣篩蜜丸梧子大每服二丸日三服葛洪肘后方

十腫水氣，澤漆十斤夏月取嫩莖葉入水一斗研汁約二斗於銀鍋內慢火熬如稀餳入瓶內收每日空心温酒調下一匙以愈爲度聖惠方

水氣蠱病，生鮮貓眼睛草晒乾爲末棗肉丸彈子大每服二丸白湯化下日二服覺

眼睛草，非大戟苗也。今方家用治水蠱、脚氣有效。尤與神農本文相合。自漢人集別録，誤以爲大戟苗，故諸家襲之爾。用者宜審。

莖葉。【氣味】苦，微寒，無毒。【別録曰】辛。【大明曰】冷，有小毒。【之才曰】小豆爲之使，惡薯蕷。【主治】皮膚熱，大腹水氣，四肢面目浮腫，丈夫陰氣不足。本經。利大小腸，明目輕身。別録。主蠱毒。蘇恭。止瘧疾，消痰退熱。大明。

【發明】【時珍曰】澤漆利水，功類大戟，故人見其莖有白汁，遂誤以爲大戟。然大戟根苗皆有毒洩人，而澤漆根硬不可用，苗亦無毒，可作菜食而利丈夫陰氣，甚不相侔也。

【附方】舊二，新六。肺欬上氣，脉沉者，澤漆湯主之。澤漆三斤，以東流水五斗，煮取一斗五升，去滓。入半夏半升，紫參、白前、生薑各五兩，甘草、黄芩、人參、桂心各三兩，煎取五升。每服五合，日三服。張仲景金匱要略方。心下伏瘕，大如盃，不得食者。澤漆四兩，大黄、葶藶熬各〔一〕三兩，擣篩，蜜丸梧子大。每服二丸，日三服。葛洪肘後方。十種〔二〕水氣。澤漆十斤，夏月取嫩莖葉，入酒〔三〕一斗，研汁約二斗，於銀鍋内，慢火熬如稀餳，入瓶内收。每日空心温酒調下一匙，以愈爲度。聖惠方。水氣蠱病。生鮮貓眼睛草，晒乾爲末，棗肉丸彈子大。每服二丸，白湯化下，日二服。覺

〔一〕各：原脱。今據肘後方卷四治卒心腹癥堅方補。
〔二〕種：原作「腫」。今據證類卷十澤漆改。
〔三〕酒：原作「水」。今據改同上。

一腹中暖小便利為度乾坤祕韞

脚氣赤腫行步脚痛貓兒眼睛草鷺鷥藤蜂窠等分每服一兩水五盞煎三盞薰洗之○衛生易簡方

牙齒疼痛貓兒眼睛草一搦研爛湯泡取汁含漱吐涎衛生易簡方

男婦瘰癧貓兒眼睛草一二綑井水二桶五月五日午時鍋內熬至一桶去滓澄清再熬至一盌瓶收每以椒葱槐枝煎湯洗瘡淨乃搽此膏數次愈便民圖纂方

癬瘡有蟲貓兒眼睛草晒乾為末香油調搽之衛生易簡方

甘遂本經下品

【釋名】甘藁別錄　陵藁吳普　陵澤別錄　甘澤吳普　重澤別錄　苦澤吳普　白澤吳普　主田別錄　鬼醜吳普　時珍曰諸名義多未詳

【集解】別錄曰甘遂生中山川谷二月采根陰乾普曰八月采　弘景曰中山在代郡第一本出太山江東比來用京口者大不相似赤皮者勝白皮者都下亦有名草甘遂殊惡蓋贗為者也恭曰甘遂苗似澤漆其根皮赤肉白作連珠實重者良草甘遂乃是蚤休療體全別苗亦不同俗名重臺葉似鬼臼蓖麻根皮白色大明曰西京者上沛滄吳者次之形似和皮甘草節頌曰今陝西江東亦有之苗似澤漆莖短小而葉有汁根皮赤肉白作連珠大如指頭

腹中暖，小便利爲度。乾坤秘韞。脚氣赤腫，行步脚痛。貓兒眼睛草、鷺鷥藤、蜂窠等分。每服一兩，水五盌，煎三盌，薰洗之。○衛生易簡方。牙齒疼痛。貓兒眼睛草一搦，研爛，湯泡取汁，含漱吐涎。衛生易簡方。男婦瘰癧。貓兒眼睛草一二綑，井水二桶，五月五日午時，鍋内熬至一桶，去滓澄清，再熬至一盌，瓶收。每以椒、葱、槐枝煎湯洗瘡净，乃搽此膏，數次愈。便民圖纂方。癬瘡有蟲。貓兒眼睛草，晒乾爲末，香油調搽之。衛生易簡方。

甘遂本經下品

【釋名】甘藁別録、陵藁吴普、陵澤別録、甘澤吴普、重澤別録、苦澤吴普、白澤吴普、主田別録、鬼醜吴普。

【時珍曰】諸名義多未詳。

【集解】【別録曰】甘遂生中山川谷。二月采根，陰乾。【普曰】八月采。【弘景曰】中山在代郡。第一本出太山、江東。比來用京口者，大不相似。赤皮者勝，白皮者都下亦有，名草甘遂，殊惡，蓋贋僞者也。【恭曰】甘遂苗似澤漆，其根皮赤肉白，作連珠實重者良。草甘遂乃是蚤休，療體全別，苗亦不同，俗名重臺，葉似鬼臼、蓖麻，根皮白色。【大明曰】西京者上，汴、滄、吴者次之，形似和皮甘草〔一〕。【頌曰】今陝西、江東亦有之。苗似澤漆，莖短小而葉有汁，根皮赤肉白，作連珠，大如指頭。

〔一〕草：此後原衍「節」字。今據證類卷十甘遂删。

根【修治】斅曰凡采得去莖於槐砧上細剉用生甘草湯薺苨自然汁二味攪浸三日其水如墨汁乃漉出用東流水淘六七次令水清爲度漉出于土器中熬脆用之時珍曰今人多以麪煨熟用以去其毒

【氣味】苦寒有毒別錄曰甘大寒普曰神農桐君苦有毒岐伯雷公甘有毒元素曰純陽也之才曰瓜蒂爲之使惡遠志反甘草

【主治】大腹疝瘕腹滿面目浮腫留飲宿食破癥堅積聚利水穀道本經下五水散膀胱多熱皮中痞熱氣腫滿別錄能瀉十二種水疾去痰水甄權瀉腎經及隧道水濕脚氣陰囊腫墜痰迷癲癇噎膈痞塞時珍

【發明】宗奭曰此藥專于行水攻決爲用元素曰味苦氣寒苦性泄寒勝熱直達水氣所結之處乃泄水之聖藥水結胸中非此不能除故仲景大陷胸湯用之但有毒不可輕用時珍曰腎主水凝則爲痰飲溢則爲腫脹甘遂能泄腎經濕氣治痰之本也不可過服但中病則止可也張仲景治心下留飲與甘草同用取其相反而立功也劉河間保命集云凡水腫服藥未全消者以甘遂末塗腹遶臍令滿內服甘草水其腫便去又王璆百一選方云脚氣上攻結成腫核及一切腫毒用甘遂末水調傅腫處即濃煎甘草汁服其腫即散二物相反而感應如此清流韓詠病脚疾用此一服病去七八

根。【修治】【斅曰】凡采得去莖，於槐砧上細剉，用生甘草湯、薺苨自然汁二味，攪浸三日，其水如墨汁，乃漉出，用東流水淘六七次，令水清爲度。漉出，于土器中熬脆用之。【時珍曰】今人多以麪煨熟用，以去其毒。

【氣味】苦，寒，有毒。【別録曰】甘，大寒。【普曰】神農、桐君：苦，有毒。岐伯、雷公：甘，有毒。【元素曰】純陽也。【之才曰】瓜蒂爲之使，惡遠志，反甘草。【主治】大腹疝瘕，腹滿，面目浮腫，留飲宿食，破癥堅積聚，利水穀道。本經。下五水，散膀胱留〔一〕熱，皮中痞，熱氣腫滿。別録。能瀉十二種水疾，去痰水。甄權。瀉腎經及隧道水濕，脚氣，陰囊腫墜，痰迷癲癇，噎膈痞塞。時珍。

【發明】【宗奭曰】此藥專于行水攻決爲用。【元素曰】味苦氣寒。苦性泄，寒勝熱，直達水氣所結之處，乃泄水之聖藥。水結胸中，非此不能除，故仲景大陷胸湯用之。但有毒不可輕用。【時珍曰】腎主水，凝則爲痰飲，溢則爲腫脹。甘遂能泄腎經濕氣，治痰之本也。不可過服，但中病則止可也。張仲景治心下留飲，與甘草同用，取其相反而立功也。劉河間保命集云：凡水腫服藥未全消者，以甘遂末塗腹，繞臍令滿，内服甘草水，其腫便去。又王璆百一選方云：脚氣上攻，結成腫核，及一切腫毒。用甘遂末，水調傅腫處，即濃煎甘草汁服，其腫即散。二物相反而感應如此。清流韓詠病脚疾用此，一服病去七八，

〔一〕留：原作「多」。今據證類卷十甘遂改。

再服而愈也

附方舊三新一十九

水腫腹滿甘遂炒二錢二分黑牽牛一兩半爲末水煎時時呷之普濟方

膜外水氣甘遂末大麥麪各半兩水和作餅燒熟食之取利聖濟總錄

身面洪腫甘遂二錢生研爲末以豶猪腎一枚分爲七臠入末在內濕紙包煨令熟食之日一服至四五服當覺腹鳴小便利是其效也肘后方

腎水流注腿膝攣急四肢腫痛即上方加木香四錢每用二錢煨熟溫酒嚼下當利黃水爲驗御藥院方

正水脹急大小不利欲死甘遂五錢半生半炒胭脂坏子十文研勻每以一錢白麪四兩水和作棊子大水煮令浮淡食之大小便利後用平胃散加熟附子每以二錢煎服普濟方

小兒疳水珠子甘遂炒青橘皮等分爲末三歲用一錢以麥芽湯下以利爲度忌酸鹹三五日名水寶散總微論

水蠱喘脹甘遂大戟各一兩慢火炙研每服一字水半盞煎三五沸服不過十服聖濟錄

水腫喘急大小便不通十棗丸用甘遂大戟芫花等分爲末以棗肉和丸梧子大每服四十丸侵晨熱湯下利去黃水爲度否則次午再服三因方

妊娠腫滿氣急少腹滿大小便不利已服猪苓散不瘥者用太山赤皮甘遂二兩擣篩白蜜和丸梧子大每服五十丸得微下仍服猪苓散不下再服之猪苓散見猪苓下小品方

心下留飲堅滿脈伏其人欲自利反快甘遂半

再服而愈也。

【附方】舊三，新一十九。**水腫腹滿**。甘遂炒二錢二分，黑牽牛一兩半，爲末，水煎，時時呷之。普濟方。**膜外水氣**。甘遂末、大麥麪各半兩，水和作餅，燒熟食之，取利。聖濟總録。**身面洪腫**。甘遂二錢，生研爲末。以豮豬腎一枚，分爲七臠，入末在内，濕紙包煨令熟，食之，日一服。至四五服，當覺腹鳴，小便利，是其效也。肘後方。**腎水流注**，腿膝攣急，四肢腫痛。即上方加木香四錢。每用二錢，煨熟，温酒嚼下。當利黄水爲驗。御藥院方傳。**正水脹急**，大小便[一]不利欲死。甘遂五錢，半生半炒，胭脂坯[二]子十文，研匀，每以一錢，白麪四兩，水和作棋子大，水煮令浮，淡食之。大小便利後，用平胃散加熟附子，每以二錢煎服。普濟方。**小兒疳水**。珠子甘遂炒，青橘皮等分，爲末。三歲用一錢，以麥芽湯下，以利爲度。忌酸鹹三五日。名水寶散。總微論。**水蠱喘脹**。甘遂、大戟各一兩，慢火炙研。每服一字，水半盞，煎三五沸服。不過十服。聖濟録。**水腫喘急**，大小便不通。十棗丸：用甘遂、大戟、芫花等分，爲末，以棗肉和丸梧子大。每服四十丸，侵晨熱湯下，利去黄水爲度。否則次午再服。三因方。**妊娠腫滿**，氣急，少腹滿，大小便不利，已服豬苓散不瘥者。用太山赤皮甘遂二兩，擣篩，白蜜和丸梧子大，每服五十丸，得微下，仍服豬苓散，不下再服之。豬苓散見「豬苓」下。小品方。**心下留飲**，堅滿脉伏，其人欲自利反快。甘遂半

〔一〕便：原脱。今據普濟方卷一百九十一水腫「桃紅散」補。
〔二〕坯：原作「坏」。今據改同上。

夏湯用甘遂大者三枚半夏十二個以水一升煮半升去滓入芍藥五枚甘草一節水二升煮半升去滓以蜜半升同煎入合頓服取利○張仲景金匱玉函

腳氣腫痛 腎臟風氣攻注下部瘡痒甘遂半兩木鱉子仁四個為末猪腰子一個去皮膜切片用藥四錢摻在內濕紙包煨熟空心食之米飲下服後便伸兩足大便行後吃白粥一二日為妙本事方

二便不通 甘遂末以生麪糊調傅臍中及丹田內仍艾三壯飲甘草湯以通為度又太山赤皮甘遂末一兩煉蜜和勻分作四服日一服取利聖惠方

小便轉脬 甘遂末一錢猪苓湯調下立通筆峯雜興方

疝氣偏腫 甘遂茴香等分為末酒服二錢儒門事親

婦人血結 婦人少腹滿如敦狀小便微難而不渴此為水與血俱結在血室大黃二兩甘遂阿膠各一兩水一升半煮半升頓服其血當下張仲景方

膈氣哽噎 甘遂麪煨五錢南木香一錢為末壯者一錢弱者五分水酒調下怪病奇方

痞證發熱 盜汗胸背疼痛甘遂麪包漿水煮十沸去麪以細糠火炒黃為末大人三錢小兒一錢冷蜜水卧時服忌油膩魚肉普濟方

消渴引飲 甘遂麩炒半兩黃連一兩為末蒸餅丸綠豆大每薄荷湯下二丸忌甘草楊氏家藏方

癲癇心風 遂心丹治風痰迷心顛癇及婦人心風血邪用甘遂二錢為末以猪心取三管血和藥入猪心內縛定紙裹煨熟取末入辰砂末一錢分作四丸每服一丸將心煎湯調下大便下惡物為效不下再服濟生方

馬脾風病 小兒

夏湯：用甘遂大者三枚，半夏十二個，以水一升，煮半升，去滓。入芍藥五枚，甘草一節，水二升，煮半升，去滓。以蜜半升，同煎八合，頓服取利。○張仲景金匱玉函。脚氣腫痛，腎臟風氣，攻注下部瘡痒。甘遂半兩，木鼈子仁四個，爲末。豬腰子一個，去皮膜，切片，用藥四錢摻在內，濕紙包煨熟，空心食之，米飲下。服後便伸兩足。大便行後，吃白粥二三日爲妙。本事方。二便不通。甘遂末，以生麪糊調傅臍中及丹田内，仍艾三壯，飲甘草湯，以通爲度。又太山赤皮甘遂末一兩，煉蜜和勻，分作四服，日一服取利。聖惠方。小便轉脬。甘遂末一錢，豬苓湯調下，立通。筆峰雜興方。疝氣偏腫。甘遂、茴香等分，爲末，酒服二錢。儒門事親。婦人血結。婦人少腹滿如敦狀，小便微難而不渴，此爲水與血俱結在血室。大黄二兩，甘遂、阿膠各一兩，水一升半，煮半升，頓服，其血當下。張仲景方。膈氣哽噎。甘遂麪煨五錢，南木香一錢，爲末。壯者一錢，弱者五分，水酒調下。怪病奇方。痞證發熱，盜汗，胸背疼痛。甘遂麪包，漿水煮十沸，去麪，以細糠火炒黄爲末。大人三錢，小兒一錢，冷蜜水卧時服。忌油膩魚肉。普濟方。消渴引飲。甘遂麩炒半兩，黄連一兩，爲末，蒸餅丸绿豆大。每薄荷湯下二丸。忌甘草。楊氏家藏方。癲癇心風。遂心丹：治風痰迷心，癲癇，及婦人心風血邪。用甘遂二錢，爲末，以豬心取三管血和藥，入豬心内縛定，紙裹煨熟，取末，入辰砂末一錢，分作四丸。每服一丸，將心煎湯調下。大便下惡物爲效，不下再服。濟生方。馬脾風病。小兒風熱喘促悶乱不安謂之馬脾風甘遂麪包煮一錢半辰砂水飛二錢半輕粉一角爲末每服一字漿水少許滴油一小点抄藥在上沉下去漿灌之名無價散 全幼心鑑 麻木疼痛萬靈膏用甘遂二兩蓖麻子仁四兩樟腦一兩搗作餅貼之內飲甘草湯 摘玄方 耳卒聾閉甘遂半寸綿裹插入兩耳內口中嚼少甘草耳卒自然通也 求類方

續隨子 宋開宝

（釋名）千金子 開寶 千兩金 日華 菩薩豆 日華 拒冬 開寶 聯步（頌曰）葉中出葉數數相續而生故名冬月始長故又名拒冬

（集解）（志曰）續隨子生蜀郡處處亦有之苗如大戟（頌曰）今南中多有北土差少苗如大戟初生一莖莖端生葉葉中復出葉花亦類大戟自葉中抽幹而生實青有殼人家園亭中多種以爲飾秋種冬長春秀秋實（時珍曰）莖中亦有白汁可結水銀

（修治）（時珍曰）凡用去殼取色白者以紙包壓去油取霜用

（氣味）辛溫有毒（主治）婦人血結月閉瘀血癥瘕痃癖除蠱毒

風熱喘促，悶亂不安，謂之馬脾風。甘遂麪包煮一錢半，辰砂水飛二錢半，輕粉一角，爲末。每服一字，漿水少許，滴油一小點，抄藥在上，沉下，去漿灌之。名無價散。全幼心鑑。**麻木疼痛**。萬靈膏：用甘遂二兩，蓖麻子仁四兩，樟腦一兩，擣作餅貼之。內飲甘草湯。摘玄方。

耳卒聾閉。甘遂半寸，綿裹插入兩耳內，口中嚼少甘草，耳卒自然通也。永類方。

續隨子 宋開寶

【釋名】千金子開寶、千兩金日華、菩薩豆日華、拒冬開寶、聯步。【頌曰】葉中出葉，數數相續〔一〕而生，故名。冬月始長，故又名拒冬。

【集解】【志曰】續隨子生蜀郡，處處亦有之。苗如大戟。【頌曰】今南中多有，北土産少。苗如大戟，初生一莖，莖端生葉，葉中復出葉〔二〕。花亦類大戟，自葉中抽幹而生，實青有殼。人家園亭中多種以爲飾。秋種冬長，春秀夏〔三〕實。【時珍曰】莖中亦有白汁，可結水銀。

【修治】【時珍曰】凡用去殼，取色白者，以紙包，壓去油，取霜用。

【氣味】辛，温，有毒。**【主治】**婦人血結月閉，瘀血癥瘕痃癖，除蠱毒

〔一〕葉中出葉數數相續：證類卷十一續隨子引圖經作「莖端生葉葉中復出數莖相續」。

〔二〕葉：據上注，當作「莖」。

〔三〕夏：原作「秋」。今據改同上。

鬼疰心腹痛冷氣脹滿，利大小腸，下惡滯物。開寶 積聚痰飲，不下食，嘔逆及腹內諸疾，研碎酒服，不過三顆，當下惡物。蜀本 宜一切宿滯，治肺氣水氣，日服十粒。瀉多，以醋漿水或薄醋粥喫，即止。又塗疥癬瘡。大明

【發明】頌曰：續隨下水最速，然有毒損人，不可過多。時珍曰：續隨與大戟、澤漆、甘遂莖葉相似，主療亦相似，其功皆長于利水，惟在用之得法，亦皆要藥也。

【附方】舊二，新四。小便不通，臍腹脹痛不可忍，諸藥不效者，不過再服。用續隨子去皮一兩，鉛丹半兩，同少蜜擣作團，瓶盛埋陰處，臘月至春末取出，研，蜜丸梧子大。每服二三十丸，木通湯下，化破尤妙。病急亦可旋合。聖濟錄 水氣腫脹，聯步一兩，去殼研，壓去油，重研，分作七服。每治一人用一服，丈夫生餅子酒下，婦人荊芥湯，五更服之。當下利，至曉自止，後以厚朴湯補之。頻喫益善。忌鹽、醋一百日，乃不復作。聯步即續隨子也。斗門方 陽水腫脹，續隨子炒去油二兩，大黃一兩，為末，酒水丸綠豆大。每白湯下五十丸，以去陳莝。摘玄方 涎積癥塊，續隨子三十枚，膩粉二錢，青黛炒一錢，研勻，糯米飯丸芡子大。每服一丸，打破，以大棗一枚燒熟去皮核，同嚼，冷茶送下。

鬼疰，心腹痛，冷氣脹滿，利大小腸，下惡滯物。開寶。積聚痰飲，不下食，嘔逆，及腹内諸疾。研碎酒服，不過三顆，當下惡物。蜀本。宣一切宿滯，治肺氣水氣，日服十粒。瀉多，以酸漿水或薄醋粥喫，即止。又塗疥癬瘡。大明。

【發明】【頌曰】續隨下水最速，然有毒損人，不可過多。【時珍曰】續隨與大戟、澤漆、甘遂莖葉相似，主療亦相似，其功皆長于利水。惟在用之得法，亦皆要藥也。

【附方】舊二，新四。小便不通，臍腹脹痛不可忍，諸藥不效者，不過再服。用續隨子去皮一兩，鉛丹半兩，同少蜜擣作團，瓶盛埋陰處，臘月至春末取出，研，蜜丸梧子大。每服二三十丸，木通湯下，化破尤妙。病急亦可旋合。聖濟録。水氣腫脹。聯步一兩，去殻研，壓去油，重研，分作七服。每治一人用一服，丈夫生餅子酒下，婦人荊芥湯。五更服之，當下利，至曉自止，後以厚朴湯補之。頻喫益善，忌鹽、醋一百日，乃不復作。聯步即續隨子也。斗門方。陽水腫脹。續隨子炒去油二兩，大黄一兩，爲末，酒水丸緑豆大。每白湯下五十丸，以去陳莝。摘玄方。涎積癥塊。續隨子三十枚，膩粉二錢，青黛炒一錢，研勻，糯米飯丸芡子大。每服一丸，打破，以大棗一枚，燒熟去皮核，同嚼，冷茶送下。

半夜後取下積聚惡物爲効聖濟錄蛇咬腫悶欲死用重臺六分續隨子仁七粒搗篩爲散酒服方寸匕兼唾和少許塗咬處立効崔元亮海上方黑子疣贅續隨子熟時塗之自落普濟方

葉及莖中白汁【主治】剝人面皮去䵟黷開宝傅白癜癧瘍大明搗葉傅蠍螫立止時珍

莨菪音浪蕩○本經下品

【釋名】天仙子圖經横唐本經行唐【時珍曰】莨菪一作蘭蕩其子服之令人狂狼放宕故名

【集解】別錄曰莨菪子生海濱川谷及雍州五月采子弘景曰今處處有之子形頗似五味核而極小保昇曰所在皆有之葉似菘藍莖葉皆有細毛花白色子殼作罌狀結實扁細若粟米大青黃色六月七月采子日乾頌曰處處有之苗莖高二三尺葉似地黃王不留行紅藍等而闊如三指四月開花紫色莖莢有白毛五月結實有殼作罌子狀如小石榴房中子至細青白色如粟米粒斅曰凡使勿用蒼蓂子其形相似只是微赤服之無效時人多以雜之時珍曰張仲景金匱要略言菜中有水莨菪葉圓而光有毒誤食令人狂亂狀如中風或吐血以甘草汁解之

【修治】斅曰修事莨菪子十兩以頭醋一鎰煮乾爲度却用黃牛乳汁浸一宿至明日乳汁黑即是真者晒乾搗

半夜後，取下積聚惡物爲效。聖濟録。**蛇咬腫悶**欲死。用重臺六分，續隨子仁七粒，搗篩爲散。酒服方寸匕。兼唾和少許，塗咬處，立效。崔元亮海上方。**黑子疣贅。**續隨子熟時塗之，自落。普濟方。

葉及莖中白汁。【主治】剥人面皮，去皯黯。開寶。**傅白癜癧瘍。**大明。**搗葉，傅蠍螫立止。**時珍。

莨菪音浪蕩○本經下品

【釋名】天仙子圖經、**横唐**本經、**行唐**別録。【時珍曰】莨菪，一作蘭蓎。其子服之，令人狂狼放宕，故名。

【集解】【別録曰】莨菪子生海濱川谷及雍州。五月采子。【弘景曰】今處處有之。子形頗似五味核而極小。【保昇曰】所在皆有之。葉似菘藍，莖葉皆有細毛，花白色，子殼作罌狀，結實扁細，若粟米大，青黄色，六月、七月采子，日乾。【頌曰】處處有之。苗莖高二三尺。葉似地黄、王不留行、紅藍等，而闊如三指。四月開花，紫色，莖莢有白毛。五月結實，有殼作罌子狀，如小石榴。房中子至細，青白色，如粟米粒。【斅曰】凡使勿用蒼蓂子，其形相似，只是微赤，服之無效，時人多以雜之。【時珍曰】張仲景金匱要略言：菜中有水莨菪，葉圓而光，有毒，誤食令人狂亂，狀[一]如中風，或吐血，以甘草汁解之。

子。【修治】【斅曰】修事莨菪子十兩，以頭醋一鎰，煮乾爲度。却用黄牛乳汁浸一宿，至明日乳汁黑，即是真者。晒乾搗

[一] 狀：原作「壯」。今據金匱卷下果實菜穀禁忌并治改。

脩用

【氣味】苦寒無毒。別録曰：甘。權曰：苦辛，微熱，有大毒。藏器曰：性温不寒。大明曰：温，有毒。服之熱發，以緑豆汁幷甘草、升麻、犀角並解之。〔敩曰〕有大毒，誤服之，衝人心，大煩悶，眼生暹火。頌曰：本經言性寒，後人多云大熱，而史記淳于意傳云：淄川王美人懷子不乳，飲以浪蕩藥一撮，以酒飲，旋乳。且不乳豈熱藥所治？又古方主卒顛狂亦多單用莨菪，豈果性寒邪？

【主治】齒痛出蟲，肉痺拘急。久服輕身，使人健行，走及奔馬，強志益力，通神見鬼。多食令人狂走。本經

療癲狂風癇，顛倒拘攣。別録

安心定志，聰明耳目，除邪逐風，變白，主痃癖。取子洗晒，隔日空腹水下一指捻。亦可小便浸令泣盡，暴乾，如上服。勿令子破，破則令人發狂。藏器

炒焦研末，治下部脫肛，止冷痢。主蛀牙痛，咬之蟲出。甄權

燒熏蟲牙，及洗陰汗。大明

【發明】弘景曰：入療顛狂方用，然不可過劑。久服自無嫌，通神健行，足為大益，而仙經不見用。權曰：以石灰清煮一伏時，掬出去芽暴乾，以附子、乾薑、陳橘皮、桂心、厚朴為丸，服去一切冷氣，積年氣痢，甚温暖也。不可生服，傷人見鬼，拾鍼狂

篩用。

【氣味】苦，寒，無〔一〕毒。【別録曰】甘。【權曰】苦、辛，微熱，有大毒。【藏器曰】性温不寒。【大明曰】温，有毒。服之熱發，以緑豆汁、甘草、升麻、犀角並解之。【斅曰】有大毒。誤服之，衝人心，大煩悶，眼生暹火。【頌曰】本經言性寒，後人多云大熱。而史記淳于意傳云：淄川王美人懷子不乳。飲以浪蕩〔二〕藥一撮，以酒飲，旋乳。且不乳豈熱藥所治？又古方主卒顛狂亦多單用莨菪，豈果性寒耶？【主治】齒痛出蟲，肉痺拘急。久服輕身，使人健行，走及奔馬，强志益力，通神見鬼。多食令人狂走。本經。療癲狂風癇，顛倒拘攣。別録。安心定志，聰明耳目，除邪逐風，變白，主痃癖。取子洗晒，隔日空腹，水下一指捻。亦可小便浸令泣盡，暴乾，如上服。勿令子破，破則令人發狂。藏器。炒焦研末，治下部脱肛，止冷痢。主蛀牙痛，咬之蟲出。甄權。燒熏蟲牙，及洗陰汗。大明。

【發明】【弘景曰】入療顛狂方用，然不可過劑。久服自無嫌，通神健行，足爲大益，而仙經不見用。【權曰】以石灰清煮一伏時，掬出，去芽暴乾，以附子、乾薑、陳橘皮、桂心、厚朴爲丸服。去一切冷氣，積年氣痢，甚温暖也。不可生服，傷人見鬼，拾鍼狂

〔一〕無：證類卷十莨菪子載別録文作「有」。

〔二〕蕩：原脱。今據證類卷十莨菪子補。

時珍曰：莨菪之功，未見如所說，而其毒有甚焉。煑一二日而芽方生，其爲物可知矣。莨菪、雲實、防葵、赤商陸皆能令人狂惑見鬼者，昔人未有發其義者。蓋此類皆有毒，能使痰迷心竅，蔽其神明，以亂其視聽故耳。唐安祿山誘奚契丹，飲以莨菪酒，醉而坑之。又嘉靖四十三年二月，陝西遊僧武如香挾妖術至昌黎縣民張柱家，見其妻美，設飯間呼其全家同坐，將紅散入飯內食之。少頃舉家昏迷，任其姦污。復將魘法吹入柱耳中。柱發狂惑，見舉家皆是妖鬼，盡行殺死，凡一十六人，並無血迹。官司執柱囚之。十餘日，柱吐痰二椀許，聞其故，乃知所殺者皆其父母兄嫂妻子姊姪也。柱與如香皆論死。

世宗肅皇帝命榜示天下。觀此妖藥，亦是莨菪之流爾。方其痰迷之時，視人皆鬼矣。解之之法，可不知乎？

【附方】舊二，新二十。

卒發顛狂：莨菪三升爲末，以酒一升漬數日，絞去滓，煎令可丸，如小豆。三丸，日三服。當見面急，頭中如有蟲行，額及手足有赤豆處，如此並是瘥候也。未知再服，取盡神良。陳延之小品方。

風痺厥痛：天仙子三錢炒，大草烏頭、甘草半兩，五靈脂一兩，爲末，糊丸梧子大，以螺青爲衣。每服十丸，男子菖蒲酒下，女子芫花湯下。聖濟錄。

久嗽不止，有膿血：莨菪子五錢，淘去浮者，煑令芽出，炒研，真酥一雞子大，大棗七枚，同煎令酥盡，取棗日食三枚。○又方：莨菪子三撮，吞之，日五六度。光祿李丞服之神驗。孟詵必效方。

年久呷嗽至三

亂。【時珍曰】莨菪之功，未見如所説，而其毒有甚焉。煮一二日而芽方生，其爲物可知矣。莨菪、雲實、防葵、赤商陸皆能令人狂惑見鬼者，昔人未有發其義者。蓋此類皆有毒，能使痰迷心竅，蔽其神明，以亂其視聽故耳。唐安禄山誘奚契丹，飲以莨菪酒，醉而坑之。又嘉靖四十三年二月，陝西遊僧武如香，挾妖術至昌黎縣民張柱家，見其妻美。設飯間，呼其全家同坐，將紅散入飯内食之。少頃舉家昏迷，任其奸污。復將魘法吹入柱耳中。柱發狂惑，見舉家皆是妖鬼，盡行殺死，凡一十六人，並無血迹。官司執柱囚之。十餘日，柱吐痰二椀許，聞其故，乃知所殺者皆其父母、兄嫂、妻子、姊姪也。柱與如香皆論死。世宗肅皇帝命榜示天下。觀此妖藥，亦是莨菪之流爾。方其痰迷之時，視人皆鬼矣。解之之法，可不知乎？

【附方】舊二，新二十。**卒發顛狂**。莨菪三升爲末，以酒一升漬數日〔一〕，絞去滓，煎令可丸，如小豆三丸，日三服。當覺〔二〕面急，頭中如有蟲行，額及手足有赤色〔三〕處，如此並是瘥候也。未知再服，取盡神良。陳延之小品方。**風痺厥痛**。天仙子三錢炒，大草烏頭〔四〕、甘草半兩，五靈脂一兩，爲末，糊丸梧子大，以螺青爲衣。每服十丸，男子菖蒲酒下，女子芫花湯下。聖濟録。**久嗽不止**，有膿血。莨菪子五錢，淘去浮者，煮令芽出，炒研，真酥一雞子大，大棗七枚，同煎令酥盡，取棗日食三枚。○又方：莨菪子三撮，吞之，日五六度。光禄李丞服之神驗。孟詵必效方。**年久呷嗽**，至三

〔一〕日：原作「人」。今據證類卷十莨菪子改。
〔二〕覺：原作「見」。今據改同上。
〔三〕色：原作「豆」。今據改同上。
〔四〕烏頭：原缺劑量。普濟方卷一百八十七痹氣作「半兩」。

十年者莨菪子木香熏黄等分爲末以羊脂塗青紙上撒末於上卷作筒燒烟熏吸之崔行功纂要方

水腫蠱脹方見獸部羖羊下

積冷痃癖不思飲食羸困者莨菪子三分水淘去浮者大棗四十九個水三升煮乾只取棗去皮核每空心食一箇米飲下覺熱即止 聖濟録

水瀉日久青州乾棗十個去核入莨菪子填滿扎定燒存性每粟米飲服一錢 聖惠方

冷疳痢下莨菪子爲末臘豬脂和丸綿裹棗許導下部因痢出更納新者不過三度瘥 孟詵必効方

赤白下痢腹痛腸滑後重大黄煨半兩莨菪子炒黑一抄爲末每服一錢米飲下○普濟方

久痢不止變種種痢兼脫肛莨菪子一升淘去浮者煮令芽出晒乾炒黄黑色青州棗一升去皮核釅醋二升同煮搗膏丸梧子大每服二十丸食前米飲下 聖惠方

腸風下血莨菪煎用莨菪實一升暴乾搗篩生薑半斤取汁銀鍋中更以無灰酒二升搜之上火煎如稠餳即旋投酒度用酒可及五升即止慢火煎令可丸大如梧子每旦酒飲通下三丸增至五七丸止若丸時粘手則以兎絲粉襯隔之火候忌緊藥焦則失力也粉服微熱勿怪疾甚者服過三日當下利疾去利亦止絶有効 篋中方

脫肛不收莨菪子炒研傳之聖惠方

風牙蟲牙瑞竹堂方用天仙子一撮入小口瓶内燒烟竹筒引煙入蟲孔内熏之即死永不發○普濟方用莨菪子入瓶内以熱湯淋下口含瓶口令氣熏之冷更作盡三合乃止有涎津吐去甚効○備急方用莨菪子數

十年者。莨菪子、木香、熏黄等分，爲末。以羊脂塗青紙上，撒末於上，卷作筒，燒烟熏吸之。崔行功纂要方。**水腫蠱脹**。方見獸部「麢羊」下。**積冷痃癖**，不思飯食，羸困者。莨菪子三分，水淘去浮者，大棗四十九個，水三升，煮乾，只取棗去皮核。每空心食一箇，米飲下，覺熱即止。聖濟録。**水瀉日久**。青州乾棗十個去核，入莨菪子填滿扎定，燒存性。每粟米飲服一錢。聖惠方。**冷疳痢下**。莨菪子爲末，臘豬脂和丸，綿裹棗許，導下部。因痢出，更納新者。不過三度瘥。孟詵必效方。**赤白下痢**，腹痛，腸滑後重。大黄煨半兩，莨菪子炒黑一抄，爲末。每服一錢，米飲下。○普濟方。**久痢不止**，變種種痢，兼脱肛。莨菪丸：用莨菪子一升，淘去浮者，煮令芽出，晒乾，炒黄黑色，青州棗一升，去皮核，釅醋二升，同煮，搗膏丸梧子大。每服二十丸，食前米飲下。聖惠方。**腸風下血**。莨菪煎：用莨菪實一升，暴乾搗篩，生薑半斤，取汁，銀鍋中更以無灰酒二升搜之，上火煎如稠餳，即旋投酒。度用酒可及五升即止。慢火煎令可丸，大如梧子，每旦酒飲通下三丸，增至五七丸止。若丸時粘手，則以兔絲粉襯隔之。火候忌緊，藥焦則失力也。初服微熱，勿怪。疾甚者，服過三日，當下利。疾去，利亦止。絶有效。篋中方。**脱肛不收**。莨菪子炒研〔一〕傅之。聖惠方。**風牙蟲牙**。瑞竹堂方用天仙子一撮，入小口瓶内燒烟，竹筒引煙，入蟲孔内熏之即死，永不發。○普濟方用莨菪子入瓶内，以熱湯淋下，口含瓶口，令氣熏之。冷更作，盡三合乃止。有涎津吐去，甚效。○備急方用莨菪子數

〔一〕研：原作「砂」。聖惠方卷九十二治小兒脱肛諸方雖載此方，然文字差異甚大。今據普濟方卷四十脱肛所引該方改。

綿孔中以蠟封之亦効。牙齒宣落風痛：莨菪子末，綿裹咬之，有汁勿嚥。必効方

風毒咽腫，嚥水不下，及瘰癧咽腫：水服莨菪子末兩錢匕，神良。外臺秘要

乳癰堅硬：新莨菪子半匙，清水一盞服之，不得嚼破。外臺秘要

石癰堅硬不作膿者：莨菪子為末，醋和傅瘡頭，根即拔出。千金方

惡瘡似癩，十年不愈者：莨菪子燒研傅之。千金方

打撲折傷：羊脂調莨菪子末傅之。千金方

惡犬咬傷：莨菪子七枚吞之，日三服。千金方

根氣味苦辛，有毒。主治邪瘧，疥癬，殺蟲。時珍

附方 新六

瘧疾不止：莨菪根燒灰，水服一合，量人強弱用。千金方

惡癖有蟲：莨菪根搗爛，蜜和傅之。千金翼

趾間肉刺：莨菪根搗汁塗之。○雷公炮炙論序云：脚生肉刺，裩繫菪根，謂繫于裩帶上也。

狂犬咬人：莨菪根和鹽搗傅，日三上。外臺秘要

惡刺傷人：莨菪根水煮汁浸之，冷即易，神方也。千金方

箭頭不出：萬聖神應丹：端午前一日，不語，尋見莨菪科，根本枝葉花實全好者，道云：先生你却在這裏。道罷，用柴灰自東南起圍了，以木椑子掘取根下周迴土，次日日未出時，依前不語，用钁頭取出，洗淨，勿令雞犬婦人見，于淨室中以石臼搗如泥，丸彈子大，黃丹為衣，以紙袋封，懸高處陰乾。遇有箭頭不出者，先以象牙末貼瘡口，後用緋

粒〔一〕納孔中，以蠟封之，亦效。**牙齒宣落**風痛。莨菪子末，綿裹咬之，有汁勿嚥。必效方。**風毒咽腫**，嚥水不下，及瘰癧咽腫。水服莨菪子末兩錢匕，神良。外臺秘要。**乳癰堅硬**。新莨菪子半匙，清水一盞，服之。不得嚼破。外臺秘要。**石癰堅硬**，不作膿者。莨菪子爲末，醋和，傅瘡頭，根即拔出。千金方。**惡瘡似癩**，十年不愈者。莨菪子燒研，傅之。千金方。**打撲折傷**。羊脂調莨菪子末，傅之。千金方。**惡犬咬傷**。莨菪子〔二〕七枚吞之，日三服。千金方。

根。【氣味】苦、辛，有毒。【主治】邪瘧，疥癬，殺蟲。時珍。

【附方】新六。**瘧疾不止**。莨菪根燒灰，水服一合，量人强弱用。千金方。**惡癬有蟲**。莨菪根擣爛，蜜和傅之。○千金翼。**趾間肉刺**。莨菪根擣汁塗之。○雷公炮炙論序云：脚生肉刺，裩繫菪根。謂繫于裩帶上也。**狂犬咬人**。莨菪根和鹽擣傅，日三上。外臺秘要。**惡刺傷人**。莨菪根水煮汁浸之，冷即易，神方也。千金方。**箭頭不出**。萬聖神應丹：端午前一日，不語，尋見莨菪科，根本枝葉花實全好者。道云：「先生你却在這裏。」道罷，用柴灰自東南起圍了，以木椑子掘取根下周迴土，次日日未出時，依前不語，用钁頭取出，洗净，勿令雞、犬、婦人見，于净室中，以石臼擣如泥，丸彈子大，黄丹爲衣，以紙袋封，懸高處陰乾。遇有箭頭不出者，先以象牙末貼瘡口，後用緋

〔一〕粒：原脱。今據外臺卷第二十二齒痛有孔方補。
〔二〕子：原作「寸」。今據千金方卷二十五備急方改。

帛袋盛此藥放臍中綿繫肚繫了當便出也張子和儒門事親方

雲實本經上品

【釋名】員實別錄雲英別錄天豆吳普馬豆圖經羊石子圖經苗名草雲母唐本臭草圖經粘刺綱目時珍曰員亦音雲其義未詳豆以子形名羊石當作羊矢其子肖之故也

【集解】別錄曰雲實生河間川谷十月采暴乾普曰莖高四五尺大莖中空葉如麻兩兩相值六月花八月九月實十月采弘景曰處處有之子細如葶藶子而小黑其實亦類莨菪燒之致鬼未見其法術恭曰雲實大如黍及大麻子等黃黑似豆故名天豆叢生澤旁高五六尺葉如細槐亦如苜蓿枝間微刺俗謂苗為草雲母陶云似葶藶者非也保昇曰所在平澤有之葉似細槐花黃白色其莢如豆其實青黃色大若麻子五月六月采實頌曰葉如槐而狹長枝上有刺苗名臭草又名羊石子草實名馬豆三月四月采苗十月采實過時即枯落也時珍曰此草山原甚多俗名粘刺赤莖中空有刺高者如蔓其葉如槐三月開黃花纍然滿枝莢長三寸許狀如肥皂莢內有子五六粒正如鵲豆兩頭微尖有黃黑斑紋厚殼白仁咬之極堅重有腥氣

實【修治】斅曰凡采得粗擣相對拌渾顆橡實蒸一日揀出暴乾

帛袋盛此藥，放臍中，綿兜肚繫了，當便出也。張子和儒門事親方。

雲實本經上品

【釋名】員實別録、雲英別録、天豆吳普、馬豆圖經、羊石子圖經。苗名草雲母唐本、臭草圖經、粘刺綱目。

【時珍曰】員亦音雲，其義未詳。豆以子形名。羊石當作羊矢，其子肖之故也。

【集解】【別録曰】雲實生河間川谷。十月采，暴乾。【普曰】莖高四五尺，大莖〔一〕中空，葉如麻，兩兩相值。六月花，八月、九月實，十月采。【弘景曰】處處有之。子細如葶藶子而小黑，其實亦類莨菪，燒之致鬼，未見其法術。【恭曰】雲實大如黍及大麻子等，黄黑似豆，故名天豆。叢生澤旁，高五六尺。葉如細槐，亦如苜蓿。枝間微刺，俗謂苗爲草雲母。陶云似葶藶者，非也。【保昇曰】所在平澤有之。葉似細槐，花黄白色，其莢如豆，其實青黄色，大若麻子。五月、六月采實。【頌曰】葉如槐而狹長，枝上有刺。苗名臭草，又名羊石子草。實名馬豆。三月、四月采苗，十月采實，過時即枯落也。【時珍曰】此草山原甚多，俗名粘刺。赤莖中空，有刺，高者如蔓。其葉如槐。三月開黄花，纍然滿枝。莢長三寸許，狀如肥皂莢。内有子五六粒，正如鵲豆，兩頭微尖，有黄黑斑紋，厚殼白仁，咬之極堅，重有腥氣。

實。【修治】【斅曰】凡采得，粗搗，相對拌渾顆橡實，蒸一日，揀出暴乾。

〔一〕莖：原作「葉」。今據御覽卷九百九十二雲實引吳氏本草改。

【氣味】辛，溫，無毒。別錄曰：苦。普曰：神農：辛，小溫；黃帝：鹹；雷公：苦。【主治】泄痢腸澼，殺蟲蠱毒，去邪惡結氣，止痛，除寒熱。本經 消渴。別錄 治瘧多汗。甄權 主下惡膿血。時珍

【附方】新一

蠱下不止。雲實、女萎各一兩，桂半兩，川烏頭二兩，爲末，蜜丸梧子大。每服五丸，水下，日三服。肘后方

【花】【主治】見鬼精多，食令人狂走。久服輕身，通神明。本經 殺精物，下水，燒之致鬼。別錄

【發明】時珍曰：雲實花既能令人見鬼發狂，豈有久服輕身之理？此古書之訛也。

【根】【主治】骨哽及咽喉痛，研汁嚥之。時珍

蓖麻 唐本草

蓖音卑。○

【釋名】恭曰：葉似大麻，子形宛如牛蜱，故名。時珍曰：蓖亦作螕。螕，牛虱也。其子有麻點，故名蓖麻。

【集解】恭曰：此人間所種者，葉似大麻葉而甚大，結子如牛蜱。今胡中來者，莖赤，高丈餘，子大如皂莢核，用之益良。保

【氣味】辛，温，無毒。【別録曰】苦。【普曰】神農：辛，小温。黄帝：鹹。雷公：苦。【主治】泄痢腸澼，殺蟲蠱毒，去邪惡結氣，止痛，除寒熱。本經。消渴。別録。治瘧多用。蘇頌。主下䘌膿血。時珍。

【附方】新一。䘌下不止。雲實、女萎各一兩，桂半兩，川烏頭二兩，爲末，蜜丸梧子大。每服五丸，水下。日三服。肘後方。

花。【主治】見鬼精。多食令人狂走。久服輕身通神明。本經。殺精物，下水。燒之致鬼。別録。

【發明】【時珍曰】雲實花既能令人見鬼發狂，豈有久服輕身之理？此古書之訛也。

根。【主治】骨哽及咽喉痛。研汁嚥之。時珍。

蓖麻 蓖音卑○唐本草

【釋名】【頌曰】葉似大麻，子形宛如牛蜱，故名。【時珍曰】蓖亦作螕。螕，牛虱也。其子有麻點，故名蓖麻。

【集解】【恭曰】此人間所種者，葉似大麻葉而甚大，結子如牛蜱。今胡中來者，莖赤，高丈餘，子大如皂莢核，用之益良。【保鼎曰今在處有之夏生苗葉似葎草而大厚莖赤有節如甘蔗高丈餘秋生細花隨便結實殼上有刺狀類巴豆青黃斑褐夏采莖葉秋采實冬采根日乾用時珍曰其莖有赤有白中空其葉大如瓠葉每葉凡五尖夏秋間椏裏抽出花穗纍纍黃色每枝結實數十顆上有刺攢簇如蝟毛而軟凡三四子合成一顆枯時劈開狀如巴豆殼內有子大如豆殼有斑點狀如牛螕再去斑殼中有仁嬌白如續隨子仁有油可作印色及油紙子無刺者良子有刺者毒

〔修治〕斆曰凡使勿用黑天赤利子緣在地蔞上是顆兩頭尖有毒其蓖麻子節節有黃黑斑凡使以鹽湯煮半日去皮取子研用時珍曰取蓖麻油法用蓖麻仁五升搗爛以水一斗煮之有沫撇起待沫盡乃止去水以沫煎至點燈不作滴水不散爲度

〔氣味〕甘辛平有小毒時珍曰凡服蓖麻者一生不得食炒豆犯之必脹死其油能伏丹砂粉霜

〔主治〕水癥以水研二十枚服之吐惡沫加至三十枚三日一服瘥則止又主風虛寒熱身體瘡痒浮腫尸疰惡氣榨取油塗之唐本研傅瘡痍疥癩塗手足心催生大明治瘰癧取子炒熟去皮每卧時嚼服二三枚漸加至十數枚有效宗奭主偏風不遂

昇〔一〕曰】今在處有之。夏生苗，葉似葎草而大厚。莖赤有節如甘蔗，高丈餘。秋生細花，隨便結實，殼上有刺，狀類巴豆，青黄斑褐。夏采莖葉，秋采實，冬采根，日乾用。【時珍曰】其莖有赤有白，中空。其葉大如瓠葉，每〔二〕葉凡五尖。夏秋間椏裏抽出花穗，纍纍黄色。每枝結實數十顆，上有刺，攢族如蝟毛而軟。凡三四子合成一顆，枯時劈開，狀如巴豆，殼内有子大如豆。殼有斑點，狀如牛蜱。再去斑殼，中有仁，嬌白如續隨子仁，有油，可作印色及油紙。子無刺者良，子有刺者毒。

子。【修治】【斅曰】凡使勿用黑天赤利子，緣在地蔞上生〔三〕，是顆兩頭尖，有毒。其蓖麻子，節節有黄黑斑。凡使以鹽湯煮半日，去皮取子研用。【時珍曰】取蓖麻油法：用蓖麻仁五升搗爛，以水一斗煮之，有沫撇起，待沫盡乃止。去水，以沫煎至點燈不炸、滴水不散爲度。

【氣味】甘、辛，平，有小毒。【時珍曰】凡服蓖麻者，一生不得食炒豆，犯之必脹死。其油能伏丹砂、粉霜。【主治】水癥。以水研二十枚服之，吐惡沫，加至三十枚，三日一服，瘥則止。又主風虚寒熱，身體瘡痒浮腫，尸疰惡氣，榨取油塗之。唐本。研傅瘡痍疥癩。塗手足心，催生。大明。治瘰癧。取子炒熟去皮，每卧時嚼服二三枚，漸加至十數枚，有效。宗奭。主偏風不遂，

〔一〕保昇：證類卷十一蓖麻子下文原出圖經。
〔二〕每：原闕一字。今從錢本補。
〔三〕生：原脱。今據證類卷十一蓖麻子補。

口眼喎斜失音口噤頭風耳聾舌脹喉痺齁喘脚氣毒腫丹瘤湯火傷鍼刺入肉女人胎衣不下子腸挺出開通關竅經絡能止諸痛消腫追膿拔毒（時珍）

【發明】震亨曰：蓖麻屬陰，其性善收，能追膿取毒，亦外科要藥。能出有形之滯物，故取胎產胞衣、剩骨膠血者用之。時珍曰：蓖麻仁甘辛有毒熱，氣味頗近巴豆，亦能利人，故下水氣。其性善走，能開通諸竅經絡，故能治偏風失音，口噤，口目喎斜，頭風七竅諸病，不止于出有形之物而已。蓋鵜鶘油能引藥氣入內，蓖麻油能拔病氣出外，故諸膏多用之。一人病偏風，手足不舉。時珍用此油同羊脂、麝香、鯪鯉甲等藥，煎作摩膏，日摩數次，一月餘漸復，兼服搜風化痰養血之劑，三月而愈。一人病手臂一塊腫痛，亦用蓖麻搗膏貼之，一夜而愈。一人病氣鬱偏頭痛，用此同乳香、食鹽搗熁太陽穴，一夜痛止。一婦產後子腸不收，搗仁貼其丹田，一夜而上。此藥外用屢奏奇勳，但內服不可輕率爾。或言搗膏以箸點于鵞馬六畜舌根下，即不能食；或點肛內，即下血死。其毒可知矣。

【附方】舊九，新二十九。半身不遂失音不語：取蓖麻子油一升，酒一斗，銅鉢盛油着酒中一日，煑之令熟，細細服之。（外臺秘要）○口目喎斜：蓖麻子仁搗膏，左貼右，右貼左，即正。《婦人良方》用蓖麻子仁七七粒，研作餅

口眼喎斜，失音口噤，頭風耳聾，舌脹喉痺，齁喘脚氣，毒腫丹瘤，湯火傷，鍼刺入肉，女人胎衣不下，子腸挺出，開通關竅經絡，能止諸痛，消腫追膿拔毒。時珍。

【發明】【震亨曰】蓖麻屬陰，其性善收，能追膿取毒，亦外科要藥。能出有形之滯物，故取胎産胞衣、剩骨膠血者用之。【時珍曰】蓖麻仁甘辛有毒熱，氣味頗近巴豆，亦能利人，故下水氣。其性善走，能開通諸竅經絡，故能治偏風、失音、口噤、口目喎斜、頭風、七竅諸病，不止于出有形之物而已。蓋鵜鶘油能引藥氣入内，蓖麻油能拔病氣出外，故諸膏多用之。一人病偏風，手足不舉。時珍用此油同羊脂、麝香、鯪鯉甲等藥，煎作摩膏，日摩數次，一月餘漸復。兼服搜風化痰養血之劑，三月而愈。一人病手臂一塊腫痛，亦用蓖麻搗膏貼之，一夜而愈。一人病氣鬱偏頭痛，用此同乳香、食鹽搗熁太陽穴，一夜痛止。一婦産後子腸不收，搗仁貼其丹田，一夜而上。此藥外用屢奏奇勛，但内服不可輕率爾。或言搗膏以筯點于鵝馬六畜舌根下，即不能食，或點肛内，即下血死，其毒可知矣。

【附方】舊九，新二十九。半身不遂，失音不語。取蓖麻子油一升，酒一斗，銅鉢盛油，着酒中一日，煮之令熟，細細服之。○外臺秘要。口目喎斜。蓖麻子仁搗膏，左貼右，右貼左，即正。○婦人良方用蓖麻子仁七七粒，研作餅。

右嗢安在左手心，左嗢安在右手心，却以銅盂盛熱水坐藥上，冷即換，五六次即止也。○一方用蓖麻子仁七七粒，巴豆十九粒，麝香五分，作餅如上用。

風氣頭痛不可忍者。乳香、蓖麻仁等分，搗餅隨左右貼太陽穴，解髮出氣，甚驗。○德生堂方用蓖麻油紙剪花，貼太陽亦効。○又方：蓖麻仁半兩，棗肉十五枚，搗塗紙上，捲筒插入鼻中，下清涕即止。

八種頭風蓖麻子、剛子各四十九粒去殼，雀腦芎一大塊，搗如泥，糊丸彈子大，線穿掛風處陰乾。用時先將好末茶調成膏子，塗盞內，後將炭火燒前藥烟起，以盞覆之。待烟盡，以白沸葱湯點盞內茶藥服之，後以綿被裹頭卧，汗出避風。袖珍方

○**鼻窒不通**蓖麻子仁三百粒，大棗去皮一枚，搗勻綿裹塞之。一日一易，三十日聞香臭也。聖濟錄

天柱骨倒小兒疳疾及諸病後，天柱骨倒，乃體虛所致。宜生筋散貼之。木鼈子六箇去殼，蓖麻子六十粒去殼，研勻。先包頭，擦項上令熱，以津調藥貼之。鄭氏小兒方

五種風癇不問年月遠近。用蓖麻仁二兩，黃連一兩，石膏水一盌，文武火煑之，乾即添水，三日兩夜取出，去黃連，只用蓖麻風乾，勿令見日，以竹刀每箇切作四段，每服二十段，食後荊芥湯下，日二服。終身忌食豆，犯之必腹脹死。衛生寶鑑

舌上出血蓖麻子油紙撚，燒烟熏鼻中，自止。摘玄方

○**舌脹塞口**蓖麻仁四十粒，去殼研油，塗紙上作撚，燒烟熏之。未退再熏，以愈為度。有人舌腫出口外，一村人用此法而愈。經驗良方

急喉痺塞牙關緊急不通，用此即破。以蓖麻子仁研爛，紙卷作

右嗢安在左手心，左嗢安在右手心，却以銅盂盛熱水坐藥上，冷即换，五六次即正也。一方：用蓖麻子仁七七粒，巴豆十九粒，麝香五分，作餅如上用。風氣頭痛不可忍者。乳香、蓖麻仁等分，搗餅隨左右貼太陽穴，解髮出氣，甚驗。○德生堂方用蓖麻油紙剪花，貼太陽亦效。○又方：蓖麻仁半兩，棗肉十五枚，搗塗紙上，捲筒插入鼻中，下清涕即止。八種頭風。蓖麻子、剛子各四十九粒去殼，雀腦芎一大塊，搗如泥，糊丸彈子大，線穿掛風處陰乾。用時先將好末茶調成膏子塗盞内，後將炭火燒前藥烟起，以盞覆之。待烟盡，以百沸葱湯點盞内茶藥服之。後以綿被裹頭卧，汗出避風。○袖珍方。鼻窒不通。蓖麻子仁三百粒，大棗去皮一〔一〕枚，搗勻綿裹塞之。一日一易，三十日聞香臭也。聖濟録。天柱骨倒。小兒疳疾及諸病後，天柱骨倒，乃體虚所致，宜生筋散貼之。木鼈子六箇去殼，蓖麻子六十粒去殼，研勻。先包頭，擦項上令熱，以津調藥貼之。鄭氏小兒方。五種風癇，不問年月遠近。用蓖麻仁二兩，黄連一兩，銀石器内〔二〕水一盌，文武火煮之。乾即添水，三日兩夜取出，去黄連，只用蓖麻風乾，勿令見日，以竹刀每個切作四段。每服二十段，食後荆芥湯下，日二服。終身忌食豆，犯之必腹脹死。衛生寶鑑。舌上出血。蓖麻子油紙撚，燒烟熏鼻中，自止。○摘玄方。舌脹塞口。蓖麻仁四十粒，去殼研油塗紙上，作撚燒烟熏之。未退再熏，以愈爲度。有人舌腫出口外，一村人用此法而愈。經驗良方。急喉痺塞，牙關緊急不通，用此即破。以蓖麻子仁研爛，紙卷作

〔一〕一：普濟方卷五十六鼻門作「核十五」，義長。
〔二〕銀石器内：原作「石膏」。今據衛生寶鑑卷九風癇改。

筒燒烟熏吸即通或只取油作撚尤妙名聖咽筒咽中瘡腫杜任方用蓖麻子仁一枚朴硝一錢同研新汲
水服之連進二三服效〇三因方用蓖麻仁荊芥穗等分爲末蜜丸綿包噙嚥之千金水氣脹滿蓖麻子仁
研水解得三合清旦一頓服盡日中當下青黃水也或云壯人止可服五粒外臺秘要腳氣作痛蓖麻子七
粒去殼研爛同蘇合香丸貼足心痛即止也外臺秘要小便不通蓖麻仁三粒研細入紙撚內插入莖中即
通摘玄方齁喘咳嗽蓖麻子去殼炒熟揀甜者食之須多服見效終身不可食炒豆衛生易簡方催
生下胞崔元亮海上集驗方取蓖麻子七粒去殼研膏塗腳心若胎及衣下便速洗去不爾則子腸出即以此膏
塗頂則腸自入也〇肘后方云產難取蓖麻子十四枚每手各把七枚須臾立下也子宮脫下蓖麻子仁枯礬
等分爲末安紙上托入仍似蓖麻子仁十四枚研膏塗頂心即入摘玄盤腸生產塗頂方同上催生
下胎不拘生胎死胎蓖麻二個巴豆一個麝香一分研貼臍中并足心〇又下生胎一月一粒溫酒吞下集簡方
一切毒腫痛不可忍蓖麻子仁搗傳即止也肘后方癘風鼻塌手指攣曲節間痛不可忍漸至
斷落用蓖麻子一兩去皮黃連一兩剉豆大以小瓶子入水一升同浸春夏二日秋冬五日後取蓖麻子一枚擘破面東
以浸藥水吞之漸加至四五枚微利不妨瓶中水盡更添兩月後喫大蒜猪肉試之如不發是效也若發動再服直候不

筒，燒烟熏吸即通。或只取油作撚，尤妙。名聖烟筒。**咽中瘡腫**。杜壬〔一〕方用蓖麻子仁一枚，朴硝一錢，同研，新汲水服之，連進二三服，效。○三因方用蓖麻仁、荆芥穗等分，爲末，蜜丸，綿包噙嚥之。千金〔二〕。**水氣脹滿**。蓖麻子仁研，水解得三合。清旦一頓服盡，日中當下青黄水也。或云壯人止可服五粒。外臺秘要。**脚氣作痛**。蓖麻子七粒，去殼研爛，同蘇合香丸貼足心，痛即止也。外臺秘要。**小便不通**。蓖麻仁三粒，研細，入紙撚内，插入莖中即通。摘玄方。**齁喘咳嗽**。蓖麻子去殼炒熟，揀甜者食之，須多服見效，終身不可食炒豆。衛生易簡方。**催生下胞**。崔元亮海上集驗方：取蓖麻子七粒，去殼研膏，塗脚心。若胎及衣下，便速洗去，不爾，則子腸出，即以此膏塗頂，則腸自入也。○肘後方云：産難，取蓖麻子十四枚，兩手各把七枚，須臾立下也。**子宫脱下**。蓖麻子仁、枯礬等分，爲末，安紙上托入。仍以〔三〕蓖麻子仁十四枚，研膏塗頂心即入。摘玄。**盤腸生産**。塗頂方同上。**催生下胎**。不拘生胎死胎。蓖麻二個，巴豆一個，麝香一分，研貼臍中并足心。○又下生胎：一月一粒，温酒吞下。集簡方。**一切毒腫**，痛不可忍。蓖麻子仁搗傅，即止也。肘後方。**癘風鼻塌**，手指攣曲，節間痛不可忍，漸至斷落。用蓖麻子一兩去皮，黄連一兩剉豆大，以小瓶子入水一升，同浸。春夏二日，秋冬五日後，取蓖麻子一枚擘破，面東以浸藥水吞之。漸加至四五枚，微利不妨。瓶中水盡更添。兩月後喫大蒜、猪肉試之，如不發是效也。若發動再服，直候不

〔一〕壬：原作「任」。今據證類卷十一蓖麻子改。
〔二〕千金：本方出三因方卷十六咽喉病證治，今本千金方無此方。
〔三〕以：原作「似」。今從江西本改。

發乃止杜壬方○小兒丹瘤蓖麻子五個去皮研入麪一匙水調塗之甚效修真秘旨瘰癧結

核蓖麻子炒去皮每睡時服二三枚取效一生不可食炒豆沈氏經驗方瘰癧惡瘡及軟癤用白膠香一

兩瓦器溶化去滓以蓖麻子六十四個去殼研膏溶膠投之攪勻入油半匙頭至點水中試軟硬添減膠油得所以緋帛

量瘡大小攤貼一膏可治三五癧也儒門事親肺風面瘡起白屑或微有赤瘡用蓖麻子仁四十九粒白

果膠棗各三粒瓦松三錢肥皂一個搗為丸洗面用之良吳旻扶壽方面上雀斑蓖麻子仁密陀僧硫黃各

一錢為末用羊髓和勻夜夜傅之摘玄方髮黃不黑蓖麻子仁香油煎焦去滓三日後頻刷之摘玄方

耳卒聾閉蓖麻子一百個去殼與大棗十五枚搗爛入乳小兒乳汁和丸作鋌每以綿裹一枚塞之覺耳中熱

為度一日一易二十日瘥千金方湯火灼傷蓖麻子仁蛤粉等分研膏湯傷以油調火灼以水調塗之古

今錄驗鍼刺入肉蓖麻子去殼研爛先以帛襯傷處傅之頻看若見刺出即拔去恐藥緊弩出好肉或加白

梅肉同研尤好衛生易簡方竹木骨哽蓖麻子仁一兩凝水石二兩研勻每以一捻置舌根噙嚥自然不見

○又方蓖麻油紅麴等分研細沙糖丸皂子大綿裹含嚥汁出大良雞魚骨哽蓖麻子仁研爛入百藥煎研丸

彈子大井花水化下半丸即下惡犬咬傷蓖麻子五十粒去殼以井花水研膏先以鹽水洗吹痛處乃貼此膏

發乃止。○杜壬方。小兒丹瘤。蓖麻子五個，去皮研，入麪一匙，水調塗之，甚效。修真秘旨。瘰癧結核。蓖麻子炒去皮，每睡時服二三枚，取效。一生不可喫炒豆。阮氏經驗方。瘰癧惡瘡及軟癤。用白膠香一兩，瓦器溶化，去滓，以蓖麻子六十四個，去殼研膏，溶膠投之，攪勻，入油半匙頭，柱〔一〕點水中試軟硬，添減膠油得所，以緋帛量瘡大小攤貼，一膏可治三五癤也。儒門事親。肺風面瘡，起白屑，或微有赤瘡。用蓖麻子仁四十九粒，白果、膠棗各三粒，瓦松三錢，肥皂一個，搗爲丸。洗面用之良。吴旻扶壽方。面上雀斑。蓖麻子仁、密陀僧、硫黄各一錢，爲末。用羊髓和勻，夜夜傅之。摘玄方。髮黄不黑。蓖麻子仁，香油煎焦，去滓，三日後頻刷之。摘玄方。耳卒聾閉。蓖麻子一百個去殼，與大棗十五枚搗爛，入乳小兒乳汁，和丸作鋌。每以綿裹一枚塞之，覺耳中熱爲度。一日一易，二十日瘥。千金方。湯火灼傷。蓖麻子仁、蛤粉等分，研膏。湯傷以油調，火灼以水調，塗之。古今録驗。鍼刺入肉。蓖麻子去殼研爛，先以帛襯傷處，傅之。頻看，若見刺出，即拔去，恐藥緊弩出好肉。或加白梅肉同研尤好。衛生易簡方。竹木骨哽。蓖麻子仁一兩，凝水石二兩，研勻。每以一捻置舌根噙嚥，自〔二〕然不見。○又方：蓖麻油、紅麴等分，研細，沙糖丸皂子大，綿裹含嚥，痰出大良。雞魚骨哽。蓖麻子仁研爛，入百藥煎研，丸彈子大。井花水化下半丸，即下。惡犬咬傷。蓖麻子五十粒去殼，以井花研膏。先以鹽水洗吹痛處，乃貼此膏。

〔一〕柱：原作「至」。今據儒門事親卷十五瘡瘍癰腫改。
〔二〕自：原作「目」。今從江西本改。

補珍方

葉氣味有毒主治脚氣風腫不仁蒸搗裹之日二三易即消又油塗炙熱熨顖上止鼻衄大驗蘇恭治痰喘欬嗽時珍

【附方】新一

齁喘痰嗽 儒門事親方用九尖蓖麻葉三錢入飛過白礬二錢以豬肉四兩薄批摻藥在內荷葉裹之文武火煨熟細嚼以白湯送下名九仙散○普濟方治欬嗽涎喘不問年深日近用經霜蓖麻葉經霜桑葉御米殼蜜炒各一兩為末蜜丸彈子大每服一丸白湯化下日一服名無憂丸

【附錄】博落迴 拾遺 藏器曰有大毒主惡瘡癭根瘤贅瘜肉白癜風蠱毒精魅溪毒瘡瘻和白丈青雞桑灰等分為末傅之蠱毒精魅當別有法生江南山谷莖葉如蓖麻莖中空吹之作聲如博落迴折之有黃汁藥人立死不可輕用入口

常山 本經下品 蜀漆 同上

【釋名】恒山 吳普 互草 本經 雞屎草 日華 鴨屎草 日華 時珍曰恒亦常也恒山乃北岳名在今定州常山乃郡名亦今真定豈此藥始產于此得名歟蜀漆乃常山苗功用相同今併為一

袖珍方。

葉。【氣味】有毒。【主治】脚氣風腫不仁，蒸搗裹之，日二三易，即消。又油塗炙熱，熨顖上，止鼻衄，大驗。蘇恭。治痰喘欬嗽。時珍。

【附方】新一。齁喘痰嗽。儒門事親方用九尖蓖麻葉三錢，入飛過白礬二錢，以豬肉四兩薄批，摻藥在内，荷葉裹之，文武火煨熟。細嚼，以白湯送下。名九仙散。〇普濟方治欬嗽涎喘，不問年深日近。用經霜蓖麻葉、經霜桑葉、御米殼蜜炒各一兩，爲末，蜜丸彈子大。每服一丸，白湯化下，日一服。名無憂丸。

【附録】博落迴拾遺。【藏器曰】有大毒。主惡瘡瘻根，瘤贅瘜肉，白癜風，蠱毒精魅，溪毒，瘡瘻。和百丈青、雞桑灰等分，爲末傅之。蠱毒精魅當别有法。生江南山谷。莖葉如蓖麻。莖中空，吹之作聲如博落迴。折之有黄汁，藥人立死，不可輕用入口。

常山本經下品　蜀漆同上

【釋名】恒山吳普、互草本經、鷄尿草日華、鴨尿草日華。【時珍曰】恒亦常也。恒山乃北岳名，在今定州。常山乃郡名，亦今真定。豈此藥始産于此得名歟？蜀漆乃常山苗，功用相同，今併爲一。

【集解】別錄曰常山生益州川谷及漢中二月八月采根陰乾又曰蜀漆生江林山川谷及蜀漢中常山苗也五月采葉陰乾　弘景曰常山出宜都建平細實黃者呼爲雞骨常山用之最勝蜀漆是常山苗而所出又異者江林山即益州江陽山名故是同處爾　彼人采得縈結作丸得時燥者佳　恭曰常山生山谷間莖圓有節高者不過三四尺葉似茗而狹長兩兩相當二月生白花青萼五月結實青圓三子爲房其草暴燥色青白堪用若陰乾便黑爛鬱壞矣　保昇曰今出金州房州梁州中江縣樹高三四尺根似荊根黃色而破五六月采葉名蜀漆也　李含光曰蜀漆是常山莖八月九月采之　頌曰今汴西淮浙湖南州郡亦有之並如上說而海州出者葉似楸葉八月有花紅白色子碧色似山楝子而小今天台山出一種草名土常山苗葉極甘人用爲飲甘味如蜜又名蜜香草性凉益人非此常山也

【修治】斆曰采時連根苗收如用莖葉臨時去根以甘草細剉同水拌濕蒸之臨時去甘草取蜀漆細剉又拌甘草水勻再蒸日乾用其常山凡用以酒浸一宿漉出日乾熬擣用　時珍曰近時有酒浸蒸熟或瓦炒熟者亦不甚吐人又有醋制者吐人

常山【氣味】苦寒有毒　別錄曰辛微寒　普曰神農岐伯苦　桐君辛有毒　李當之大寒　權曰苦有小毒　柄曰得甘草吐瘧　之才曰畏玉札　大明曰忌葱菜及菘菜伏砒石【主治】傷寒寒熱熱發溫瘧鬼

【集解】【别録曰】常山生益州川谷及漢中。二月、八月采根，陰乾。又曰，蜀漆生江林山川谷及蜀漢中，常山苗也。五月采葉，陰乾。【弘景曰】常山出宜都、建平。細實黄者，呼爲雞骨常山，用之最勝。蜀漆是常山苗而所出又異者，江林山即益州江陽山名，故是同處爾。彼人采得，縈結作丸，得時燥者佳。【恭曰】常山生山谷間。莖圓有節，高者不過三四尺。葉似茗而狹長，兩兩相當。二月生白花，青萼。五月結實青圓，三子爲房。其草暴燥色青白堪用，若陰乾便黑爛鬱壞矣。【保昇曰】今出金州、房州、梁州中江縣。樹高三四尺，根似荆根，黄色而破。五六月采葉，名蜀漆也。【李含光曰】蜀漆是常山莖，八月、九月采之。【頌曰】今汴西、淮、浙、湖南州郡亦有之，並如上説。而海州出者，葉似楸葉。八月有花，紅白色，子碧色，似山楝子而小。今天台山出一種草，名土常山，苗葉極甘。人用爲飲，甘味如蜜，又名蜜香草，性涼益人，非此常山也。

【修治】【斅曰】采時連根苗收。如用莖葉，臨時去根，以甘草細剉，同水拌濕蒸之。臨時去甘草，取蜀漆細剉，又拌甘草水匀，再蒸，日乾用。其常山，凡用以酒浸一宿，漉出日乾，熬搗用。【時珍曰】近時有酒浸蒸熟或瓦炒熟者，亦不甚吐人。又有醋制者，吐人。

常山。【氣味】苦，寒，有毒。【别録曰】辛，微寒。【普曰】神農、岐伯：苦。桐君：辛，有毒。李當之：大寒。【權曰】苦，有小毒。【炳〔一〕曰】得甘草，吐瘧。【之才曰】畏玉札。【大明曰】忌葱菜及菘菜。伏砒石。【主治】傷寒寒熱，熱發温瘧鬼

〔一〕炳：原作「柄」。今據證類卷十常山改。

毒胸中痰結吐逆本經療鬼蠱往來水脹洒洒惡寒鼠瘻別錄治
諸瘧吐痰涎治項下瘤癭甄權
蜀漆氣味辛平有毒別錄曰微溫權曰苦有小毒元素曰辛純陽之才曰桔梗爲之使之才曰栝樓爲之使惡貫衆主治瘧及欬逆寒熱腹中癥堅痞結積聚邪氣蠱毒鬼
疰本經療胸中邪結氣吐去之別錄治鬼瘧多時溫瘧寒熱下肥
氣甄權破血洗去腥與苦酸同用導膽邪元素
【發明】斅曰蜀漆春夏用莖葉秋冬用根老人久病切忌服之
頌曰常山蜀漆爲治瘧之最要不可多進令人吐逆震
亨曰常山性暴悍善驅逐能傷真氣病人稍近虛怯不可用
也外臺乃用三兩作一服殊昧雷公老人久病切忌之戒時
珍曰常山蜀漆有刼痰截瘧之功須在發散表邪及提出陽
分之後用之得宜神妙立見用失其法真氣必傷夫瘧有六
經瘧五臟瘧痰瘧濕瘧食積瘧瘴疫瘧鬼邪諸瘧須分陰陽虛實不可
一槩論也常山蜀漆生用則上行必吐酒蒸炒熟用則氣稍
緩少用亦不致吐也得甘草則吐得大黃則利得烏梅鯪鯉
甲則入肝得小麥竹葉則入心得秫米麻黃則入肺得龍骨
附子則入腎得草果檳榔則入脾蓋無痰不作瘧二物之功
亦在驅逐痰水而已楊氏瀛直指方云常山治瘧人皆薄之

毒，胸中痰結吐逆。本經。療鬼蠱往來，水脹，洒洒惡寒，鼠瘻。別録。治諸瘧，吐痰涎，治項下瘤瘻。甄權。

蜀漆。【氣味】辛，平，有毒。【別録曰】微温。【權曰】苦，有小毒。【元素曰】辛，純陽。【炳曰】桔梗爲之使。【之才曰】栝樓爲之使。惡貫衆。【主治】瘧及欬逆寒熱，腹中癥堅痞結〔一〕，積聚邪氣，蠱毒鬼疰。本經。療胸中邪結氣，吐去之。別録。治鬼瘧多時，温瘧寒熱，下肥氣。甄權。破血，洗去腥。與苦酸同用，導膽邪。元素。

【發明】【斅〔二〕曰】蜀漆春夏用莖葉，秋冬用根。老人久病切忌服之。【頌曰】常山、蜀漆爲治瘧之最要。不可多進，令人吐逆。【震亨曰】常山性暴悍，善驅逐，能傷真氣。病人稍近虚怯，不可用也。外臺乃用三兩作一服，殊昧雷公老人久病切忌之戒。【時珍曰】常山、蜀漆有刼痰截瘧之功，須在發散表邪及提出陽分之後。用之得宜，神妙立見；用失其法，真氣必傷。夫瘧有六經瘧、五臟瘧、痰濕、食積、瘴疫、鬼邪諸瘧，須分陰陽虚實，不可一概論也。常山、蜀漆生用則上行必吐，酒蒸炒熟用則氣稍緩，少用亦不致吐也。得甘草則吐，得大黄則利，得烏梅、鯪鯉甲則入肝，得小麥、竹葉則入心，得秫米、麻黄則入肺，得龍骨、附子則入腎，得草果、檳榔則入脾。蓋無痰不作瘧，二物之功，亦在驅逐痰水而已。楊士〔三〕瀛直指方云：常山治瘧，人皆薄之。

〔一〕結：原脱。今據證類卷十蜀漆補。
〔二〕斅：原作「教」。今從卷一歷代諸家本草雷公炮炙論改。
〔三〕士：原作「氏」。今據卷一引據古今醫家書目改。

瘧家多蓄痰涎黄水或停瀦心下或結澼脅間乃生寒熱法當吐痰逐水常山豈容不用水在上焦則常山能吐之水在脇下則常山能破其澼而下其水但須行血藥品佐助之必收十全之功其有純熱發瘧或蘊熱內實之證投以常山大便點滴而下似泄不泄者須用北大黄爲佐泄利數行然後獲愈也又待制李燾云嶺南瘴氣寒熱所感邪氣多在營衛皮肉之間欲去皮膚毛孔中瘴氣根本非常山不可但性吐人惟以七寶散冷服之即不吐且驗也

附方舊三新二十三

截瘧諸湯外臺祕要用常山三兩漿水三升浸一宿煎取一升欲發前頓服取吐○肘後方用常山一兩秫米一百粒水六升煮三升分三服先夜未發臨發時服盡○養生主論王隱者驅瘧湯云予用此四十年奇效不能盡述切勿加減萬無一吐者常山酒煮晒乾知母貝母草果各一錢半水一鍾半煎半熟五更熱服渣以酒浸發前服

截瘧諸酒肘后方用常山一兩酒一升漬二三日分作三服平旦一服少頃再服臨發又服或加茸酒煮服之○宋俠經心錄醇醨湯治間日瘧支太醫云乃桂廣州方也甚驗恒山一錢二分大黄二錢半炙甘草一錢二分水一盞半煎減半露發日五更溫服再以水一盞煎減半日晡未發時溫服○虞搏醫學正傳治久瘧不止常山一錢半檳榔一錢丁香五分烏梅一個酒一盞浸一宿五更飲之一服便止永不再發如神

截瘧諸丸千金方恒山丸治數年不瘥者兩劑瘥一月以來者一劑瘥恒山三兩研末雞子白和丸梧子大瓦器煮熟殺腥氣則取曬乾

瘧家多蓄痰涎黄水，或停瀦心下，或結澼脅間，乃生寒熱。法當吐痰逐水，常山豈容不用？水在上焦，則常山能吐之。水在脇下，則常山能破其澼而下其水。但須行血藥品佐助之，必收十全之功。其有純熱發瘧或蘊熱內實之證，投以常山，大便點滴而下，似泄不泄者，須用北大黄爲佐，泄利數行，然後獲愈也。又待制李燾〔一〕云：嶺南瘴氣，寒熱所感，邪氣多在營衛皮肉之間。欲去皮膚毛孔中瘴氣根本，非常山不可。但性吐人，惟以七寶散冷服之，即不吐且驗也。

【附方】舊三，新二十三。**截瘧諸湯**。外臺秘要用常山三兩，漿水三升，浸一宿，煎取一升，欲發前頓服，取吐。○肘後方用常山一兩，秫米一百粒，水六升，煮三升，分三服。先夜未發臨發時服盡。○養生主論王隱者驅瘧湯云：予用此四十年，奇效不能盡述，切勿加減，萬無一吐者。常山酒煮晒乾、知母、貝母、草果各一錢半，水一鍾半，煎半熟，五更熱服。渣以酒浸，發前服。**截瘧諸酒**。肘後方用常山一兩，酒一升，漬二三日，分作三服，平旦一服，少頃再服，臨發又服。或加甘草〔二〕，酒煮服之。○宋俠經心録醇醨湯，治間日瘧。支太醫云：乃桂广州方也，甚驗。恒山一錢二分，大黄二錢半，炙甘草一錢二分。水一盞半，煎減半，曰〔三〕醇，發日五更温服。再以水一盞，煎減半，曰醨，未發時温服。○虞摶醫學正傳治久瘧不止。常山一錢半，檳榔一錢，丁香五分，烏梅一個，酒一盞，浸一宿，五更飲之。一服便止，永不再發，如神。**截瘧諸丸**。千金方恒山丸：治數年不瘥者，兩劑瘥。一月以來者，一劑瘥。恒山三兩，研末，雞子白和丸梧子大，瓦器煮熟，殺腥氣，則取晒乾

〔一〕李燾：嶺南衛生方卷上載「李待制瘴瘧論」，末署「大梁李璆西美」，故「李燾」當爲「李璆」之誤。
〔二〕草：原脱。今據肘後方卷三治寒熱諸瘧方補。
〔三〕曰：原脱。下文有「曰醨」，乃解釋「醇醨湯」方名。故張本補「曰」字，今從補。

收之每服二十丸竹葉湯下五更一服天明一服發前一服
或吐或否即止○肘后丹砂丸恒山搗末三兩真丹一兩研
白蜜和杵百下丸梧子大先發時三丸少頃再服三丸臨時
服三丸酒下無不斷者○曾世榮活幼心書黄丹丸治大小
久瘧恒山二兩黄丹半兩烏梅連核瓦焙一兩爲末糯米粉
糊丸梧子大每服三五十丸涼酒下隔一夜一服平旦一服
午後方食○葛洪肘後方用恒山三兩知母一兩甘草半兩
搗末蜜丸梧子大先發時服十丸次服七丸後服五六丸次
痞為度○和劑局方瞻仰丸治一切瘧常山四兩炒存性草
果二兩炒存性為末薄糊丸梧子大每卧時冷酒服五十丸
五更再服忌鷙羊熱物○又勝金丸治一切瘧胷膈停痰發
不愈者常山八兩酒浸蒸焙檳榔二兩生研末糊丸梧子大
如上法服○集簡方二聖丸治諸瘧不拘遠近大小雞骨恒
山雞心檳榔各一兩生研鯪鯉甲煨焦一兩半為末糯粉糊
丸菉豆大黄丹為衣每服三五十丸如上法服**厥陰肝瘧**寒多熱少喘息如死狀或少腹滿小便如癃不問久
近不吐不泄如神恒山一兩酢浸一夜瓦器煮乾每用二錢水一盞煎半盞五更冷服趙真人濟急方**太陰肺**
瘧痰聚胸中病至令人心寒寒甚乃熱熱間善驚如有所見恒山三錢甘草半錢秫米三十五粒水二鍾煎一鍾發日
早分三次服千金方**少陰腎瘧**凄凄然寒手足寒腰脊痛大便難目恂眴然恒山二錢半豉半兩烏梅一
錢竹葉一錢半葱白三根水一升半煎一升發前分三服千金方**牝瘧獨寒**不熱者蜀漆散用蜀漆雲母煅

收之。每服二十丸，竹葉湯下，五更一服，天明一服，發前一服，或吐或否[一]即止。○肘後丹砂丸：恒山擣末三兩，真丹一兩研，白蜜和杵百下，丸梧子大。先發時三丸，少頃再服三丸，臨時服三丸，酒下，無不斷者。○曾世榮活幼心書黄丹丸：治大小久瘧。恒山二兩，黄丹半兩，烏梅連核瓦焙一兩，爲末，糯米粉糊丸梧子大。每服三五十丸，凉酒下，隔一夜一服，平旦一服。午後方食。○葛洪肘後方用恒山三兩，知母一兩，甘草半兩，擣末，蜜丸梧子大。先發時服十丸，次服七丸，後服五六丸，以瘥爲度。○和劑局方瞻[二]仰丸：治一切瘧。常山四兩，炒存性，草果二兩，炒存性，爲末，薄糊丸梧子大。每卧時冷酒服五十丸，五更再服。忌鵝羊熱物。○又勝金丸：治一切瘧，胸膈停痰，發不愈者。常山八兩，酒浸蒸焙，檳榔二兩生，研末，糊丸梧子大，如上法服。集簡方二聖丸：治諸瘧不拘遠近大小。雞骨恒山、雞心檳榔各一兩，生研，鯪鯉甲煨焦一兩半，爲末，糯粉糊丸緑豆大，黄丹爲衣。每服三五十丸，如上法服。厥陰肝瘧。寒多熱少，喘息如死狀，或少腹滿，小便如癃，不問久近，不吐不泄，如神。恒山一兩，醋浸一夜，瓦器煮乾。每用二錢，水一盞，煎半盞，五更冷服。趙真人濟急方。太陰肺瘧。痰聚胸中，病至令人心寒，寒甚乃熱，熱間善驚，如有所見。恒山三錢，甘草半錢，秫米三十五粒，水二鍾，煎一鍾，發日早分三次服。千金方。少陰腎瘧。凄凄然寒，手足寒，腰脊痛，大便難，目眴眴然。恒山二錢半，豉半兩，烏梅一錢，竹葉一錢半，葱白三根，水一升半，煎一升，發前分三服。千金方。牝瘧獨寒不熱者。蜀漆散：用蜀漆、雲母煅

[一] 或吐或否：千金方卷十傷寒方下温瘧作「欲吐但吐」。

[二] 瞻：普濟方卷一百九十七諸瘧門「瞻仰丸」作「膽」。

三日夜龍骨各二錢爲末每服半錢臨發日旦一服發前一服酢漿水調下温瘧又加蜀漆一錢張仲景金匱要略

牡瘧獨熱

不冷者蜀漆一錢半甘草一錢麻黄二錢牡蠣粉二錢水二鍾先煎麻黄蜀漆去沫入藥再煎至一鍾未發前温服得吐則止王燾外臺秘要

温瘧熱多

恒山一錢小麥三錢淡竹葉二錢水煎五更服甚良藥性論

三十年瘧

肘后方治三十年老瘧及積年久瘧常山黄連各一兩酒三升漬一宿以瓦釜煮取一升半發日早服五合發時再服熱當吐冷當利無不瘥者○張文仲備急方用恒山一兩半龍骨五錢附子炮二錢半大黄一兩爲末雞子黄和丸梧子大未發時五丸將發時五丸白湯下支太醫云此方神驗無不斷者

瘴瘧寒熱

劉長春經驗方常山一寸草果一枚熱酒一盌浸一夜五更望東服之蓋臥酒醒即愈○談埜翁試驗方用常山檳榔甘草各二錢黑豆一百粒水煎服之乃彭司寇所傳○葛稚川肘后方川常山黄連香豉各一兩附子炮七錢搗末蜜丸梧子大空腹飲服四丸欲發時三丸至午後乃食

妊娠瘧疾

酒蒸常山石膏煅各一錢烏梅炒五分甘草四分水一盞酒一盞浸一夜平旦温服姚僧坦集驗方

百日兒瘧

水鑑仙人歌曰瘧是邪風寒熱攻直須術治免成空常山刻作人形狀釘在孩兒生氣宮如金生人金生在巳即釘巳上木生人釘亥上火生人釘寅上水土生人釘申上也

小兒驚忤

暴驚卒死中惡用蜀漆炒二錢左顧牡蠣一錢二分漿水煎服當吐痰而愈名千金湯阮氏

三日夜、龍骨各二錢，爲末。每服半錢，臨發日旦一服，發前一服，酢漿水調下。温瘧又加蜀漆一錢。張仲景金匱要略。**牡瘧獨熱**不冷者。蜀漆一錢半，甘草一錢，麻黄二錢，牡蠣粉二錢，水二鍾，先煎麻黄、蜀漆，去沫入藥再煎至一鍾，未發前温服，得吐則止。王燾外臺秘要。**温瘧熱多**。恒山一錢，小麥三錢，淡竹葉二錢，水煎，五更服，甚良。藥性論。**三十年瘧**。肘後方治三十年老瘧及積年久瘧。常山、黄連各一兩，酒三升，漬一宿，以瓦釜煮取一升半。發日早服五合，發時再服。熱當吐，冷當利，無不瘥者。○張文仲備急方用恒山一兩半，龍骨五錢，附子炮二錢半，大黄一兩，爲末，雞子黄和丸梧子大。未發時五丸，將發時五丸，白湯下。支太醫云：此方神驗，無不斷者。**瘴瘧寒熱**。劉長春經驗方常山一寸，草果一枚，熱酒一盌，浸一夜，五更望東服之，蓋卧，酒醒即愈。○談埜翁試驗方用常山、檳榔、甘草各二錢，黑豆一百粒，水煎服之。乃彭司寇所傳。○葛稚川肘後方用常山、黄連、香豉各一兩，附子炮七錢，擣末，蜜丸梧子大。空腹飲服四丸，欲發時三丸。至午後乃食。**妊娠瘧疾**。酒蒸常山、石膏煅各一錢，烏梅炒五分，甘草四分，水一盞，酒一盞，浸一夜，平旦温服。姚僧坦集驗方。**百日兒瘧**。水鑑仙人歌曰：瘧是邪風寒熱攻，直須術治免成空。常山刻作人形狀，釘在孩兒生氣宮。如金生人，金生在巳，即釘巳上，木生人釘亥上，火生人釘寅上，水土生人釘申上也。**小兒驚忤**。暴驚，卒死，中惡。用蜀漆炒二錢，左顧牡蠣一錢二分，漿水煎服，當吐痰而愈。名千金湯。阮氏。

胸中痰飲 恒山甘草各一兩水五升煮取一升去滓入蜜二合溫服七合取吐不吐更服千金

【附錄】杜莖山 圖經頌曰味苦寒無毒主溫瘴寒熱作止不定煩渴頭痛心躁擣爛新酒浸絞汁服吐出惡涎甚效生宜州苗高四五尺葉似苦蕒菜秋有花紫色實如枸杞子大而白

土紅山 宋圖經頌曰微寒無毒主骨節疼痛勞熱瘴瘧生南恩州山野中大者高七八尺葉似枇杷而小無毛秋生白花如粟粒不實福州生者作細藤似芙蓉葉其葉上青下白根如葛頭土人取根米泔浸一宿以清水再浸一宿炒黃為末每服一錢水一盞生薑一片同煎服治勞瘴甚效時珍曰杜莖山即土恒山土紅山又杜莖山之類故並附之

藜蘆 本經下品

【釋名】山葱 別錄　葱苒 同　葱菼 音毯　葱葵 普　豐蘆 普　憨葱 綱目　鹿葱 時珍

曰黑色曰黎其蘆有黑皮裹之故名根際似葱俗名葱管藜蘆是矣北人謂之憨葱南人謂之鹿葱

【集解】別錄曰藜蘆生太山山谷二月采根陰乾普曰大葉小根相連弘景曰近道處處有之根下極似葱而多毛用之止剔取根微炙之保昇曰所在山谷皆有葉似鬱金秦艽蘘荷等根若龍膽莖下多毛夏生冬凋八月采根頌曰今陝西山南東西州郡皆有之遼州均州解州者尤佳二月生苗葉似初出椶心又似車前莖似葱白青紫色高五六寸上有

胸中痰飲。恒山、甘草各一兩，水五升，煮取一升，去滓，入蜜二合，温服七合，取吐。不吐更服。千金方。

【附録】杜莖山圖經。【頌曰】葉味苦性〔一〕寒，主温瘴寒熱，作止不定，煩渴，頭痛心躁。杵爛，新酒浸，絞汁服，吐出惡涎，甚效。生宜州。苗高四五尺，葉似苦蕒菜。秋有花，紫色。實如枸杞子，大而白。土紅山。【頌曰】葉甘，微寒，無毒。主骨節疼痛，勞熱瘴瘧。生南恩州山野中。大者高七八尺，葉似枇杷而小，無毛，秋生白花如粟粒，不實。福州生者作細藤，似芙蓉葉，其葉上青下白，根如葛頭。土人取根，米泔浸一宿，以清水再浸一宿，炒黄爲末。每服一錢，水一盞，生薑一片，同煎服。亦治勞瘴，甚效。【時珍曰】杜莖山即土恒山，土紅山又杜莖山之類，故並附之。

藜蘆本經下品

【釋名】山葱別録、葱苒同、葱菼音毯、葱葵普、豐蘆普、憨葱綱目、鹿葱。【時珍曰】黑色曰黎，其蘆有黑皮裹之，故名。根際似葱，俗名葱管藜蘆是矣。北人謂之憨葱，南人謂之鹿葱。

【集解】【別録曰】藜蘆生太山山谷。三月采根，陰乾。【普曰】大葉，小根相連。【弘景曰】近道處處有之。根下極似葱而多毛。用之止剔取根，微炙之。【保昇曰】所在山谷皆有。葉似鬱金、秦艽、蘘荷等，根若龍膽，莖下多毛。夏生冬凋，八月采根。【頌曰】今陝西、山南、東、西州郡皆有之，遼州、均州、解州者尤佳。三月生苗葉，似初出椶心，又似車前，莖似葱白，青紫色，高五六寸，上有

〔一〕性：原脱。今據證類卷三十杜莖山補。

黑皮裹莖似椶皮有花肉紅色根似馬腸根長四五寸許黃白色二月三月采根陰乾此有二種一種水藜蘆莖葉大同只是生在近水溪澗石上根鬚百餘莖不中藥用今用者名葱白藜蘆根鬚甚少只是三二十莖生高山者為佳均州土俗亦呼為鹿葱范子計然云出河東黃白者善

根修治〔斅曰〕凡采得去頭用糯米泔汁煑之從巳至未晒乾用

〔氣味〕辛寒有毒〔別錄曰〕苦微寒〔普曰〕神農雷公辛有毒岐伯鹹有毒李當之大寒大毒扁鵲苦有毒〔之才曰〕黃連為之使反細辛芍藥人參沙參紫參丹參苦參惡大黃〔時珍曰〕畏葱白服之吐不止飲葱湯即止

〔主治〕蠱毒欬逆洩痢腸澼頭瘍疥瘙惡瘡殺諸蟲毒去死肌本經療噦逆喉痺不通鼻中息肉馬刀爛瘡不入湯用別錄主上氣去積年膿血泄痢權吐上膈風涎暗風癇病小兒鰕齁痰疾頌末治馬疥癬宗奭

〔發明〕〔頌曰〕藜蘆服錢匕一字則惡吐人又用通頂令人嚏而別本云治噦逆其效未詳〔時珍曰〕噦逆用吐藥亦反胃用吐法去痰積之義吐藥不一常山吐瘧痰瓜丁吐熱痰烏附尖吐濕痰萊菔子吐氣痰藜蘆則吐風痰者也

黑皮裹莖，似椶皮。有花肉紅色，根似馬腸根，長四五寸許，黄白色。二月、三月采根，陰乾。此有二種。一種水藜蘆，莖葉大同，只是生在近水溪澗石上，根鬚百餘莖，不中藥用。今用者名葱白藜蘆，根鬚甚少，只是三二十莖，生高山者爲佳，均州土俗亦呼爲鹿葱。范子計然云：出河東，黄白者善。

根。【修治】【雷曰】凡采得去頭，用糯米泔汁煮之。從巳至未，晒乾用。

【氣味】辛，寒，有毒。【别録曰】苦，微寒。【普曰】神農、雷公：辛，有毒。岐伯：鹹，有毒。李當之：大寒，大毒。扁鵲：苦，有毒。【之才曰】黄連爲之使。反細辛、芍藥、人參、沙參、紫參、丹參、苦參。惡大黄。【時珍曰】畏葱白。服之吐不止，飲葱湯即止。

【主治】蠱毒，欬逆，洩痢腸澼，頭瘍，疥瘙，惡瘡，殺諸蟲毒，去死肌。本經。療噦逆，喉痺不通，鼻中息肉，馬刀爛瘡。不入湯用。别録。主上氣，去積年膿血泄痢。權。吐上膈風涎，暗風癇病，小兒鰕齁痰疾。頌。末，治馬疥癬。宗奭。

【發明】【頌曰】藜蘆服錢匕一字則惡吐人，又用通頂令人嚏，而别本云治噦逆，其〔一〕效未詳。【時珍曰】噦逆用吐藥，亦反胃用吐法去痰積之義。吐藥不一：常山吐瘧痰，瓜丁吐熱痰，烏附尖吐濕痰，萊菔子吐氣痰，藜蘆則吐風痰者也。按張子和

〔一〕其：原作「甚」。今據證類卷十藜蘆改。

儒門事親云：一婦病風癇，自六七年得驚風後，每一二年一作；至五七年，五七作；三十歲至四十歲則日作，或甚一日十餘作。遂昏痴健忘，求死而已。值歲大飢，采百草食，於野中見草若葱狀，采歸蒸熟飽食。至五更，忽覺心中不安，吐涎如膠，連日不止，約一二斗，汗出如洗，甚昏困。三日後，遂輕健，病去食進，百脈皆和。以所食葱訪人，乃憨葱苗也，即本草藜蘆是矣。圖經言能吐風病，此亦偶得吐法耳。我朝荊和王妃劉氏，年七十，病中風，不省人事，牙關緊閉，群醫束手。先考太醫吏目月池翁診視，藥不能入，自午至子，不得已，打去一齒，濃煎藜蘆湯灌之。少頃，噫氣一聲，遂吐痰而蘇，調理而安。藥弗瞑眩，厥疾弗瘳，誠然。

附方 舊六新三

諸風痰飲 藜蘆十分，鬱金一分，爲末。每以一字，温漿水一盞和服，探吐。經驗方。

中風不省 牙關緊急者。藜蘆一兩，去苗頭，濃煎防風湯浴過，焙乾切，炒微褐色，爲末。每服半錢，小兒減半，温水調灌，以吐風涎爲效，未吐再服。簡要濟衆。

中風不語 喉中如曳鋸，口中涎沫。藜蘆一分，天南星一个，去浮皮，於臍上剜一坑，納入陳醋二橡斗子，四面火逼黄色，研爲末，生麪丸小豆大。每服三丸，温酒下。經驗方。

諸風頭痛 和州藜蘆一莖，日乾研末，入麝香少許，吹鼻。○又方：通頂散：藜蘆半兩，黄連三分，㗜鼻。聖惠方。

久瘧痰多 不食，欲吐不吐。藜蘆末半錢，温虀水調下，探吐。保命集。

儒門事親云：一婦病風癎。自六七歲〔一〕得驚風後，每一二年一作〔二〕，至五七年，五七作。三十歲至四十歲則日作，或甚至一日十餘作。遂昏癡健忘，求死而已。值歲大飢，采百草食。于野中見草若葱狀，采歸蒸熟飽食。至五更，忽覺心中不安，吐涎如膠，連日不止，約一二斗，汗出如洗，甚昏困。三日後，遂輕健，病去食進，百脉皆和。以所食葱訪人，乃憨葱苗也，即本草藜蘆是矣。圖經言能吐風病，此亦偶得吐法耳。我朝荆和王妃劉氏，年七十，病中風不省人事，牙關緊閉，群醫束手。先考太醫吏目月池翁診視，藥不能入，自午至子，不獲已，打去一齒，濃煎藜蘆湯灌之。少頃，噫氣一聲，遂吐痰而甦，調理而安。藥弗瞑眩，厥疾弗瘳，誠然。

【附方】舊六，新十三。**諸風痰飲**。藜蘆十分，鬱金一分，爲末。每以一字，温漿水一盞和服，探吐。經驗方。**中風不省，牙關緊急者**。藜蘆一兩去蘆〔三〕頭，濃煎防風湯浴過，焙乾切，炒微褐色，爲末。每服半錢，小兒減半，温水調灌，以吐風涎爲效。未吐再服。簡要濟衆。**中風不語**，喉中如曳鋸聲〔四〕，口中涎沫。取藜蘆一分，天南星一個，去浮皮，于臍上剜一坑，納入陳醋二橡斗，四面火逼黄色，研爲末，生麪丸小豆大。每服三丸，温〔五〕酒下。經驗後方〔六〕。**諸風頭痛**。和州藜蘆一莖，日乾研末，入射香少許，吹鼻。〇又方，通頂散：藜蘆半兩，黄連三分，㗜鼻。聖惠方。**久瘧痰多**，不食，欲吐不吐。藜蘆末半錢，温虀水調下，探吐。保命集。

〔一〕歲：原作「年」。今據儒門事親卷二偶有所遇厥疾獲瘳記改。
〔二〕作：原字缺損。今據補正同上。
〔三〕蘆：原作「苗」。今據證類卷十棃蘆改。
〔四〕聲：原脱。今據補同上。
〔五〕温：此下原衍一「温」字。今據删同上。
〔六〕後方：原脱。今據補同上。

痰瘧積瘧 藜蘆皂莢炙各一兩巴豆二十五枚熬黄研末蜜丸小豆大每空心服一丸未發時一丸臨發時又服一丸勿用飲食

黄疸腫疾 藜蘆灰中炮爲末水服半錢匕小吐不過數服效

胸中結聚 如駭駭不去者巴豆半兩去皮心炒搗如泥藜蘆炙研一兩蜜和搗丸麻子大每吞一二丸 肘后

身面黑痣 藜蘆灰五兩水一大碗淋汁銅器重湯煮成黑膏以針微刺破點之不過三次效 聖惠

鼻中息肉 藜蘆三分雄黄一分爲末蜜和點之每日三上自消勿點兩畔 聖濟方

牙齒蟲痛 藜蘆末内入孔中勿吞汁神效 千金翼

白秃蟲瘡 藜蘆末猪脂調塗之 肘后

頭生蟣虱 藜蘆末摻之 直指

頭風白屑 痒甚藜蘆末沐頭摻之緊包二日夜避風效 本事方

反花惡瘡 惡肉反出如米藜蘆末猪脂和傅日三五上 聖濟録

疥癬蟲瘡 藜蘆末生油和塗 斗門方

羊疽瘡痒 藜蘆二分附子八分爲末傅之蟲自出也 陶隱居方

誤吞水蛭 藜蘆炒爲末水服一錢必吐出 德生堂方

附録 山慈石 别録有名未用曰苦平無毒主女子帶下生山之陽正月生葉如藜蘆莖有衣一名爰茈

痰瘧積瘧。藜蘆、皂莢炙各一兩，巴豆二十五枚，熬黄，研末，蜜丸小豆大。每空心服一丸，未發時一丸，臨發時又服一丸。勿用飲食。肘後。黄疸腫疾。藜蘆灰中炮，爲末。水服半錢匕，小吐，不過數服效。百一方〔一〕。

胸中結聚，如駭駭不去者。巴豆半兩，去皮心炒，擣如泥，藜蘆炙研一兩，蜜和擣丸麻子大，每吞一二丸。肘後。

身面黑痣。藜蘆灰五兩，水一大盌淋汁，銅器重湯煮成黑膏，以針微刺破，點之，不過三次效。聖惠。

鼻中息肉。藜蘆三分，雄黄一分，爲末，蜜和點之。每日三上自消，勿點兩畔。聖濟。

牙齒蟲痛。藜蘆末，内入孔中，勿吞汁，神效。千金翼。

白秃蟲瘡。藜蘆末，猪脂調塗之。肘後。頭生蟣虱。藜蘆末摻之。直指。

頭風白屑，痒甚。藜蘆末，沐頭摻之，緊包二日夜，避風，效。本事方。

反花惡瘡。惡肉反出如米。藜蘆末，猪脂和傅，日三五上。聖濟録。疥癬蟲瘡。藜蘆末，生油和塗。斗門方〔二〕。

羊疽瘡痒。藜蘆二分，附子八分，爲末傅之，蟲自出也。陶隱居方。

誤吞水蛭。藜蘆炒，爲末。水服一錢，必吐出。德生堂方。

【附録】山慈石。【别録有名未用曰】苦，平，無毒。主女子帶下。生山之陽。正月生葉如藜蘆，莖有衣。一名爰茈。

〔一〕百一方：原脱。今據證類卷十藜蘆補。
〔二〕斗門方：原脱。今據補同上。

參果根又曰苦有毒主鼠瘻生百餘根根有衣裹莖三月三日采根一名百連一名烏蓼一名鼠莖一名鹿蒲

馬腸根宋圖經〔頌〕曰苦辛寒有毒主蠱除風痹惡瘡疥生秦州葉似桑三月采葉五月六月采根

木黎蘆拾遺

【釋名】黃黎蘆綱目　鹿驪

【集解】〔藏器曰〕陶弘景注漏蘆云一名鹿驪山南人用苗北人用根按鹿驪乃木黎蘆非漏蘆也乃樹生如茱萸樹高二尺有毒〔時珍曰〕鹿驪俚人呼為黃黎蘆小樹也葉如櫻桃葉狹而長多皺文四月開細黃花五月結小長子如小豆大

【氣味】苦辛溫有毒【主治】疥癬殺蟲藏器

附子本經下品

【釋名】其母名　烏頭〔時珍曰〕初種為烏頭象烏之頭也附烏頭而生者為附子如子附母也烏頭如芋魁附子如芋子蓋一物也別有草烏頭白附子故俗呼此為黑附子川烏頭以別之諸家不分烏頭有川草兩種皆混雜註解今悉正之

【集解】〔別錄曰〕附子生犍為山谷及廣漢冬月采為附子春月采為烏頭〔弘景曰〕烏頭與附子同根附子八月采八角

參果根。【又曰】苦，有毒。主鼠瘻。生百餘根，根有衣裹莖。三月三日采根。一名百連，一名烏蓼，一名鼠莖，一名鹿蒲。

馬腸根宋圖經。【頌曰】苦，辛，寒，有毒。主蠱除風。葉療瘡疥。生秦州。葉似桑。三月采葉，五月、六月采根。

木黎蘆 拾遺

【釋名】黃黎蘆綱目、鹿驪。

【集解】【藏器曰】陶弘景注漏蘆云：一名鹿驪。山南人用苗，北人用根。按鹿驪乃木黎蘆，非漏蘆也。乃樹生，如茱萸樹，高二尺，有毒。【時珍曰】鹿驪，俚人呼爲黃黎蘆，小樹也。葉如櫻桃葉，狹而長，多皺文。四月開細黄花。五月結小長子，如小豆大。

【氣味】苦、辛，温，有毒。【主治】疥癬，殺蟲。藏器。

附子 本經下品

【釋名】其母名烏頭。【時珍曰】初種爲烏頭，象烏之頭也。附烏頭而生者爲附子，如子附母也。烏頭如芋魁，附子如芋子，蓋一物也。别有草烏頭、白附子，故俗呼此爲黑附子、川烏頭以别之。諸家不分烏頭有川、草兩種，皆混雜註解，今悉正之。

【集解】【别録曰】附子生犍爲山谷及廣漢。冬月采爲附子，春月采爲烏頭。【弘景曰】烏頭與附子同根。附子八月采，八角者良烏頭四月采春時莖初生有腦頭如烏鳥之頭故謂之烏頭有兩岐其蒂狀如牛角者名烏喙取汁煎爲射罔天雄似附子細而長乃至三四寸側子即附子邊角之大者並是同根而本經附子出犍爲天雄出少室烏頭出朗陵分生三處當各有所宜也今則無別矣恭曰天雄附子烏頭並以蜀道綿州龍州者佳俱以八月采造餘處雖有造得者力弱都不相似江南來者全不堪用大明曰天雄大而長少角刺而實附子大而短有角平穩而實烏喙似天雄烏頭次于附子側子小於烏頭連聚生者名爲虎掌並是天雄一裔子母之類氣力乃有殊等即宿根與嫩者爾斅曰烏頭少有莖苗身長而烏黑少有旁尖烏喙皮上蒼色有尖頭大者孕八九箇周圍底陷黑如烏鐵天雄身全矮無尖周匝四面有附子孕十一箇皮蒼色側子只是附子旁有小顆如棗核者木鼈子是喙附烏雄側中毗患者不入藥用保昇曰正者爲烏頭兩岐者爲烏喙細長三四寸者爲天雄根旁如芋散生者爲附子旁連生者爲側子五物同出而異名苗高二尺許葉似石龍芮及艾宗奭曰五者皆一物但依大小長短以象而名之爾頌曰五者今並出蜀土都是一種所産其種出于龍州冬至前先將陸田耕五七遍以猪糞糞之然後布種逐月耘耔至次年八月後方成其苗高三四尺莖作四稜葉如艾其花紫碧色作穗其實細小如桑椹狀黑色本只種附子一物至成熟後乃有四物以長二三寸者爲天雄割削附子旁尖角爲側子附子之絕小者亦名側子元種者爲烏頭其餘大小者皆爲附子以八角者爲上綿州彰明縣多種之惟赤水一

者良。烏頭四月采。春時莖初生有腦頭，如烏鳥之頭，故謂之烏頭。有兩岐，其蒂狀如牛角者，名烏喙。取汁煎爲射罔〔一〕。天雄似附子，細而長，乃至三四寸。側子即附子邊角之大者。並是同根，而本經附子出犍爲，天雄出少室，烏頭出朗陵，分生三處，當各有所宜也。今則無別矣。【恭曰】天雄、附子、烏頭，並以蜀道綿州、龍州者佳，俱以八月采造。餘處雖有造得者，力弱，都不相似。江南來者，全不堪用。【大明曰】天雄大而長，少角刺而虛〔二〕。附子大而短，有角平穩而實。烏喙似天雄，烏頭次于附子，側子小於烏頭，連聚生者名爲虎掌，並是天雄一裔，子母之類，氣力乃有殊等，即宿根與嫩者爾。【斅曰】烏頭少有莖苗，身長而烏黑，少有旁尖。烏喙皮上蒼色，有尖頭，大者孕八九箇，周圍底陷，黑如烏鐵。天雄身全矮，無尖，周匝四面有附子，孕十一箇，皮蒼色。側子只是附子旁，有小顆如棗核者。木鼈子是喙、附、烏、雄、側中毗患者，不入藥用。【保昇曰】正者爲烏頭，兩岐者爲烏喙，細長三四寸者爲天雄，根旁如芋散生者爲附子，旁連生者爲側子，五物同出而異名。苗高二尺〔三〕許，葉似石龍芮及艾。【宗奭曰】五者皆一物，但依大小長短以象而名之爾。【頌曰】五者今並出蜀土，都是一種所産，其種出于龍州。冬至前，先將陸田耕五七遍，以豬糞糞之，然後布種，逐月耘耔，至次年八月後方成。其苗高三四尺，莖作四稜，葉如艾，其花紫碧色作穗，其實細小如桑椹狀，黑色。本只種附子一物，至成熟後乃有四物。以長二三寸者爲天雄，割削附子旁尖角爲側子，附子之絶小者亦名側子，元種者爲烏頭。其餘大小者皆爲附子，以八角者爲上。綿州彰明縣多種之，惟赤水一

〔一〕射罔：證類卷十烏頭作「射罔」。
〔二〕虛：原作「實」。今據證類卷十天雄改。
〔三〕尺：原作「天」。今據證類卷十側子改。

鄉者最佳。然收采時月與本草不同。謹按本草冬采爲附子，春采爲烏頭。博物志言附子、烏頭、天雄一物也，春秋冬夏采之各異。而廣志云：奚毒，附子也。一歲爲側子，二年爲烏喙，三年爲附子，四年爲烏頭，五年爲天雄。今一年種之，便有此五物，豈今人種蒔之法用力倍於工，故爾繁盛乎？時珍曰：烏頭有兩種。出彰明者即附子之母，今人謂之川烏頭是也。春末生子，故曰春采爲烏頭。冬則生子已成，故曰冬采爲附子。其天雄、烏喙、側子，皆是生子多者，因象命名；若生子少及獨頭者，即無此數物也。其産江左、山南等處者，乃本經所列烏頭，今人謂之草烏頭者是也。故曰其汁煎爲射罔。陶弘景不知烏頭有二，以附子之烏頭注射罔之烏頭，遂致諸家疑貳，而雷斆之説尤不近理。宋人楊天惠著附子記甚悉，今撮其要，讀之可不辯而明矣。其説云：綿州乃故廣漢地，領縣八，惟彰明出附子。彰明領鄉二十，惟赤水、廉水、昌明、會昌四鄉産附子，而赤水爲多。每歲以上田熟耕作壟，取種於龍安、龍州、齊歸、木門、青堆、小坪諸處。十一月播種，春月生苗。其莖類野艾而澤，其葉類地麻而厚。其花紫瓣黄蕤，長苞而圓。七月采者謂之早水，拳縮而小，蓋未長成也。九月采者乃佳。其品凡七，本同而末異。其初種之化者爲烏頭，附烏頭而旁生者爲附子，又左右附而偶生者爲鬲子，附而長者爲天雄，附而尖者爲天錐，附而上出者爲側子，附而散生者爲漏藍子，皆脈絡連貫，如子附母，而附子以貴，故專附名也。凡種一而子六七以上則皆小，種一而子二三則稍大，種一而子特生則特大。附子之形，以蹲坐正節角少者爲上，有節多鼠乳者次之，形不

鄉者最佳。然收采時月與本草不同。謹按本草冬采爲附子，春采爲烏頭。博物志言：附子、烏頭、天雄一物也。春秋冬夏采之各異。而廣雅〔一〕云：奚毒，附子也。一歲爲側子，二年爲烏喙，三年爲附子，四年爲烏頭，五年爲天雄。今一年種之，便有此五物。豈今人種蒔之法，用力倍至，故爾繁盛乎？【時珍曰】烏頭有兩種。出彰明者即附子之母，今人謂之川烏頭是也。春末生子，故曰春采爲烏頭。冬則生子已成，故曰冬采爲附子。其天雄、烏喙、側子，皆是生子多者，因象命名；若生子少及獨頭者，即無此數物也。其産江左、山南等處者，乃本經所列烏頭，今人謂之草烏頭者是也，故曰其汁煎爲射罔。陶弘景不知烏頭有二，以附子之烏頭，註射罔〔二〕之烏頭，遂致諸家疑貳，而雷斆之説尤不近理。宋人楊天惠著附子記甚悉，今撮其要，讀之可不辯而明矣。其説云：綿州乃故廣漢地，領縣八，惟彰明出附子。彰明領鄉二十，惟赤水、廉水、昌明、會昌四鄉産附子，而赤水爲多。每歲以上田熟耕作壟，取種於龍安、龍州、齊歸、木門、青塠、小坪諸處。十一月播種，春月生苗。其莖類野艾而澤，其葉類地麻而厚。其花紫瓣黄蕤，長苞而圓。七月采者，謂之早水，拳縮而小，蓋未長成也。九月采者乃佳。其品凡七，本同而末異。其初種之化〔三〕者爲烏頭，附烏頭而旁生者爲附子，又左右附而偶生者爲鬲子，附而長者爲天雄，附而尖者爲天錐，附而上出者爲側子，附而散生者爲漏籃〔四〕子，皆脉絡連貫，如子附母，而附子以貴，故專附名也。凡種一而子六七以上則皆小，種一而子二三則稍大，種一而子特生，則特大。附子之形，以蹲坐正、節角少者爲上，有節多鼠乳者次之，形不

〔一〕雅：原作「志」。今據證類卷十側子之圖經所引改。
〔二〕罔：底本經描補，其餘金陵本均爲一字闕。今從江西本補。
〔三〕化：宋楊天惠彰明附子記原作「小」。
〔四〕籃：原作「藍」。然下文又有作「籃」字者。今據彰明附子記改。下文作「漏藍」者徑改不注。

正而傷缺風皺者為下本草言附子八角者為良其角為側
子之說甚謬矣附子之色以花白者為上鐵色者次之青綠
者為下天雄烏頭天錐皆以豐實盈握者為勝漏籃側子則
園人以乞役夫不足數也謹按此記所載漏籃即雷斅所謂
木鼈子大明所謂虎掌者也其萬子即烏喙也天
錐即天雄之類醫方亦無此名功用當相同爾

【修治】保昇曰附子烏頭天雄側子烏喙采得以生熟湯浸半
日勿令滅氣出以白灰裛之數易使乾又法以米粥及
糟麴等淹之並不及前法須曰五物收時一處造醸其法先
於六月內造大小麴未采前半月用大麥煮成粥以麴造
醋候熟去糟其醋不用太酸酸則以水解之將附子去根鬚
於新甕內淹七日日一攪撈出以疏篩攤之令生白衣乃
向慢風日中曬之百日以透乾為度若猛日則皺而皮不
附肉時珍曰按附子記云此物畏惡最多不能常熟或種美而苗
不茂或苗秀而根不充或已釀而腐或已曝而攣若有神物
陰為之者故園人常禱於神目為藥妖其釀法用醋醅安密
室中淹覆彌月乃發出眼乾方出釀時其大有如拳者已定
難不盈握故及一兩者極難得土人云但得半兩以上者皆
良蜀人餌者少惟秦陝閩浙人宜之然秦人纔市其下者閩
浙纔得其中者其上品則皆貴人得之矣○弘景曰凡用附
子烏頭天雄皆熱灰微炮令折勿過焦惟薑附湯生用之俗
方每用附子須甘草人參生薑相配者正制其毒故也○斅曰
凡使烏頭宜文武火中炮令皺折擘破用若用附子須底平
有九角如鐵色一個重一兩者即是氣全勿用雜木火只以

正而傷缺風皺者爲下。本草言附子八角者爲良，其角爲側子之説，甚謬矣。附子之色，以花白者爲上，鐵色者次之，青緑者爲下。天雄、烏頭、天錐，皆以豐實盈握者爲勝。漏籃、側子，則園人以乞役夫，不足數也。謹按此記所載漏籃，即雷斆所謂木鼈子，大明所謂虎掌者也。其鬲子即烏喙也。天錐即天雄之類，醫方亦無此名，功用當相同爾。

【修治】【保昇曰】附子、烏頭、天雄、側子、烏喙，采得，以生熟湯浸半日，勿令滅氣，出以白灰裛之，數易使乾。又法：以米粥及糟麴等淹之。並不及前法。【頌曰】五物收時，一處造釀。其法：先於六月内，造大小麫麴。未采前半月，用大麥煮成粥，以麴造醋，候熟去糟。其醋不用太酸，酸則以水解之。將附子去根鬚，於新甕内淹七日，日攪一遍，撈出以疏篩攤之，令生白衣。乃向慢風日中晒之百十日，以透乾爲度。若猛日則皺而皮不附肉。【時珍曰】按附子記云：此物畏恶〔一〕最多，不能常熟。或種美而苗不茂，或苗秀而根不充，或已釀而腐，或已曝而攣，若有神物陰爲之者。故園人常禱於神，目爲藥妖。其釀法：用醋醅安密室中，淹覆彌月，乃發出晾乾。方出釀時，其大有如拳者，已定輒不盈握，故及一兩者極難得。土人云：但得半兩以上者皆良。蜀人餌者少，惟秦陝、閩、浙人宜之。然秦人纔市其下者，閩、浙纔得其中者，其上品則皆貴人得之矣。○【弘景曰】凡用附子、烏頭、天雄，皆熱灰微炮令拆〔二〕，勿過焦，惟薑附湯生用之。俗方每用附子，須甘草、人參、生薑相配者，正制其毒故也。【斆曰】凡使烏頭，宜文武火中炮令皺拆，擘破用。若用附子，須底平有九角如鐵色，一個重一兩者，即是氣全。勿用雜木火，只以

〔一〕畏惡：原脱。今據宋楊天惠彰明附子記補。
〔二〕拆：原作「析」。今據證類卷十附子改。

溲

桑木灰火中炮令皴折以刀刮去上孕子并去底尖擘破於屋下午地上掘一土坑安之一宿取出焙乾用若陰制者生去皮尖底薄切以東流水并黑豆浸五日夜漉出日中曬用震亨曰凡烏附天雄須用童子小便浸透煮過以殺其毒并助下行之力入鹽少許尤好或以小便浸二七日揀去壞者以竹刀每箇切作四片井水淘淨逐日換水再浸七日晒乾用時珍曰附子生用則發散熟用則峻補生用者須如陰制之法去皮臍入藥熟用者以水浸過炮令發拆去皮臍乘熱切片再炒令內外俱黄去火毒入藥又法每一箇用甘草二錢鹽水薑汁童尿各半盞同煮熟出火毒一夜用之則毒去也

【氣味】辛温有大毒別錄曰甘大熱普曰神農辛岐伯雷公甘有毒李當之苦大温有大毒元素曰大辛大熱氣厚味薄可升可降陽中之陰浮中沉無所不至為諸經引用之藥好古曰入手少陰三焦命門之劑其性走而不守非若乾薑止而不行趙嗣真曰熱附配麻黄發中有補仲景麻黄附子細辛湯麻黄附子甘草湯是也生附配乾薑補中有發仲景乾薑附子湯通脉四逆湯是也戴原禮曰附子無乾薑不熱得甘草則性緩得桂則補命門李杲曰附子得生薑則能發散以熱攻熱又導虛熱下行以除冷病之才曰地膽為之使惡蜈蚣畏防風黑豆甘草人參黄耆時珍曰畏綠豆烏韭童溲犀角忌豉汁得蜀椒食鹽下達命門

【主治】風寒欬逆邪氣寒濕踒躄拘

柳木灰火中炮令皴拆，以刀刮去上孕子，并去底尖〔一〕，擘破，於屋下午〔二〕地上掘一土坑安之，一宿取出，焙乾用。若陰制者，即〔三〕生去皮尖底，薄切，以東流水并黑豆浸五日夜，漉出，日中曬乾〔四〕用。【震亨曰】凡烏、附、天雄，須用童子小便浸透煮過，以殺其毒，并助下行之力，入鹽少許尤好。或以小便浸二七日，揀去壞者，以竹刀每箇切作四片，井水淘净，逐日换水，再浸七日，晒乾用。【時珍曰】附子生用則發散，熟用則峻補。生用者須如陰制之法，去皮臍入藥。熟用者以水浸過，炮令發拆，去皮臍，乘熱切片再炒，令内外俱黄，去火毒入藥。又法：每一箇，用甘草二錢，鹽水、薑汁、童尿各半盞，同煮熟，出火毒一夜用之，則毒去也。

【氣味】辛，温，有大毒。【别録曰】甘，大熱。【普曰】神農：辛。岐伯、雷公：甘，有毒。李當之：苦，大温，有大毒。【元素曰】大辛大熱，氣厚味薄，可升可降，陽中之陰，浮中沉，無所不至，爲諸經引用之藥。【好古曰】入手少陽〔五〕三焦命門之劑，其性走而不守，非若乾薑止而不行。【趙嗣真曰】熟附配麻黄，發中有補，仲景麻黄附子細辛湯、麻黄附子甘草湯是也。生附配乾薑，補中有發，仲景乾薑附子湯、通脉四逆湯是也。【戴原禮曰】附子無乾薑不熱，得甘草則性緩，得桂則補命門。【李燾曰】附子得生薑則能發散，以熱攻熱，又導虚熱下行，以除冷病。【之才曰】地膽爲之使。惡蜈蚣。畏防風、黑豆、甘草、人參、黄耆。【時珍曰】畏緑豆、烏韭、童溲、犀角。忌豉汁。得蜀椒、食鹽，下達命門。

【主治】風寒欬逆邪氣，寒濕踒躄，拘

〔一〕尖：原作「火」。今據證類卷十附子改。
〔二〕午：張本作「平」。
〔三〕即：此處原爲三字闕。今據證類卷十附子補一字。
〔四〕乾：原脱。今據補同上。
〔五〕陽：原作「陰」。今據湯液本草卷中黑附子改。

攣膝痛不能行步破癥堅積聚血瘕金瘡本經腰脊風寒脚氣冷弱心腹冷痛霍亂轉筋下痢赤白温中強陰堅肌骨又墮胎爲百藥長別錄温暖脾胃除脾濕腎寒補下焦之陽虚元素除臟腑沉寒三陽厥逆濕淫腹痛胃寒蚘動治經閉補虚散壅李杲督脉爲病脊強而厥好古治三陰傷寒陰毒寒疝中寒中風痰厥氣厥柔痓癲癇小兒慢驚風濕麻痺腫滿脚氣頭風腎厥頭痛暴瀉脫陽久痢脾泄寒瘧瘴氣久病嘔噦反胃噎膈癰疽不斂久漏冷瘡合葱涕塞耳治聾時珍

烏頭即附子母主治諸風風痺血痺半身不遂除寒冷温養臟腑去心下堅痞感寒腹痛元素除寒濕行經散風邪破諸積冷毒李杲補命門不足肝風虚好古助陽退陰功同附子而稍緩時珍

發明宗奭曰補虚寒須用附子風家即多用天雄大略如此其烏頭烏喙附子則量其材而用之時珍曰按王氏究

攣膝痛，不能行步，破癥堅積聚血瘕，金瘡。本經。腰脊風寒，脚氣冷〔一〕弱，心腹冷痛，霍亂轉筋，下痢赤白，温中强陰，堅肌骨，又墮胎，爲百藥長。別録。温暖脾胃，除脾濕腎寒，補下焦之陽虚。元素。除臟腑沉寒，三陽厥逆，濕淫腹痛，胃寒蚘動，治經閉，補虚散壅。李杲。督脉爲病，脊强而厥。好古。治三陰傷寒，陰毒寒疝，中寒中風，痰厥氣厥，柔痓癲癇，小兒慢驚，風濕麻痺，腫滿脚氣，頭風，腎厥頭痛，暴瀉脱陽，久痢脾泄，寒瘧瘴氣，久病嘔噦，反胃噎膈，癰疽不斂，久漏冷瘡。合葱涕，塞耳治聾。時珍。

烏頭即附子母。【主治】諸風，風痺，血痺，半身不遂，除寒冷，温養臟腑，去心下堅痞，感寒腹痛。元素。除寒濕，行經，散風邪，破諸積冷毒。李杲。補命門不足，肝風虚。好古。助陽退陰，功同附子而稍緩。時珍。

【發明】【宗奭曰】補虚寒須用附子，風家即多用天雄，大略如此。其烏頭、烏喙、附子，則量其材而用之。【時珍曰】按王氏究

〔一〕冷：此下原衍一「冷」字。今據證類卷十附子删。

原方云附子性重滯溫脾逐寒川烏頭性輕疎溫脾去風若是寒疾即用附子風疾即用川烏頭一云凡人中風不可先用風藥及烏附若先用氣藥後用烏附乃宜也又凡用烏附藥並宜冷服者熱因寒用也蓋陰寒在下虛陽上浮治之以寒則陰氣益甚而病增治之以熱則拒格而不納熱藥冷飲下嗌之後冷體既消熱性便發而病氣隨愈不違其情而致大益此反治之妙也昔張仲景治寒疝內結用蜜煎烏頭近效方治喉痺用蜜炙附子含之嚥汁朱丹溪治疝氣用烏頭巵子並熱因寒用也李東垣治馮翰林姪陰盛格陽傷寒面赤目赤煩渴引飲脉來七八至但按之則散用薑附湯加人參投半斤服之得汗而愈此則神聖之妙也吳綬曰附子乃陰證要藥凡傷寒傳變三陰及中寒夾陰雖身大熱而脉沉者必用之或厥冷腹痛脉沉細甚則唇青囊縮者急須用之有退陰回陽之力起死回生之功近世陰證傷寒往往疑似不敢用附子直待陰極陽竭而用之已遲矣且夾陰傷寒內外皆陰陽氣頓衰必須急用人參健脉以益其原佐以附子溫經散寒捨此不用將何以救之劉完素曰俗方治麻痺多用烏附其氣暴能衝開道路故氣愈麻及藥氣盡而正氣行則麻病愈矣張元素曰附子以白朮爲佐乃除寒濕之聖藥濕藥宜少加之引經又益火之原以消陰翳則便溺有節烏附是也虞摶曰附子稟雄壯之質有斬關奪將之氣能引補氣藥行十二經以追復散失之元陽引補血藥入血分以滋養不足之真陰引發散藥開腠理以驅逐在表之風寒引溫煖藥達下焦以祛除在裏之冷濕震亨曰氣虛熱甚者宜少

原方云：附子性重滯，温脾逐寒。川烏頭性輕疏，温脾去風。若是寒疾即用附子，風疾即用川烏頭。一云：凡人中風，不可先用風藥及烏、附。若先用氣藥，後用烏、附乃宜也。又凡用烏、附藥，並宜冷服者，熱因寒用也。蓋陰寒在下，虚陽上浮。治之以寒，則陰氣益甚而病增；治之以熱，則拒格而不納。熱藥冷飲，下嗌之後，冷體既消，熱性便發，而病氣隨愈。不違其情而致大益，此反治之妙也。昔張仲景治寒疝内結，用蜜煎烏頭。近效方治喉痺，用蜜炙附子，含之嚥汁。朱丹溪治疝氣，用烏頭、巵子。並熱因寒用也。李東垣治馮翰林姪陰盛格陽傷寒，面赤目赤，煩渴引飲，脉來七八至，但按之則散。用薑附湯加人參，投半斤服之，得汗而愈。此則神聖之妙也。【吴綬曰】附子乃陰證要藥。凡傷寒傳變三陰，及中寒夾陰，雖身大熱而脉沉者，必用之。或厥冷腹痛，脉沉細，甚則唇青囊縮者，急須用之，有退陰回陽之力，起死回生之功。近世陰證傷寒，往往疑似，不敢用附子，直待陰極陽竭〔一〕而用之，已遲矣。且夾陰傷寒，内外皆陰，陽氣頓衰。必須急用人參，健脉以益其原，佐以附子，温經散寒。捨此不用，將何以救之？【劉完素曰】俗方治麻痺多用烏附，其氣暴能衝開道路，故氣愈麻。及藥氣盡而正氣行，則麻病愈矣。【張元素曰】附子以白术爲佐，乃除寒濕之聖藥。濕藥宜少加之引經。又益火之原，以消陰翳，則便溺有節，烏、附是也。【虞摶曰】附子禀雄壯之質，有斬關奪將之氣。能引補氣藥行十二經，以追復散失之元陽；引補血藥入血分，以滋養不足之真陰；引發散藥開腠理，以驅逐在表之風寒；引温暖藥達下焦，以祛除在裏之冷濕。【震亨曰】氣虚熱甚者，宜少

〔一〕竭：原作「謁」。今據傷寒藴要全書卷一傷寒或問改。

用附子以行參耆。肥人多濕亦宜少加烏附行經。仲景八味丸用為少陰嚮導，後世因以附子為補藥，誤矣。附子走而不守，取其健悍走下之性，以行地黄之滯，可致遠爾。烏頭、天雄皆氣壯形偉，可為下部藥之佐。無人表其害人之禍，相習用為治風之藥及補藥，殺人多矣。王履曰：仲景八味丸兼陰火不足者設，錢仲陽六味地黄丸為陰虛者設。附子乃補陽之藥，非為行滯也。好古曰：烏附非身凉而四肢厥者不可僭用。服附子以補火，必妨涸水。○時珍曰：烏附毒藥，非危病不用，而補藥中少加引導，其功甚捷。有人纔服錢匕，即發燥不堪，而昔人補劑用為常藥，豈古今運氣不同耶？荊府都昌王體瘦而冷，無他病，日以附子煎湯飲，兼嚼硫黄，如此數歲。蘄州衛張百户，平生服鹿茸、附子藥，至八十餘，康健倍常。宋張杲《醫說》載：趙知府耽酒色，每日煎乾薑熟附湯，吞硫黄金液丹百粒，乃能健啖，否則倦弱不支，壽至九十。他人服一粒即為害。若此數人，皆其臟腑稟賦之偏，服之有益無害，不可以常理槩論也。又《瑣碎録》言：滑臺風土極寒，民啖附子如啖芋栗。此則地氣使然爾。

附方舊二十六，新八十七。

少陰傷寒　初得二三日，脈微細，但欲寐，小便色白者，麻黄附子甘草湯微發其汗。麻黄去節二兩，甘草炙二兩，附子炮去皮一枚，水七升，先煮麻黄去沫，納二味，煮取三升，分作三服，取微汗。張仲景《傷寒論》。

少陰發熱　少陰病始得，反發熱脈沉者，麻黄附子細辛湯發其汗。麻黄去節二兩，附子炮去皮一枚，

用附子，以行參、耆。肥人多濕，亦宜少加烏、附行經。仲景八味丸用爲少陰嚮導，後世因以附子爲補藥，誤矣。附子走而不守，取其健悍走下之性，以行地黄之滯，可致遠爾。烏頭、天雄皆氣壯形偉，可爲下部藥之佐。無人表其害人之禍，相習用爲治風之藥及補藥，殺人多矣。【王履曰】仲景八味丸，兼陰火不足者設。錢仲陽六味地黄丸爲陰虚者設。附子乃補陽之藥，非爲行滯也。【好古曰】烏、附非身凉而四肢厥者不可僭用。服附子以補火，必妨涸水。○【時珍曰】烏、附毒藥，非危病不用，而補藥中少加引導，其功甚捷。有人纔服錢匕，即發燥不堪，而昔人補劑用爲常藥，豈古今運氣不同耶？荆府都昌王體瘦而冷，無他病。日以附子煎湯飲，兼嚼硫黄，如此數歲。蘄州衛張百户，平生服鹿茸、附子藥，至八十餘，康健倍常。宋張杲醫説載，趙知府耽酒色，每日煎乾薑熟附湯，吞硫黄金液丹百粒，乃能健啖，否則倦弱不支，壽至九十。他人服一粒即爲害。若此數人，皆其臟腑禀賦之偏，服之有益無害，不可以常理概論也。又瑣碎録言：滑臺風土極寒，民啖附子如啖芋、栗。此則地氣使然爾。

【附方】舊二十六，新八十七。**少陰傷寒**。初得二三日，脉微細，但欲寐，小便色白者，麻黄附子甘草湯微發其汗。麻黄去節二兩，甘草炙二兩，附子炮去皮一枚，水七升，先煮麻黄去沫，納二味，煮取三升，分作三服，取微汗。張仲景傷寒論。**少陰發熱**。少陰病始得，反發熱脉沉者，麻黄附子細辛湯發其汗。麻黄去節二兩，附子炮去皮一枚，

細辛二兩水一斗先煑麻黃去沫乃納二味同煑三升分三服同上

少陰下利 少陰病下利清穀裏寒外熱手足厥逆脈微欲絕身反不惡寒其人面赤色或腹痛或乾嘔或咽痛或利止脈不出者通脈四逆湯用大附子一箇去皮生破八片甘草炙二兩乾薑三兩水三升煑一升分溫再服其脈即出者愈面赤加葱九莖腹痛加芍藥二兩嘔加生薑二兩咽痛加桔梗一兩利止脈不出加人參二兩同上

陰病惡寒 傷寒已發汗不解反惡寒者虛也芍藥甘草附子湯補之芍藥三兩甘草炙三兩附子炮去皮一枚水五升煑取一升五合分服同上

傷寒發躁 傷寒下後又發其汗晝日煩躁不得眠夜而安靜不嘔不渴無表證脈沉微身無大熱者乾薑附子湯溫之乾薑一兩生附子一枚去皮破作八片水三升煑取一升頓服傷寒論

陰盛格陽 傷寒陰盛格陽其人必躁熱而不飲水脈沉手足厥逆者是此證也霹靂散用大附子一枚燒存性爲末蜜水調服逼散寒氣然後熱氣上行而汗出乃愈孫兆口訣

熱病吐下 及下利身冷脈微發躁不止者附子炮一枚去皮臍分作八片入鹽一錢水一升煎半升溫服立効經驗良方

陰毒傷寒 孫兆口訣云房後受寒少腹疼痛頭疼腰重手足厥逆脈息沉細或作呃逆並宜退陰散用川烏頭乾薑等分切炒放冷爲散每服一錢水一盞鹽一撮煎取半盞溫服得汗解○本事方王女散治陰毒心腹痛厥逆惡候川烏頭去皮臍冷水浸七日切曬紙裹收之遇有患者取爲末一錢入鹽八分水一盞煎八分

細辛二兩，水一斗，先煮麻黄去沫，乃納二味，同煮三升，分三服。同上。少陰下利。少陰病，下利清穀，裏寒外熱，手足厥逆，脉微欲絶，身反不惡寒，其人面赤色，或腹痛，或乾嘔，或咽痛，或利止脉不出者，通脉四逆湯。用大附子一個去皮生破八片，甘草炙二兩，乾薑三兩，水三升，煮一升，分温再服，其脉即出者愈。面赤加葱九莖，腹痛加芍藥二兩，嘔加生薑二兩，咽痛加桔梗一兩，利止脉不出，加人參二兩。同上。陰病惡寒。傷寒已發汗不解，反惡寒者，虚也，芍藥甘草附子湯補之。芍藥三兩，甘草炙三兩，附子炮去皮一枚，水五升，煮取一升五合，分服。同上。傷寒發躁。傷寒下後，又發其汗，晝[一]日煩躁不得眠，夜而安静，不嘔不渴，無表證，脉沉微，身無大熱者，乾薑附子湯温之。乾薑一兩，生附子一枚。去皮破作八片，水三升，煮取一升，頓服。傷寒論。陰盛格陽。傷寒陰盛格陽，其人必躁熱而不欲[二]飲水，脉沉手足厥逆者，是此證也。霹靂散：用大附子一枚，燒存性，爲末，蜜水調服。逼散寒氣，然後熱氣上行而汗出，乃愈。孫兆口訣。熱病吐下及下利，身冷脉微，發躁不止者。附子炮一枚，去皮臍，分作八片，入鹽一錢，水一升，煎半升，温服，立效。經驗後[三]方。陰毒傷寒。孫兆口訣云：房後受寒，少腹疼痛，頭疼腰重，手足厥逆，脉息沉細，或作呃逆，並宜退陰散。用川烏頭、乾薑等分，切炒，放冷爲散。每服一錢，水一盞，鹽一撮，煎取半盞，温服，得汗解。○本事方玉女散：治陰毒心腹痛，厥逆惡候。川烏頭去皮臍，冷水浸七日，切晒，紙裹收之。遇有患者，取爲末，一錢入鹽八分，水一盞，煎八分

〔一〕晝：原作「書」。底本經描改。今據傷寒論辨太陽病脉證並治改。
〔二〕欲：原脱。今據證類卷十附子補。
〔三〕後：原作「良」。今據改同上。

服壓下陰毒如猪血相似再進一服◯濟生回陽散治陰毒
傷寒面青四肢厥逆腹痛身冷一切冷氣大附子三枚炮裂
去皮臍爲末每服三錢薑汁半盞冷酒半盞調服良久臍下
如火暖爲度◯續傳信方治陰毒傷寒煩躁迷悶急者用半
兩重附子一個生破作四片生薑一大塊作三片糯米一撮
以水一升煎六合温服暖臥或汗出或不出候心定則以水
解散之類解之不得與冷水
如渴更煎滓服要用多效

中風痰厥

昏不知人口眼喎斜
并體虛之人患瘧疾
寒多者三生飲用生川烏頭生附子並去皮臍各半兩生南
星一兩生木香二錢五分每服五錢生薑十片水二盞煎一
盞温服
和劑局方

中風氣厥

痰壅昏不知人六脉沉伏生附子去皮
生南星去皮生木香半兩每服四錢薑
九片水二盞煎七分
温服之濟生方

中風偏廢

羌活湯用生附子一個去皮
臍羌活烏藥各一兩每服四
錢生薑三片水一盞煎
七分服王氏簡易方

半身不遂

遂令癖疾用附子一兩以
無灰酒一升浸一七日隔
日飲一合
延年秘錄

風病癱緩

手足嚲曳口眼喎斜語音蹇澀步履
不正宜神驗烏龍丹主之川烏頭去
皮臍五靈脂各五兩爲末入龍腦麝香五分滴水爲丸如彈
子大每服一丸先以生薑汁研化暖酒調服一日二服至五
七丸便覺手擡移得步十
丸可以梳頭也梅師方

風寒濕痺

麻木不仁或手足不遂
生川烏頭末每以香白
米煮粥一碗入末四錢慢熬得所下薑汁一匙蜜三大匙空
心啜之或入薏苡末二錢左傳云風淫末疾謂四末也脚上

南

服，壓下陰毒如猪血相似，再進一服。○濟生回陽散：治陰毒傷寒，面青，四肢厥逆，腹痛身冷，一切冷氣。大附子三枚，炮裂去皮臍，爲末。每服三錢，薑汁半盞，冷酒半盞，調服。良久，臍下如火暖爲度。○續傳信方治陰毒傷寒，煩躁迷悶，急者用半兩重附子一個，生破作四片，生薑一大塊作三片，糯米一撮，以水一升，煎六合，温服，暖卧，或汗出，或不出。候心定，則以水解散之類解之，不得與冷水。如渴，更煎滓服。屢用多效。**中風痰厥**。昏不知人，口眼喎斜，并體虚之人患瘧疾寒多者，三生飲。用生川烏頭、生附子，並去皮臍各半兩，生南星一兩，生木香二錢五分。每服五錢，生薑十片，水二盞，煎一盞，温服。和劑局方。**中風氣厥**，痰壅，昏不知人，六脉沉伏。生附子去皮、生南星去皮各一兩〔一〕，生木香半兩。每服四錢，薑九片，水二盞，煎七分，温服之。濟生方。**中風偏廢**。羌活湯：用生附子一個，去皮臍，羌活、烏藥各一兩。每服四錢，生薑三片，水一盞，煎七分服。王氏簡易方。**半身不遂**，遂令癖疰。用附子一兩，以無灰酒一升，浸一七日，隔日飲一合。延年秘録。**風病癱緩**。手足嚲曳，口眼喎斜，語音蹇澀，步履不正，宜神驗烏龍丹主之。川烏頭去皮臍、五靈脂各五兩，爲末。入龍腦、麝香五分，滴水爲丸，如彈子大。每服一丸，先以生薑汁研化，暖酒調服，一日二服。至五七丸，便覺擡得手〔二〕，移得步，十丸可以梳頭也。梅師方。**風寒濕痺**。麻木不仁，或手足不遂。生川烏頭末，每以香白米煮粥一碗，入末四錢，慢熬得所，下薑汁一匙，蜜三大匙，空腹啜之。或入薏苡末二錢。左傳云：風淫末疾〔三〕，謂四末也。脾主

〔一〕各一兩：原脱。今據嚴氏濟生方諸風門中風論治補。
〔二〕擡得手：原作「手擡」。今據證類卷十烏頭改。
〔三〕疾：原作「痰」。今據本事方卷三風寒濕痹白虎歷節走注諸病改。

四肢風淫客浙則侵脾而四肢病也此湯溼有力予每授人良驗許學士本事方**體虛有風**外受寒濕身如在空中生附子生天南星各二錢生薑十片水一盞半慢火煎服予曾病此醫博張發授此方二三服愈本事方

口眼喎斜生烏頭青礬各等分為末每用一字搐入鼻內取涕吐涎立效無比名通關散篋中祕寶方

口卒噤瘖卒忤停尸並用附子末吹入喉中瘥千金翼

産後中風身如角弓反張口噤不語川烏頭五兩剉塊黑大豆半升同炒半黑以酒三升傾鍋內急攪以絹濾取酒微溫服一小盞取汗若口不開拗開灌之未効加烏雞糞一合炒納酒中服以瘥為度小品方

諸風血風烏荊丸治諸風縱緩言語蹇濇遍身麻痹皮膚瘙癢及婦人血風頭痛目眩腸風藏毒下血不止者服之尤効有痛風攣搐頤頷不收者服六七服即瘥也川烏頭炮去皮臍一兩荊芥穗二兩為末醋麪糊丸梧子大溫酒或熟水每服二十丸和劑方

婦人血風虛冷月候不匀或手腳心煩熱或頭面浮腫頑麻用川烏頭一斤清油四兩鹽四兩鐺內同熬々裂如桑椹色為度去皮臍五靈脂四兩為末搗匀蒸餅丸如梧子大空心溫酒鹽湯下二十丸亦治丈夫風疾梅師方

諸風癇疾生川烏頭去皮二錢半五靈脂半兩為末豬心血丸梧子大每薑湯化服一丸

小兒慢驚搐搦涎壅厥逆川烏頭生去皮臍一兩全蠍十個去尾分作三服水一盞薑七片煎服湯氏嬰孩寶鑑

小兒項軟乃肝腎虛風邪襲入用附子去皮臍天南

四肢，風淫客肝，則侵脾而四肢病也。此湯極有力，予每授人，良驗。許學士本事方。**體虚有風**，外受寒濕，身如在空中。生附子、生天南星各二錢，生薑十片，水一盞半，慢火煎服。予曾病此，醫博士〔一〕張子發授此方，二服愈。本事方。**口眼喎斜**。生烏頭、青礬各等分，爲末。每用一字，嗃入鼻内，取涕吐涎，立效無比，名通關散。篋中秘寶方。**口卒噤瘖**，卒忤停尸。並用附子末，吹入喉中，瘥。千金翼。**産後中風**。身如角弓反張，口噤不語。川烏頭五兩，剉塊，黑大豆半升，同炒半黑，以酒三升，傾鍋内急攪，以絹濾取酒，微温，服一小盞取汗。若口不開，拗開灌之。未效，加烏雞糞一合炒，納酒中服，以瘥爲度。小品方。**諸風血風**。烏荆丸：治諸風縱緩，言語蹇澀，偏身麻痛，皮膚瘙痒，及婦人血風，頭痛目眩。腸風臟毒，下血不止者，服之尤效。有痛風攣搐，頤頷不收者，服六七服即瘥也。川烏頭炮去皮臍一兩，荆芥穗二兩，爲末，醋麪糊丸梧子大。温酒或熟水，每服二十丸。和劑方。**婦人血風**。虚冷，月候不匀，或手脚心煩熱，或頭面浮腫頑麻。用川烏頭一斤，清油四兩，鹽四兩，鐺内同熬，令裂，如桑椹色爲度，去皮臍，五靈脂四兩，爲末，搗匀，蒸餅丸如梧子大。空心温酒、鹽湯下二十丸。亦治丈夫風疾。梅師方。**諸風癎疾**。生川烏頭去皮二錢半，五靈脂半兩，爲末，猪心血丸梧子大。每薑湯化服一丸。**小兒慢驚**。搐搦，涎壅，厥逆。川烏頭生去皮臍一兩，全蠍十個去尾，分作三服，水一盞，薑七片，煎服。湯氏嬰孩寶鑑。**小兒項軟**。乃肝腎虚，風邪襲入。用附子去皮臍、天南

〔一〕博士：原作「傳」。今據本事方卷一中風肝膽筋骨諸風改。

星各二錢爲末薑汁調攤貼天柱骨內服瀉青丸全幼心鑑

小兒顖陷綿烏頭附子並生去皮臍二錢雄黃八分爲末葱根搗和作餅貼陷處全幼心鑑

麻痺疼痛仙桃丸治手足麻痺或癱瘓疼痛腰膝痺痛或打撲傷損閃肭痛不可忍生川烏不去皮五靈脂各四兩威靈仙五兩洗焙爲末酒糊丸梧子大每服七丸至十丸鹽湯下忌茶此藥常服其效如神普濟方

風痺肢痛營衛不行川烏頭炮去皮以大豆同炒至汗出爲度去豆焙乾全蠍半錢焙爲末釀醋熬稠丸綠豆大每溫酒下七丸日一服聖惠方

腰脚冷痺疼痛有風川烏頭三個生去皮臍爲散醋調塗帛上貼之須臾痛止聖惠方

大風諸痺痰澼脹滿大附子半兩者二枚炮折酒漬之春冬五日夏秋三日每服一合以瘥爲度聖惠方

脚氣腿腫久不瘥者黑附子一個生去皮臍爲散生薑汁調如膏塗之藥乾再塗腫消爲度簡要濟衆

十指疼痛麻木不仁生附子去皮臍木香各等分生薑五片水煎溫服王氏簡易方

搜風順氣烏附丸用川烏頭二十個香附子半斤薑汁淹一宿炒焙爲末酒糊丸梧子大每溫酒下十丸肌體肥壯有風疾者宜常服之濟衆方

頭風頭痛外臺秘要用臘月烏頭一升炒令黃末之以絹袋盛浸三斗酒中逐日溫服○孫兆口訣用附子炮石膏煅等分爲末入腦麝少許每服半錢茶酒任下○修眞秘皆用附子一個生去皮臍綠豆一合同入銚子內煑覺熟爲度去附子食綠豆立瘥每個可煑五次後爲末服之

星各二錢，爲末，薑汁調攤，貼天柱骨。内服瀉青丸。全幼心鑑。**小兒顖陷**。綿烏頭、附子，並生去皮臍二錢，雄黄八分，爲末，葱根搗和作餅，貼陷處。全幼心鑑。**麻痺疼痛**。仙桃丸：治手足麻痺，或癱瘓疼痛，腰膝痺痛，或打撲傷損閃肭，痛不可忍。生川烏不去皮、五靈脂各四兩，威靈仙五兩，洗焙，爲末，酒糊丸梧子大。每服七丸至十丸，鹽湯下，忌茶。此藥常服，其效如神。普濟方。**風痺肢痛**，營衛不行。川烏頭〔一〕炮，去皮，以大豆同炒至汗出爲度，去豆焙乾，全蠍半錢〔二〕焙，爲末，釅醋熬稠，丸緑豆大。每温酒下七丸，日一服。聖惠方。**腰脚冷痺**，疼痛，有風。川烏頭三個，生，去皮臍，爲散，醋調塗帛上，貼之。須臾痛止。聖惠方。**大風諸痺**，痰澼脹滿。大附子半兩者二枚，炮拆，酒漬之，春冬五日，夏秋三日，每服一合，以瘥爲度。聖惠方。**脚氣腿腫**，久不瘥者。黑附子一個，生，去皮臍，爲散，生薑汁調如膏，塗之。藥乾再塗，腫消爲度。簡要濟衆。**十指疼痛**，麻木不仁。生附子去皮臍、木香各等分，生薑五片，水煎温服。王氏簡易方。**搜風順氣**。烏附丸：用川烏頭二十個，香附子半斤，薑汁淹一宿，炒焙爲末，酒糊丸梧子大。每温酒下十丸。肌體肥壯有風疾者，宜常服之。澹寮方。**頭風頭痛**。外臺秘要用臘月烏頭一升，炒令黄，末之，以絹袋盛，浸三斗酒中，逐日温服。○孫兆口訣用附子炮、石膏煅等分，爲末，入腦、麝少許。每服半錢，茶、酒任下。○修真秘旨〔三〕用附子一個，生，去皮臍，緑豆一合，同入銚子内煮，豆〔四〕熟爲度，去附子，食緑豆，立瘥。每個可煮五次，後爲末服之。

〔一〕川烏頭：下脱劑量。圣惠方卷十九治風痺諸方作「二兩」。

〔二〕錢：同上作「兩」。

〔三〕旨：原作「皆」。今據證類卷十附子改。

〔四〕豆：原作「豈」。今據改同上。

風毒頭痛 聖惠方治風毒攻注頭目痛不可忍大附子一枚炮去皮爲末以生薑一兩大黑豆一合炒熟同酒一盞煎七分調附末一錢溫服○又方治二三十年頭風不愈者用大川烏頭生去皮四兩天南星炮一兩爲末每服二錢細茶三錢薄荷七葉鹽梅一箇水一盞煎七分臨臥溫服○朱氏集驗方治頭痛連睛者生烏頭一錢白芷四錢爲末服茶服一字仍以末搐鼻有人用之得效

風寒頭痛 十便良方治風寒客于頭中清涕項筋急硬胸中寒痰嘔吐清水用大附子或大川烏頭二枚去皮蒸過川芎藭生薑各一兩焙研以茶湯調一服一錢或剉片每用五錢水煎服隔三四日服或加防風一兩○三因方必效散治風寒流注偏正頭痛年久不愈最有神効用大附子一個生切四片以薑汁一盞浸炙再浸再炙汁盡乃止高良薑等分爲末每服一錢臘茶清調下忌熱物少時

頭風摩散 沐頭中風多汗惡風當先風一日則痛甚用大附子一個炮食鹽等分爲末以方寸匕摩顖上令藥力行或以油調稀亦可一日三上 張仲景方

年久頭痛 川烏頭天南星等分爲末葱汁調塗太陽穴 經驗方

頭風斧劈 難忍川烏頭末燒烟熏盌內溫茶泡服之 集簡方

痰厥頭痛 如破厥氣上衝痰塞胸膈炮附子三分釜墨四錢冷水調服方寸匕當吐即愈忌猪肉冷水

腎厥頭痛 指南方用大附子一個炮熟去皮生薑半兩水一升半煎分三服○經驗良方韭根丸治元陽虛頭痛如破眼睛如錐刺大川烏頭去皮微炮全蠍以糯米炒過去米等分爲

風毒頭痛。聖惠方治風毒攻注頭目，痛不可忍。大附子一枚，炮去皮，爲末。以生薑一兩，大黑豆一合，炒熟，同酒一盞，煎七分，調附末一錢，温服。○又方：治二三十年頭風不愈者，用大川烏頭生，去皮四兩，天南星炮一兩，爲末。每服二錢，細茶三錢，薄荷七葉，鹽梅一個，水一盞，煎七分，臨卧温服。○朱氏集驗方治頭痛連睛者。生烏頭一錢，白芷四錢，爲末，茶服一字。仍以末嗃鼻。有人用之得效。風寒頭痛。十便良方治風寒客于頭中，清涕，項筋急硬，胸中寒痰，嘔吐清水。用大附子或大川烏頭二枚，去皮蒸過，川芎藭、生薑各一兩，焙研，以茶湯調服一錢。或剉片，每用五錢，水煎服。隔三四日一〔一〕服。或加防風一兩。○三因方必效散：治風寒流注，偏正頭痛，年久不愈，最有神效。用大附子一個，生切四片，以薑汁一盞浸炙，再浸再炙，汁盡乃止，高良薑等分，爲末。每服一錢，臘茶清調下，忌熱物少時。頭風摩散。沐頭中風，多汗惡風，當先風一日則痛甚。用大附子一個炮、食鹽等分，爲末。以方寸匕摩顖上，令藥力行。或以油調稀亦可，一日三上。張仲景方。年久頭痛。川烏頭、天南星等分，爲末。葱汁調塗太陽穴。經驗方。頭風斧劈難忍。川烏頭末燒烟熏盌内，温茶泡服之。集簡方。痰厥頭痛如破，厥氣上衝，痰塞胸膈。炮附子三分，釜墨四錢，冷水調服方寸匕，當吐即愈。忌猪肉、冷水。腎厥頭痛。指南方用大附子一個，炮熟去皮，生薑半兩，水一升半煎，分三服。○經驗良方韭根丸：治元陽虚，頭痛如破，眼睛如錐刺。大川烏頭去皮微炮，全蠍以糯米炒過去米，等分爲

〔一〕一：原闕一字。今從江西本補。

末韭根汁丸綠豆大每薄荷茶下十五丸一日一服

氣虛頭痛 氣虛上壅偏正頭痛不可忍者大附子一枚去皮臍研末葱汁麪糊丸綠豆大每服十丸茶清下○僧繼洪澹寮方蠍附丸云氣虛頭痛惟此方最合造化之妙附子助陽扶虛鍾乳補陽鎮墜全蠍取其鑽透葱涎取其通氣湯使用椒以達下鹽以引用使虛氣下歸對證用之無不作效大附子一枚剜心入全蠍去毒三枚在內以餘附末同鍾乳粉二錢半白麪少許水和作劑包附煨熟去皮研末葱涎和丸梧子大每椒鹽湯下五十丸

腎氣上攻 頭項不能轉移椒附丸用大熟附子一枚為末每用二錢以椒二十粒用白麪填滿椒口水一盞半薑七片煎七分去椒入鹽空心點服椒氣下達以引逆氣歸經也本事方

鼻淵腦泄 生附子末葱涎和如泥罨湧泉穴 普濟方

耳鳴不止 無晝夜者烏頭燒作灰菖蒲等分為末綿裹塞之日再用取効 楊氏產乳

耳卒聾閉 附子醋浸削尖插之或更於上灸二七壯 本草拾遺

聤耳膿血 生附子為末葱涕和灌耳中 肘後方

喉痺腫塞 附子去皮炮令拆以蜜塗上炙之令蜜入含之勿嚥汁已成者即膿出未成者即消 本草拾遺

久患口瘡 生附子為末醋麪調貼足心男左女右日再換之 經驗方

風蟲牙痛 普濟方用附子一兩燒灰枯礬一分為末揩之○又方川烏頭川附子生研麪糊丸小豆大每綿包一丸咬之○刪繁方用炮附子末納孔中乃止

眼暴赤腫 磣痛不得開淚出不止削附子赤皮

末，韭根汁丸緑豆大。每薄荷茶下十五丸，一日一服。**氣虚頭痛**。氣虚上壅，偏正頭痛，不可忍者。大附子一枚，去皮臍，研末，葱汁麪糊丸緑豆大。每服十丸，茶清下。○僧繼洪澹寮方蠍附丸：元氣虚頭痛，惟此方最合造化之妙。附子助陽扶虚，鍾乳補陽鎮墜，全蠍取其鑽透，葱涎取其通氣。湯使用椒以達下，鹽以引用，使虚氣下歸。對證用之，無不作效。大附子一枚剜心，入全蠍去毒三枚在内，以餘附末同鍾乳粉二錢半，白麪少許，水和作劑，包附煨熟，去皮研末，葱涎和丸梧子大。每椒鹽湯下五十丸。**腎氣上攻**，頭項不能轉移，椒附丸。用大熟附子一枚，爲末。每用二錢，以椒二十粒，用白麪填滿椒口，水一盞半，薑七片，煎七分，去椒入鹽，空心點服。椒氣下達，以引逆氣歸經也。本事方。**鼻淵腦泄**。生附子末，葱涎和如泥，罨涌泉穴。普濟方。**耳鳴不止**，無晝夜者。烏頭燒作灰、菖蒲等分，爲末，綿裹塞之，日再用，取效。楊氏産乳。**耳卒聾閉**。附子醋浸，削尖插之。或更於上灸二七壯。本草拾遺。**聤耳膿血**。生附子爲末，葱涕和，灌耳中。肘後方。**喉痺腫塞**。附子去皮，炮令拆，以蜜塗上，炙之令蜜入，含之勿嚥汁。已成者即膿出，未成者即消。本草拾遺。**久患口瘡**。生附子爲末，醋麪調貼足心，男左女右，日再換之。經驗後〔一〕方。**風蟲牙痛**。普濟方用附子一兩燒灰、枯礬一分，爲末，揩之。○又方：川烏頭、川附子生研，麪糊丸小豆大。每綿包一丸咬之。○删繁方用炮附子末納孔中，乃止。**眼暴赤腫**，磣痛不得開，淚出不止。削附子赤皮，

〔一〕後：原脱。今據證類卷十附子補。

末如黍砂大著背中以定一切冷氣去風痰定遍身疼痛益
爲度張文仲備急方元氣強力固精益髓令
人少病川烏頭一斤用五升大甕鉢子盛以童子小便浸七
日逐日添令溢出揀去壞者不用餘以竹刀切作四片新汲
水淘七次乃浸之日日換水日足取焙爲末酒煮麪糊丸
綠豆大每服十丸空心鹽湯下少粥飯壓之經驗方升
降諸氣暖則宣流熟附子一大個分作二服水二盞煎一盞入沉香汁溫服和劑局方中寒昏困
薑附湯治體虛中寒昏不知人及臍腹冷痛霍亂轉筋一切
虛寒之病生附子一兩去皮臍乾薑炮一兩每服三錢水二
鍾煎一鍾溫服和劑局方心腹冷痛冷熱氣不和山巵子川烏頭等分生研爲末酒糊丸梧子大每服十
五丸生薑湯下小腸氣痛加炒茴香葱酒下二十丸王氏博濟方心痛疝氣濕熱因寒鬱而發用巵子降濕
熱烏頭破寒鬱烏頭爲巵子所引其性急速不留胃中也川烏頭山巵子各一錢爲末順流水入薑汁一匙調下丹溪
纂要寒厥心痛及小腸膀胱痛不可止者神砂一粒丹用熟附子去皮鬱金橘紅各一兩爲末醋麪糊丸如酸
棗大朱砂爲衣每服一丸男子酒下女人醋湯下宣明方寒疝腹痛遶臍手足厥冷自汗出脈弦而緊用
大烏頭煎主之大烏頭五枚去臍水三升煮取一升去滓納蜜二升煎令水氣盡強人服七合弱人服五合不差明日更
服張仲景金匱玉函方寒疝身痛腹痛手足逆冷不仁或身痛不能眠用烏頭桂枝湯主之烏頭一味以蜜

末，如蠶砂大，着眦中，以定爲度。張文仲備急方。一切冷氣。去風痰，定遍身疼痛，益元氣，强力，固精，益髓，令人少病。川烏頭一斤，用五升大瓷〔一〕鉢子盛，以童子小便浸七〔二〕日，逐日添令溢出，揀去壞者不用。餘以竹刀切作四片，新汲水淘七次，乃浸之，日日换水，日足〔三〕，取焙，爲末，酒煮麪糊丸緑豆大。每服十丸，空心鹽湯下，少粥飯壓之。經驗方。升降諸氣。暖則宣流。熟附子一大個，分作二服，水二盞，煎一盞，入沉香汁温服。和劑局方。中寒昏困。薑附湯：治體虚中寒，昏不知人，及臍腹冷痛，霍亂轉筋，一切虚寒之病。生附子一兩去皮臍，乾薑炮一兩，每服三錢，水二鍾，煎一鍾，温服。和劑局方。心腹冷痛。冷熱氣不和。山巵子、川烏頭等分，生研爲末，酒糊丸梧子大。每服十五丸，生薑湯下。小腸氣痛，加炒茴香，葱酒下二十丸。王氏博濟方。心痛疝氣。濕熱因寒鬱而發，用巵子降濕熱，烏頭破寒鬱，烏頭爲巵子所引，其性急速，不留胃中也。川烏頭、山巵子各一錢，爲末。順流水入薑汁一匙，調下。丹溪纂要。寒厥心痛，及小腸膀胱痛不可止者。神砂一粒丹：用熟附子去皮、鬱金、橘紅各一兩，爲末，醋麪糊丸如酸棗大，朱砂爲衣。每服一丸，男子酒下，女人醋湯下。宣明方。寒疝腹痛遶臍，手足厥冷，白汗出，脉弦而緊，用大烏頭煎主之。大烏頭五枚，去臍，水三升，煮取一升，去滓，納蜜二升，煎令水氣盡。强人服七合，弱人服五合，不瘥，明日更服。張仲景金匱玉函方。寒疝身痛，腹痛，手足逆冷不仁，或身痛不能眠，用烏頭桂枝湯主之。烏頭一味，以蜜

〔一〕瓷：原作「甕」。今據證類卷十烏頭改。
〔二〕七：同上作「二七」。
〔三〕日足：同上作「七日通前浸二十一日」。

二斤煎減半入桂枝湯五合解之得一升後服二合不知再服又不知加至五合其知者如醉狀得吐爲中病也金匱玉函方

寒疝引脇肋心腹背痛諸藥不効者大烏頭五枚去角四破以白蜜一斤煎令透取焙爲末別以熟蜜和丸梧子大每服二十丸冷鹽湯下求除崔氏方

寒疝滑泄腹痛腸鳴自汗厥逆熱附子去皮臍玄胡索炒各一兩生木香半兩每服四錢水二盞薑七片煎七分溫服濟生方

小腸諸疝倉卒散治寒疝腹痛小腸氣膀胱氣脾腎諸痛攣急難忍汗出厥逆大附子炒去皮臍一枚山梔子炒焦四兩每用三錢水一盞酒半盞煎七分入鹽一捻溫服○宣明方治陰疝小腸腫痛加蒺藜子等分○虛者加桂枝等分薑糊爲丸酒服五十丸

虛寒腰痛鹿茸去毛酥炙微黃附子炮去皮臍各二兩鹽花三分爲末棗肉和丸梧子大每服三十丸空心溫酒下○夷堅志云時康祖大夫病心胸一漏數竅流汁已二十年又苦腰痛行則傴僂形神憔悴醫不能治通判韓子溫爲檢聖惠方得此方令服旬餘腰痛減久服遂瘥心漏亦瘥精力倍常步履輕捷此方本治腰而効乃如此

元臟傷冷經驗方用附子炮去皮臍爲末以水二盞入藥二錢鹽蔥薑棗同煎取一盞空心服去積冷煖下元肥腸益氣酒食無礙○梅師方二虎丸補元臟進飲食壯筋骨用烏頭附子合四兩釅醋浸三宿切作片子掘一小坑炭火燒赤以醋三升同藥傾入坑內用盆合之一宿取出去沙土入青鹽四兩同炒赤黃色爲末醋打麪糊丸如梧子大空心冷酒下十五丸[illegible]

二斤，煎減半，入桂枝湯五合解之，得一升，初服二合，不知再服，又不知加至五合。其知者如醉狀，得吐爲中病也。金匱玉函。**寒疝引脇**肋，心、腹皆痛，諸藥不效者。大烏頭五枚，去角四破，以白蜜一斤，煎令透，取焙爲末，别以熟蜜和丸梧子大。每服二十丸，冷鹽湯下，永除。崔氏方。**寒疝滑泄，**腹痛腸鳴，自汗厥逆。熟附子去皮臍、玄胡索炒各一兩，生木香半兩。每服四錢，水二盞，薑七片，煎七分，温服。濟生方。**小腸諸疝。**倉卒散[一]：治寒疝腹痛，小腸氣、膀胱氣、脾腎諸痛，攣急難忍，汗出厥逆。大附子炒，去皮臍一枚，山梔子炒焦四兩。每用三錢，水一盞，酒半盞，煎七分，入鹽一捻，温服。○宣明方治陰疝小腹腫痛，加蒺[二]藜子等分。○虚者加桂枝等分，薑糊爲丸，酒服五十丸。**虚寒腰痛。**鹿茸去毛酥炙微黄、附子炮去皮臍各二兩，鹽花三分，爲末，棗肉和丸梧子大。每服三十丸，空心温酒下。○夷堅志云：時康祖大夫病心胸一漏，數竅流汁，已二十年。又苦腰痛，行則傴僂，形神憔悴，醫不能治。通判韓子温爲檢聖惠方，得此方令服。旬餘，腰痛減。久服遂瘥，心漏亦瘥。精力倍常，步履輕捷。此方本治腰而效乃如此。**元臟傷冷。**經驗方用附子炮，去皮臍，爲末，以水二盞，入藥二錢，鹽、葱、薑、棗同煎，取一盞，空心服。去積冷，暖下元，肥腸益氣，酒食無礙。○梅師方二虎丸：補元臟，進飲食，壯筋骨。用烏頭、附子各[三]四兩，釅醋浸三宿，切作片子。掘一小坑，炭火燒赤，以醋三升，同藥傾入坑内，用盆合之。一宿取出，去沙土，入青鹽四兩，同炒赤黄色，爲末，醋打麪糊丸如梧子大。空心冷酒下十五丸。婦

[一] 倉卒散：下脱出處。該散出蘇沈良方卷八。
[二] 蒺：原作「蔟」。今據宣明論方卷二陰疝證改。
[三] 各：原作「合」。今據證類卷十烏頭改。

人亦宜

胃冷有痰脾弱嘔吐生附子半夏各二錢薑十片水二盞煎七分空心溫服一方並炮熟加木香五分、奇效良方

久冷反胃經驗方用大附子一個生薑一斤剉細同煑研如麪糊毎米飲化服一錢○衛生家寶方用薑汁打糊和附子末為丸大黃為衣每溫水服十丸○斗門方用長大附子一個坐于磚上四面着火漸逼以生薑自然汁淬之依前再逼再淬約薑汁盡半盞乃止研末每服一錢粟米飲下不過三服瘥或以猪腰子切片炙熟蘸食○方便集用大附子一個切下頭子剜一竅安丁香四十九個在內仍合定線紮入砂銚內以薑汁浸過文火煨乾為末每挑少許置掌心舐喫日數次忌毒物生冷

脾寒瘧疾濟生方云五臟氣虛陰陽相勝發為痰瘧寒多熱少或但寒不熱宜七棗湯主之用附子一枚炮七次鹽湯浸七次去皮臍分作二服水一盞生薑七片棗七枚煎七分露一宿發日空心溫服未久再進一服王璆百一選方云寒痰宜附子風痰宜烏頭若用烏頭則寒多者火炮七次熱多者湯泡七次去皮焙乾如上法用烏頭性熱炮多則熱散也○文果附湯用熟附子去皮草果仁各二錢半水一盞薑七片棗一枚煎七分發日早溫服○肘後方臨發時以醋和附子塗于背上

寒熱瘧疾附子一枚重五錢者麪煨人參丹砂各一錢為末煉蜜丸梧子大每服二十丸未發前連進三服中病則吐或身體麻木未中病來日再服 龐安常傷寒論

瘴瘧寒熱冷瘴寒熱往來頭痛身疼嘔痰或汗多引飲或自利煩躁宜薑附湯主之大附子一枚四破每

人亦宜，**胃冷有痰**，脾弱嘔吐。生附子、半夏各二錢，薑十片，水二盞，煎七分，空心温服。一方：並炮熟，加木香五分。奇效良方。

久冷反胃。經驗方用大附子一個，生薑一斤，剉細同煮，研如麪糊。每米飲化服一錢。○衛生家寶方用薑汁打糊，和附子末爲丸，大黄爲衣。每温水服十丸。○斗門方用長大附子一個，坐于磚上，四面着火漸逼，以生薑自然汁淬之。依前再逼再淬，約薑汁盡半盌乃止，研末。每服一錢，粟米飲下，不過三服瘥。或以猪腰子切片，炙熟蘸食。○方便集用大附子一個，切下頭子，剜一竅，安丁香四十九個在内，仍合定，線紮，入砂銚内，以薑汁浸過，文火熬乾，爲末。每挑少許，置掌心舐喫，日十數次。忌毒物、生冷。**脾寒瘧疾**。濟生方云：五臟氣虚，陰陽相勝，發爲痎瘧，寒多熱少，或但寒不熱，宜七棗湯主之。用附子一枚，炮七次，鹽湯浸七次，去皮臍，分作二服。水一盌，生薑七片，棗七枚，煎七分，露一宿。發日空心温服，未久再進一服。王璆百一選方云：寒痰宜附子，風痰宜烏頭。若用烏頭，則寒多者火炮七次，熱多者湯泡七次，去皮焙乾，如上法用。烏頭性熱，炮多則熱散也。○又果附湯：用熟附子去皮、草果仁各二錢半，水一盞，薑〔一〕七片，棗一枚，煎七分，發日早温服。○肘後方：臨發時，以醋和附子塗于背上。**寒熱瘧疾**。附子一枚重五錢者，麪煨，人參、丹砂各一錢，爲末，煉蜜丸梧子大。每服二十丸，未發前連進三服。中病則吐，或身體麻木。未中病，來日再服。龐安常傷寒論。**瘴瘧寒熱**。冷瘴，寒熱往來，頭痛身疼，嘔痰，或汗多引飲，或自利煩躁，宜薑附湯主之。大附子一枚，四破，每

〔一〕薑：原作「畺」。今據濟生方諸瘧門「果附湯」改。

以一片水一盞生薑十片煎七分溫服李待制云此方極妙章傑云嶺南以啞瘴爲危急不過一二日而死醫謂極熱感寒也用生附子一味治之多愈得非以熱攻熱而發散寒邪乎真起死回生之藥也嶺南衛生方

小便虛閉

兩尺脉沉微用利小水藥不効者乃虛寒也附子一個炮去皮臍鹽水浸良久澤瀉一兩每服四錢水一盞半燈心七莖煎服即愈普濟方

腫疾喘滿

大人小兒男女腫因積得既取積而腫再作小便不利若再用利藥性寒而小便愈不通矣醫者到此多束手蓋中焦下焦氣不升降爲寒所隔故水凝而不通惟服沉附湯則小便自通喘滿自愈用生附子一個去皮臍切片生薑十片入沉香一錢磨水同煎食前冷飲附子雖三豆十枚亦無害小兒每服二錢水煎服朱氏集驗方

脾虛濕腫

大附子五枚去皮四破以赤小豆半升藏附子于中慢火煮熟去豆焙研末以薏苡仁粉打糊丸梧子大每服十丸蘿蔔湯下朱氏集驗方

陰水腫滿

烏頭一升桑白皮五升水五升煮一升去滓銅器盛之重湯煎至可丸丸小豆大每服三五丸取小便利爲佳忌油膩酒麵魚肉○又方大附子童便浸三日夜逐日換水以布擦去皮搗如泥酒糊和丸小豆大每服三十丸煎流氣飲送下普濟方

大腸冷秘

附子一枚炮去皮取中心如棗大爲末二錢蜜水空心服之聖濟總錄

老人虛泄

不禁熟附子一兩赤石脂一兩爲末醋糊丸梧子大米飲下五十丸楊氏家藏方

冷氣洞泄

生川烏頭一兩木香半兩爲末醋糊丸梧子大每服

以一片，水一盞，生薑十片，煎七分，温服。李待制云：此方極妙。章傑云：嶺南以啞瘴爲危急，不過一二日而死。醫謂極熱感寒也，用生附子一味治之多愈。得非以熱攻熱而發散寒邪乎？真起死回生之藥也。嶺南衛生方。**小便虚閉**，兩尺脉沉微，用利小水藥不效者，乃虚寒也。附子一個炮，去皮臍，鹽水浸良久，澤瀉一兩。每服四錢，水一盞半，燈心七莖，煎服即愈。普濟方。**腫疾喘滿**。大人小兒男女腫因積得，既取積而腫再作，小便不利。若再用利藥性寒，而小便愈不通矣，醫者到此多束手。蓋中焦、下焦氣不升降，爲寒痞隔，故水凝而不通。惟服沉附湯，則小便自通，喘滿自愈。用生附子一個，去皮臍，切片，生薑十片，入沉香一錢，磨水同煎，食前冷飲。附子雖三五十枚亦無害。小兒每服三錢，水煎服。朱氏集驗方。**脾虚濕腫**。大附子五枚，去皮四破，以赤小豆半升，藏附子于中，慢火煮熟，去豆，焙研末，以薏苡仁粉打糊丸梧子大。每服十丸，蘿蔔湯下。朱氏集驗方。**陰水腫滿**。烏頭一升，桑白皮五升，水五升，煮一升，去滓，銅器盛之，重湯煎至可丸，丸小豆大。每服三五丸，取小便利爲佳。忌油膩、酒、麪、魚肉。〇又方：大〔一〕附子童便浸三日夜，逐日換尿，以布擦去皮，搗如泥，酒糊和丸小豆大。每服三十丸，煎流氣飲送下。普濟方。**大腸冷秘**。附子一枚炮，去皮，取中心如棗大，爲末二錢，蜜水空心服之。聖濟總録。**老人虚泄**不禁。熟附子一兩，赤石脂一兩，爲末，醋糊丸梧子大。米飲下五十丸，楊氏家藏方。**冷氣洞泄**。生川烏頭一兩，木香半兩，爲末，醋糊丸梧子大。每陳

〔一〕大：底本經描改，餘金陵諸本作「人」。今據普濟方卷一百九十二水病門改。

皮湯下二十丸　本事方

臟寒脾泄及老人中氣不足久泄不止肉豆蔻二兩煨熟大附子去皮臍一兩五錢為末粥丸梧子大每服八十丸蓮肉煎湯下○十便良方治脾胃虛冷大腸滑泄米穀不化乏力用大附子十兩連皮同大棗二升於石器內以水煑一月常令水過兩指取出每個切作三片再同煑半月剉去皮切焙為末別以棗肉和丸梧子大每空心米飲服三四十丸

小兒吐泄注下小便少白龍丸用熟附子五錢白石脂煅龍骨煅各二錢半為末醋麪糊丸黍米大每米飲量兒大小服　全幼心鑑

霍亂吐泄不止附子重七錢者炮去皮臍為末每服四錢水二盞鹽半錢煎一盞溫服立止　孫兆祕寶方

水泄久痢川烏頭二枚一生用一以黑豆半合同煑熟研丸綠豆大每服五丸黃連湯下　普濟方

久痢赤白獨聖丸用川烏頭一個炭火燒烟盡取出地上盞蓋良久研末酒化蠟丸如大麻子大每服三丸赤痢黃連甘草黑豆煎湯放冷呑下白痢甘草黑豆煎湯冷呑如瀉及肚痛以水呑下並空心服之忌熱物　經驗良方

久痢休息熟附子半兩研末雞子白二枚擣和丸梧子大傾入沸湯煑數沸漉出作兩服米飲下　聖濟總錄

下痢欬逆脉沈陰寒着退陰散主之陳自明云一人病此不止服此兩服而愈方見前陰毒傷寒下

下血虛寒日久腸冷着熟附子去皮枯白礬一兩為末每服三錢米飲下○又方熟附子一枚去皮生薑三錢半水煎服或加黑豆一百粒　亟學惠方

陽虛吐血生地黃一斤擣汁入

皮湯下二十丸。本事方。**臟寒脾泄**，及老人中氣不足，久泄不止。肉豆蔻二兩煨熟，大附子去皮臍一兩五錢，爲末，粥丸梧子大。每服八十丸，蓮肉煎湯下。○十便良方治脾胃虚冷，大腸滑泄，米穀不化，乏力。用大附子十兩連皮，同大棗二升，於石器内以水煮一日，常令水過兩指。取出，每個切作三片，再同煮半日，削去皮，切焙爲末。别以棗肉和丸梧子大。每空心米飲服三四十丸。**小兒吐泄**，注下，小便少。白龍丸：用熟附子五錢，白石脂煅、龍骨煅各二錢半，爲末，醋麪糊丸黍米大。每米飲，量兒大小服。全幼心鑑。**霍亂吐泄**不止。附子重七錢者，炮去皮臍，爲末。每服四錢，水二盞，鹽半錢，煎一盞，温服，立止。孫兆秘寶方。**水泄久痢**。川烏頭二枚，一生用，一以黑豆半合同煮熟，研，丸緑豆大。每服五丸，黄連湯下。普濟方。**久痢赤白**。獨聖丸：用川烏頭一個，灰火燒烟盡，取出地上，盞蓋良久，研末，酒化蠟丸如大麻子大，每服三丸。赤痢，黄連、甘草、黑豆煎湯，放冷吞下。白痢，甘草、黑豆煎湯，冷吞。如瀉及肚痛，以水吞下。並空心服之。忌熱物。經驗[一]方。**久痢休息**。熟附子半兩，研末，雞子白二枚，搗和丸梧子大。傾入沸湯，煮數沸，漉出，作兩服，米飲下。聖濟總録。**下痢欬逆**，脉沈陰寒者，退陰散主之。陳自明云：一人病此不止，服此兩服而愈。方見前「陰毒傷寒」下。**下血虚寒**：日久腸冷者。熟附子一兩[二]去皮、枯白礬一兩，爲末。每服三錢，米飲下。○又方：熟附子一枚去皮，生薑三錢半，水煎服。或加黑豆一百粒。並聖惠方。**陽虚吐血**。生地黄一斤，搗汁，入

〔一〕後：原作「良」。今據證類卷十烏頭改。
〔二〕一兩：原脱。今據聖惠方卷六十治肠风下血诸方補。

酒少許以熟附子一兩半去皮臍切片入汁內石器煮成膏取附片焙乾入山藥三兩研末以膏和搗丸梧子大每空心米飲下三十丸昔葛察判妻苦此疾百藥皆試得此而愈屢發屢効余居士選奇方**溲數白濁**熟附子爲末每服二錢薑三片水一盞煎六分溫服普濟方**虛火背熱**虛火上行背內熱如火炙者附子末津調塗涌泉穴摘玄方**經水不調**血臟冷痛此方平易捷徑熟附子去皮當歸等分每服三錢水煎服普濟方**斷產下胎**生附子爲末淳酒和塗右足心胎下去之小品方**折跌損傷**卓氏膏用大附子四枚生切以猪脂一斤三年苦酢同漬三宿取脂煎三上三下日摩傅之深師方**癰疽腫毒**川烏頭炒黃蘗炒各一兩爲末唾調塗之留頭乾則以米泔調之同上**癰疽久漏**瘡口冷膿水不絕內無惡肉大附子以水浸透切作大片厚三分安瘡口上以艾灸之隔數日一灸灸至五七次仍服內托藥自然肌肉長滿研末作餅子亦可薛己外科心法**癰疽弩肉**如眼不斂諸藥不治此法極妙附子削如棋子大以唾粘貼上用艾火灸之附子焦復唾濕再灸令熱氣徹內即瘥千金方**癰疽肉突**烏頭五枚濃醋三升漬三日洗之日夜三四度古今錄驗**丁瘡腫痛**醋和附子末塗之乾再上千金翼**久生疥癬**川烏頭生切以水煎洗甚驗聖惠方**手足皸裂**附子去皮爲末以水熬調塗之良談埜翁試驗方**足釘怪疾**兩足心凸腫上生黑豆瘡硬如

酒少許，以熟附子一兩半，去皮臍，切片入汁内，石器煮成膏。取附片焙乾，入山藥三兩，研末，以膏和擣丸梧子大。每空心米飲下三十丸。昔葛察判妻苦此疾，百藥皆試，得此而愈，屢發屢效。余居士選奇方。**溲數白濁**。熟附子爲末，每服二錢，薑三片，水一盞，煎六分，温服。普濟方。**虚火背熱**。虚火上行，背内熱如火炙者。附子末，津調，塗涌泉穴。摘玄方。**經水不調**，血臟冷痛，此方平易捷徑。熟附子去皮、當歸等分。每服三錢，水煎服。普濟方。**斷産下胎**。生附子爲末，淳酒〔一〕和塗右足心，胎下去之。小品方。**折踠損傷**。卓氏膏：用大附子四枚，生切，以猪脂一斤，三年苦醋同漬三宿，取脂煎三上三下，日摩傅之。深師方。**癰疽腫毒**。川烏頭炒、黄蘗炒各一兩，爲末，唾調塗之，留頭，乾則以米泔潤之。同上。**癰疽久漏**。瘡口冷，膿水不絶，内無惡肉。大附子以水浸透，切作大片，厚三分，安瘡口上，以艾灸之。隔數日一灸，灸至五七次。仍服内托藥，自然肌肉長滿。研末作餅子，亦可。薛己外科心法。**癰疽弩肉**，如眼不斂，諸藥不治，此法極妙。附子削如棋子大，以唾粘貼上，用艾火灸之。附子焦，復唾濕再灸，令熱氣徹内，即瘥。千金方。**癰疽肉突**。烏頭五枚，濃醋三升，漬三日，洗之，日夜三四度。古今録驗。**丁瘡腫痛**。醋和附子末塗之。乾再上。千金翼。**久生疥癬**。川烏頭生切，以水煎洗，甚驗。聖惠方。**手足凍裂**。附子去皮爲末，以水、麪調塗之，良。談埜翁試驗方。**足釘怪疾**。兩足心凸腫，上生黑豆瘡，硬如

〔一〕酒：外臺卷三十四婦人欲斷産方作「苦酒」。

紅脛骨生碎孔髓流出身發寒顫惟思飲酒此是肝腎冷熱批吞用炮川烏頭末傅之內服韭子湯効 夏氏奇疾方

烏頭附子尖【主治】爲末茶服半錢吐風痰癲癇 時珍

【發明】時珍曰烏附用尖亦取其鋭氣直達病所爾無他義也保幼大全云小兒慢脾驚風四肢厥逆用附子尖一個硫黄棗大一個蝎稍七個爲末薑汁麪糊丸黄米大每服十丸米飲下亦治久瀉脾疏凡用烏附不可執謂性熱審其手足冷者輕則用湯甚則用丸重者用膏候手足暖陽氣回即爲佳也按此方乃和劑局方碧霞丹變法也非真慢脾風不可輒用故初虞世有金虎碧霞之戒

【主治】舊一新七風厥癲癇凡中風痰厥癲癇驚風痰涎上壅牙關緊急上視搐搦並宜碧霞丹主之烏頭尖附子尖蝎稍各七十個石綠研九度飛過十兩爲末麪糊丸芡子大每用一丸薄荷汁半盞化下更服溫酒半合須臾吐出痰涎爲妙小兒驚癇加白僵蠶等分 和劑局方 臍風撮口生川烏尖三個全足蜈蚣半條酒浸炙麝香少許爲末以少許吹鼻得嚏乃以薄荷湯灌一字 永類方 木舌腫脹川烏尖巴豆研細醋調塗刷 集簡方 牙痛難忍附子尖天雄尖全蠍各七个生研爲末點之 永類方 奔豚疝氣作痛或陰囊腫痛去鈴丸用生川烏尖七個巴豆七枚去皮油爲末糕糊丸梧子大朱砂麝香爲衣每服二丸空心冷酒或冷鹽湯下三

釘，脛骨生碎孔，髓流出，身發寒顫，惟思飲酒，此是肝腎冷熱相吞。用炮川烏頭末傅之，内服韭子湯，效。夏氏奇疾方。

烏頭附子尖。【主治】爲末，茶服半錢，吐風痰癲癇。時珍。

【發明】【時珍曰】烏、附用尖，亦取其鋭氣直達病所爾，無他義也。保幼大全云：小兒慢脾驚風，四肢厥逆。用附子尖一個，硫黄棗大一個，蠍稍七個，爲末，薑汁、麪糊丸黄米大。每服十丸，米飲下。亦治久瀉尫羸。凡用烏、附，不可執謂性熱。審其手足冷者，輕則用湯，甚則用丸，重則用膏，候手足暖，陽氣回，即爲佳也。按此方乃和劑局方碧霞丹變法也，非真慢脾風不可輒用，故初虞世有金虎碧霞之戒。

【附方】〔一〕舊一，新七。**風厥癲癇**。凡中風痰厥，癲癇驚風，痰涎上壅，牙關緊急，上視搐搦，並宜碧霞丹主之。烏頭尖、附子尖、蠍稍各七十個，石緑研九度飛過十兩，爲末，麪糊丸芡子大。每用一丸，薄荷汁半盞化下，更服温酒半合，須臾吐出痰涎爲妙。小兒驚癇，加白僵蠶等分。和劑局方。**臍風撮口**。生川烏尖三個，全足〔二〕蜈蚣半條，酒浸炙，麝香少許，爲末。以少許吹鼻得嚏，乃以薄荷湯灌一字。永類方。**木舌腫脹**。川烏尖、巴豆研細，醋調塗刷。集簡方。**牙痛難忍**。附子尖、天雄尖、全蠍各七個，生研爲末，點之。永類方。**奔豚疝氣**作痛，或陰囊腫痛。去鈴丸：用生川烏尖七個，巴豆七枚去皮油，爲末，糕糊丸梧子大，朱砂、麝香爲衣。每服二丸，空心冷酒或冷鹽湯下。三

〔一〕附方：原作「主治」。今從錢本改。

〔二〕全足：永類鈐方卷二十小兒臍風撮口噤風「定命散」作「金赤」。

兩目一服不可多瘡寮方

割甲成瘡連年不愈川烏頭尖黄檗等分爲末洗了貼之以愈爲度古今錄驗

老幼口瘡烏頭尖一個天南星一個研末薑汁和塗足心男左女右不過二三次即愈

天雄 本經下品

釋名 白幕本經 時珍曰天雄乃種附子而生出或變出其形長而不生子故曰天雄其長而尖者謂之天雄象形也

集解 別錄曰天雄生少室山谷二月采根陰乾弘景曰今采用八月中旬天雄似附子細而長乃至三四寸許此與烏頭附子三種本出建平故謂之三建今宜都佷山者最好謂爲西建錢塘間者謂爲東建氣力小弱不相似故曰西水猶勝東白也其用灰殺之時有水強者不佳恭曰天雄附子烏頭並以蜀道綿州龍州出者佳餘處縱有力弱不相似陶以三物俱出建平故名之者非也烏頭苗名堇音斬爾雅云茇堇草是也今訛爲建遂以建平譯之矣承曰天雄諸說悉備但始種而不生附子側子經年獨長大者是也蜀人種之尤忌生此以爲不利如養蠶而成白殭之意時珍曰天雄有二種一種是蜀人種附子而生出長者或種附子而盡變成長者卯如種芋形狀不一之類一種是他處草烏頭之類自生成者故別錄註烏喙云長三寸已上者爲天雄是也入藥須用蜀產曾經釀制者或云須重一兩乃有象眼者乃佳

兩日一服，不可多。澹寮方。**割甲成瘡，**連年不愈。川烏頭尖、黄蘗等分，爲末。洗了貼之，以愈爲度。古今録驗。**老幼口瘡。**烏頭尖一個，天南星一個，研末，薑汁和，塗足心，男左女右，不過二三次即愈。

天雄本經下品

【釋名】白幕本經。【時珍曰】天雄乃種附子而生出或變出，其形長而不生子，故曰天雄。其長而尖者，謂之天錐，象形也。

【集解】【別録曰】天雄生少室山谷。二月采根，陰乾。【弘景曰】今采用八月中旬。天雄似附子細而長，乃至三四寸許。此與烏頭、附子三種，本出建平，故謂之三建。今宜都佷山者最好，謂爲西建。錢塘間者謂爲東建，氣力小弱，不相似，故曰西冰猶勝東白也。其用灰殺之時有冰强者，不佳。【恭曰】天雄、附子、烏頭，並以蜀道綿州、龍州出者佳。餘處縱有，力弱不相似。陶以三物俱出建平故名之者，非也。烏頭苗名堇，音靳。爾雅云，芨，堇草是也。今訛堇爲建，遂以建平譯〔一〕之矣。【承曰】天雄諸説悉備。但始種而不生附子、側子，經年獨長大者是也。蜀人種之，尤忌生此，以爲不利，如養蠶而成白殭之意。【時珍曰】天雄有二種。一種是蜀人種附子而生出長者，或種附子而盡變成長者，即如種芋形狀不一之類。一種是他處草烏頭之類，自生成者，故別録註烏喙云，長三寸已上者爲天雄是也。入藥須用蜀産曾經釀制者。或云須重一兩半有象眼者乃佳。

〔一〕譯：證類卷十天雄作「釋」。

餘見附子下

修治〔斅曰〕宜炮皴去皮尖底用或陰制如附子法亦得〔大明曰〕凡丸散炮去皮用飲藥即和皮生使甚佳〔時珍曰〕熟用一法每十兩以酒浸七日掘土坑用炭半秤煅赤去火以醋二升沃之候乾乘熱入天雄在内小盆合一夜取出去臍用之

氣味辛溫有大毒〔別錄曰〕甘大溫〔權曰〕大熱宜乾薑制之〇〔之才曰〕遠志爲之使惡腐婢忌豉汁

主治大風寒濕痺歷節痛拘攣緩急破積聚邪氣金瘡强筋骨輕身健行〔本經〕療頭面風去來疼痛心腹結聚關節重不能行步除骨間痛長陰氣强志令人武勇力作不倦〔別錄〕〔禹錫曰〕按淮南子云天雄雄雞志氣益注云取天雄一枚納雄雞腸中擣食之令人勇 治風痰冷痺軟脚毒風能止氣喘促急殺禽蟲毒〔甄權〕治一切風一切氣助陽道暖水臟補腰膝益精明目通九竅利皮膚調血脈四肢不遂下胷膈水破痃癖癰結排膿止痛續骨消瘀血背脊傴僂霍亂轉

餘見「附子」下。

【修治】【斅曰】宜炮皴去皮、尖、底用，或陰制如附子法亦得。【大明曰】凡丸散炮去皮用，飲藥即和皮生使甚佳。【時珍曰】熟用一法：每十兩以酒浸七日。掘土坑，用炭半秤煅赤，去火，以醋二升沃之，候乾，乘熱入天雄在内，小盆合一夜，取出，去臍用之。

【氣味】辛，温，有大毒。【別録曰】甘，大温。【權曰】大熱。宜乾薑制之。○【之才曰】遠志爲之使。惡腐婢。忌豉汁。

【主治】大風，寒濕痺，歷節痛，拘攣緩急，破積聚邪氣，金瘡。强筋骨，輕身健行。本經。療頭面風去來疼痛，心腹結聚，關節重，不能行步，除骨間痛。長陰氣，强志，令人武勇，力作不倦。別録。【禹錫曰】按淮南子云：天雄、雄雞志氣益。注云：取天雄一枚，納雄雞腸中，搗食之，令人勇。治風痰冷痺，軟脚毒風，能止氣喘促急，殺禽蟲毒。甄權。治一切風，一切氣，助陽道，暖水臟，補腰膝，益精明目，通九竅，利皮膚，調血脉，四肢不遂，下胸膈水，破痃癖癰結，排膿止痛，續骨，消瘀血，背脊傴僂，霍亂轉

筋，發汗，止陰汗，炮食治喉痺。大明

【發明】宗奭曰：補虛寒須用附子，風家多用天雄，亦取其大者，以其尖角多熱性，不肯就下，故取其敷散也。元素曰：非天雄不能補上焦之陽虛。震亨曰：天雄、烏頭，氣壯形偉，可爲下部之佐。時珍曰：烏、附、天雄皆是補下焦命門陽虛之藥，補下所以益上也。若是上焦陽虛，即屬心肺之分，當用參、芪，不當用天雄也。且烏、附、天雄之尖，皆是向下生者，其氣下行。其臍乃向上生苗之處。宗奭言其不肯就下，張元素言其補上焦陽虛，皆是誤認尖爲上爾。惟朱震亨以爲下部之佐者，得之而未發出此義。雷斅炮炙論序云：咳逆數數，酒服熟雄。謂以天雄炮研，酒服一錢也。

【附方】新三

三建湯　治元陽素虛，寒邪外攻，手足厥冷，大小便滑數，小便白濁，六脈沉微，除固冷，扶元氣，及傷寒陰毒。用烏頭、附子、天雄並炮裂去皮臍等分，㕮咀。每服四錢，水二盞，薑十五片，煎八分，溫服。肘後方

男子失精　天雄三兩炮，白朮八兩，桂枝六兩，龍骨三兩，爲散。每酒服半錢。張仲景金匱要畧

大風惡癩　三月四月采天雄、烏頭苗及根，去土勿洗，搗汁，漬細粒黑豆，摩去皮不落者，一夜取出，晒乾又浸，如此七次。初吞三枚，漸加至六七枚。禁房室、豬、魚、雞、蒜，犯之即死。

側子　別錄下品

筋，發汗，止陰汗。炮含〔一〕，治喉痺。大明。

【發明】【宗奭曰】補虛寒須用附子。風家多用天雄，亦取其大者，以其尖角多，熱性不肯就下，故取其敷散也。【元素曰】非天雄不能補上焦之陽虛。【震亨曰】天雄、烏頭，氣壯形偉，可爲下部之佐。【時珍曰】烏、附、天雄，皆是補下焦命門陽虛之藥，補下所以益上也。若是上焦陽虛，即屬心肺之分，當用參、芪，不當用天雄也。且烏、附、天雄之尖，皆是向下生者，其氣下行。其臍乃向上生苗之處。寇宗奭言其不肯就下，張元素言其補上焦陽虛，皆是誤認尖爲上爾。惟朱震亨以爲下部之佐者得之，而未發出此義。雷斅炮炙論序云：咳逆數數，酒服熟雄。謂以天雄炮研，酒服一錢也。

【附方】新三。三建湯。治元陽素虛，寒邪外攻，手足厥冷，大小便滑數，小便白渾，六脉沉微，除固冷，扶元氣，及傷寒陰毒。用烏頭、附子、天雄並炮裂，去皮臍，等分，㕮咀，每服四錢。水二盞，薑十五片，煎八分，温服。肘後方。男子失精。天雄三兩炮，白术八兩，桂枝六兩，龍骨三兩，爲散。每酒服半錢。張仲景金匱要略。大風惡癩。三月、四月采天雄、烏頭苗及根，去土勿洗，搗汁，漬細粒黑豆，摩去皮不落者，一夜取出，晒乾又浸，如此七次。初吞三枚，漸加至六七枚。禁房室、猪、魚、雞、蒜，犯之即死。

側子 別録下品

〔一〕含：原作「食」。今據證類卷十天雄改。

【釋名】萴子[時珍曰生附子之側故名許慎說文作萴子]

【集解】[弘景曰此附子邊角之大者削取之昔時不用比來醫家以療脚氣多驗恭曰側子附子皆是烏頭下旁出者以小者爲側子大者爲附子今以附子角爲側子理必不然若當陽以下江左山南嵩高齊魯間附子時復有角如大豆許夔州以上劍南所出者附子之角但如黍粟豈可充用比來都下皆用細附子有効未嘗取角也保昇曰今附子邊果有角如大棗核及檳榔以來者形狀自是一顆且不小乃烏頭旁出附子附子旁出側子甚明時珍曰側子乃附子旁粘連小者爾故吳普陶弘景皆指爲附子角之大者其又小于側子者即漏籃子矣故楊氏附子記言側子漏籃園人皆不重之以乞役夫]

【修治】[同附子]

【氣味】辛大熱有大毒[普曰神農岐伯有大毒八月采畏惡與附子同]【主治】癰腫風痺歷節腰脚疼冷寒熱鼠瘻又墮胎[別錄]療脚氣冷風濕痺大風筋骨攣急[甄權]冷酒調服治遍身風癮疹神妙[雷斆]

【發明】[杲曰烏頭乃原生之腦得母之氣守而不移居乎中者也側子散生旁側体無定在其氣輕揚宜其發散四肢]

【釋名】萴子。【時珍曰】生于附子之側，故名。許慎説文作萴子。

【集解】【弘景曰】此附子邊角之大者，削取之。昔時不用，比來醫家以療脚氣多驗。【恭曰】側子、附子，皆是烏頭下旁出者。以小者爲側子，大者爲附子。今以附子角爲側子，理必不然。若當陽以下，江左、山南、嵩高、齊魯間，附子時復有角如大豆許。夔州以上，劍南所出者，附子之角但如黍粟，豈可充用？比來都下皆用細附子有效，未嘗取角也。【保昇〔一〕曰】今附子邊果有角如大棗核及檳榔以來者，形狀自是一顆，且不小。乃烏頭旁出附子，附子旁出側子，甚明。【時珍曰】側子乃附子旁粘連小者爾，故吴普、陶弘景皆指爲附子角之大者。其又小于側子者，即漏籃子矣。故楊氏附子記言：側子、漏籃，園人皆不重之，以乞役夫。

【修治】同附子。

【氣味】辛，大熱，有大毒。【普曰】神農、岐伯：有大毒。八月采。畏惡與附子同。【主治】癰腫，風痺歷節，腰脚疼冷，寒熱鼠瘻。又墮胎。別録。療脚氣，冷風濕痺，大風筋骨攣急。甄權。冷酒調服，治遍身風瘮神妙。雷斅。

【發明】【機曰】烏頭乃原生之腦，得母之氣，守而不移，居乎中者也。側子散生旁側，體無定在，其氣輕揚，宜其發散四肢，

〔一〕昇：原作「升」。今據卷一歷代諸家本草改。

玄達皮毛爲治風之藥天雄長而尖其氣親上宜其補上焦之陽虛木鼈子則餘氣所結其形摧殘宜其不入湯服令人喪目也時珍曰唐元希聲侍郎治癱瘓風有側子湯見外臺秘要藥多不録

漏籃子 綱目

【釋名】木鼈子 炮炙論 虎掌 日華 時珍曰此乃附子之瑣細未成者小而漏籃故名南星之最小者名虎掌此物類之故亦同名大明會典載四川成都府歲貢天雄二十對附子五十對烏頭五十對漏籃二十斤不知何用

【氣味】苦辛有毒 敩曰服之令人喪目

【主治】惡痢冷漏瘡惡瘡癘風 時珍

【發明】時珍曰按楊士瀛直指方云凡漏瘡年久者復其元陽當用漏籃子輩加減用之如不當用而輕用之又恐熱氣乘虛變移結核而爲害尤甚也又按類編云一人兩足生瘡臭潰難近夜宿五夫人祠下夢神授方用漏籃子一枚生研爲末入膩粉少許井水調唾依法治之果愈蓋此物不堪服餌止宜入瘡科也

【附方】新一

一切惡痢 雜下及休息痢百歲丸用漏籃子一個大者阿膠木香黄連罌粟殼各半兩俱炒焦存性入乳香少許爲末糊丸梧子大每一歲一丸米飲下 羅天益衛生寶鑑

烏頭 下品 本經

【校正】併入拾遺獨白草

充達皮毛，爲治風之藥。天雄長而尖，其氣親上，宜其補上焦之陽虚。木鼈子則餘氣所結，其形摧殘，宜其不入湯服，令人喪目也。【時珍曰】唐元希聲侍郎治癱瘓風，有側子湯，見外臺秘要，藥多不録。

漏籃子 綱目

【釋名】木鼈子炮炙論、虎掌日華。【時珍曰】此乃附子之瑣細未成者，小而漏籃，故名。南星之最小者名虎掌，此物類之，故亦同名。大明會典載：四川成都府，歲貢天雄二十對，附子五十對，烏頭五十對，漏籃二十斤。不知何用。

【氣味】苦、辛，有毒。【斅曰】服之令人喪目。【主治】惡痢，冷漏瘡，惡瘡癘風。時珍。

【發明】【時珍曰】按楊士瀛直指方云：凡漏瘡年久者，復其元陽，當用漏籃子輩，加減用之。如不當用而輕用之，又恐熱氣乘虚變移結核，而爲害尤甚也。又按類編云：一人兩足生瘡，臭潰難近。夜宿五夫人祠下，夢神授方：用漏籃子一枚，生研爲末，入膩粉少許，井水調唾〔一〕。依法治之，果愈。蓋此物不堪服餌，止宜入瘡科也。

【附方】新一。一切惡痢雜下及休息痢。百歲丸：用漏籃子一個大者，阿膠、木香、黄連、罌粟殼各半兩，俱炒焦存性，入乳香少許爲末，糊丸梧子大。每一歲一丸，米飲下。羅天益衛生寶鑑。

烏頭本經下品

【校正】併入拾遺獨白草〔二〕。

〔一〕唾：醫説卷十瘡引類編作「塗」。
〔二〕獨白草：證類卷八引拾遺作「獨白草」。後同不注。

釋名烏喙本經即兩頭尖草烏頭綱目土附子日華奚毒本經耿子吳普毒公
吳普又名帝秋金鴉綱目苗名茛音艮芨音及堇音近獨白草拾遺鴛鴦菊綱目汁
煎名射罔普曰烏頭形如烏之頭也有兩岐相合如烏之喙者名曰烏喙喙即烏之口也恭曰烏喙即烏頭異
名也此有三岐者然兩岐者少若烏頭兩岐名烏喙則天雄附子之兩岐者復何以名之時珍曰此即烏頭之野生于他
處者俗謂之草烏頭亦曰竹節烏頭出江北者曰淮烏頭日華子所謂土附子者是也烏喙即偶生兩岐者今俗呼為兩
頭尖因形而名其實一物也附子天雄之偶生兩岐者亦謂之烏喙功亦同于天雄非此烏頭也蘇恭不知此義故反
疑之草烏頭取汁晒為毒藥射禽獸故有射罔之稱後魏書言遼東塞外秋收烏頭為毒藥射禽獸陳藏器所引續漢五
行志言西國生獨白草煎為藥敷箭射人即死者皆此烏頭非川烏頭也菊譜云鴛鴦菊即烏喙苗也
集解別錄曰烏頭烏喙生朗陵山谷正月二月采陰乾長三寸以上者為天雄普曰正月始生葉厚莖方中空葉四
四相當與高相似弘景曰今采用四月亦以八月采搗笮莖汁日煎為射罔獵人以傅箭射禽獸十步即倒中人亦死宜
逸解之朗陵屬汝南郡大明曰土附子生去皮搗濾汁澄清旋添曬乾取膏名為射罔以作毒箭時珍曰處處有之根苗
花實並與川烏頭相同但此係野生又無釀造之法其根外黑內白皺而枯燥為異尒然毒則甚焉段成式酉陽雜俎言

【釋名】烏喙本經即兩頭尖、草烏頭綱目、土附子日華、奚毒本經、耿子吳普、毒公吳普又名帝秋〔一〕、金鴉綱目。

苗名茛〔二〕音艮、芨音及、堇音近、獨白草拾遺、鴛鴦菊綱目。汁煎名射罔。【普曰】烏頭，形如烏之頭也。有兩岐相合如烏之喙者，名曰烏喙。喙即烏之口也。【恭曰】烏喙，即烏頭異名也。此有三歧者，然兩歧者少。若烏頭兩歧者名烏喙，則天雄、附子之兩歧者，復何以名之？【時珍曰】此即烏頭之野生于他處者，俗謂之草烏頭，亦曰竹節烏頭，出江北者曰淮烏頭，日華子所謂土附子者是也。烏喙即偶生兩歧者，今俗呼爲兩頭尖，因形而名，其實乃一物也。附子、天雄之偶生兩歧者，亦謂之烏喙，功亦同于天雄，非此烏頭也。蘇恭不知此義，故反疑之。草烏頭取汁，晒爲毒藥，射禽獸，故有射罔之稱。後魏書言遼東塞外秋收烏頭爲毒藥射禽獸，陳藏器所引續漢五行志，言西國生獨白草，煎爲藥，敷箭射人即死者，皆此烏頭，非川烏頭也。菊譜云鴛鴦菊，即烏喙苗也。

【集解】【别録曰】烏頭、烏喙生朗陵山谷。正月、二月采，陰乾。長三寸以上者爲天雄。【普曰】正月始生，葉厚，莖方中空，葉四四相當，與蒿相似。【弘景曰】今采用四月，亦以八月采。搗笮莖汁，日煎爲射罔。獵人以傅箭，射禽獸十步即倒，中人亦死，宜速解之。朗陵屬汝南郡。【大明曰】土附子生去皮搗，濾汁澄清，旋添晒乾取膏，名爲射罔，以作毒箭。【時珍曰】處處有之，根苗花實並與川烏頭相同。但此係野生，又無釀造之法，其根外黑内白，皺而枯燥爲異爾，然毒則甚焉。段成式酉陽雜俎言：

〔一〕帝秋：御覽卷九百九十烏頭引吳氏本草作「千秋」。

〔二〕茛：同上引作「茛」。

雀芋狀如雀頭置乾地反濕濕地反乾飛鳥觸之墮走獸遇之僵似亦草烏之類而毒更甚也又言建寧郡烏勿山有牧靡草鳥鵲誤食烏喙中毒必急食此草以解之牧靡不知何藥也

修治 時珍曰草烏頭或生用或炮用或以烏大豆同煮熟去其毒用

烏頭 氣味 辛溫有大毒 別錄曰甘大熱大毒普曰神農雷公桐君黃帝甘有毒權曰苦辛大熱有大毒大明曰味苦辛熱有毒之才曰莽草遠志為之使反半夏栝樓貝母白斂白及惡藜蘆時珍曰伏丹砂砒石忌豉汁畏飴糖黑豆冷水能解其毒

主治 中風惡風洗洗出汗除寒濕痺欬逆上氣破積聚寒熱其汁煎之名射罔殺禽獸 本經 消胸上痰冷食不下心腹冷疾臍間痛不可俛仰目中痛不可久視又墮胎 別錄 主惡風憎寒冷痰包心腸腹疞痛痃癖氣塊齒痛益陽事強志 甄權 治頭風喉痺癰腫疔毒 時珍

烏喙 一名兩頭尖 氣味 辛微溫有大毒 普曰神農雷公桐君黃帝有毒權曰苦辛大熱○畏忌同烏頭 主治 風濕丈夫腎濕陰囊癢寒熱歷節掣引腰痛

雀芋狀如雀頭，置乾地反濕，濕地反乾，飛鳥觸之墮，走獸遇之僵。似亦草烏之類，而毒更甚也。又言：建寧郡烏勾山有牧靡草，烏鵲誤食烏喙中毒，必急食此草以解之。牧靡不知何藥也？

【修治】【時珍曰】草烏頭或生用，或炮用，或以烏大豆同煮熟，去其毒用。

烏頭。【氣味】辛，温，有大毒。【别録曰】甘，大熱，大毒。【普曰】神農、雷公、桐君、黄帝：甘，有毒。【權曰】苦、辛，大熱，有大毒。【大明曰】味薟〔一〕、辛，熱，有毒。【之才曰】莽草、遠志爲之使。反半夏、栝樓、貝母、白斂、白及。惡藜蘆。【時珍曰】伏丹砂、砒石。忌豉汁。畏飴糖、黑豆、冷水，能解其毒。【主治】中風惡風，洗洗出汗，除寒濕痺，欬逆上氣，破積聚寒熱。其汁煎之名射罔，殺禽獸。本經。消胸上痰冷，食不下，心腹冷痰〔二〕，臍間痛，不可俛仰，目中痛，不可久視。又墮胎。别録。主惡風憎寒，冷痰包心，腸腹㽲痛，痃癖氣塊，齒痛。益陽事，强志。甄權。治頭風喉痺，癰腫疔毒。時珍。

烏喙，一名兩頭尖。【氣味】辛，微温，有大毒。【普曰】神農、雷公、桐君、黄帝：有毒。【權曰】苦、辛，大熱。○畏惡同烏頭。【主治】風濕，丈夫腎濕陰囊癢，寒熱歷節，掣引腰痛，

〔一〕薟：證類卷十烏頭引日華子作「瘷」。
〔二〕痰：證類卷十烏頭載别録作「疾」。

不能行步，癰腫膿結，又墮胎。別錄男子腎氣衰弱，陰汗，瘰癧歲月不消。甄權主大風頑痺。時珍

射罔

【氣味】苦，有大毒。之才曰：溫。大明曰：人中射罔毒，以甘草、藍汁、小豆葉、浮萍、冷水、薺苨，皆可一味禦之。

【主治】尸疰癥堅，及頭中風痺。別錄瘻瘡瘡根，結核瘰癧，毒腫及蛇咬。先取塗肉四畔，漸漸近瘡，習習逐病至骨。瘡有熱膿及黃水，塗之；若無膿水，有生血，及新傷破，即不可塗，立殺人。藏器

【發明】時珍曰：草烏頭、射罔，乃至毒之藥。非若川烏頭、附子，人所栽種，加以釀制，殺其毒性之比。自非風頑急疾，不可輕投。甄權藥性論言其益陽事，治男子腎氣衰弱者，未可遽然也。此類止能搜風勝濕，開頑痰，治頑瘡，以毒攻毒而已，豈有川烏頭、附子補右腎命門之功哉。吾蘄郝知府自負知醫，因病風癬，服草烏頭、木鱉子藥過多，甫入腹而麻痺，遂至不救，可不慎乎。機曰：烏喙形如烏觜，其氣鋒銳，宜其通經絡，利關節，尋蹊達徑，而直抵病所。煎爲射罔，能殺禽獸。非氣之鋒銳捷利，能如是乎？楊清叟曰：凡風寒濕痺，骨內冷痛，及損傷入骨，年久發痛，或一切陰疽腫毒，並宜草烏頭、南星等分，少

不能行步，癰腫膿結。又墮胎。別録。男子腎氣衰弱，陰汗，瘰癧歲月不消。甄權。主大風頑痺。時珍。

射罔。【氣味】苦，有大毒。【之才曰】温。【大明曰】人中射罔毒，以甘草、藍汁〔一〕、小豆葉、浮萍、冷水、薺苨，皆可一味禦之。

【主治】尸疰癥堅，及頭中風痺。別録。瘻瘡瘡根，結核瘰癧，毒腫及蛇咬。先取塗肉四畔，漸漸近瘡，習習逐病至骨。瘡有熟〔二〕膿及黄水，塗之。若無膿水，有生血，及新傷破，即不可塗，立殺人。藏器。

【發明】【時珍曰】草烏頭、射罔，乃至毒之藥。非若川烏頭、附子，人所栽種，加以釀制殺其毒性之比。自非風頑急疾，不可輕投。甄權藥性論言其「益陽事」，「治男子腎氣衰弱」者，未可遽然也。此類止能搜風勝濕，開頑痰，治頑瘡，以毒攻毒而已，豈有川烏頭、附子補右腎命門之功哉？吾蘄郝知府自負知醫，因病風癬，服草烏頭、木鼈子藥過多，甫入腹而麻痺，遂至不救，可不慎乎。【機曰】烏喙形如烏嘴，其氣鋒鋭。宜其通經絡，利關節，尋蹊達徑，而直抵病所。煎爲射罔，能殺禽獸。非氣之鋒鋭捷利，能如是乎？【楊清叟曰】凡風寒濕痺，骨内冷痛，及損傷入骨，年久發痛，或一切陰疽腫毒。並宜草烏頭、南星等分，少

〔一〕藍汁：證類卷十烏頭作「藍青」。
〔二〕熟：原作「熱」。今據改同上。

加肉桂爲末薑汁熱酒調塗未破者能內消久潰者能去黑爛二藥性味辛烈能破惡塊逐寒熱遇冷即消遇熱即潰

附方舊四新四十八

陰毒傷寒生草烏頭爲末以葱頭蘸藥納穀道中名提盆散王海藏陰證畧例

二便不通即上方名霹靂箭

中風癱瘓手足顫掉言語蹇濇左經丸用草烏頭炮去皮四兩川烏頭炮去皮二兩乳香沒藥各一兩爲末生烏豆一升以斑蝥三七個去頭翅同煑豆熟去蝥取豆焙乾爲末和勻以醋麩糊丸梧子大每服三十丸溫酒下簡易方

癱瘓頑風骨節疼痛下元虛冷諸風痔漏下血一切風瘡草烏頭川烏頭兩頭尖各三錢硫黃麝香丁香各一錢木鱉子五個爲末以熟蘄艾揉軟合成一處用鈔紙包裹燒熏病處名雷丸孫天仁集效方

諸風不遂朱氏集驗方用生草烏頭晚蠶沙等分爲末取生地龍搗和入少醋糊丸梧子大每服四五丸白湯下甚妙勿多服恐麻人名鄂渚小金丹○經驗濟世方用草烏頭四兩去皮大豆半升鹽一兩同以沙瓶煑三伏時去豆將烏頭入木臼搗三百杵作餅焙乾爲末酒糊丸梧子大每空心鹽湯下十丸名至寶丹

一切頭風神應經用生草烏頭天麻各洗等分擂爛絞汁傾盆中砌一小坑其下燒火將盆放坑上每日用竹片攪一次夜則露之晒至成膏作成小鋌子每一鋌分作三服用葱薑自然汁和好酒熱服乾坤秘韞

一切風證不問頭風痛風黃鴉吊脚風痺生淮烏頭一斤生川烏頭一枚生附子一枚並爲末葱一斤薑一斤擂如泥和作餅

加肉桂爲末，薑汁、熱酒調塗。未破者能内消，久潰者能去黑爛。二藥性味辛烈，能破惡塊，逐寒熱，遇冷即消，遇熱即潰。

【附方】舊四，新四十八。**陰毒傷寒**。生草烏頭爲末，以葱頭蘸藥納穀道中，名提盆散。王海藏陰證略例。**二便不通**。即上方，名霹靂箭。**中風癱瘓**。手足顫掉，言語蹇澁。左經丸：用草烏頭炮去皮四兩，川烏頭炮去皮二兩，乳香、没藥各一兩，爲末。生烏豆一升，以斑蝥三七個，去頭翅，同煮，豆熟去蝥，取豆焙乾爲末。和匀，以醋麪糊丸梧子大。每服三十丸，温酒下。簡易方。**癱瘓頑風**，骨節疼痛，下元虚冷，諸風痔漏下血，一切風瘡。草烏頭、川烏頭、兩頭尖各三錢，硫黄、麝香、丁香各一錢，木鼈子五個，爲末。以熟蘄艾揉軟，合成一處，用鈔紙包裹，燒熏病處。名雷丸。孫天仁集效方。**諸風不遂**。朱氏集驗方用生草烏頭、晚蠶沙等分，爲末。取生地龍搗和，入少醋糊丸梧子大。每服四五丸，白湯下，甚妙。勿多服，恐麻人。名鄂渚小金丹。○經驗濟世方用草烏頭四兩去皮，大豆半升，鹽一兩，同以沙瓶煮三伏時，去豆，將烏頭入木臼搗三百杵，作餅焙乾爲末，酒糊丸梧子大，每空心鹽湯下十丸。名至寶丹。**一切頑風**。神應丹：用生草烏頭、生天麻各洗，等分，擂爛絞汁傾盆中。砌一小坑，其下燒火，將盆放坑上。每日用竹片攪一次，夜則露之。晒至成膏，作成小鋌子。每一鋌分作三服，用葱、薑自然汁和好酒熱服。乾坤秘韞。**一切風證**。不問頭風痛風，黄鴉吊脚風痺。生淮烏頭一斤，生川烏頭一枚，生附子一枚，並爲末。葱一斤，薑一斤，擂如泥，和作餅予以草鋪盤內加諸葉以上安餅於葉上又鋪蒼葉蓋之待出汗黄一日夜乃晒之為末以生薑取汁煮麪糊和丸梧子大初服三十丸日二服服後身痺汗出即愈避風○乾坤祕韞

破傷風病 壽域方用草烏頭為末每以一二分温酒服之出汗○儒門事親方用草烏尖白芷并生研末每服半錢冷酒一盞入葱白一根同煎服少頃以葱白熱粥投之汗出立愈

年久麻痺 或歷節走氣疼痛不仁不拘男女神授散用草烏頭半斤去皮為末以袋一個盛豆腐半袋入烏末在內再將豆腐填滿壓乾入鍋中煮一夜其藥即堅如石取出晒乾為末每服五分冷風濕氣以生薑湯下麻木不仁以葱白湯下之○活人心統

風濕痺木 黑神丸草烏頭連皮生研五靈脂等分為末六月六日滴水丸彈子大四十歲以下分六服病甚一丸作二服薄荷湯化下覺微麻為度○本事方

風濕走痛 黑弩箭丸用兩頭尖五靈脂各一兩乳香沒藥當歸三錢為末醋糊丸梧子大每服十丸至三十丸臨卧溫酒下忌油鹽濕麪孕婦勿服○諸竹堂方

腰脚冷痛 烏頭三個去皮臍研末醋調貼須臾痛止○十便良方

膝風作痛 草烏細辛防風等分為末摻靴襪中及安護膝內能除風濕健步○扶壽方

遠行脚腫 草烏細辛防風等分為末摻鞋底內如草鞋以水微濕摻之用之可行千里甚妙○經驗方

脚氣掣痛 或胯間有核生草烏頭大黃木鼈子作末薑汁煎茶調貼之○又法草烏一味為末以薑汁或酒糟同搗貼之○永類方

濕滯足腫

子。以草鋪盤内，加楮葉於上，安餅於葉上，又鋪草葉蓋之。待出汗黄一日夜，乃晒之，舂爲末，以生薑取汁煮麪糊和丸梧子大。初服三十丸，日二服，服後身痺汗出即愈。避風。乾坤秘韞。**破傷風病**。壽域方用草烏頭爲末，每以一二分温酒服之，出汗。○儒門事親方用草烏尖、白芷，并生研末。每服半錢，冷酒一盞，入葱白一根，同煎服。少頃以葱白熱粥投之，汗出立愈。**年久麻痺**，或歷節走氣，疼痛不仁，不拘男女。神授散：用草烏頭半斤，去皮爲末。以袋一個，盛豆腐半袋，入烏末在内，再將豆腐填滿壓乾，入鍋中煮一夜，其藥即堅如石，取出晒乾爲末，每服五分。冷風濕氣，以生薑湯下。麻木不仁，以葱白湯下之。活人心統。**風濕痺木**。黑神丸：草烏頭連皮生研、五靈脂等分，爲末，六月六日滴水丸彈子大。四十歲以下分六服，病甚一丸作二服，薄荷湯化下，覺微麻爲度。本事方。**風濕走痛**。黑弩箭丸：用兩頭尖、五靈脂各一兩，乳香、没藥、當歸各〔一〕三錢，爲末，醋糊丸梧子大。每服十丸至三十丸，臨卧温酒下。忌油膩、濕麪。孕婦勿服。瑞竹堂方。**腰脚冷痛**。烏頭三個，去皮臍，研末，醋調貼，須臾痛止。十便良方。**膝風作痛**。草烏、細辛、防風等分，爲末，摻靴襪中，及安護膝内，能除風濕健步。扶壽方。**遠行脚腫**。草烏、細辛、防風等分，爲末，摻鞋底内。如草鞋，以水微濕摻之。用之可行千里，甚妙。經驗方。**脚氣掣痛**，或胯間有核。生草烏頭、大黄、木鼈子作末，薑汁煎茶調貼之。○又法：草烏一味爲末，以薑汁或酒糟同搗貼之。永類方。**濕滯足腫**，

〔一〕各：原脱。今據瑞竹堂方卷一諸風門「黑弩箭丸」補。

早輕晚重用草烏頭一兩以生薑一兩同研交感一宿蒼朮一兩以葱白一兩同研交感一宿各焙乾爲末酒糊丸梧子大每服五十丸酒下艾元英如宜方

除風去濕治脾胃虛弱久積冷氣飲食減少用草烏頭一斤蒼朮二斤以去白陳皮半斤生甘草四兩黑豆三升水一石同煮乾只揀烏朮晒焙爲末酒糊丸梧子大焙乾收之每空心溫酒下二三十丸覺麻即漸減之名烏朮丸集簡方

偏正頭風草烏頭四兩川芎藭四兩蒼朮半斤生薑四兩連鬚生葱一把搗爛同入瓷瓶封固埋土中春五夏三秋五冬七日取出晒乾揀去葱薑爲末醋麪糊和丸梧子大每服九丸臨臥溫酒下立效戴古渝經驗方

久患頭風草烏頭尖生用一分赤小豆三十五粒麝香一字爲末每服半錢薄荷湯冷服更隨左右搐鼻指南方

風痰頭痛體虛傷風停聚痰飲上厥頭痛或偏或正草烏頭炮去皮尖半兩川烏頭生去皮尖一兩藿香乳香三皂子大爲末每服二錢薄荷生薑湯下食後服陳言三因方

女人頭痛血風證草烏頭梔子等分爲末自然葱汁隨左右調塗太陽及額上勿過眼避風濟生方

腦洩臭穢草烏去皮半兩蒼朮一兩川芎二兩並生研末麪糊丸綠豆大每服十丸茶下忌一切熱物聖濟總錄

耳鳴耳癢如流水及風聲不治成聾用生烏頭掘得乘濕削如棗核大塞之日易二次不三日愈千金方

喉痺口噤不開欲死草烏頭皂莢等分爲末入麝香少許擦牙并搐鼻內牙關自開也○濟生方用草烏尖石膽等分爲

早輕晚重。用草烏頭一兩，以生薑一兩同研，交感一宿。蒼朮一兩，以葱白一兩同研，交感一宿。各焙乾爲末，酒糊丸梧子大。每服五十丸，酒下。艾元英如宜方。**除風去濕**。治脾胃虚弱，久積冷氣，飲食減少。用草烏頭一斤，蒼朮二斤，以去白陳皮半斤，生甘草四兩，黑豆三升，水一石，同煮乾，只揀烏、朮晒焙爲末，酒糊丸梧子大，焙乾收之。每空心温酒下二三十丸，覺麻即漸減之。名烏朮丸。集簡方。

偏正頭風。草烏頭四兩，川芎藭四兩，蒼朮半斤，生薑四兩，連鬚生葱一把，搗爛，同入瓷瓶，封固埋土中。春五、夏三、秋五、冬七日，取出晒乾。揀去葱、薑，爲末，醋麪糊和丸梧子大。每服九丸，臨卧温酒下，立效。戴古渝經驗方。**久患頭風**。草烏頭尖生用一分，赤小豆三十五粒，麝香一字，爲末。每服半錢，薄荷湯冷服。更隨左右嗃鼻。指南方。**風痰頭痛**。體虚傷風，停聚痰飲，上厥頭痛，或偏或正。草烏頭炮去皮尖半兩，川烏頭生去皮尖一兩，藿香半兩〔一〕，乳香三皂子大，爲末。每服二錢，薄荷薑湯下，食後服。陳言三因方。

女人頭痛，血風證。草烏頭、巵子等分，爲末。自然葱汁，隨左右調塗太陽及額上，勿過眼，避風。濟生方。**腦洩臭穢**。草烏去皮半兩，蒼朮一兩，川芎二兩，並生研末，麪糊丸緑豆大。每服十丸，茶下。忌一切熱物。聖濟總録。**耳鳴耳癢**，如流水及風聲，不治成聾。用生烏頭掘得，乘濕削如棗核大，塞之。日易二次。不過〔二〕三日愈。千金方。**喉痺口噤**不開，欲死。草烏頭、皂莢等分，爲末，入麝香少許。擦牙并嗃鼻內，牙關自開也。○濟生方用草烏尖、石膽等分，爲

〔一〕半兩：原脱。今據三因方卷十六頭痛證治補。
〔二〕過：原脱。今據千金方卷六耳疾補。

末每用一錢醋煮皂莢汁調稀掃入腫上流涎數次其毒即破也**虛壅口瘡**滿口連舌者草烏一個南星一
個生薑一大塊為末睡時以醋調塗手心足心或以草烏頭吳茱萸等分為末蜜調塗足心本事方**疳蝕口**
鼻穿透者草烏頭燒灰入麝香等分為末貼之**風蟲牙痛**草烏炒黑一兩細辛一錢為末揩之吐去涎○
一方草烏食鹽同炒黑摻之海上方**寒氣心疝**三十年者射罔食茱萸等分為末蜜丸麻子大每酒下二
丸日三服劉國英所秘之方范汪東陽方**寒瘧積瘧**巴豆一枚去心皮射罔去皮如巴豆大大棗去皮一
枚搗成丸梧子大清旦先發時各服一丸白湯下肘後方**脾寒厥瘧**先寒後熱名寒瘧但寒不熱面色黑
者名厥瘧寒多熱少面黃腹痛名脾瘧三者並宜服此賈耘老用之二十年累試有効不蛀草烏頭削去皮沸湯泡二七
度以盞蓋良久切焙研稀糊丸梧子大每服三十丸薑十片棗三枚葱三根煎湯清早服以棗壓之如人行十里許再一
服絕勿飲湯便不發也蘇東坡良方**腹中癥結**害妨飲食羸瘦射罔二兩椒三百粒搗末雞子白和丸麻
子大每服一丸漸至三丸以愈為度肘後方**水泄寒痢**大草烏一兩以一半生研一半燒灰醋糊和丸綠豆
大每服七丸井華水下忌生冷魚肉十便良方**泄痢注下**三神丸治清濁不分泄瀉注下或赤或白腹臍
刺痛裹急後重用台烏頭三個去皮尖以一個火炮一個醋煮一個燒灰為末醋糊丸綠豆大每服二十丸水瀉流水下

末。每用一錢，醋煮皂莢汁調稀，掃入腫上，流涎數次，其毒即破也。**虚壅口瘡**，滿口連舌者。草烏一個，南星一個，生薑一大塊，爲末，睡時以醋調塗手心足心。或以草烏頭、吴茱萸等分，爲末，蜜調塗足心。本事方。**疳蝕口鼻**穿透者。草烏頭燒灰，入麝香等分，爲末貼之。**風蟲牙痛**。草烏炒黑一兩，細辛一錢，爲末揩之，吐去涎。○一方：草烏、食鹽同炒黑，摻之。海上方。**寒氣心疝**三十年者。射罔、食茱萸等分，爲末，蜜丸麻子大。每酒下二丸，日三服。劉國英所秘之方。范汪東陽方。**寒瘧積瘧**。巴豆一枚去心皮，射罔〔一〕如巴豆大，大棗去皮一枚，擣成丸梧子大。清旦、先發時各服一丸，白湯下。肘後方。**脾寒厥瘧**。先寒後熱，名寒瘧。但寒不熱，面色黑者名厥瘧。寒多熱少，面黄腹痛，名脾瘧。三者並宜服此。賈耘老用之二十年，累試有效。不蛀草烏頭削去皮，沸湯泡二七度，以盞蓋良久，切焙研，稀糊丸梧子大。每服三十丸，薑十片，棗三枚，葱三根，煎湯清早服，以棗壓之。如人行十里許，再一服。絶勿飲湯，便不發也。蘇東坡良方。**腹中癥結**。害妨飲食，羸瘦。射罔二兩，椒三百粒，擣末，雞子白和丸麻子大。每服一丸，漸至三丸，以愈爲度。肘後方。**水泄寒痢**。大草烏一兩，以一半生研，一半燒灰，醋糊和丸緑豆大。每服七丸，井華水下。忌生冷魚肉。十便良方。**泄痢注下**。三神丸：治清濁不分，泄瀉注下，或赤或白，腹臍刺痛，裏急後重。用台烏頭〔二〕三個去皮尖，以一個火炮，一個醋煮，一個燒灰，爲末，醋糊丸緑豆大，每服二十丸。水瀉流水下，

〔一〕罔：此後原衍「去皮」二字。今據肘後方卷三治寒熱諸瘧方删。

〔二〕台烏頭：局方卷六治瀉痢「三神丸」作「草烏」。

赤痢甘草湯下白痢薑湯下忌魚醒生冷　和劑局方**結陰下血**腹痛草烏頭蛤粉炒去皮臍切一兩茴香
炒三兩每用三錢水一盞入鹽少許煎八分去滓露一夜五更冷服　聖濟錄**老人遺尿**不知出者草烏頭一
兩童便浸七日去皮同鹽炒為末酒糊丸緑豆大每服二十丸鹽湯下　普濟方**內痔不出**草烏為末津調
點肛門內痔即反出乃用枯痔藥點之　外科集驗方**疔毒初起**草烏頭七個川烏頭三個杏仁九個飛羅
麪一兩為末無根水調搽留口以紙蓋之乾則以水潤之　唐瑤經驗方**疔毒惡腫**生烏頭切片醋熬成膏攤
貼次日根出○又方兩頭尖一兩巴豆四個搗貼疔自拔出　普濟方**疔瘡發背**草烏頭去皮為末用葱白
連鬚和搗丸疏豆大以雄黄為衣每服一丸先將葱一根細嚼以熱酒送下或有惡心嘔三四口用冷水一口止之即卧
以被厚蓋汗出為度亦治頭風　乾坤秘韞**惡毒諸瘡**及發背疔瘡便毒等證二烏膏用草烏頭川烏頭于
瓦上以井華水磨汁塗之如有口即塗四邊乾再上亦可單用草烏頭醋塗之　永類方**大風癬瘡**遍身黑色
肌體麻木痹痛不常草烏頭一斤刮洗去皮極淨攤乾以清油四兩鹽四兩同入銚內炒令深黄色傾出剩油只留鹽并
藥再炒令黑烟出為度取一枚劈破心內如米一點白者始好白多再炒乘熱杵羅為末醋麪糊丸梧子大每服三十丸
空心溫酒下草烏性毒難制五七日間以黑豆煮粥食解其毒　繼洪澹寮方**遍身生瘡**陰囊兩脚尤甚者草

赤痢甘草湯下，白痢薑湯下。忌魚腥〔一〕生冷。和劑局方。結陰下血，腹痛。草烏頭，蛤粉炒，去皮臍切一兩，茴香炒三兩。每用三錢，水一盞，入鹽少許，煎八分，去滓，露一夜，五更冷服。聖濟録。老人遺尿不知出者。草烏頭一兩，童便浸七日，去皮，同鹽炒，爲末，酒糊丸緑豆大。每服二十丸，鹽湯下。普濟方。内痔不出。草烏爲末，津調點肛門内，痔即反出，乃用枯痔藥點之。外科集驗方。疔毒初起。草烏頭七個，川烏頭三個，杏仁九個，飛羅麪一兩，爲末。無根水調搽，留口以紙蓋之，乾則以水潤之。唐瑶經驗方。疔毒惡腫。生烏頭切片，醋熬成膏，攤貼。次日根出。○又方：兩頭尖一兩，巴豆四個，搗貼。疔自拔出。普濟方。疔瘡發背。草烏頭去皮爲末，用葱白連鬚和搗，丸豌豆大，以雄黄爲衣。每服一丸，先將葱一根細嚼，以熱酒送下。或有惡心，嘔三四口，用冷水一口止之。即卧，以被厚蓋，汗出爲度。亦治頭風。乾坤秘韞。惡毒諸瘡，及發背、疔瘡、便毒等證。二烏膏：用草烏頭、川烏頭，于瓦上以井華水磨汁塗之。如有口，即塗四邊。乾再上。亦可單用草烏磨醋塗之。永類方。大風癬瘡，遍身黑色，肌體麻木，痺痛不常。草烏頭一斤，刮洗去皮極净，攤乾。以清油四兩，鹽四兩，同入銚内，炒令深黄色。傾出剩油，只留鹽并藥再炒，令黑烟出爲度。取一枚擘破，心内如米一點白者始好，白多再炒。乘熱杵羅爲末，醋麪糊丸梧子大。每服三十丸，空心温酒下。草烏性毒難制，五七日間，以黑豆煮粥食解其毒。繼洪澹寮方。遍身生瘡，陰囊、兩脚尤甚者。草

〔一〕腥：原作「醒」。今從錢本改。

志曰於字

水清有石者

烏一兩鹽一兩化水浸一夜炒赤爲末豬膘子一具去膜爆熟竹刀切搗醋糊丸綠豆大每服三十丸空心鹽湯下濟療方 一切諸瘡未破者草烏頭爲末入輕粉少許臘豬油和搽普濟方 瘰癧初作未破作寒熱草烏頭半兩木鱉子二個以米醋磨細入搗爛葱頭蚯蚓糞少許調勻傅上以紙條貼令通氣孔妙醫林正宗 馬汗入瘡腫痛急療之遲則毒深以生烏頭末傅瘡口良久有黃水出則愈靈苑方 蛇蝎螫人射罔傅之頻易血出愈梅師方 中沙虱毒射罔傅之佳千金

白附子

別錄下品

【釋名】見後發明下

【集解】別錄曰白附子生蜀郡三月采 弘景曰此物久絕無復眞者 恭曰本出高麗今出涼州以西蜀郡不復有生砂磧下濕地獨莖似鼠尾草細葉周匝生於穗間根形似天雄 珣曰徐表南州異物記云生東海新羅國及遼東苗與附子相似 時珍曰根正如草烏頭之小者長寸許乾者皺文有節

【氣味】辛甘大溫有小毒 保昇曰甘辛溫 大明曰無毒 珣曰小毒入藥炮用 杲曰純陽引藥勢上行

【主治】心痛血痺面上百病行藥勢別錄 中風失音一切冷風氣

烏一兩，鹽一兩化水，浸一夜，炒赤爲末。猪腰子一具，去膜煨熟，竹刀切搗，醋糊丸緑豆大。每服三十丸，空心鹽湯下。澹寮方。一切諸瘡未破者。草烏頭爲末，入輕粉少許，臘猪油和搽。普濟方。瘰癧初作，未破，作寒熱。草烏頭半兩，木鼈子二個，以米醋磨細，入搗爛葱頭、蚯蚓糞少許，調勻傅上，以紙條貼，令通氣孔，妙。醫林〔一〕正宗。馬汗入瘡，腫痛，急療之，遲則毒深。以生烏頭末傅瘡口，良久有黄水出，即愈。靈苑方。蛇蝎螫人。射罔傅之，頻易，血出愈。梅師方。中沙虱毒。射罔傅之佳。千金。

白附子 別録下品

【釋名】見後「發明」下。

【集解】【別録曰】白附子生蜀郡。三月采。【弘景曰】此物久絶，無復真者。【恭曰】本出高麗，今出涼州以西，蜀郡不復有。生砂磧下濕地，獨莖似鼠尾草，細葉周匝，生於穗間，根形似天雄。【珣曰】徐表南州異物記云〔二〕：生東海、新羅國及遼東。苗與附子相似。【時珍曰】根正如草烏頭之小者，長寸許，乾者皺文有節，

【氣味】辛、甘，大温，有小毒。【保昇曰】甘、辛，温。【大明曰】無毒。【珣曰】小毒。入藥炮用。【杲曰】純陽，引藥勢上行。

【主治】心痛血痺，面上百病，行藥勢。別録。中風失音，一切冷風氣，

〔一〕林：原作「怵」。今據卷一引據古今醫家書目改。

〔二〕南州異物志：證類卷十一白附子引作「南州記」。

面皯瘢疵（大明）諸風冷氣，足弱無力，疥癬風瘡，陰下濕癢，頭面痕，入面脂用（李珣）補肝風虛（好古）風痰（震亨）

【發明】時珍曰：白附子乃陽明經藥，因與附子相似，故得此名，實非附子類也。按楚國先賢傳云：孔休傷頰有瘢，王莽賜玉屑白附子香，與之消瘢。

【附方】新十二

中風口喎　半身不遂。牽正散：用白附子、白僵蠶、全蝎並等分，生研為末。每服二錢，熱酒調下。楊氏家藏方

小兒暑風　暑毒入心，痰塞心孔，昏迷搐搦，此乃危急之證，非此丸生料順眩之劑不能伐之。三生丸：用白附子、天南星、半夏並去皮等分，生研，猪膽汁和丸黍米大。量兒大小，以薄荷湯下。令兒側卧，嘔出痰水即甦。全幼心鑑

風痰眩運　頭痛氣鬱，胸膈不利。白附子炮去皮臍半斤，石膏煅紅半斤，朱砂二兩二錢半，龍腦一錢，為末，粟米飯丸小豆大。每服三十丸，食後茶酒任下。御藥院方

偏正頭風　白附子、白芷、猪牙皂角去皮等分，為末。食後茶清服，仰卧少頃。普濟本事方

痰厥頭痛　白附子、天南星、半夏等分，生研為末，生薑自然汁浸蒸餅丸綠豆大。每服四十丸，食後薑湯下。濟生方

赤白汗斑　白附子、硫黄等分，為末，薑汁調稀，茄蒂蘸擦，日數次。簡便方

面上皯䵳　白附子為末，卧時漿水洗面，以白蜜和塗紙上，貼之，久久自落。衛生易簡方

面皯瘢疵。大明。諸風冷氣，足弱無力，疥癬風瘡，陰下濕癢，頭面痕，入面脂用。李珣。補肝風虛。好古。風痰。震亨。

【發明】【時珍曰】白附子乃陽明經藥，因與附子相似，故得此名，實非附子類也。按楚國先賢傳云：孔休傷頰有瘢。王莽賜玉屑、白附子香，與之消瘢。

【附方】新十二。中風口喎，半身不遂。牽正散：用白附子、白僵蠶、全蝎並等分，生研爲末。每服二錢，熱酒調下。楊氏家藏方。小兒暑風。暑毒入心，痰塞心孔，昏迷搐搦，此乃危急之證，非此丸生料瞑眩之劑不能伐之。三生丸：用白附子、天南星、半夏，並去皮，等分，生研，猪膽汁和丸黍米大。量兒大小，以薄荷湯下。令兒側卧，嘔出痰水即甦。全幼心鑑。風痰眩運，頭痛氣鬱，胸膈不利。白附子炮去皮臍半斤，石膏煅紅半斤，朱砂二兩二錢半，龍腦一錢，爲末，粟米飯丸小豆大。每服三十丸，食後茶、酒任下。御藥院方。偏正頭風。白附子、白芷、猪牙皂角去皮，等分爲末。食〔一〕後茶清服，仰卧少頃。普濟〔二〕方。痰厥頭痛。白附子、天南星、半夏等分，生研爲末，生薑自然汁浸蒸餅丸緑豆大。每服四十丸，食後薑湯下。濟生方。赤白汗斑。白附子、硫黄等分，爲末，薑汁調稀，茄蒂蘸擦，日數次。簡便方。面上皯䵳。白附子爲末，卧時漿水洗面，以白蜜和塗紙上，貼之。久久自落。衛生易簡方。

〔一〕食：此前原缺每服劑量。普濟方卷四十五偏正頭痛作「每服二錢」。
〔二〕普濟：下原有「本事」二字。今據普濟方卷四十五偏正頭痛删。

耳出膿水 白附子炮羌活一兩為末猪羊腎各一個每個入末半錢濕紙包煨熟五更食溫酒下 聖濟錄

喉痺腫痛 白附子末枯礬等分研末塗舌上有涎吐出 聖惠方

偏墜疝氣 白附子一個為末津調填臍上以艾灸三壯或五壯即愈 楊起簡便方

小兒吐逆 不定虛風喘急白附子藿香等分為末每米飲下半錢 保幼大全方

慢脾驚風 白附子半兩天南星半兩黑附子一錢並炮去皮為末每服二錢生薑五片水煎服亦治大人風虛止吐化痰宣和間真州李博士用治吳內翰女孫甚效康州陳侍郎病風虛極昏吳內翰令服三四服亦愈 楊氏家藏

虎掌 本經下品 天南星 宋開寶

釋名 虎膏 綱目 鬼蒟蒻 日華 恭曰其根四畔有圓牙看如虎掌故有此名 頌曰天南星即本草虎掌也小者名由跋古方多用虎掌不言天南星南星近出唐人中風痰毒方中用之乃後人采用別立此名爾 時珍曰虎掌因葉形似之非根也南星因根圓白形如老人星狀故名南星即虎掌也蘇頌說甚明白宋開寶不當重出南星條今併入

集解 別錄曰虎掌生漢中山谷及宛句二月八月采陰乾 景曰近道亦有形似半夏但大而四邊有子如虎掌今用多破作三四片方藥不甚用也 恭曰此是由跋宿根其苗一莖莖頭一葉枝丫扶莖根大者如拳小者如雞卵都似扁

耳出膿水。白附子炮、羌活各〔一〕一兩，爲末。猪、羊腎各一個，每個入末半錢，濕紙包，煨熟，五更食，温酒下。聖濟録。喉痺腫痛。白附子末、枯礬〔二〕等分，研末，塗舌上，有涎吐出。聖惠方。偏墜疝氣。白附子一個，爲末，津調填臍上，以艾灸三壯或五壯，即愈。楊起簡便方。小兒吐逆不定，虚風喘急。白附子、藿香等分，爲末。每米飲下半錢。保幼大全方。慢脾驚風。白附子半兩，天南星半兩，黑附子一錢，並炮去皮，爲末。每服二錢，生薑五片，水煎服。亦治大人風虚，止吐化痰。宣和間，真州李博士用治吴内翰女孫甚效。康州陳侍郎病風虚極昏，吴内翰令服三四服，即愈。楊氏家藏。

虎掌本經下品　天南星宋開寶

【釋名】虎膏綱目、鬼蒟蒻日華。【恭曰】其根四畔有圓牙，看如虎掌，故有此名。【頌曰】天南星即本草虎掌也，小者名由跋。古方多用虎掌，不言天南星。南星近出唐人中風痰毒方中用之，乃後人采用，別立此名爾。【時珍曰】虎掌因葉形似之，非根也。南星因根圓白，形如老人星狀，故名南星，即虎掌也。蘇頌説甚明白。宋開寶不當重出南星條，今併入。

【集解】【別録曰】虎掌生漢中山谷及冤句。二月、八月采，陰乾。【弘景曰】近道亦有。形似半夏，但大而四邊有子如虎掌。今用多破作三四片。方藥不甚用也。【恭曰】此是由跋宿根。其苗一莖，莖頭一葉，枝丫胦〔三〕莖，根大者如拳，小者如雞卵，都似扁

〔一〕各：原脱。今據聖濟總録卷一百一十四耳病門「二聖散」補。
〔二〕礬：原作「半」。今據聖惠方卷三十五治喉痹諸方改。
〔三〕胦：原作「扶」。今據證類卷十虎掌改。

梂四畔有圓牙看如虎掌由跋是新根大如半夏二三倍四
畔無子牙陶說似半夏乃由跋也保昇曰莖頭有八九葉花
生莖閒藏器曰天南星生安東山谷葉如荷獨莖用根頌曰
虎掌今河北州郡有之初生根如豆大漸長大似半夏而扁
年久者根圓及寸大者如雞卵周匝生圓牙三四枚或五六
枚三四月生苗高尺餘獨莖上有葉如爪五六出分布尖而
圓一窠生七八莖時出一莖作穗直上如鼠尾中生一葉如
匙裹莖作房旁開一口上下尖中有花微青褐色結實如麻
子大熟即白色自落布地一子生一窠九月苗殘取根今冀
州人采園中種之呼為天南星又曰天南星處處平澤有之
二月生苗似荷梗其莖高一尺以來葉如蒟蒻兩枝相抱五
月開花似蛇頭黃色七月結子作穗似石榴子紅色二月八
月采根似芋而圓扁與蒟蒻相類人多誤采了不可辨但蒟
蒻莖斑花紫南星根小柔膩肌細炮之易裂為可辨爾南星
即本經虎掌也大者四邊皆有牙子采時削去之江州一種
草藥大如掌面青背紫四畔有牙如虎掌生三四葉為一本
冬青不結花實治心痛寒熱積氣亦與虎掌同故名附見之
時珍曰大者為虎掌南星小者為由跋乃一種也今俗又言
大者為鬼臼小者
為南星殊為謬誤

修治 頌曰九月采虎掌根去皮臍入器中湯浸五七日日換
三四遍洗去涎暴乾用或再火炮裂用時珍曰凡天南
星須用一兩以上者佳治風痰有生用者須以溫湯洗淨仍
以白礬湯或入皂角汁浸三日夜日日換水暴乾用若熟用

柿。四畔有圓牙，看如虎掌。由跋是新根，大如半夏二三倍，四畔無子牙。陶説似半夏，乃由跋也。【保昇曰】莖頭有八九葉，花生莖間。

【藏器曰】天南星生安東山谷，葉如荷，獨莖，用根。【頌曰】虎掌今河北州郡有之。初生根如豆大，漸長大似半夏而扁，年久者根圓及寸，大者如雞卵。周匝生圓牙二三枚或五六枚。三四月生苗，高尺餘。獨莖上有葉如爪，五六出分布，尖而圓。一窠生七八莖，時出一莖，作穗直上如鼠尾。中生一葉如匙，裹莖作房，旁開一口，上下尖。中有花，微青褐色。結實如麻子大，熟即白色，自落布地，一子生一窠。九月苗殘取根。今冀州人菜圃中種之，呼爲天南星。又曰：天南星，處處平澤有之。二月生苗，似荷梗，其莖高一尺以來。葉如蒟蒻，兩枝相抱。五月開花似蛇頭，黄色。七月結子作穗似石榴子，紅色。二月、八月采根，似芋而圓扁，與蒟蒻相類，人多誤采，了不可辨。但蒟蒻莖斑花紫，南星根小，柔膩肌細，炮之易裂，爲可辨爾。南星即本經虎掌也。大者四邊皆有牙子，采時削去之。江州一種草，葉大如掌，面青背紫，四畔有牙如虎掌，生三四葉爲一本，冬青，不結花實，治心疼寒熱積氣，亦與虎掌同名，故附見之。【時珍曰】大者爲虎掌、南星，小者爲由跋，乃一種也。今俗又言大者爲鬼臼，小者爲南星，殊爲謬誤。

【修治】【頌曰】九月采虎掌根，去皮臍，入器中湯浸五七日，日换三四遍，洗去涎，暴乾用。或再火炮裂用。【時珍曰】凡天南星須用一兩以上者佳。治風痰有生用者，須以温湯洗淨，仍以白礬湯，或入皂角汁，浸三日夜，日日换水，暴乾用。若熟用

者須於黃土地掘一小坑深五六寸以炭火燒赤以好酒沃
之安南星於內瓦盆覆定灰泥固濟一夜取出用急以
濕紙包於煻灰火中炮裂也一法治風熱痰以酒浸一宿桑
柴火蒸之常灑酒入甑內令氣猛一伏時取出竹刀切開味
不麻舌爲熟未熟再蒸至不麻乃止脾虛多痰則以生薑渣
和黃泥包南星煨熟去泥焙用造南星麴法以薑汁礬湯和
南星末作小餅子安籃內楮葉包蓋待上黃衣乃取晒收之
造膽星法以南星生研末臘月取黃牯牛膽汁和劑納入膽
中繫懸風處乾之年久者彌佳

氣味苦溫有大毒別錄曰微寒普曰神農雷公苦有毒岐伯桐君辛有毒大明曰辛烈平杲曰苦辛有毒陰中之陽可升可降乃肺經之本藥震亨曰欲其下行以黃蘗引之之才曰蜀漆爲之使惡莽草大明曰畏附子乾薑生薑時珍曰得防風則不麻得牛膽則不燥得火炮則不毒生能伏雄黃丹砂焰硝

主治心痛寒熱結氣積聚伏梁傷筋痿拘緩利水道本經除陰下濕風眩別錄主疝瘕腸痛傷寒時疾強陰甄權天南星主中風麻痺除痰下氣利胸膈攻堅積消癰腫散血墮胎開寶金瘡折傷瘀血擣傳之藏器蛇蟲咬疥癬惡瘡大明去上焦痰及眩運元素主破傷風口噤

者，須於黄土地掘一小坑，深五六寸，以炭火燒赤，以好酒沃之。安南星於内，瓦盆覆定，灰泥固濟一夜取出用。急用即以濕紙包，於煻灰火中炮裂也。一法：治風熱痰以酒浸一宿，桑柴火蒸之，常洒酒入甑内，令氣猛。一伏時取出，竹刀切開，味不麻舌爲熟。未熟再蒸，至不麻乃止。脾虚多痰，則以生薑渣和黄泥包南星煨熟，去泥焙用。造南星麯法：以薑汁、礬湯，和南星末作小餅子，安籃内，楮葉包蓋，待上黄衣，乃取晒收之。造膽星法：以南星生研末，臘月取黄牯牛膽汁和劑，納入膽中，繫懸風處乾之。年久者彌佳。

【氣味】苦，温，有大毒。【别録曰】微寒。【普曰】虎掌：神農、雷公：苦，有〔一〕毒。岐伯、桐君：辛，有毒。【大明曰】辛烈，平。【杲曰】苦、辛，有毒。陰中之陽，可升可降，乃肺經之本藥。【震亨曰】欲其下行，以黄蘗引之。【之才曰】蜀漆爲之使。惡莽草。【大明曰】畏附子、乾薑、生薑。【時珍曰】得防風則不麻，得牛膽則不燥，得火炮則不毒。生能伏雄黄、丹砂、焰硝。【主治】心痛，寒熱結氣，積聚伏梁，傷筋痿拘緩，利水道。本經。除陰下濕，風眩。别録。主疝瘕腸痛，傷寒時疾，强陰。甄權。天南星：主中風麻痺，除痰下氣，利胸膈，攻堅積，消癰腫，散血墮胎。開寶。金瘡折傷瘀血，擣傅之。藏器。蛇蟲咬，疥癬惡瘡。大明。去上焦痰及眩運。元素。主破傷風，口噤

〔一〕有：御覽卷九百九十虎掌引吴氏本草作「無」。

身強李杲補肝風虛治痰功同半夏好古治驚癇口眼喎斜喉痺口舌瘡糜結核解顱時珍

發明時珍曰虎掌天南星乃手足太陰脾肺之藥味辛而麻故能治風散血氣溫而燥故能勝濕除涎性緊而毒故能攻積拔腫而治口喎舌糜楊士瀛直指方云諸風口噤宜用南星更以人參石菖蒲佐之

附方舊十新二十九

中風口噤目瞑無門下藥者開關散用天南星為末入白龍腦等分五月五日午時合之每用中指點末揩齒三二十遍揩大牙左右其口自開又名破棺散經驗方

諸風口噤天南星炮剉大人二錢小兒三字生薑五片蘇葉一錢水煎減半入雄豬膽汁少許溫服仁齋直指方

小兒口噤牙關不開天南星一枚煨熟紙裹斜包剪一小孔透氣于口中牙關自開也○一方用生南星同薑汁擦之自開

小兒驚風噤涎散用天南星一兩重一個換酒浸七伏時取出安新尾上週迴炭火炙裂合是地出火毒為末入硃砂一分每服半錢荊芥湯調下每日空心一服午時一服經驗方

吐瀉慢驚天王散治小兒吐瀉或誤服冷藥脾虛生風痰慢驚天南星一個重八九錢者去臍黃土坑深三寸炭火五斤煅赤入好酒半盞安南星在內仍架炭三條在上候發裂取剉再炒熟為末用五錢天麻煨熟研末一錢麝香一字和勻三歲小兒用半錢以生薑防風煎湯調下亦治欬嗽

身强。李杲。補肝風虚，治痰，功同半夏。好古。治驚癎，口眼喎斜，喉痺，口舌瘡糜，結核，解顱。時珍。

【發明】【時珍曰】虎掌、天南星，乃手足太陰脾肺之藥。味辛而麻，故能治風散血；氣温而燥，故能勝濕除涎；性緊而毒，故能攻積拔腫而治口喎舌糜。楊士瀛直指方云：諸風口噤，宜用南星，更以人參、石菖蒲佐之。

【附方】舊十，新二十九。中風口噤，目瞑，無門下藥者。開關散：用天南星爲末，入白龍腦等分，五月五日午時合之。每用中指點末，揩齒三二十遍，揩大牙左右，其口自開。又名破棺散。經驗方。諸風口噤。天南星炮剉，大人三錢，小兒三字，生薑五片，蘇葉一錢，水煎減半，入雄猪膽汁少許，温服。仁齋直指方。小兒口噤，牙關不開。譚氏方〔一〕：天南星一枚，煨熟，紙裹斜包，剪一小孔，透氣于口中，牙關自開也。○一方：用生南星同薑汁擦之，自開。小兒驚風。墜涎散：用天南星一兩重一個，换酒浸七伏時，取出安新瓦上，週迴炭火炙裂，合濕〔二〕地出火毒，爲末，入硃砂一分。每服半錢，荆芥湯調下。每日空心一服，午時一服。經驗方。吐瀉慢驚。天王散：治小兒吐瀉，或誤服冷藥，脾虚生風痰慢驚。天南星一個，重八九錢者，去臍。黄土坑深三寸，炭火五斤，煅赤，入好酒半盞。安南星在内，仍架炭三條在上，候發裂取剉，再炒熟爲末，用五錢。天麻煨熟研末一錢，麝香一字，和匀。三歲小兒用半錢，以生薑、防風煎湯調下。亦治久嗽

〔一〕譚氏方：原脱。今據證類卷十一天南星補。
〔二〕濕：原作「显」。今據改同上。

惡心錢乙小兒方風癇痰迷墜痰丸用天南星九蒸九晒為末薑汁麪糊丸梧子大每服二十丸人參湯下
石菖蒲麥門冬湯亦可衛生寶鑑小兒癇瘖癇後瘖不能言以天南星濕紙包煨為末雄猪膽汁調服二字
全幼心鑑治癇利痰天南星煨香一兩朱砂一錢為末猪心血丸梧子大每防風湯化下一丸普濟方
口眼喎斜天南星生研末自然薑汁調之左貼右右貼左仁存方角弓反張南星半夏等分為末
薑汁竹瀝灌下一錢仍灸印堂摘玄方破傷中風胡氏奪命散又名玉真散治打撲金刃傷及破傷風傷濕
發病強直如癇狀者天南星防風等分為末水調數瘡出水為妙仍以溫酒調服一錢已死心尚溫者熱童便調灌二錢
一鬬毆內傷墜壓者酒和童便連灌三服即甦亦可煎服三因方破傷風瘡生南星末水調塗瘡四圍水出
有效普濟方婦人頭風攻目作痛天南星一個掘地坑燒赤安藥於中以醋一盞沃之盞定勿令透氣候冷
研末每服一字以酒調下重者半錢千金方風痰頭痛不可忍天南星一兩荊芥葉一兩為末薑汁糊丸梧
子大每食後薑湯下二十丸〇又上清丸用天南星茴香等分生研末鹽醋煮麪糊丸如上法服並出經效濟世方
風痰頭運目眩吐逆煩懣飲食不下玉壺丸用生南星生半夏各一兩天麻半兩白麪三兩為末水丸梧子大
每服三十丸以水先煎沸入藥煮五七沸漉出放溫以薑湯呑之惠民和劑局方腦風流涕邪風入腦鼻內

惡心。錢乙小兒方。**風癎痰迷**。墜痰丸：用天南星九蒸九晒，爲末，薑汁麵糊丸梧子大。每服二十丸，人參湯下。石菖蒲、麥門冬湯亦可。衛生寶鑑。**小兒癎瘖**。癎後瘖不能言。以天南星濕紙包煨，爲末。雄猪膽汁調服二字。全幼心鑑。**治癎利痰**。天南星煨香一兩，朱砂一錢，爲末，猪心血丸梧子大。每防風湯化下一丸。普濟方。**口眼喎斜**。天南星生研末，自然薑汁調之。左貼右，右貼左。仁存方。**角弓反張**。南星、半夏等分，爲末。薑汁、竹瀝灌下一錢。仍灸印堂。摘玄方。**破傷中風**。胡氏奪命散，又名玉真散，治打撲金刃傷，及破傷風傷濕，發病强直如癎狀者。天南星、防風等分，爲末。水調敷瘡，出水爲妙。仍以温酒調服一錢。已死心尚温者，熱童便調灌二錢。鬭毆内傷墜壓者，酒和童便連灌三服即甦。亦可煎服。三因方。**破傷風瘡**。生南星末，水調塗瘡四圍，水出有效。普濟方。**婦人頭風**，攻目作痛。天南星一個，掘地坑燒赤，安藥於中，以醋一盞沃之，蓋定勿令透氣，候冷研末。每服一字，以酒調下。重者半錢。千金方。**風痰頭痛**不可忍。天南星一兩，荆芥葉一兩，爲末，薑汁糊丸梧子大。每食後薑湯下二十丸。○又上清丸：用天南星、茴香等分，生研末，鹽、醋煮麵糊丸。如上法服。並出經效濟世方。**風痰頭運**，目眩，吐逆，煩懣，飲食不下。玉壺丸：用生南星、生半夏各一兩，天麻半兩，白麵三兩，爲末，水丸梧子大。每服三十丸，以水先煎沸，入藥煮五七沸，漉出放温，以薑湯吞之。惠民和劑局方。**腦風流涕**。邪風入腦，鼻内

結硬遂流髓涕大白南星切片沸湯泡二次焙乾每用二錢棗七個甘草五分同煎服三四服其硬物自出腦氣流轉髓
涕自收以大蒜蓽茇末作餅隔紗貼顖前熨斗熨之或以香附蓽茇末頻吹鼻中直指方**小兒風痰**熱毒
壅滯涼心壓驚抱龍丸用牛膽南星一兩入金錢薄荷十片丹砂一錢半龍腦麝香各一字研末煉蜜丸芡子大每服一
丸竹葉湯化下全幼心鑑**壯人風痰**及中風中氣初起星香飲用南星四錢木香一錢水二盞生薑十四
片煎六分溫服王碩易簡方**痰迷心竅**壽星丸治心膽被驚神不守舍或痰迷心竅恍惚健忘妄言妄見天
南星一斤先掘土坑一尺以炭火三十斤燒赤入酒五升滲乾乃安南星在內盆覆定以灰塞之勿令走氣次日取出為
末琥珀一兩朱砂二兩為末生薑汁打麪糊丸梧子大每服三十丸至五十丸煎人參石菖蒲湯下一日三服和劑局
方**風痰注痛**方見羊躑躅下**痰濕臂痛**右邊者南星制蒼朮等分生薑三片水煎服之摘玄方
風痰欬嗽大天南星一枚炮裂研末每服一錢水一盞薑三片煎五分溫服每日早午晚各一服千金博濟
方**氣痰欬嗽**玉粉丸南星麴半夏麴陳橘皮各一兩為末自然薑汁打糊丸如梧子大每服四十丸薑湯下
寒痰去橘皮加官桂東垣蘭室秘藏**清氣化痰**三仙丸治中脘氣滯痰涎煩悶頭目不清生南星去皮半
夏各五兩並湯泡七次為末自然薑汁和作餅鋪竹篩內以楮葉包覆待生黃成麴曬乾每用二兩入香附末一兩糊丸

結硬，遂流髓涕。大白南星切片，沸湯泡二次，焙乾。每用二錢，棗七個，甘草五分，同煎服。三四服，其硬物自出，腦氣流轉，髓涕自收。以大蒜、蓽茇末作餅，隔紗貼顖前，熨斗熨之。或以香附、蓽茇末頻吹鼻中。直指方。**小兒風痰**，熱毒壅滯，凉心壓驚。抱龍丸：用牛膽南星一兩，入金錢薄荷十片，丹砂一錢半，龍腦、麝香各一字，研末，煉蜜丸芡子大。每服一丸，竹葉湯化下。全幼心鑑。**壯人風痰及中風、中氣初起**。星香飲：用南星四錢，木香一錢，水二盞，生薑十四片，煎六分，温服。王碩易簡方。**痰迷心竅**。壽星丸：治心膽被驚，神不守舍，或痰迷心竅，恍惚健忘〔一〕，妄言妄見。天南星一斤，先掘土坑一尺，以炭火三十斤燒赤，入酒五升，滲乾。乃安南星在内，盆覆定，以灰塞之，勿令走氣。次日取出，爲末。琥珀一兩，朱砂二兩，爲末。生薑汁打麵糊丸梧子大。每服三十丸至五十丸，煎人參、石菖蒲湯下。一日三服。和劑局方。**風痰注痛**。方見「羊躑躅」下。**痰濕臂痛右邊者**。南星制、蒼术等分，生薑三片，水煎服之。摘玄方。**風痰欬嗽**。大天南星一枚，炮裂研末。每服一錢，水一盞，薑三片，煎五分，温服。每日早、午、晚各一服。十全博救方〔二〕。**氣痰欬嗽**。玉粉丸：南星麴、半夏麴、陳橘皮各一兩，爲末，自然薑汁打糊丸如梧子大。每服四十丸，薑湯下。寒痰，去橘皮，加官桂。東垣蘭室秘藏。**清氣化痰**。三仙丸：治中脘氣滯，痰涎煩悶，頭目不清。生南星去皮、半夏各五兩，並湯泡七次，爲末。自然薑汁和作餅，鋪竹篩内，以楮葉包覆，待生黄成麴，晒乾。每用二兩，入香附末一兩，糊丸

〔一〕忘：原作「妄」。今據局方卷一治諸風「壽星丸」改。
〔二〕十全博救方：原作「千金博濟方」。今據證類卷十一天南星改。

梧子大每服四十丸食後薑湯下王璆百一選方

溫中散滯 消導飲食天南星炮高良薑炮各一兩砂仁二錢半為末薑汁糊丸梧子大每薑湯下五十丸和劑方

酒積酒毒 服此即解天南星丸用正端天南星一斤土坑燒赤沃酒一斗入坑放南星盆覆泥固濟一夜取出酒和水洗淨切片焙乾為末入朱砂末一兩薑汁麵糊丸梧子大每服五十丸薑湯下蔡丞相呂丞相嘗用有驗楊氏家藏方

吐泄不止 四肢厥逆虛風不省人事服此則陽回名回陽散天南星為末每服三錢京棗三枚水二鍾煎八分溫服未省再服○又方醋調南星末貼足心普濟方

腸風瀉血 諸藥不效天南星石灰炒焦黃色為末酒糊丸梧子大每酒下二十丸普濟方

吐血不止 天南星一兩剉如豆大以爐灰汁浸一宿洗焙研末每服一錢以自然銅磨酒調下勝金方

初生貼顖 頭熱鼻塞者天南星炮為末水調貼顖上炙手熨之危氏得效方

小兒解顱 顖開不合鼻塞不通天南星炮去皮為末淡醋調緋帛上貼顖門炙手頻熨之立效錢乙小兒直訣

解頤脫臼 不能收上用南星末薑汁調塗兩頰一夜即上醫說

小兒口瘡 白屑如鵝口不須服藥以生天南星去皮臍研末醋調塗足心男左女右閻孝忠集效方

走馬疳蝕 透骨穿腮生南星一個當心剜空入雄黃一塊麵裹燒候雄黃作汁以盞子合定出火毒去麵為末入麝香少許拂瘡數日甚驗經驗方

風蟲牙痛 南星末塞孔以霜梅盦住

梧子大。每服四十丸，食後薑湯下。王璆百一選方。**温中散滯**，消導飲食。天南星炮、高良薑炮各一兩，砂仁二錢半，爲末，薑汁糊丸梧子大。每薑湯下五十丸。和劑方。**酒積酒毒**。服此即解。天南星丸：用正端天南星一斤。土坑燒赤，沃酒一斗入坑，放南星，盆覆，泥固濟，一夜取出，酒和水洗浄，切片，焙乾，爲末，入朱砂末一兩，薑汁麵糊丸梧子大。每服五十丸，薑湯下。蔡丞相、呂丞相嘗用有驗。楊氏家藏方〔一〕。**吐泄不止**，四肢厥逆，虚風不省人事，服此則陽回，名回陽散。天南星爲末，每服三錢，京棗三枚，水二鍾，煎八分，温服。未省再服。集效方〔二〕〇又方：醋調南星末，貼足心。普濟方。**腸風瀉血**，諸藥不效。天南星石灰炒焦黄色，爲末，酒糊丸梧子大，每酒下二十丸。普濟方。**吐血不止**。天南星一兩，剉如豆大，以爐灰汁浸一宿，洗焙研末。每服一錢，以自然銅磨酒調下。勝金方。**初生貼顖**。頭熱鼻塞者。天南星炮，爲末，水調貼顖上，炙手熨之。危氏得效方。**小兒解顱**。顖開不合，鼻塞不通。天南星炮去皮，爲末，淡醋調緋帛上，貼顖門，炙手頻熨之，立效。錢乙小兒直訣。**解頤脱臼**，不能收上。用南星末，薑汁調塗兩頰，一夜即上。醫説。**小兒口瘡**。白屑如鵝口，不須服藥。以生天南星去皮臍，研末，醋調塗足心，男左女右。閻孝忠集效方。**走馬疳蝕**，透骨穿腮。生南星一個，當心剜空，入雄黄一塊，麵裹燒，候雄黄作汁，以盞子合定，出火毒，去麵爲末，入麝香少許，拂瘡數日，甚驗。經驗方。**風蟲牙痛**。南星末塞孔，以霜梅噙住，

〔一〕方：原作「丸」。今據卷一引據古今醫家書目改。

〔二〕集效方：原脱。今據證類卷十一天南星補。

去涎。摘玄方

喉風喉痺　天南星一個，剜心，入白僵蠶七枚，紙包煨熟，研末，薑汁調服一錢。甚者灌之，吐涎愈。名如聖散。博濟方

痰瘤結核　南星膏：治人皮肌頭面上生瘤及結核，大者如拳，小者如栗，或軟或硬，不疼不癢，宜用此藥，不可輒用針灸。生天南星大者一枚，研爛，滴好醋五七點。如無生者，以乾者為末，醋調。先用針刺令氣透，乃貼之。覺癢則頻貼，取效。嚴子禮濟生方

身面疣子　醋調南星末塗之。簡便方

由跋　本經下品

釋名

集解

恭曰：由跋是虎掌新根，大于半夏一二倍，四畔未有子牙，其宿根即虎掌也。藏器曰：由跋生林下，苗高一尺，似蒟蒻，根如雞卵。保昇曰：春抽一莖，莖端有八九葉，根圓扁而肉白。時珍曰：此即天南星之小者，其氣未足，不堪服食，故醫方罕用，惟重八九錢至一兩餘者，氣足乃佳。正如附子之側子不如附子之義也。

正誤

弘景曰：由跋本出始興，今人亦種之。狀如烏翣而布地，花紫色，根似附子。苦酒摩塗腫，亦效。○恭曰：陶氏所說乃鳶尾根，即鳶頭也。又言虎掌似半夏，是以鳶尾為由跋，以由跋為半夏，非惟不識半夏，亦不識鳶尾與由跋也。今南人猶以由跋為半夏。時珍曰：陳延之小品方亦以東海鳶頭為由跋，則其誤久矣。

去涎。摘玄方。喉風喉痺。天南星一個，剜心，入白僵蠶七枚，紙包煨熟，研末。薑汁調服一錢，甚者灌之，吐涎愈。名如聖散。博濟方。痰瘤結核。南星膏：治人皮肌頭面上生瘤及結核，大者如拳，小者如粟，或軟或硬，不疼不痒，宜用此藥，不可輒用針灸。生天南星大者一枚，研爛，滴好醋五七點。如無生者，以乾者爲末，醋調。先用針刺令氣透，乃貼之。覺痒則頻貼，取效。嚴子禮濟生方。身面疣子。醋調南星末塗之。簡易方。

由跋本經下品

【釋名】

【集解】【恭曰】由跋是虎掌新根，大于半夏一二倍，四畔未有子牙，其宿根即虎掌也。【藏器曰】由跋生林下，苗高一尺，似蒟蒻，根如雞卵。【保昇曰】春抽一莖，莖端有八九葉，根圓扁而肉白。【時珍曰】此即天南星之小者，其氣未足，不堪服食，故醫方罕用；惟重八九錢至一兩餘者，氣足乃佳。正如附子之側子不如附子之義也。

【正誤】【弘景曰】由跋本出始興，今人亦種之。狀如烏翣而布地，花紫色，根似附子。苦酒摩塗腫，亦效。○【恭曰】陶氏所說，乃鳶尾根，即鳶頭也。又言虎掌似半夏，是以鳶尾爲由跋，以由跋爲半夏，非惟不識半夏，亦不識鳶尾與由跋也。今南人猶以由跋爲半夏。【時珍曰】陳延之小品方亦以東海鳶頭爲由跋，則其訛誤久矣。

【氣味】辛苦温有毒【主治】毒腫結熱本經

蒟蒻 宋開寶

【釋名】蒻頭開寶 鬼芋圖經 鬼頭

【集解】志曰蒻頭出吴蜀葉似由跋半夏根大如盌生陰地雨滴葉下生子又有斑杖苗相似至秋有花直出生赤子根如蒻頭毒猛不堪食虎杖亦名斑杖與此不同頌曰江南吴中出白蒟蒻亦曰鬼芋生平澤極多人采以爲天南星了不可辨市中所收往往是此但南星肌細膩而蒟蒻莖斑花紫南星莖無斑花黄爲異爾時珍曰蒟蒻出蜀中施州亦有之呼爲鬼頭閩中人亦種之宜樹陰下掘坑積糞春時生苗至五月移之長一二尺與南星苗相似但多斑點宿根亦自生苗其滴露之説蓋不然經二年者根大如盌及芋魁其外理白味亦麻人秋後采根須熟擦或搗或片段以灰汁煑十餘沸以水淘洗換水更煑五六遍即成凍子切片以苦酒五味淹食不以灰汁則不成也切作細絲沸湯汋過五味調食狀如水母絲馬志言其苗似半夏楊慎丹鉛録言蒟醬即此者皆誤也王禎農書云救荒之法山有粉葛蒟蒻橡栗之利則此物亦有益于民者也其斑杖即天南星之類有毒者也

根【氣味】辛寒有毒李廷飛曰性冷甚不益人冷氣人少食之生則戟人喉出血【主治】癰腫

【氣味】辛、苦，温，有毒。【主治】毒腫結熱。本經。

蒟蒻宋開寶

【釋名】蒻頭開寶、鬼芋圖經、鬼頭。

【集解】【志曰】蒻頭出吴、蜀。葉似由跋、半夏，根大如盌，生陰地，雨滴葉下生子。又有斑杖〔一〕，苗相似，至秋有花直出，生赤子，根如蒻頭，毒猛不堪食。虎杖亦名斑杖，與此不同。【頌曰】江南吴中出白蒟蒻，亦曰鬼芋，生平澤極多。人采以爲天南星，了不可辨，市中所收往往是此。但南星肌細膩，而蒟蒻莖斑花紫，南星莖無斑花黄爲異爾。【時珍曰】蒟蒻出蜀中，施州亦有之，呼爲鬼頭，閩中人亦種之。宜樹陰下掘坑積糞，春時生苗，至五月移之。長一二尺，與南星苗相似，但多斑點，宿根亦自生苗。其滴露之説，葢不然。經二年者，根大如盌及芋魁，其外理白，味亦麻人。秋後采根，須净擦，或擣或片段，以釅灰汁煮十餘沸，以水淘洗，换水更煮五六遍，即成凍子，切片，以苦酒、五味淹食，不以灰汁則不成也。切作細絲，沸湯汋過，五味調食，狀如水母絲。馬志言其苗似半夏，楊慎丹鉛録言蒟醬即此者，皆誤也。王禎農書云：救荒之法，山有粉葛、蒟蒻、橡、栗之利。則此物亦有益于民者也。其斑杖，即天南星之類有斑者。

根。【氣味】辛，寒，有毒。【李廷〔二〕飛曰】性冷，甚不益人，冷氣人少食之。生則戟人喉出血。【主治】癰腫

〔一〕杖：原作「杕」。今據證類卷十一蒻頭改。
〔二〕廷：據元史卷一百九十七李鵬飛傳，「廷」當爲「鵬」之誤。

風毒摩傅腫上搗碎以灰汁煮成餅五味調食主消渴開寶

發明 機曰按三元延壽書云有人患瘵百物不忌見隣家修蒟蒻求食之美遂多食而瘵愈又有病腮癰者數人多食之亦皆愈

附録 菩薩草 宋圖經 頌曰生江浙州郡凌冬不凋秋冬有花直出赤子如蒻頭冬月采根用味苦無毒主中諸毒食毒酒研服之又諸蟲傷搗汁飲并傅之婦人妊娠欬嗽搗篩蜜丸服神効

半夏 本經下品

釋名 守田 本經 水玉 本經 地文 別録 和姑 本經 時珍曰禮記月令五月半夏生蓋當夏之半也故名守田會意水玉因形

集解 別録曰半夏生槐里川谷五月八月采根暴乾 普曰生微丘或生野中二月始生葉三三相偶白花圓上 弘景曰槐里屬扶風今第一出青州吳中亦有以肉白者爲佳不厭陳久 恭曰所在皆有生平澤中者名羊眼半夏圓白爲勝然江南者大乃徑寸南人特重之頃來互用功狀殊異其苗似是由跋誤以爲半夏也 頌曰在處有之以齊州者爲佳二月生苗一莖莖端三葉淺綠色頗似竹葉而光江南者似芍藥葉根下相重上大下小皮黃肉白五月八月采根以灰裛

風毒，摩傅腫上。擣碎，以灰汁煮成餅，五味調食，主消渴。開寶。

【發明】【機曰】按三元延壽書云：有人患瘵，百物不忌，見鄰家修蒟蒻，求食之美，遂多食而瘵愈。又有病腮癰者數人，多食之，亦皆愈。

【附録】菩薩草宋圖經。【頌曰】生江、浙州郡。凌冬不凋，秋冬有花直出，赤子如蒻頭。冬月采根用。味苦，無毒。主中諸毒食毒，酒研服之。又諸蟲傷，擣汁飲，并傅之。婦人妊娠欬嗽，擣篩蜜丸服，神效。

半夏本經下品

【釋名】守田本經、水玉本經、地文別録、和姑本經〔一〕。【時珍曰】禮記月令：五月半夏生。蓋當夏之半也，故名。守田會意，水玉因形。

【集解】【別録曰】半夏生槐里川谷。五月、八月采根，暴乾。【普曰】生微丘或生野中，二月始生葉，三三相偶。白花圓上。【弘景曰】槐里屬扶風。今第一出青州，吴中亦有，以肉白者爲佳，不厭陳久。【恭曰】所在皆有。生平澤中者，名羊眼半夏，圓白爲勝。然江南者大乃徑寸，南人特重之。頃來互用，功狀殊異。其苗似是由跋，誤以爲半夏也。【頌曰】在處有之，以齊州者爲佳。二月生苗一莖，莖端三葉，淺緑色，頗似竹葉，而生〔二〕江南者似芍藥葉。根下相重，上大下小，皮黄肉白。五月、八月采根，以灰裛

〔一〕本經：據御覽卷九百九十二半夏引吴氏本草，原出處當爲「吴普」。
〔二〕生：證類卷十半夏作「光」，時珍改「生」亦通，然文義已變。

二日湯洗暴乾蜀圖經云五月采則虛小八月采乃實大其
平澤生者甚小名羊眼半夏由跋絕類半夏而苗不同（敩曰）
白傍𦬁子真似半夏只
是咬着微酸不入藥用

修治（弘景曰）凡用以湯洗十許過令滑盡不爾有毒戟人咽
喉方中有半夏必須用生薑者以制其毒故也（敩曰）修
事半夏四兩用白芥子末二兩釅醋二兩攪濁將半夏投中
洗三遍用之若洗涎不盡令人氣逆肝氣怒滿（時珍曰）今治
半夏惟洗去皮垢以湯泡浸七日逐日換湯晾乾切片薑汁
拌焙入藥或研為末以薑汁入湯浸澄三日瀝去涎水晒乾
用或調之半夏粉或研末以薑汁和作餅子日乾用謂之半夏
餅或研末以薑汁白礬湯和作餅楮葉包置籃中待生黃衣
日乾用謂之半夏麴白飛霞醫通云痰分之病半夏為主造
而為麴尤佳治濕痰以薑汁白礬湯和之治風痰以薑汁及
皂莢煮汁和之治火痰以薑汁竹瀝或荊瀝和之治寒
痰以薑汁礬湯入白芥子末和之此皆造麴妙法也

根（氣味）辛平有毒（別錄曰）生微寒熟溫生令人吐熟令人下
湯洗盡滑用（元素曰）味辛苦性溫氣味俱
薄沈而降陰中陽也（好古曰）辛厚苦輕陽中陰也入手陽明
太陰少陰三經（之才曰）射干為之使惡皂莢畏雄黃生薑乾
薑秦皮龜甲反烏頭（權曰）柴胡為之使忌羊血海藻飴糖（元
素曰）熱痰佐以黃芩風痰佐以南星寒痰佐以乾薑痰痞佐
以陳皮白朮多用則瀉脾胃諸血證及口渴者
禁用為其燥津液也孕婦忌之用生薑則無害（主治）傷寒寒

二日，湯洗暴乾。蜀圖經云：五月采則虛小，八月采乃實大。其平澤生者甚小，名羊眼半夏。由跋絶類半夏，而苗不同。【斅曰】白傍𦬁子真似半夏，只是咬着微酸，不入藥用。

【修治】【弘景曰】凡用，以湯洗十許過，令滑盡。不爾有毒，戟人咽喉。方中有半夏必須用生薑者，以制其毒故也。【斅曰】修事半夏四兩，用白芥子末二兩，釅醋二兩，攪濁，將半夏投中，洗三遍用之。若洗涎不盡，令人氣逆，肝氣怒滿。【時珍曰】今治半夏，惟洗去皮垢，以湯泡浸七日，逐日换湯，晾乾切片，薑汁拌焙入藥。或研爲末，以薑汁入湯浸澄三日，瀝去涎水，晒乾用，謂之半夏粉。或研末以薑汁和作餅子，日乾用，謂之半夏餅。或研末以薑汁、白礬湯和作餅，楮葉包置籃中，待生黄衣，日乾用，謂之半夏麴。白飛霞醫通云：痰分之病，半夏爲主，造而爲麴尤佳。治濕痰，以薑汁、白礬湯和之。治風痰，以薑汁及皂莢煮汁和之。治火痰，以薑汁、竹瀝，或荆瀝和之。治寒痰，以薑汁、礬湯入白芥子末和之，此皆造麴妙法也。

根。【氣味】辛，平，有毒。【别録曰】生微寒，熟温。生令人吐，熟令人下。湯洗盡滑用。【元素曰】味辛、苦，性温，氣味俱薄，沈而降，陰中陽也。【好古曰】辛厚苦輕，陽中陰也。入足〔一〕陽明、太陰、少陽〔二〕三經。【之才曰】射干爲之使。惡皂莢。畏雄黄、生薑、乾薑、秦皮、龜甲。反烏頭。【權曰】柴胡爲之使。忌羊血、海藻、飴糖。【元素曰】熱痰佐以黄芩，風痰佐以南星，寒痰佐以乾薑，痰痞佐以陳皮、白术。多用則瀉脾胃。諸血證及口渴者禁用，爲其燥津液也。孕婦忌之，用生薑則無害。**【主治】**傷寒寒

〔一〕足：原作「手」。今據湯液本草卷中半夏改。

〔二〕陽：原作「陰」。今據改同上。

熱心下堅胸脹欬逆頭眩咽喉腫痛腸鳴下氣止汗本經消心腹胸膈痰熱滿結欬嗽上氣心下急痛堅痞時氣嘔逆消癰腫療痿黃悅澤面目墮胎別錄消痰下肺氣開胃建脾止嘔吐去胸中痰滿生者摩癰腫除瘤癭氣甄權治吐食反胃霍亂轉筋腸腹冷痰瘧大明治寒痰及形寒飲冷傷肺而欬消胸中痞膈上痰除胸寒和胃氣燥脾濕治痰厥頭痛消腫散結元素治眉稜骨痛震亨補肝風虛好古除腹脹目不得瞑白濁夢遺帶下時珍

【發明】權曰半夏使也虛而有痰氣宜加用之頌曰胃冷嘔噦方藥之最要成無己曰辛者散也潤也半夏之辛以散逆氣結氣除煩嘔發音聲行水氣而潤腎燥好古曰經云腎主五液化為五濕自入為唾入肝為泣入心為汗入脾為痰入肺為涕有痰曰嗽無痰曰欬痰者因欬而動脾之濕也半夏能泄痰之標不能泄痰之本泄本者泄腎也欬無形痰有形無形則潤有形則燥所以為流濕潤燥也俗以半夏為肺藥非也止嘔吐為足陽明除痰為足太陰柴胡為之使故今

熱，心下堅，胸脹欬逆，頭眩，咽喉腫痛，腸鳴，下氣止汗。本經。消心腹胸膈痰熱滿結，欬嗽上氣，心下急痛堅痞，時氣嘔逆，消癰腫，療痿黄，悦澤面目，墮胎。别録。消痰，下肺氣，開胃建脾，止嘔吐，去胸中痰滿。生者：摩癰腫，除瘤癭氣。甄權。治吐食反胃，霍亂轉筋，腸腹冷，痰瘧。大明。治寒痰及形寒飲冷傷肺而欬，消胸中痞，膈上痰，除胸寒，和胃氣，燥脾濕，治痰厥頭痛，消腫散結。元素。治眉稜骨痛。震亨。補肝風虚。好古。除腹脹，目不得瞑，白濁夢遺，帶下。時珍。

【發明】【權曰】半夏使也。虚而有痰氣，宜加用之。【頌曰】胃冷嘔噦，方藥之最要。【成無己曰】辛者散也，潤也。半夏之辛，以散逆氣結氣，除煩嘔，發音聲，行水氣而潤腎燥。【好古曰】經云，腎主五液，化爲五濕。自入爲唾，入肝爲泣，入心爲汗，入脾爲痰，入肺爲涕。有痰曰嗽，無痰曰欬。痰者，因欬而動脾之濕也。半夏能泄痰之標，不能泄痰之本。泄本者，泄腎也。欬無形，痰有形。無形則潤，有形則燥，所以爲流濕潤燥也。俗以半夏爲肺藥，非也。止嘔吐爲足陽明，除痰爲足太陰。柴胡爲之使，故小柴胡湯中用之雖爲止嘔亦助柴胡黄芩主往來寒熱是又爲足少陽陽明也〔宗奭〕曰今人惟知半夏去痰不言益脾蓋能分水故也脾惡濕濕則濡困困則不能治水經云水勝則瀉一男子夜數如廁或教以生薑一兩半夏大棗各三十枚水一升甕瓶中慢火燒爲熟水時呷之便已也〔趙繼宗〕曰丹溪言二陳湯治一身之痰世醫執之凡有痰者皆用夫二陳內有半夏其性燥烈若風痰寒痰濕痰食痰則相宜至于勞痰失血諸痰用之反能燥血液而加病不可不知〔機〕曰俗以半夏性燥有毒多以貝母代之貝母乃太陰肺經之藥半夏乃太陰脾經陽明胃經之藥何可代也夫欬嗽吐痰虛勞吐血或痰中見血諸鬱咽痛喉痺肺癰肺痿癰疽婦人乳難此皆貝母爲向導半夏乃禁用之藥若涎者脾之液美味膏粱炙煿皆能生脾胃濕熱故涎化爲痰久則痰火上攻令人昏憒口噤偏廢僵仆蹇澀不語生死旦夕自非半夏南星曷可治乎若以貝母代之則翹首待斃矣〔時珍〕曰脾無留濕不生痰故脾爲生痰之源肺爲貯痰之器半夏能主痰飲及腹脹者爲其體滑而味辛性温也涎滑能潤辛温能散亦能潤故行濕而通大便利竅而泄小便所謂辛走氣能化液辛以潤之是矣潔古張氏云半夏南星治其痰而欬嗽自愈丹溪朱氏云二陳湯能使大便潤而小便長聊攝成氏云半夏辛而散行水氣而潤腎燥又和劑局方用半硫丸治老人虛秘皆取其滑潤也世俗皆以南星半夏爲性燥誤矣濕去則土燥痰涎不生非二物之性燥也古方治咽痛喉痺吐血下血多用二物非禁劑也二物亦能散血故破傷打撲皆主之惟陰

柴胡湯中用之，雖爲止嘔，亦助柴胡、黄芩主往來寒熱，是又爲足少陽、陽明也。【宗奭曰】今人惟知半夏去痰，不言益脾，蓋能分水故也。脾惡濕，濕則濡困，困則不能治水。經云：水勝則瀉。一男子夜數如厠，或教以生薑一兩，半夏、大棗各三十枚，水一升，瓷瓶中慢火燒爲熟水，時呷之，便已也。【趙繼宗曰】丹溪言二陳湯治一身之痰，世醫執之，凡有痰者皆用。夫二陳内有半夏，其性燥烈。若風痰、寒痰、濕痰、食痰則相宜。至于勞痰、失血諸痰，用之反能燥血液而加病，不可不知。【機曰】俗以半夏性燥有毒，多以貝母代之。貝母乃太陰肺經之藥，半夏乃太陰脾經、陽明胃經之藥，何可代也？夫欬嗽吐痰，虚勞吐血，或痰中見血，諸鬱，咽痛喉痺，肺癰肺痿，癰疽，婦人乳難，此皆貝母爲向導，半夏乃禁用之藥。若涎者脾之液，美味膏粱炙煿，皆能生脾胃濕熱，故涎化爲痰，久則痰火上攻，令人昏憒口噤，偏廢僵仆，蹇濇不語，生死旦夕，自非半夏、南星，曷可治乎？若以貝母代之，則翹首待斃矣。【時珍曰】脾無留濕不生痰，故脾爲生痰之源，肺爲貯痰之器。半夏能主痰飲及腹脹者，爲其體滑而味辛性温也。涎滑能潤，辛温能散亦能潤，故行濕而通大便，利竅而泄小便。所謂辛走氣，能化液，辛以潤之是矣。潔古張氏云：半夏、南星治其痰，而欬嗽自愈。丹溪朱氏云：二陳湯能使大便潤而小便長。聊攝成氏云：半夏辛而散，行水氣而潤腎燥。又和劑局方用半硫丸治老人虚秘，皆取其滑潤也。世俗皆以南星、半夏爲性燥，誤矣。濕去則土燥，痰涎不生，非二物之性燥也。古方治咽痛喉痺，吐血下血，多用二物，非禁劑也。二物亦能散血，故破傷打撲皆主之。惟陰虛勞損則非濕熱之邪而用利竅行濕之藥是乃重竭其津液醫之罪也豈藥之咎哉甲乙經用治夜不眠是果性燥者乎岐伯云衛氣行于陽陽氣滿不得入于陰陰氣虛故目不得瞑治法飲以半夏湯一劑陰陽既通其臥立至方用流水千里者八升揚之萬遍取清五升煮之炊以葦薪火沸入秫米一升半夏五合煮一升半飲汁一盃日三以知爲度病新發者覆盃則臥汗出則已久者三飲而已

附方舊十五新十三

法制半夏清痰化飲壯脾順氣用大半夏湯洗七次焙乾再洗如此七轉以濃米泔浸一日夜每一兩用白礬一兩半溫水化浸五日焙乾以鹽五錢溫水化又浸七日以漿水慢火內煮沸焙乾收之每嚼一二粒薑湯送化下御藥院方

紅半夏法消風熱清痰涎降氣利咽大半夏湯浸焙制如上法每一兩入龍腦五分朱砂爲衣染之先鋪燈草一重約一指厚排半夏于上再以燈草蓋一指厚以炒豆焙之候乾取出每嚼一兩粒溫水送下御藥院方

化痰鎮心祛風利膈辰砂半夏丸用半夏一斤湯泡七次爲末篩過以水浸三日生絹濾去滓澄清去水晒乾一兩入辰砂一錢薑汁打糊丸梧子大每薑湯下七十丸此周府方也袖珍方

化痰利氣三仙丸方見虎掌下

消痰開胃去胸膈壅滯斗門方用半夏洗泡焙乾爲末自然薑汁和作餅濕紙裹煨香以熟水二盞同餅二錢入鹽五分煎一盞服之大壓痰毒及酒食傷極驗○經驗用半夏天南星各二

虛勞損，則非濕熱之邪，而用利竅行濕之藥，是乃重竭其津液，醫之罪也，豈藥之咎哉！甲乙經用治夜不眠，是果性燥者乎？岐伯云：衛氣行于陽，陽氣滿，不得入于陰，陰氣虚，故目不得瞑。治法：飲以半夏湯一劑，陰陽既通，其臥立至。方用流水千里者八升，揚之萬遍，取清五升，煮之，炊以葦薪，大沸，入秫米一升，半夏五合，煮一升半，飲汁一盃，日三，以知爲度。病新發者，覆盃則卧，汗出則已。久者三飲而已。

【附方】舊十五，新五十三。法制半夏。清痰化飲，壯脾順氣。用大半夏，湯洗七次，焙乾再洗，如此七轉，以濃米泔浸一日夜。每一兩用白礬一兩半，温水化，浸五日。焙乾，以鉛白霜一錢，温水化，又浸七日。以漿水慢火内煮沸，焙乾收之。每嚼一二粒，薑湯送化下。御藥院方。紅半夏法。消風熱，清痰涎，降氣利咽。大半夏湯浸焙制如上法。每一兩入龍腦五分，朱砂爲衣染之。先鋪燈草一重，約一指厚，排半夏于上，再以燈草蓋一指厚。以炒豆焙之，候乾取出。每嚼一兩粒，温水送下。御藥院方。化痰鎮心，祛風利膈。辰砂半夏丸：用半夏一斤，湯泡七次，爲末篩過，以水浸三日，生絹濾去滓，澄清去水，晒乾，一兩，入辰砂一錢，薑汁打糊丸梧子大。每薑湯下七十丸。此周府方也。袖珍方。化痰利氣。三仙丸，方見「虎掌」下。消痰開胃，去胸膈壅滯。斗門方用半夏洗泡，焙乾爲末，自然薑汁和作餅，濕紙裹，煨香。以熟水二盞，同餅二錢，入鹽五分，煎一盞，服之。大壓痰毒及酒食傷，極驗。〇經驗[一]用半夏、天南星各二

〔一〕經驗：據證類卷十半夏，此下當有「後方」二字。

兩爲末，水五升入甕内浸一宿，去清水，焙乾重研。每服二錢，水二盞，薑三片，煎服。

中焦痰涎利咽，清頭目，進飲食。半夏泡七次四兩，枯礬一兩，爲末，薑汁打糊，或煮棗肉和丸梧子大。每薑湯下十五丸。寒痰加丁香五錢，熱痰加寒水石煅四兩。名玉液丸。和劑局方

老人風痰大腑熱不識人，及肺熱痰實不利。半夏泡七次焙，硝石半兩，爲末，入白麪搗勻，水和丸綠豆大。每薑湯下五十丸。普濟

膈壅風痰半夏半斤，酸漿浸一宿，溫湯洗五十遍，去惡氣，日乾爲末，漿水搜作餅，日乾再研爲末。每五兩入生龍腦一錢，以漿水濃脚和丸雞頭子大，紗袋盛，避風處陰乾。每服一丸，好茶或薄荷湯嚼下。御藥院方

搜風化痰定志安神，利頭目。辰砂化痰丸：用半夏麴三兩，天南星炮一兩，辰砂、枯礬各半兩，爲末，薑汁打糊丸梧子大。每服三十丸，食後薑湯送下。和劑局方

痰厥中風省風湯：用半夏湯泡八兩，甘草炙二兩，防風四兩。每服半兩，薑二十片，水二盞，煎服。奇效良方

風痰頭運嘔逆目眩，面色青黃，脉弦者。水煮金花丸：用生半夏、生天南星、寒水石煅各一兩，天麻半兩，雄黃二錢，小麥麪三兩，爲末，水和成餅，水煮浮起，漉出，搗丸梧子大。每服五十丸，薑湯下，極效。亦治風痰欬嗽，二便不通，風痰頭痛。潔古活法機要方

風痰濕痰清壺丸：半夏一斤，天南星半兩，各湯泡，晒乾爲末，薑汁和作餅，焙乾，入神麴半兩，白朮末四兩，枳實末二兩，薑汁麪糊丸梧子大。每服五十丸，薑湯下。葉氏方

風痰喘逆兀兀欲吐，眩運欲倒。半夏一兩，雄黃

兩爲末，水五升，入罎〔一〕内浸一宿，去清水，焙乾重研。每服二錢，水二盞，薑三片，煎服。**中焦痰涎**。利咽，清頭目，進飲食。半夏泡七次四兩，枯礬一兩爲末，薑汁打糊，或煮棗肉，和丸梧子大。每薑湯下十五丸。寒痰加丁香五錢，熱痰加寒水石煅四兩。名玉液丸。和劑局方。**老人風痰**。大腑熱，不識人，及肺熱痰實不利。半夏泡七次焙，硝石各〔二〕半兩，爲末，入白麵一兩〔三〕擣勻，水和丸緑豆大。每薑湯下五十丸。普濟。**膈壅風痰**。半夏半斤，酸漿浸一宿，温湯洗五十〔四〕遍，去惡氣，日乾爲末。漿水搜作餅，日乾，再研爲末。每五兩入生龍腦一錢，以漿水濃脚和丸雞頭子大。紗袋盛，避〔五〕風處陰乾。每服一丸，好茶或薄荷湯嚼下。御藥院方。**搜風化痰**，定志安神，利頭目。辰砂化痰丸：用半夏麴三兩，天南星炮一兩，辰砂、枯礬各半兩，爲末，薑汁打糊丸梧子大。每服三十丸，食後薑湯送下。和劑局方。**痰厥中風**。省風湯：用半夏湯泡八兩，甘草炙二兩，防風四兩。每服半兩，薑二十片，水二盞，煎服。奇效良方。**風痰頭運**，嘔逆目眩，面色青黄，脉弦者。水煮金花丸：用生半夏、生天南星、寒水石煅各一兩，天麻半兩，雄黄二錢，小麥麵三兩爲末，水和成餅，水煮浮起，漉出，擣丸梧子大。每服五十丸，薑湯下，極效。亦治風痰咳嗽，二便不通，風痰頭痛。潔古活法機要方。**風痰濕痰**。清壺丸：半夏一斤，天南星半兩，各湯泡，晒乾爲末，薑汁和作餅，焙乾，入神麴半兩，白术末四兩，枳實末二兩，薑汁麵糊丸梧子大。每服五十丸，薑湯下。葉氏方。**風痰喘逆**，兀兀欲吐，眩運欲倒。半夏一兩，雄黄

〔一〕罎：原作「曇」。今據證類卷十半夏改。
〔二〕各：原脱。今據普濟方卷二十八肺臟痰毒壅滯補。
〔三〕一兩：原脱。今據補同上。
〔四〕十：證類卷十半夏引御藥院方作「七」。
〔五〕避：同上作「通」。

三錢爲末薑汁浸蒸餅丸梧子大每服三十丸薑湯下已吐者加檳榔 活法機要

風痰喘急 千緡湯用半夏湯洗七個牛荳炙皂莢炒各一寸薑三片水一盞煎十分溫服 和劑局方

上焦熱痰 欬嗽制過半夏一兩片黃芩末二錢薑汁打糊丸綠豆大每服七十丸淡薑湯食後服此周憲王親製方也 袖珍方

肺熱痰嗽 制半夏栝樓仁各一兩爲末薑汁打糊丸梧子大每服二三十丸白湯下或以栝樓瓤煮熟丸 濟生方

熱痰欬嗽 煩熱面赤口燥心痛脈洪數者小黃丸用半夏天南星各一兩黃芩一兩半爲末薑汁浸蒸餅丸梧子大每服五七十丸食後薑湯下 活法機要

小兒痰熱 欬嗽驚悸半夏南星等分爲末牛膽汁和入膽內懸風處待乾蒸餅丸綠豆大每薑湯下三五丸 摘玄方

濕痰欬嗽 面黃體重嗜臥驚兼食不消脈緩者白术丸用半夏南星各一兩白术一兩半爲末薄糊丸梧子大每服五七十丸薑湯下 活法機要

氣痰欬嗽 面白氣促洒淅惡寒愁憂不樂脈濇者玉粉丸用半夏南星各一兩官桂半兩爲末糊丸梧子大每服五十丸薑湯下 活法機要

小結胸痛 正在心下按之則痛脈浮滑者小陷胸湯主之半夏半升黃連一兩栝樓實大者一個水六升先煮栝樓取後三升去滓內二味煮取二升分三服 仲景傷寒論

濕痰心痛 喘急者半夏油炒爲末粥糊丸綠豆大每服二十丸薑湯下 丹溪心法

急傷寒病 半夏四錢生薑七片酒一盞煎服 胡洽居士百病方

結痰

三錢爲末。薑汁浸，蒸餅丸梧子大。每服三十丸，薑湯下。已吐者加檳榔。活法機要。**風痰喘急**。千緡湯：用半夏湯洗七個，甘草炙、皂莢炒各一寸，薑三片，水一盞，煎七分，温服。和劑局方〔一〕。**上焦熱痰**，欬嗽。制過半夏一兩，片黄芩末二錢，薑汁打糊丸緑豆大。每服七十丸，淡薑湯食後服。此周〔二〕憲王親製方也。袖珍方。**肺熱痰嗽**。制半夏、栝樓仁各一兩，爲末，薑汁打糊丸梧子大。每服二三十丸，白湯下。或以栝樓瓤〔三〕煮熟丸。濟生方。**熱痰欬嗽**，煩熱面赤，口燥心痛，脉洪數者。小黄丸：用半夏、天南星各一兩，黄芩一兩半，爲末，薑汁浸蒸餅丸梧子大。每服五七十丸，食後薑湯下。潔古活法機要。**小兒痰熱**，欬嗽驚悸。半夏、南星等分，爲末。牛膽汁和，入膽内，懸風處待乾，蒸餅丸緑豆大。每薑湯下三五丸。摘玄方。**濕痰欬嗽**，面黄體重，嗜卧，驚，兼食不消，脉緩者。白朮丸：用半夏、南星各一兩，白朮一兩半，爲末，薄糊丸梧子大。每服五七十丸，薑湯下。活法機要。**氣痰欬嗽**，面白氣促，洒淅惡寒，愁憂不樂，脉濇者。玉粉丸：用半夏、南星各一兩，官桂半兩，爲末，糊丸梧子大。每服五十丸，薑湯下。活法機要。**小結胸痛**，正在心下，按之則痛，脉浮滑者，小陷胸湯主之。半夏半升，黄連一兩，栝樓實大者一個，水六升，先煮栝樓取〔四〕三升，去滓，内二味煮取二升，分三服。仲景傷寒論。**濕痰心痛**，喘急者。半夏油炒爲末，粥糊丸緑豆大。每服二十丸，薑湯下。丹溪心法。**急傷寒病**。半夏四錢，生薑七片，酒一盞，煎服。胡洽居士百病方。**結痰**

〔一〕和劑局方：此方即蘇沈良方卷五「半夏湯」，又謂之千緡湯。故注出「和劑局方」當誤。

〔二〕憲：據明史藝文志載袖珍方注當作「定」。

〔三〕瓤：底本此字漫漶，今據其他金陵本補正。

〔四〕取：原作「徒」。今據傷寒論辨太陽病脉證並治下改。

不出語音不清年久者亦宜玉粉丸半夏半兩桂心一字草烏頭半字爲末薑汁浸蒸餅丸芡子大每服一丸夜卧含嚥活法機要

停痰冷飲嘔逆橘皮半夏湯用半夏水煮熟陳橘皮各一兩每服四錢生薑七片水二盞煎一盞溫服和劑局方

停痰留飲胸膈滿悶氣短惡心飲食不下或痰水伏苓半夏湯用半夏泡五兩伏苓三兩每服四錢薑七片水一鍾半煎七分甚捷徑和劑局方

支飲作嘔嘔家本渴不渴者心下有支飲也或似喘不喘似嘔不嘔似噦不噦心下憒憒並宜小半夏湯用半夏泡七次一升生薑半斤水七升煮一升五合分服張仲景金匱要略

噦逆欲死半夏生薑湯主之即上方也

痘瘡噦氣方同上

嘔噦眩悸穀不得下半夏加伏苓湯半夏一升生薑半斤伏苓三兩切以水七升煎一升半分溫服之金匱要略

目不得眠見發明下

心下悸忪半夏麻黃丸半夏麻黃等分爲末蜜丸小豆大每服三十丸日三金匱要略

傷寒乾噦半夏熟洗研末生薑湯服一錢匕梅師方

嘔逆厥逆內有寒痰半夏一升洗滑焙研小麥麪一升水和作彈丸水煮熟初吞四五枚日三服稍增至十五枚旋煮旋吞覺病減再作忌羊肉餳糖此乃許仁則方也外臺秘要

嘔吐反胃大半夏湯半夏三升人參三兩白蜜升水一斗二升和揚之一百二十遍煮取三升半溫服一升日再服亦治膈間支飲金匱要略

胃寒噦逆停痰留飲藿香半夏湯用半夏湯泡炒黃

不出，語音不清，年久者亦宜。玉粉丸：半夏半兩，桂心一字，草烏頭半字，爲末。薑汁浸蒸餅丸芡子大。每服一丸，夜卧含嚥。活法機要。停痰冷飲，嘔逆。橘皮半夏湯：用半夏水煮熟、陳橘皮各一兩。每服四錢，生薑七片，水二盞，煎一盞，温服。和劑局方。停痰留飲，胸膈滿悶，氣短惡心，飲食不下，或吐痰水。伏苓半夏湯：用半夏泡五兩，伏苓三兩。每服四錢，薑七片，水一鍾半，煎七分〔一〕，甚捷徑。和劑局方。支飲作嘔。嘔家本渴，不渴者，心下有支飲也。或似喘不喘，似嘔不嘔，似噦不噦，心下憒憒，並宜小半夏湯。用半夏泡七次，一升，生薑半升，水七升，煮一升五合，分服。張仲景金匱要略。噦逆欲死。半夏生薑湯主之。即上方也。痘瘡噦氣。方同上。嘔噦眩悸，穀不得下。半夏加伏苓湯：半夏一升，生薑半斤，伏苓三兩，切，以水七升，煎一升半，分温服之。金匱要略。目不得眠。見「發明」下。心下悸忪。半夏麻黄丸：半夏、麻黄等分，爲末，蜜丸小豆大。每服三十丸，日三。金匱要略。傷寒乾啘。半夏熟洗，研末。生薑湯服一錢匕。深〔二〕師方。嘔逆厥逆，内有寒痰。半夏一升洗滑焙研，小麥麵一升，水和作彈丸，水煮熟。初吞四五枚，日三服。稍增至十五枚，旋煮旋吞。覺病減，再作。忌羊肉、餳糖。此乃許仁則方也。外臺秘要。嘔吐反胃。大半夏湯：半夏三升，人參三兩，白蜜一升，水一斗二升和，揚之一百二十遍。煮取三升半，温服一升，日再服。亦治膈間支飲。金匱要略。胃寒噦逆，停痰留飲。藿香半夏湯：用半夏湯泡炒黄

〔一〕分：下脱服法。局方卷四治痰飲作「去滓空心服」。
〔二〕深：原作「梅」。今據證類卷十半夏改。

二兩，藿香葉一兩，丁皮半兩。每服四錢，水一盞，薑七片，煎服。和劑局方。**小兒吐瀉**脾胃虛寒。齊州半夏泡七次，陳粟米各一錢半，薑十片，水盞半，煎八分，溫服。錢乙小兒。**小兒痰吐**或風壅所致，或欬嗽發熱，飲食即嘔。半夏泡七次半兩，丁香一錢，以半夏末水和包丁香，用麪重包煨熟，去麪爲末，生薑自然汁和丸麻子大。每服二三十丸，陳皮湯下。活幼口議。**妊娠嘔吐**半夏二兩，人參、乾薑各一兩，爲末，薑汁麪糊丸梧子大。每飲服十丸，日三服。仲景金匱要略。**霍亂腹脹**半夏、桂等分，爲末。水服方寸匕。肘後方。**小兒腹脹**半夏末少許，酒和丸粟米大。每服二丸，薑湯下。不瘥，加之。或以火炮研末，薑汁調貼臍，亦佳。子母秘錄。**黃疸喘滿**小便自利，不可除熱。半夏、生薑各半斤，水七升，煮一升五合，分再服。有人氣結而死，心下暖，以此少許入口，遂活。張仲景方。**伏暑引飲**脾胃不利。消暑丸：用半夏醋煮一斤，伏苓半斤，生甘草半斤，爲末，薑汁麪糊丸梧子大。每服五十丸，熱湯下。和劑局方。**老人虛祕**冷祕，及痃癖冷氣。半硫丸：半夏泡炒，生硫黃等分，爲末，自然薑汁煮糊丸如梧子大。每空心溫酒下五十丸。和劑局方。**失血喘急**吐血下血，崩中帶下，喘急痰嘔，中滿宿瘀。用半夏捶扁，以薑汁和麪包煨黃，研末，米糊丸梧子大。每服三十丸，白湯下。直指方。**白濁夢遺**半夏一兩，洗十次，切破，以木豬苓二兩，同炒黃，出火毒，去豬苓，入煅過牡蠣一兩，以山藥糊丸梧子大。每服三十丸，伏苓湯送下。腎氣閉而一身精氣無

二兩，藿香葉一兩，丁皮〔一〕半兩，每服四錢，水一盞，薑七片，煎服。和劑局方。**小兒吐瀉**，脾胃虛寒。齊州半夏泡七次、陳粟米各一錢半，薑十片，水琖半，煎八分，温服。錢乙小兒。**小兒痰吐**，或風壅所致，或欬嗽發熱，飲食即嘔。半夏泡七次半兩，丁香一錢，以半夏末水和包丁香，用麵重包，煨熟，去麪爲末，生薑自然汁和丸麻子大。每服二三十丸，陳皮湯下。活幼口議。**妊娠嘔吐**。半夏二兩，人參、乾薑各一兩，爲末。薑汁麪糊丸梧子大，每飲服十丸，日三服。仲景金匱要略。**霍亂腹脹**。半夏、桂等分，爲末。水服方寸匕。肘後方。**小兒腹脹**。半夏末少許，酒和丸粟米大。每服二丸，薑湯下。不瘥，加之。或以火炮研末，薑汁調貼臍，亦佳。子母秘録。**黄疸喘滿**，小便自利，不可除熱。半夏、生薑各半斤，水七升，煮一升五合，分再服。有人氣結而死，心下暖，以此少許入口，遂活。張仲景方。**伏暑引飲**，脾胃不利。消暑丸：用半夏醋煮一斤，伏苓半斤，生甘草半斤，爲末，薑汁麵糊丸梧子大。每服五十丸，熱湯下。和劑局方。**老人虛秘**，冷秘，及痃癖冷氣。半硫丸：半夏泡炒、生硫黄等分，爲末，自然薑汁煮糊丸如梧子大。每空心温酒下五十丸。和劑局方。**失血喘急**。吐血下血，崩中帶下，喘急痰嘔，中滿宿瘀。用半夏搥扁，以薑汁和麪包煨黄，研末，米糊丸梧子大。每服三十丸，白湯下。直指方。**白濁夢遺**。半夏一兩，洗十次，切破，以木猪苓二兩，同炒黄，出火毒，去猪苓，入煅過牡蠣一兩，以山藥糊丸梧子大。每服三十丸，伏苓湯送下。腎氣閉而一身精氣無

〔一〕丁皮：局方卷三治一切氣「藿香半夏散」作「丁香皮」。綱目無「丁香皮」一名。卷三十四丁香下時珍注「丁皮」曰：「即樹皮也似桂皮而厚」。

所嘗揮安行而遺者宜用此方蓋半夏有利性猪苓導
水使腎氣通也與下元虛憊者不同許學士本事方八般
頭風三次見效半夏末入百草霜少許作紙撚燒烟就鼻內嗅之口中含水有涎吐去再含衛生寶鑑少陰
咽痛生瘡不能言語聲不出者苦酒湯主之半夏七枚打碎雞子一枚頭開一竅去黃納苦酒令小滿入半夏在內
以鐶子坐于炭火上煎三沸去滓置盃中時時嚥之極驗未瘥更作仲景傷寒論喉痺腫塞生半夏末搐鼻
內涎出效集簡方骨哽在咽半夏白芷等分為末水服方寸匕當嘔出忌羊肉外臺祕要重舌木
舌脹大塞口半夏煎醋一含漱之○又方半夏二十枚水煮過再泡片時乘熱以酒一升浸之密封良久熱漱冷吐之
小兒顖陷乃冷也水調半夏末塗足心面上黑氣半夏焙研米醋調敷不可見風不計遍數從早
至晚如此三日皂角湯洗下面瑩如玉也摘玄方癩風眉落生半夏羊屎燒焦等分為末自然薑汁日調塗
聖濟錄盤腸生產產時子腸先出產後不收者名盤腸產以半夏末頻搐鼻中則上也婦人良方產
後運絕半夏末冷水和丸大豆大納鼻中即愈此扁鵲法也附後方小兒驚風生半夏一錢皂角半
錢為末吹少許入鼻名嚏驚散即甦直指方卒死不寤半夏末吹鼻中即活南岳夫人紫靈魏元君方也
五絕急病一曰自縊二曰墻壓三曰溺水四曰魘魅五曰產乳並以半夏末納大豆一丸入鼻中心溫者一日

所管攝，妄行而遺者，宜用此方。蓋半夏有利性，猪苓導水，使腎氣通也。與下元虚憊者不同。許學士本事方。八般頭風。三次見效。半夏末，入百草霜少許，作紙撚燒烟，就鼻内嗃之。口中含水，有涎吐去，再含。衛生寶鑑。少陰咽痛，生瘡，不能言語，聲不出者，苦酒湯主之。半夏七枚打碎，雞子一枚，頭開一竅，去黄，納苦酒令小滿，入半夏在内，以鐶子坐于炭火上，煎三沸，去滓，置盃中，時時嚥之，極驗。未瘥更作。仲景傷寒論。喉痺腫塞。生半夏末嗃鼻内，涎出效。集簡方。骨哽在咽。半夏、白芷等分，爲末。水服方寸匕，當嘔出。忌羊肉。外臺秘要。重舌木舌，脹大塞口。半夏煎醋，含漱之。〇又方：半夏二十枚，水煮過，再泡片時，乘熱以酒一升浸之，密封良久，熱漱冷吐之。小兒顖陷。乃冷也。水調半夏末，塗足心。面上黑氣。半夏焙研，米醋調敷。不可見風，不計遍數，從早至晚，如此三日，皂角湯洗下，面瑩如玉也。摘玄方。癩風眉落。生半夏、羊屎燒焦等分，爲末，自然薑汁日調塗。聖濟録。盤腸生産。産時子腸先出，産後不收者，名盤腸産。以半夏末頻嗃鼻中，則上也。婦人良方。産後運絶。半夏末，冷水和丸大豆大，納鼻中即愈，此扁鵲法也。肘後方。小兒驚風。生半夏一錢，皂角半錢，爲末。吹少許入鼻，名嚏驚散，即甦。直指方。卒死不寤。半夏末吹鼻中，即活。南岳夫人紫靈魏元君方也。五絶急病。一曰自縊，二曰牆壓，三曰溺水，四曰魘魅，五曰産乳。並以半夏末，納大豆一丸入鼻中。心温者一日

可活也。子母秘録

癰疽發背及乳瘡半夏末，雞子白調塗之。肘後方

吹奶腫痛半夏一個，煨研，酒服立愈。一方以末隨左右嗃鼻效。劉長春經驗方

打撲瘀痕水調半夏末塗之，一宿即沒也。永類鈐方

遠行足趼方同上。集簡方

金刃不出入骨脉中者，半夏、白歛等分，為末，酒服方寸匕，日三服，至二十日自出。李筌太白經

飛蟲入耳生半夏末，麻油調塗耳門外。本事方

蝎蠆螫人半夏末，水調塗之，立止。錢相公篋中方

蝎瘻五孔相通者半夏末，水調塗之，日二。聖惠方

咽喉骨哽半夏、白芷等分，為末，水服方寸匕，當嘔出。忌羊肉。外臺秘要

莖涎【主治】煉取塗髮眉墮落者，即生。藏器

蚤休本經下品

【釋名】蚩休別録 螫休日華 紫河車圖經 重臺唐本 重樓金線唐本 三層草綱目 七葉一枝花蒙筌 草甘遂唐本 白甘遂綱目

時珍曰：蟲蛇之毒，得此治之即休，故有蚤休、螫休諸名。重臺、三層，因其葉狀也。金線重樓，因其花狀也。甘遂，因其根狀也。紫河車，因其功用也。

【集解】別録曰：蚤休生山陽川谷及寃句。恭曰：今謂重樓金線者是也。一名重臺，南人名[redacted]甘遂，一莖六七葉，似王孫

可活也。子母秘録。癰疽發背及乳瘡。半夏末，雞子白調塗之。肘後方。吹奶腫痛。半夏一個煨研，酒服立愈。一方：以末，隨左右嗃鼻，效。劉長春經驗方。打撲瘀痕。水調半夏末塗之，一宿即没也。永類鈐方。遠行足趼。方同上。集簡方。金刃不出，入骨脉中者。半夏、白斂等分，爲末。酒服方寸匕，日三服。至二十日自出。李筌太白經。飛蟲入耳。生半夏末，麻油調，塗耳門外。本事方。蝎蠆螫人。半夏末，水調塗之，立止。錢相公篋中方。蝎瘻五孔相通者。半夏末，水調塗之，日二。聖惠方。咽喉骨哽。半夏、白芷等分，爲末。水服方寸匕，當嘔出。忌羊肉。外臺秘要〔一〕。

莖涎。【主治】煉取塗髮眉，墮落者即生。雷斅。

蚤休本經下品

【釋名】蚩休別録、螫休日華、紫河車圖經、重臺唐本、重樓金線唐本〔二〕、三層草綱目、七葉一枝花蒙筌、草甘遂唐本、白甘遂。【時珍曰】蟲蛇之毒，得此治之即休，故有蚤休、螫休諸名。重臺、三層，因其葉狀也。金線重樓，因其花狀也。甘遂，因其根狀也。紫河車，因其功用也。

【集解】【別録曰】蚤休生山陽川谷及冤句。【恭曰】今謂重樓金線者是也。一名重臺，南人名草〔三〕甘遂。一莖六七葉，似王孫、

〔一〕半夏……秘要：凡二十四字，與上文「骨哽在咽」條重複。
〔二〕唐本：據證類卷十一蚤休，此別名當出自圖經。
〔三〕草：原爲墨丁。今據證類卷十一蚤休補。

深作花莖葉有二三層根如肥大菖蒲細肌脆白〔保昇曰〕葉似鬼臼牡蒙年久者二三重根如紫參皮黃肉白五月采根日乾〔大明曰〕根如尺二蜈蚣又如肥紫菖蒲〔頌曰〕即紫河車也今河中河陽華鳳文州及江淮間亦有之葉似王孫鬼臼等作二三層六月開黃紫花蕊赤黃色上有金絲垂下秋結紅子根似肥薑皮赤肉白四月五月采之〔宗奭曰〕蚤休無旁枝止一莖挺生高尺餘顛有四五葉葉有岐似苦杖中心又起莖亦如是生葉惟根入藥用〔時珍曰〕重樓金線處處有之生于深山陰濕之地一莖獨上莖當葉心葉綠色似芍藥凡二三層每一層七葉莖頭夏月開花一花七瓣有金絲蕊長三四寸王屋山產者至五七層根如鬼臼蒼朮狀外紫中白有粘糯二種外丹家采制三黃砂汞入藥洗切焙用俗諺云七葉一枝花深山是我家癰疽如遇者一似手拈拏是也

根〔氣味〕苦微寒有毒〔權曰〕有小毒〔時珍曰〕伏雄黃丹砂蓬砂及鹽〔主治〕驚癇搖頭弄舌熱氣在腹中本經癲疾癰瘡陰蝕下三蟲去蛇毒別錄生食一升利水唐本治胎風手足搐能吐泄瘰癧大明去瘧疾寒熱時珍

〔發明〕〔恭曰〕摩醋傅癰腫蛇毒甚有効〔時珍曰〕紫河車足厥陰經藥也凡本經驚癇瘧疾瘰癧癰腫者宜之而道家有服食法不知果有益否也

鬼臼、蓖麻葦，葉有二三層。根如肥大菖蒲，細肌脆白。【保昇曰】葉似鬼臼、牡蒙，年久者二三重。根如紫參，皮黄肉白。五月采根，日乾。【大明曰】根如尺二蜈蚣，大如肥紫菖蒲。【頌曰】即紫河車也。今河中、河陽、華、鳳、文州及江淮間亦有之。葉似王孫、鬼臼等，作二三層。六月開黄紫花，蕊赤黄色，上有金絲垂下。秋結紅子。根似肥薑，皮赤肉白。四月、五月采之。【宗奭曰】蚤休無旁枝，止一莖挺生，高尺餘，顛有四五葉。葉有岐，似苦杖。中心又起莖，亦如是生葉。惟根入藥用。【時珍曰】重樓金線處處有之，生于深山陰濕之地。一莖獨上，莖當葉心。葉緑色似芍藥，凡二三層，每一層七葉。莖頭夏月開花，一花七瓣，有金絲蕊，長三四寸。王屋山産者至五七層。根如鬼臼、蒼朮狀，外紫中白，有粘、糯二種。外丹家采製三黄、砂、汞。入藥洗切焙用。俗諺云「七葉一枝花，深山是我家。癰疽如遇者，一似手拈拏」，是也。

根。【氣味】苦，微寒，有毒。【大明曰】冷，無毒。伏雄黄、丹砂、蓬砂及鹽。【主治】驚癇，摇頭弄舌，熱氣在腹中。本經。癲疾，癰瘡，除蝕，下三蟲，去蛇毒。别録。生食一升，利水。唐本。治胎風手足搐，能吐泄瘰癧。大明。去瘧疾寒熱。時珍。

【發明】【恭曰】摩醋，傅癰腫蛇毒，甚有效。【時珍曰】紫河車，足厥陰經藥也。凡本經驚癇、瘧疾、瘰癧、癰腫者宜之。而道家有服食法，不知果有益否也。

〔附方〕新五

服食法　紫河車根以竹刀刮去皮切作骰子大塊麪裹入瓷瓶中水煮候浮漉出凝冷入新布袋懸風處待乾每服三丸五更初面東念呪井水下連進三服即能休糧若要飲食先以黑豆煎湯飲之次以藥丸煮稀粥漸漸食之呪曰天朗氣清金雞鳴吾今服藥欲長生吾今不飢復不渴賴得神仙草有靈

小兒胎風　手足搐搦用蚤休即紫河車爲末每服半錢冷水下　衛生易簡方

慢驚發搐　帶有陽證者白甘遂末即蚤休一錢栝樓根末二錢同于慢火上炒焦黃研勻每服一字煎麝香薄荷湯調下　錢乙小兒方

中鼠莽毒　金線重樓根磨水服即愈　集簡方

咽喉穀賊　腫痛用重臺赤色者川大黃炒木鼈子仁馬牙消半兩半夏泡一分爲末蜜丸芡子大含之　聖惠方

鬼臼　本經下品

〔校正〕併入圖經璚田草

〔釋名〕九臼本經　天臼別錄　鬼藥綱目　解毒別錄　爵犀本經　馬目毒公本經　害母草圖經　羞天花綱目　朮律草綱目　璚田草綱目　獨脚蓮土宿本草　獨荷草綱目　山荷葉綱目　旱荷綱目　八角盤綱目　唐婆鏡綱目

〔弘景曰〕鬼臼根如射干白而味甘九臼相連有毛者良故名〔時珍曰〕此物有毒而臼如馬眼故名馬目毒公殺蠱解毒故有犀名其葉如鏡如盤如荷而新苗生則

【附方】新五。服食法。紫河車根以竹刀刮去皮，切作骰子大塊，麪裹入瓷瓶中，水煮候浮漉出，凝冷，入新布袋中，懸風處待乾。每服三丸，五更初面東念呪，井水下，連進三服，即能休粮。若要飲食，先以黑豆煎湯飲之，次以藥丸煮稀粥，漸漸食之。呪曰：「天朗氣清金雞鳴，吾今服藥欲長生。吾今不飢復不渴，賴得神仙草有靈。」小兒胎風，手足搐搦。用蚤休即紫河車爲末。每服半錢，冷水下。衛生易簡方。慢驚發搐，帶有陽證者。白甘遂末即蚤休一錢，栝樓根末二錢，同于慢火上炒焦黄，研匀。每服一字，煎射香、薄荷湯調下。錢乙小兒方。中鼠莽毒。金線重樓根，磨水服，即愈。集簡方。咽喉穀賊。腫痛。用重臺赤色者、川大黄炒、木鼈子仁、馬牙消各〔一〕半兩，半夏泡一分，爲末，蜜丸芡子大，含之。聖惠方。

鬼臼本經下品

【校正】併入圖經璚田草。

【釋名】九臼本經、天臼別録、鬼藥綱目、解毒別録、爵犀本經、馬目毒公本經、害母草圖經、羞天花綱目、术律草綱目、璚田草綱目、獨脚蓮土宿本草、獨荷草土宿、山荷葉綱目、旱荷綱目、八角盤綱目、唐婆鏡。【弘景曰】鬼臼根如射干，白而味甘，九臼相連，有毛者良，故名。【時珍曰】此物有毒，而臼如馬眼，故名馬目毒公。殺蠱解毒，故有犀名。其葉如鏡、如盤、如荷，而新苗生則

〔一〕各：原脱。今據聖惠方卷三十五治咽喉生穀賊諸方此前諸藥均爲半兩補。

舊苗死故有鏡號蔄蓮害母諸名蘇東坡詩集云璚田草俗
號唐婆鏡即本草鬼臼也歲生一臼如黃精根而堅瘦可以
辟穀宋祁劍南方物贊云羞天花蜀地處處有之依莖綴花
蔽葉自隱俗名羞天予改爲羞寒花即本草鬼臼也贊云冒
寒而茂莖修葉廣附莖作花葉蔽其上以其自蔽
若有羞狀○別有羞天草與此不同即海芋也

【集解】〔別錄曰〕鬼臼生九具山谷及寃句二月八月采根〔弘景
曰〕鬼臼生山谷中八月采陰乾似射干朮輩又似鉤吻
有兩種出錢塘近道者味甘上有叢毛最勝出會稽吳興者
大而味苦無叢毛力劣今馬目毒公狀如黃精根其臼處似
馬眼而柔爛今方家多用鬼臼而少用毒公不知此那復乖
越如此〔恭曰〕鬼臼生深山巖石之陰葉如蓖麻重樓輩生一
莖莖端一葉亦有兩歧者年長一莖莖枯則爲一臼假令生
來二十年則有二十臼豈惟九臼耶根肉皮鬚並似射干今
俗用多是射干而江南別送一物非真者今荊州當陽縣硤
州遠安縣襄州荊山縣山中並貞之亦極難得〔頌曰〕今江寧
府滁舒商齊杭襄峽州荊門軍亦有之並如蘇恭所說花生
莖間赤色三月開後結實又一說鬼臼生深山陰地葉六出
或五出如鴈掌莖端一葉如繖旦時東向及暮則西傾蓋隨
日出沒也花紅紫如荔枝正在葉下常爲葉所蔽未常見日
一年生一莖既枯則爲一臼及八九年則八九臼矣然一年
一臼生而一臼腐蓋陳新相易也故俗名害母草如芋魁烏
頭輩亦然新苗生則舊苗死前年之臼腐矣而本草注謂全
似射干今射干體狀雖相似然臼形淺薄與鬼臼大異鬼臼

舊苗死，故有鏡、盤、荷、蓮、害母諸名。蘇東坡詩集云「璚田草俗號唐婆鏡」，即本草鬼臼也。歲生一臼，如黃精根而堅瘦，可以辟穀。宋祁劍南方物贊云：羞天花，蜀地處處有之。依莖綴花，蔽葉自隱，俗名羞天，予改爲羞寒花，即本草鬼臼也。贊云：「冒寒而茂，莖修葉廣。附莖作花，葉蔽其上。」以其自蔽，若有羞狀。○別有羞天草，與此不同，即海芋也。

【集解】【別録曰】鬼臼生九真〔一〕山谷及冤句。二月、八月采根。【弘景曰】鬼臼生山谷中。八月采，陰乾。似射干、朮輩，又似鉤吻。有兩種：出錢塘、近道者，味甘，上有叢毛，最勝；出會稽、吴興者，大而味苦，無叢毛，力劣。今馬目毒公狀如黃精根，其臼處似馬眼而柔潤。今方家多用鬼臼而少用毒公，不知此那，復乖越如此。【恭曰】鬼臼生深山巖石之陰。葉如蓖麻、重樓輩。生一莖，莖端一葉，亦有兩岐者。年長一莖，莖枯則爲一臼。假令生來二十年，則有二十臼，豈惟九臼耶？根肉皮鬚並似射干，今俗用多是射干。而江南別送一物，非真者。今荆州當陽縣、硤州遠安縣、襄州荆山縣山中並貢之，亦極難得。【頌曰】今江寧府、滁、舒、商、齊、杭、襄、峽州、荆門軍亦有之，並如蘇恭所説。花生莖間，赤色，三月開後結實。又一説：鬼臼生深山陰地，葉六出或五出，如雁掌。莖端一葉如繖，旦時東向，及暮則西傾，蓋隨日出没也。花紅紫如荔枝，正在葉下，常爲葉所蔽，未常見日。一年生一莖，既枯則爲一臼，及八九年則八九臼矣〔二〕。然一年一臼生而一臼腐，蓋陳新相易也，故俗名害母草。如芋魁、烏頭輩亦然，新苗生則舊苗死，前年之臼〔三〕腐矣。而本草注謂全似射干，今射干體狀雖相似，然臼形淺薄，與鬼臼大異。鬼臼

〔一〕真：原作「具」。今據證類卷十一鬼臼改。
〔二〕矣：原作「失」。今據改同上。
〔三〕臼：證類卷十一鬼臼引圖經作「魁」。

如八九個南星側比相疊而色理正如射干用者當使人求
治從之市中不復有也時珍曰鬼臼根如天南星相疊之狀
故市人通謂小者為南星大者為鬼臼殊為謬誤按黄山谷
集云唐婆鏡葉底開花俗名羞天花即鬼臼也歲生一臼滿
十二歲則可為藥今方家乃以鬼燈檠為鬼臼誤矣又鄭樵
通志云鬼臼葉如小荷形如鳥掌年長一莖莖枯則根為一
臼亦名八角盤以其葉似之也據此二說則似是今人所謂
獨脚蓮者也又名山荷葉獨荷草旱荷葉八角鏡南方處處
深山陰密處有之北方惟龍門山王屋山有之一莖獨上莖
生葉心而中空一莖七葉圓如初生小荷葉面青背紫揉其
葉作瓜李香開花在葉下亦有無花者其根全似蒼朮紫河
車丹爐家采根制三黄砂汞或云其葉八角者更靈或云其
與紫河車一様者但以白色者為河車赤色者為鬼臼恐亦
不然而庚辛玉冊謂蚤休陽草旱荷陰草亦有分別陶弘景
以馬目毒公與鬼臼為二物殊不知正是一物而有二種也
又唐獨孤滔丹房鏡源云木律車有二種根皆似南星赤莖
直上莖端生葉一層葉凡七歧一種葉作數層葉似蓖麻面
青背紫而有細毛葉下附莖開一花狀如鈴鐸倒垂青白色
黄蘂中空結黄子風吹不動無風自搖可制
砂汞按此即鬼臼之二種也其說形狀甚明
根【氣味】辛溫有毒別錄曰微溫（弘景曰）甘溫有毒（權曰）苦（之才曰）畏垣衣【主治】殺蠱毒
鬼疰精物辟惡氣不祥逐邪解百毒本經殺大毒療欬嗽喉結

如八九個南星側比相叠，而色理正如射干。用者當使人求苗采之，市中不復有也。【時珍曰】鬼臼根如天南星相叠之狀，故市人道〔一〕謂小者爲南星，大者爲鬼臼，殊爲謬誤。按黄山谷集云：唐婆鏡葉底開花，俗名羞天花，即鬼臼也。歲生一臼，滿十二歲，則可爲藥。今方家乃以鬼燈檠爲鬼臼，誤矣。又鄭樵通志云：鬼臼葉如小荷，形如鳥掌，年長一莖，莖枯則根爲一臼，亦名八角盤，以其葉似之也。據此二説，則似是今人所謂獨脚蓮者也。又名山荷葉、獨荷草、旱荷葉、八角鏡。南方處處深山陰密處有之，北方惟龍門山、王〔二〕屋山有之。一莖獨上，莖生葉心而中空。一莖七葉，圓如初生小荷葉，面青背紫，揉其葉作瓜李香。開花在葉下，亦有無花者。其根全似蒼术、紫河車。丹爐家采根制三黄、砂、汞。或云其葉八角者更靈。或云其根與紫河車一樣，但以白色者爲河車，赤色者爲鬼臼，恐亦不然。而庚辛玉册謂蚤休陽草，旱荷陰草，亦有分别。陶弘景以馬目毒公與鬼臼爲二物，殊不知正是一物而有二種也。又唐獨孤滔丹房鏡源云：术律車〔三〕有二種，根皆似南星，赤莖直上，莖端生葉。一種葉凡七瓣，一種葉作數層。葉似蓖麻，面青背紫而有細毛。葉下附莖開一花，狀如鈴鐸倒垂，青白色，黄蕊中空，結黄子。風吹不動，無風自摇。可制砂、汞。按此即鬼臼之二種也。其説形狀甚明。

根。【氣味】辛，温，有毒。【别録曰】微温。【弘景曰】甘，温，有毒。【權曰】苦。【之才曰】畏垣衣。【主治】殺蠱毒，鬼疰精物，辟惡氣不祥，逐邪，解百毒。本經。殺大毒，療欬嗽喉結，

〔一〕道：張本作「通」，義長。
〔二〕王：原作「至」。今從錢本改。
〔三〕車：張本作「草」，義長。

鼠邪煩惑失眠妄見去目中膚翳不入湯别録主尸疰殗殜勞瘵傳尸瘦疾甄權下死胎治邪瘧癰疽蛇毒射工毒時珍

發明頌曰古方治五尸鬼疰百毒惡氣多用之又曰今福州人三月采瓊田草根葉焙乾擣末蜜丸服治風疾

附方新三子死腹中胞破不生此方累効救人歲萬數也鬼臼不拘多少黄色者去毛爲細末不用篩羅只撚之如粉爲度每服一錢無灰酒一盞同煎八分通口服立生如神名一字神散婦人良方射工中人寒熱發瘡鬼臼葉一把苦酒漬擣取汁服一升日二次千金方黑黄急病黑黄面黑黄身如土色不妨食脉沉若青脉入口者死宜烙口中黑脉耳會玉泉章門心俞用生鬼臼擣汁一小盞服乾者爲末水服三十六黄方

射干本經下品

釋名烏扇本經烏翣别録烏吹别録烏蒲本經鳳翼拾遺鬼扇土宿扁竹綱目仙人掌土宿紫金牛土宿野萱花綱目草薑别録黄遠吳普弘景曰射干方書多音夜頌曰射干之形莖梗疎長正如射之長竿之狀得名由此爾而陶氏以夜音爲疑蓋古字音多通呼若漢官僕射主射事而亦音夜非有別義也時珍曰其葉叢生横鋪一面如烏翅及扇之狀故有烏扇烏翣鳳翼鬼扇仙人掌諸名俗呼扁竹

風邪煩惑，失魄妄見，去目中膚翳。不入湯。别録。主尸疰，殗殜勞疾，傳尸瘦疾。甄權。下死胎，治邪瘧癧疽，蛇毒，射工毒。時珍。

【發明】【頌曰】古方治五尸鬼疰、百毒惡氣多用之。又曰，今福州人三月采璚田草根葉，焙乾擣末，蜜丸服，治風疾。

【附方】新三。子死腹中，胞破不生，此方累效，救人歲萬數也。鬼臼不拘多少，黄色者，去毛爲細末，不用篩羅，只撚之如粉爲度。每服一錢，無灰酒一盞，同煎八分，通口服，立生如神。名一字神散。婦人良方。射工中人，寒熱發瘡。鬼臼葉一把，苦酒漬，擣取汁。服一升，日二次。千金方。黑黄急病。黑黄，面黑黄，身如土色，不妨食，脉沉，若青脉入口者死。宜烙口中黑脉、百〔一〕會、玉泉、章門、心俞。用生鬼臼擣汁一小盞服。乾者爲末，水服。三十六黄方。

射干本經下品

【釋名】烏扇本經、烏翣别録、烏吹别録、烏蒲本經、鳳翼拾遺、鬼扇土宿、扁竹綱目、仙人掌土宿、紫金牛土宿、野萱花綱目、草薑别録、黄遠吴普。【弘景曰】射干方書多音夜。【頌曰】射干之形，莖梗疏長，正如射之長竿之狀〔二〕，得名由此爾。而陶氏以夜音爲疑，蓋古字音多通呼，若漢官僕射，主射事，而亦音夜，非有别義也。【時珍曰】其葉叢生，横鋪一面，如烏翅及扇之狀，故有烏扇、烏翣、鳳翼、鬼扇、仙人掌諸名。俗呼扁竹，

〔一〕百：原作「耳」。今據聖惠方卷五十五治三十六種黄證候點烙論並方改。

〔二〕射之長竿之狀：證類卷十射干引圖經述本品莖長「似射人之執竿者」，又述其莖梗疏長「正如長竿狀」。此處糅合之，而誤「射人」爲「射之」。

謂其葉扁生而根如竹也根葉又如
蠻薑故曰草薑○翣音所甲切扇也

【集解】別錄曰射干生南陽山谷田野三月三日采根陰乾〔弘景曰此是烏翣根黃色庭臺多種之人言其葉是鳶尾而復有鳶頭此若相似爾恐非烏翣也又別有射干相似而花白莖長似射人之執竿者故阮公詩云射干臨層城此不入藥用〕恭曰鳶尾葉都似射干而花紫碧色不抽高莖根似高良薑而肉白名鳶頭〔保昇曰射干高二三尺花黃實黑根多鬚皮黃黑肉黃赤所在皆有二月八月采根去皮日乾〔藏器曰射干鳶尾二物相似人多不分射干即人間所種為花草名鳳翼者葉如鳥翅秋生紅花赤點鳶尾亦人間所種苗低下於射干狀如鳶尾夏生紫碧花者是也大明曰射干根潤形似高良薑大小赤黃色淡硬五六七八月采〔頌曰今在處有之人家種之春生苗高一二尺葉大類蠻薑而狹長橫張疏如翅羽狀故名烏翣葉中抽莖似萱草莖而強硬六月開花黃紅色瓣上有細文秋結實作房中子黑色一說射干多生山崖之間其莖雖細小亦類木故荀子云西方有木名曰射干莖長四寸生於高山之上是也陶弘景所說花白者自是射干之類〔震亨曰根為射干葉為烏翣紫花者是紅花者非〔機曰按諸注則射干非一種有花白者花黃者花紫者花紅者丹溪獨取紫花者必曾試有驗也〔時珍曰射干即今扁竹也今人所種多是紫花者呼為紫蝴蝶其花三四月開六出大如萱花結房大如拇指頗似泡桐子一房四隔一隔十餘子子大如胡椒而色紫極硬咬之不破七月始枯陶弘

謂其葉扁生而根如竹也。根葉又如蠻薑，故曰草薑。○翣音所甲切，扇也。

【集解】【別録曰】射干生南陽山谷田野。三月三日采根，陰乾。【弘景曰】此是烏翣根，黄色，庭臺多種之。人言其葉是鳶尾，而復有鳶頭，此若相似爾，恐非烏翣也。又別有射干相似而花白莖長，似射人之執竿者，故阮公詩云「射干臨層城」。此不入藥用。【恭曰】鳶尾葉都似射干，而花紫碧色，不抽高莖，根似高良薑而肉白，名鳶頭。【保昇曰】射干高二三尺，花黄實黑。根多鬚，皮黄黑，肉黄赤。所在皆有，二月、八月采根，去皮日乾。【藏器曰】射干、鳶尾二物相似，人多不分。射干即人間所種爲花草名鳳翼者，葉如鳥翅，秋生紅花，赤點。鳶尾亦人間所種，苗低下於射干，狀如鳶尾，夏生紫碧花者是也。【大明曰】射干根潤，形似高良薑大小，赤黄色淡硬，五、六、七、八月采。【頌曰】今在處有之，人家種之。春生苗，高一二尺。葉大類蠻薑而狹長横張，疏如翅羽狀，故名烏翣。葉中抽莖，似萱草莖而强硬。六月開花，黄紅色，瓣上有細文。秋結實作房，中子黑色。一説射干多生山崖之間，其莖雖細小，亦類木。故荀子云「西方有木，名曰射干，莖長四寸，生於高山之上」是也。陶弘景所説花白者，自是射干之類。【震亨曰】根爲射干，葉爲烏翣，紫花者是，紅花者非。【機曰】按諸注則射干非一種，有花白者，花黄者，花紫者，花紅者。丹溪獨取紫花者，必曾試有驗也。【時珍曰】射干即今扁竹也。今人所種，多是紫花者，呼爲紫蝴蝶。其花三四月開，六出，大如萱花。結房大如拇指，頗似泡桐子，一房四隔，一隔十餘子。子大如胡椒而色紫，極硬，咬之不破。七月始枯。陶弘景謂射干鳶尾是一種蘇恭陳藏器謂紫碧花者是鳶尾紅花者是射干韓保昇謂黃花者是射干蘇頌謂花紅黃者是射干白花者亦其類朱震亨謂紫花者是射干紅花者非各執一說何以憑依謹按張揖廣雅云鳶尾射干也易通卦驗云冬至射干生土宿真君本草云射干即扁竹葉扁生如側手掌形莖亦如之青綠色一種紫花一種黃花一種碧花多生江南湖廣川浙平陸間八月取汁煮雄黃伏雌黃制丹砂能拒火據此則鳶尾射干本是一類但花色不同正如牡丹芍藥菊花之類其色各異皆是同屬也大抵入藥功不相遠

○藏器曰射干之名有三佛經射干貂獄此是惡獸似青黃狗食人能緣木阮公云射干臨曾城者是樹殊有高大者本草射干是草即今人所種者也

根【修治】斆曰凡采根先以米泔水浸一宿漉出然後以篁竹葉煮之從午至亥日乾用

【氣味】苦平有毒別錄曰微溫久服令人虛保昇曰微寒權曰有小毒元素曰苦陽中陰也時珍曰寒多服瀉人

【主治】欬逆上氣喉痹咽痛不得消息散結氣腹中邪逆食飲大熱本經療老血在心脾間欬唾言語氣臭散胷中熱氣別錄苦酒摩塗毒腫弘景治疰氣消瘀血通女人月閉甄權消痰破癥結胷膈滿腹脹氣喘痃癖開胃下食鎮肝明目大明治肺氣喉

景謂射干、鳶尾是一種。蘇恭、陳藏器謂紫碧花者是鳶尾，紅花者是射干。韓保昇謂黄花者是射干。蘇頌謂花紅黄者是射干，白花者亦其類。朱震亨謂紫花者是射干，紅花者非。各執一説，何以憑依？謹按張揖廣雅云：鳶尾，射干也。易通卦〔一〕驗云：冬至射干生。土宿真君本草云：射干即扁竹，葉扁生，如側手掌形，莖亦如之，青緑色。一種紫花，一種黄花，一種碧花。多生江南、湖、廣、川、浙平陸間。八月取汁，煮雄黄，伏雌黄，制丹砂，能拒火。據此則鳶尾、射干本是一類，但花色不同。正如牡丹、芍藥、菊花之類，其色各異，皆是同屬也。大抵入藥功不相遠。〇【藏器曰】射干之名有三：佛經云〔二〕射干貂獄〔三〕，此是惡獸，似青黄狗，食人，能緣木；阮公云「射干臨層城」者，是樹，殊有高大者；本草射干是草，即今人所種者也。

根。【修治】【斆曰】凡采根，先以米泔水浸一宿，漉出，然後以篁竹葉煮之，從午至亥，日乾用。

【氣味】苦，平，有毒。【别録曰】微温。久服令人虚。【保昇曰】微寒。【權曰】有小毒。【元素曰】苦，陽中陰也。【時珍曰】寒。多服瀉人。【主治】欬逆上氣，喉痺咽痛，不得消息，散結氣，腹中邪逆，食飲大熱。本經。療老血在心脾間，欬唾，言語氣臭，散胸中熱氣。别録。苦酒摩塗毒腫。弘景。治疰氣，消瘀血，通女人月閉。甄權。消痰，破癥結，胸膈滿，腹脹氣喘，痃癖，開胃下食，鎮肝明目。大明。治肺氣喉

〔一〕通卦：原作「卦通」。今據卷一引據古今經史百家書目乙正。
〔二〕云：原脱。今據證類卷十射干補。
〔三〕獄：原作「豣」。今據改同上。

痺爲佳(宗奭)去胃中癰瘡(元素)利積痰疝毒消結核(震亨)降實火利大腸治瘧母(時珍)

【發明】(震亨曰)射干屬金有木與火行太陰厥陰之積痰使結核自消甚捷又治便毒此足厥陰濕氣因疲勞而發取射干三寸與生薑同煎食前服利三兩行甚效時珍曰射干能降火故古方治喉痺咽痛爲要藥孫真人千金方治喉痺有烏翣膏張仲景金匱玉函方治欬而上氣喉中作水雞聲有射干麻黄湯又治瘧母鼈甲煎丸亦用烏扇燒過皆取其降厥陰相火也火降則血散腫消而痰結自解癥瘕自除矣

【附方】(舊二新八)

咽喉腫痛(射干花根山豆根陰乾爲末吹之如神袖珍方)

傷寒咽閉腫痛(用生射干猪脂各四兩合煎令焦去滓每噙棗許取瘥龐安常傷寒論)

喉痺不通(漿水不入外臺祕要用射干一片含嚥汁良○醫方大成用扁竹新根擂汁嚥之大腑動即解或醋研汁噙引涎出亦妙○便民方用紫蝴蝶根一錢黄芩生甘草桔梗各五分爲末水調頓服立愈名奪命散)

二便不通(諸藥不效紫花扁竹根生水邊者佳研汁一盞服即通普濟方)

水蠱腹大(動搖水聲皮膚黑用鬼扇根擣汁服一盃水即下肘後方)

陰疝腫刺(發特腫痛如刺用生射干擣汁與服取利亦可丸服肘後方)

乳癰初腫(扁竹根如僵蠶者同

痺爲佳。宗奭。去胃中癰瘡。元素。利積痰疝毒，消結核。震亨。降實火，利大腸，治瘧母。時珍。

【發明】【震亨曰】射干屬金，有木與火，行太陰、厥陰之積痰，使結核自消甚捷。又治便毒，此足厥陰濕氣，因疲勞而發。取射干三寸，與生薑同煎，食前服，利三兩行，甚效。【時珍曰】射干能降火，故古方治喉痺咽痛爲要藥。孫真人千金方治喉痺有烏翣膏。張仲景金匱玉函方治欬而上氣，喉中作水雞聲，有射干麻黄湯。又治瘧母鼈甲煎丸，亦用烏扇燒過。皆取其降厥陽〔一〕相火也。火降則血散腫消，而痰結自解，癥瘕自除矣。

【附方】舊二，新八。咽喉腫痛。射干花根、山豆根，陰乾爲末，吹之如神。袖珍方。傷寒咽閉，腫痛。用生射干、猪脂各四兩，合煎令焦，去滓，每噙棗許，取瘥。龐安常傷寒論。喉痺不通，漿水不入。外臺秘要用射干一片，含嚥汁，良。○醫方大成用扁竹新根擂汁嚥之，大腑動即解。或醋研汁噙，引涎出亦妙。○便民方用紫蝴蝶根一錢，黄芩、生甘草、桔梗各五分，爲末，水調頓服，立愈。名奪命散。二便不通，諸藥不效。紫花扁竹根生水邊者佳，研汁一盞服，即通。普濟〔二〕方。水蠱腹大，動摇水聲，皮膚黑。用鬼扇根擣汁，服一盃，水即下。肘後方。陰疝腫刺。發時腫痛如刺。用生射干擣汁與服，取利。亦可丸服。肘後方。乳癰初腫。扁竹〔三〕根如僵蠶者，同

〔一〕陽：據前震亨曰射干能行厥陰之積痰，此「陽」當爲「陰」之誤。
〔二〕濟：原作「齊」。今據該方出普濟方卷三十九大小便不通改。
〔三〕扁竹：永類鈐方卷七乳癰作「萹蓄」，且注云「根如僵蠶葉硬如劍者」。據此「萹蓄」當誤。

宣草根為末，審調傅之神効。永類方

中射工毒，生瘡者。烏翣、升麻各二兩，水三升，煎二升，温服，以滓傅瘡。姚僧坦集驗方

鳶尾本經下品

【釋名】烏園本經 根名鳶頭 時珍曰：並以形命名。烏園當作烏鳶。

【集解】別録曰：烏鳶生九疑山谷。五月采。弘景曰：方家言是射干苗，而主療亦異，當別是一種。方用鳶頭，當是其根。療體相似，而本草不題。恭曰：此草所在有之，人家亦種。葉似射干而闊短，不抽長莖，花紫碧色，根似高良薑，皮黄肉白，嚼之戟人咽喉，與射干全別。射干花紅，抽莖長，根黄有白。保昇曰：草名鳶尾，根名鳶頭，亦謂之鳶根。葉似射干，布地生，黑根似高良薑而節大，數個相連。九月十月采根，日乾。時珍曰：此即射干之苗，非別一種也。肥地者莖長根粗，瘠地者莖短根瘦。其花自有數色。諸家皆是強分。陳延之小品方言東海鳶頭即由跋者，亦訛也。東海出之故耳。

【氣味】苦，平，有毒。恭曰：有小毒。

【主治】蠱毒邪氣，鬼疰諸毒，破癥瘕積聚，去水，下三蟲。本經 殺鬼魅，療頭眩。別録

【附方】舊一，新一。

飛尸游蠱：着喉中，氣欲絶者。鳶尾根削去皮，納喉中，摩病處，令血出為佳。陳藏器本草

萱〔一〕草根爲末，蜜調傅之，神效。永類方。中射工毒，生瘡者。烏翣、升麻各二兩，水三升，煎二升，温服。以滓敷瘡上。姚僧坦集驗方。

鳶尾本經下品

【釋名】烏園本經。根名鳶頭。【時珍曰】並以形命名。烏園當作烏鳶。

【集解】【別録曰】烏鳶生九疑山谷。五月采。【弘景曰】方家言是射干苗，而主療亦異，當别是一種。方用鳶頭，當是其根，療體相似，而本草不題。【恭曰】此草所在有之，人家亦種。葉似射干而闊短，不抽長莖，花紫碧色。根似高良薑，皮黄肉白，嚼〔二〕之戟人咽喉，與射干全别。射干花紅，抽莖長，根黄有臼。【保昇曰】草名鳶尾，根名鳶頭，亦謂之鳶根。葉似射干，布地生。黑根似高良薑而節大，數個相連。九月、十月采根，日乾。【時珍曰】此即射干之苗，非别一種也。肥地者莖長根粗，瘠地者莖短根瘦。其花自有數色。諸家皆是强分。陳延之小品方言，東海鳶頭即由跋者，亦訛也。東海出之故耳。

【氣味】苦，平，有毒。【恭曰】有小毒。【主治】蠱毒邪氣，鬼疰諸毒，破癥瘕積聚，去水，下三蟲。本經。殺鬼魅，療頭眩。别録。

【附方】舊一，新一。飛尸遊蠱着喉中，氣欲絶者。鳶尾根削去皮，納喉中，摩病處，令血出爲佳。陳藏器本草

〔一〕萱：原作「宣」。今據永類鈐方卷七乳癰改。
〔二〕嚼：原作「爵」。今據證類卷十鳶尾改。

拾遺鬼魅邪氣四物鳶頭散東海鳶頭黄牙即金牙莨菪子防葵為末酒服方寸匕欲令病人見鬼增防葵一分欲令知鬼又增一分立驗不可多服陳延之小品方

玉簪綱目

【釋名】白鶴仙時珍曰並以花象命名

【集解】時珍曰玉簪處處人家栽為花草二月生苗成叢高尺許柔莖如白菘其葉大如掌團而有尖葉上紋如車前葉青白色頗嬌瑩六七月抽莖莖上有細葉中出花朵十數枚長二三寸本小末大未開時正如白玉搔頭簪形又如手肚蘑菇之狀開時微綻四出中吐黃蕊頗香不結子其根連生如鬼臼射干生薑輩有鬚毛舊莖死則根有一臼新根生則舊根腐亦有紫花者葉微狹皆鬼臼射干之屬

根【氣味】甘辛寒有毒【主治】擣汁服解一切毒下骨哽塗癰腫時珍

【附方】新五乳癰初起內消花即玉簪花取根擂酒服以渣傅之海上方婦人斷產白鶴仙根白鳳仙子各一錢半紫葳二錢半辰砂二錢擣末蜜和丸梧子大產內三十日以酒半盞服之不可著牙齒能損牙齒也

拾遺。鬼魅邪氣。四物鳶頭散：東海鳶頭、黄牙即金牙、莨菪子、防葵各一分〔一〕，爲末，酒服方寸匕。欲令病人見鬼，增防葵一分。欲令知鬼，又增一分，立驗。不可多服。陳延之小品方。

玉簪綱目

【釋名】白鶴仙。【時珍曰】並以花象命名。

【集解】【時珍曰】玉簪處處人家栽爲花草。二月生苗成叢，高尺許，柔莖如白菘。其葉大如掌，團而有尖，葉上紋如車前葉，青白色，頗嬌瑩。六七月抽莖，莖上有細葉。中出花朵十數枚，長二三寸，本小末大。未開時，正如白玉搔頭簪形，又如羊肚蘑菇之狀；開時微綻四出，中吐黄蕊，頗香，不結子。其根連生，如鬼臼、射干、生薑輩，有鬚毛。舊莖死則根有一臼，新根生則舊根腐。亦有紫花者，葉微狹。皆鬼臼、射干之屬。

根。【氣味】甘、辛，寒，有毒。【主治】擣汁服，解一切毒，下骨哽，塗癰腫。時珍。

【附方】新五。乳癰初起。内消花，即玉簪花，取根擂酒服，以渣傅之。海上方。婦人斷産。白鶴仙根、白鳳仙子各一錢半，紫葳二錢半，辰砂二錢，擣末，蜜和丸梧子大。産内三十日，以酒半盞服之。不可着牙齒，能損牙齒也。

〔一〕各一分：原脱。今據外臺卷十三鬼魅精魅方引小品補。

玉簪花根山礬根搗汁水服之即下
玄方解斑蝥毒解 邇真人濟急方下魚骨哽 玉簪花根紅裹根同
搗自然汁以竹筒灌入咽中其骨自下不可着牙齒 臞仙乾坤生意 刮骨取牙 玉簪根乾者一錢白砒三
分白硇七分蓬砂二分威靈仙三分草烏頭一分半爲末以少許點疼處即自落也 余居士選奇方

葉氣味同根 主治蛇虺螫傷擣汁和酒服以渣傅之中心留孔

洩氣 時珍

鳳仙 綱目

釋名 急性子 救荒 旱珍珠 綱目 金鳳花 綱目 小桃紅 救荒 夾竹桃 救荒 海
納 音 染指甲草 救荒 菊婢 時珍曰其花頭翅尾足俱具翹然如
鳳狀故以名之女人采其花及葉包
染指甲其實狀如小桃老則迸裂故有指甲急性小桃諸名
宋光宗李后諱鳳宮中呼爲好女兒花張宛丘呼爲菊婢韋
居呼爲
羽客

集解 時珍曰鳳仙人家多種之極易生二月下子五月可再
種苗高二三尺莖有紅白二色其大如指中空而脆葉
長而尖似桃柳葉而有鋸齒椏間開花或黄或白或紅或紫
或碧或雜色亦自變易狀如飛禽自夏初至秋盡開謝相續

摘玄方。解斑蝥毒。玉簪根擂水服之，即解。趙真人濟急方。下魚骨哽。玉簪花根、山裏紅果根，同搗自然汁，以竹筒灌入咽中，其骨自下。不可着牙齒。臞仙乾坤生意。刮骨取牙。玉簪根乾者一錢，白砒三分，白硇七分，蓬砂二分，威靈仙三分，草烏頭一分半，爲末。以少許點疼處，即自落也。余居士選奇方。

葉。【氣味】同根。【主治】蛇虺螫傷，搗汁和酒服，以渣傅之，中心留孔洩氣。時珍。

鳳仙綱目

【釋名】急性子救荒、旱珍珠綱目、金鳳花綱目、小桃紅救荒、夾竹桃救荒、海蒳音納、染指甲草救荒、菊婢。【時珍曰】其花頭翅尾足俱具，翹然如鳳狀，故以名之。女人采其花及葉包染指甲。其實狀如小桃，老則迸裂，故有指甲、急性、小桃諸名。宋光宗李后諱鳳，宮中呼爲好女兒花。張宛丘呼爲菊婢。韋居呼爲羽客。

【集解】【時珍曰】鳳仙人家多種之，極易生。二月下子，五月可再種。苗高二三尺，莖有紅白二色，其大如指，中空而脆。葉長而尖，似桃、柳葉而有鋸齒。椏間開花，或黃或白，或紅或紫，或碧或雜色，亦自變易，狀如飛禽，自夏初至秋盡，開謝相續。

結實纍纍然大如櫻桃其形微長色如毛桃生青熟黃犯之即自裂皮卷如拳苞中有子似蘿蔔子而小褐色人采其肥莖汋䰀以充萵筍嫩葉渫浸一宿亦可食但此草不生蟲蠹蜂蝶亦不近恐亦不能無毒也

子【氣味】微苦溫有小毒【主治】產難積塊噎膈下骨哽透骨通竅時珍

【發明】時珍曰鳳仙子其性急速故能透骨軟堅庖人烹魚肉硬者投數粒即易軟爛是其驗也緣其透骨最能損齒與玉簪根同凡服者不可著齒也多用亦戟人咽

【附方】新五

產難催生 鳳仙子二錢研末水服勿近牙外以蓖麻子隨年數搗塗足心 集簡方

噎食不下 鳳仙花子酒浸三宿晒乾爲末酒丸綠豆大每服八粒溫酒下不可多用即急性子也 摘玄方

咽中骨哽 欲死者白鳳仙子研水一大呷以竹筒灌入咽其物即軟不可經牙或爲末吹之 普濟方

牙齒欲取 金鳳花子研末入砒少許點疼牙根取之 摘玄方

小兒痞積 急性子水紅花子大黃各一兩俱生研末每味取五錢外用皮硝一兩拌勻將白鵓鴿一個或白鴨亦可去毛屎剖腹勿犯水以布拭淨將末裝入內用綿紮定沙鍋內入水三碗重重紙封以小火煮乾將鴿鴨翻調焙黃色冷定早辰食之日西時疾軟三日大便下血病去矣忌冷物

結實纍然，大如櫻桃，其形微長，色如毛桃，生青熟黄，犯之即自裂。皮卷如拳，苞中有子似蘿蔔子而小，褐色。人采其肥莖汋醃，以充萵筍。嫩葉渫，浸一宿，亦可食。但此草不生蟲蠹，蜂蝶亦不近，恐亦不能無毒也。

子。【氣味】微苦，温，有小毒。【主治】產難，積塊噎膈，下骨哽，透骨通竅。時珍。

【發明】【時珍曰】鳳仙子其性急速，故能透骨軟堅。庖人烹魚肉硬者，投數粒即易軟爛，是其驗也。緣其透骨，最能損齒，與玉簪根同，凡服者不可着齒也。多用亦戟人咽。

【附方】新五。產難催生。鳳仙子二錢，研末。水服，勿近牙。外以蓖麻子隨年數搗塗足心。集簡方。噎食不下。鳳仙花子酒浸三宿，晒乾爲末，酒丸緑豆大。每服八粒，温酒下。不可多用，即急性子也。摘玄方。咽中骨哽欲死者。白鳳仙子研水一大呷，以竹筒灌入咽，其物即軟。不可近牙。或爲末吹之。普濟方。牙齒欲取。金鳳花子研末，入砒少許，點疼牙根，取之。摘玄方。小兒痞積。急性子、水葒花子、大黄各一兩，俱生研末。每味取五錢，外用皮硝一兩拌匀。將白鵓鴿一個，或白鴨亦可，去毛屎，剖腹，勿犯水，以布拭净，將末裝入内，用綫紮定，沙鍋内入水三盌，重重紙封，以小火煮乾，將鴿、鴨翻調焙黄色，冷定。早辰食之，日西時疾軟，三日大便下血，病去矣。忌冷物

百□　孫天仁集効方

花氣味甘滑溫無毒主治蛇傷擂酒服即解又治腰脇引痛不可忍者研餅晒乾爲末空心每酒服三錢活血消積時珍

附方新一風濕卧牀不起用金鳳花柏子仁朴硝木瓜煎湯洗浴每日二三次內服獨活寄生湯吳旻扶壽精方

根葉氣味苦甘辛有小毒主治雞魚骨哽誤吞銅鐵杖撲腫痛散血通經軟堅透骨時珍

附方新三咽喉物哽金鳳花根嚼爛噙嚥骨自下雞骨尤効即以溫水漱口免損齒也亦治誤吞銅鐵危氏得効方打杖腫痛鳳仙花葉搗如泥塗腫破處乾則又上一夜血散即愈冬月收取乾者研末水和塗之葉廷器通變要法馬患諸病白鳳仙花連根葉熬膏遇馬有病抹其眼四角上即汗出而愈衛生易簡方

坐拏草宋圖經

百日。孫天仁集效方。

花。【氣味】甘，滑，温，無毒。【主治】蛇傷，擂酒服即解。又治腰脇引痛不可忍者，研餅晒乾爲末，空心每酒服三錢，活血消積。時珍。

【附方】新一。風濕卧牀不起。用金鳳花、柏子仁、朴硝、木瓜煎湯洗浴，每日二三次。内服獨活寄生湯。吴旻扶壽精方。

根、葉。【氣味】苦、甘、辛，有小毒。【主治】雞魚骨哽，誤吞銅鐵，杖撲腫痛，散血通經，軟堅透骨。時珍。

【附方】新三。咽喉物哽。金鳳花根嚼爛噙嚥，骨自下，雞骨尤效。即以温水漱口，免損齒也。亦治誤吞銅鐵。危氏得效方。打杖腫痛。鳳仙花葉搗如泥，塗腫破處，乾則又上，一夜血散即愈。冬月收取乾者，研末水和塗之。葉廷器通變要法。馬患諸病。白鳳仙花連根葉熬膏，遇馬有病，抹其眼四角上，即汗出而愈。衛生易簡方。

坐拏草 宋圖經

【集解】頌曰：生江西及滁州。六月開紫花結實，采其苗入藥。江西甚易得，後因人用有効，今頗貴重。時珍曰：按一統志云：出吉安永豐縣。

【氣味】辛，熱，有毒。

【主治】風痺，壯筋骨，兼治打撲傷損。蘇頌

【發明】頌曰：神醫普救方治風藥中已有用者。時珍曰：危氏得效方麻藥煮酒方中用之。聖濟録治腸胃風熱，咽喉塞，小便赤澀，神困多睡，有坐拏丸，用坐拏草、大黄、赤芍藥、木香、升麻、麥門冬、黄芪、木通、酸棗仁、薏苡仁、枳殼等分，爲末，蜜丸梧子大，每服二十丸，麥門冬湯下。

【附録】押不蘆。時珍曰：按周密癸辛雜志云：漠北回回地方有草名押不蘆，土人以少許磨酒飲，即通身麻痺而死，加以刀斧亦不知，至三日則以少藥投之即活。御藥院中亦儲之。貪官污吏罪甚者則服百日丹，皆用此也。昔華佗能刳腸滌胃，豈不有此等藥耶？

曼陀羅花 綱目

【釋名】風茄兒綱目、山茄子。時珍曰：法華經言佛說法時，天雨曼陀羅花。又道家北斗有陀羅星使者，手執此花，故後人因以名花。曼陀羅，梵言雜色也。茄乃因葉形爾。姚伯聲花品呼爲惡客。

【集解】【頌曰】生江西及滁州。六月開紫花結實。采其苗入藥，江西甚易得。後因人用有效，今頗貴重。【時珍曰】按一統志云：出吉安 永豐縣。

【氣味】辛，熱，有毒。【主治】風痺，壯筋骨，兼治打撲傷損。蘇頌。

【發明】【頌曰】神醫普救方治風藥中已有用者。【時珍曰】危氏得效方麻藥煮酒方中用之。聖濟録治膈上虚熱，咽喉噎塞，小便赤澁，神困多睡，有坐拏丸。用坐拏草、大黄、赤芍藥、木香、升麻、麥門冬、黄芪、木通、酸棗仁、薏苡仁、枳殼等分，爲末。蜜丸梧子大。每服二十丸，麥門冬湯下。

【附録】押不蘆。【時珍曰】按周密癸辛雜志云：漠北回回地方有草名押不蘆。土人以少許磨酒飲，即通身麻痺而死，加以刀斧亦不知。至三日則以少藥投之即活。御藥院中亦儲之。貪官污吏罪甚者，則服百日丹，皆用此也。昔華陀能刳腸滌胃，豈不有此等藥耶？

曼陀羅花綱目

【釋名】風茄兒綱目、山茄子。【時珍曰】法華經言佛説法時，天雨曼陀羅花。又道家北斗有陀羅星使者，手執此花，故後人因以名花。曼陀羅，梵言雜色也。茄乃因葉形爾。姚伯聲花品呼爲「惡客」。

【集解】時珍曰曼陀羅生北土人家亦栽之春生夏長獨莖直上高四五尺生不旁引綠莖碧葉葉如茄葉八月開白花凡六瓣狀如牽牛花而大攢花中折駢葉外包而朝開夜合結實圓而有丁拐中有小子八月采花九月采實

花子【氣味】辛溫有毒【主治】諸風及寒濕脚氣煎湯洗之又主驚癇及脫肛并入麻藥 時珍

【發明】時珍曰相傳此花笑采釀酒飲令人笑舞采釀酒飲令人舞予嘗試之飲須半酣更令一人或笑或舞引之乃驗也八月采此花七月采火麻子花陰乾等分爲末熱酒調服三錢少頃昏昏如醉割瘡灸火宜先服此則不覺苦也

【附方】新三

面上生瘡 曼陀羅花曬乾研末少許貼之 衛生易簡方

小兒慢驚 曼陀羅花七朶重一字天麻二錢半全蝎炒十枚天南星炮丹砂乳香各二錢半爲末每服半錢薄荷湯調下 御藥院方

大腸脫肛 曼陀羅子連殼一對橡斗十六個同剉水煎三五沸入朴硝少許洗之 儒門事親

羊躑躅 本經下品

【釋名】黃躑躅 綱目 黃杜鵑 蒙筌 羊不食草 拾遺 鬧羊花 綱目 驚羊花 綱目 老虎花 綱目 玉枝 別錄

弘景曰羊食其葉躑躅而死故名鬧當作惱惱亂也

【集解】【時珍曰】曼陀羅生北土，人家亦栽之。春生夏長，獨莖直上，高四五尺，生不旁引，緑莖碧葉，葉如茄葉。八月開白花，凡六瓣，狀如牽牛花而大，攢花中折〔一〕，駢葉外包，而朝開夜合。結實圓而有丁拐，中有小子。八月采花，九月采實。

花、子。【氣味】辛，温，有毒。【主治】諸風及寒濕脚氣，煎湯洗之。又主驚癇及脱肛，并入麻藥。時珍。

【發明】【時珍曰】相傳此花笑采釀酒飲，令人笑；舞采釀酒飲，令人舞。予常〔二〕試之，飲須半酣，更令一人或笑或舞引之，乃驗也。八月采此花，七月采火麻子花，陰乾，等分爲末。熱酒調服三錢，少頃昏昏如醉。割瘡灸火，宜先服此，則不覺苦也。

【附方】新三。面上生瘡。曼陀羅花晒乾研末，少許貼之。衛生易簡方。小兒慢驚。曼陀羅花七朵，重一字，天麻二錢半，全蝎炒十枚，天南星炮、丹砂、乳香各二錢半，爲末。每服半錢，薄荷湯調下。御藥院方。大腸脱肛。曼陀羅子連殼一對，橡斗十六個，同剉，水煎三五沸，入朴硝少許，洗之。儒門事親。

羊躑躅本經下品

【釋名】黄躑躅綱目、黄杜鵑蒙筌、羊不食草拾遺、鬧羊花綱目、驚羊花綱目、老虎花綱目、玉枝别録。【弘景曰】羊食其葉，躑躅而死，故名。鬧，當作惱。惱，亂也。

〔一〕折：張本作「圻」，義長。
〔二〕常：錢本作「嘗」。然古代「常」、「嘗」互通，故不改。

集解 別錄曰羊躑躅生太行山川谷及淮南山三月采花陰乾弘景曰近道諸山皆有之花黄似鹿葱不可近眼恭曰花亦不似鹿葱正似旋花色黄者也保昇曰小樹高二尺葉似桃葉花黄似瓜花三月四月采花日乾頌曰所在有之春生苗似鹿葱葉似紅花莖高三四尺夏開花似凌霄花山石榴輩正黄色羊食之則死今嶺南蜀道山谷遍生皆深紅色如錦繡然或云此種不入藥時珍曰韓保昇所說似桃葉者最的其花五出蘂瓣皆黄氣味皆惡蘇頌所謂深紅色者即山石榴名紅躑躅者無毒與此別類張揖廣雅謂躑躅一名決光者誤矣決光決明也按唐李紳文集言駱谷多山枇杷毒能殺人其花明艷與杜鵑花相似樵者識之其說似羊躑躅未知是否要亦其類耳

花 氣味 辛温有大毒 權曰惡諸石及麪不入湯使伏丹砂硇砂雌黄畏巵子 主治 賊風在皮膚中淫淫痛温瘧惡毒諸痺 本經 邪氣鬼疰蠱毒 別錄

發明 頌曰古之大方多用躑躅如胡洽治時行赤散及治五嗽四滿丸之類并治風諸酒方皆雜用之又治百病風濕等魯王酒中亦用躑躅花今醫方捋腳湯中多用之南方治蠱毒下血有躑躅花散云甚勝時珍曰此物有大毒曾有人以其根入酒飲遂至于斃也和劑局方治中風癱瘓伏虎丹中亦用之不多服耳

附方 新四 風痰注痛 躑躅花天南星並生時同搗作餅甑上蒸四五遍以稀葛囊盛之臨時取焙爲末蒸

【集解】【别録曰】羊躑躅生太行山川谷及淮南山。三月采花，陰乾。【弘景曰】近道諸山皆有之。花黄〔一〕似鹿葱，不可近眼。【恭曰】花亦不似鹿葱，正似旋花色黄者也。【保昇曰】小樹高二尺，葉似桃葉，花黄似瓜花。三月、四月采花，日乾。【頌曰】所在有之。春生苗似鹿葱，葉似紅花，莖高三四尺。夏開花似凌霄花、山石榴輩，正黄色，羊食之則死。今嶺南、蜀道山谷遍生，皆深紅色如錦綉。然或云此種不入藥。【時珍曰】韓保昇所説似桃葉者最的。其花五出，蕊瓣皆黄，氣味皆惡。蘇頌所謂深紅色者，即山石榴名紅躑躅者，無毒，與此别類。張揖廣雅謂躑躅一名决光者，誤矣。决光，决明也。按唐李紳文集言：駱谷多山枇杷，毒能殺人，其花明艷，與杜鵑花相似，樵者識之。其説似羊躑躅，未知是否？要亦其類耳。

花。【氣味】辛，温，有大毒。【權曰】惡諸石及麪，不入湯使。伏丹砂、硇砂、雌黄。畏巵子。【主治】賊風在皮膚中淫淫痛，温瘧惡毒，諸痹。本經。邪氣鬼疰蠱毒。别録。

【發明】【頌曰】古之大方多用躑躅。如胡洽治時行赤散，及治五嗽四滿丸之類，并治風諸酒方皆雜用之。又治百病風濕等，魯王酒中亦用躑躅花。今醫方捋脚湯中多用之。南方治蠱毒下血，有躑躅花散，云甚勝。【時珍曰】此物有大毒，曾有人以其根入酒飲，遂至于斃也。和劑局方治中風癱瘓伏虎丹中亦用之，不多服耳。

【附方】新四。風痰注痛。躑躅花、天南星，並生時同擣作餅，甑上蒸四五遍，以稀葛囊盛之。臨時取焙爲末，蒸

〔一〕黄：證類卷十羊躑躅引陶隱居作「苗」。

餅丸梧子大每服三丸溫酒下腰脚骨痛空心服手臂痛食後服大良續傳信方痛風走注黄躑躅根一把糯米一盞黑豆半盞酒水各一盞徐徐服大吐大泄一服便能動也醫學集成風濕痺痛手足身體收攝不遂肢節疼痛言語蹇澀躑躅花酒拌蒸一炊久晒乾爲末每以牛乳一合酒二合調服五分聖惠方風蟲牙痛躑躅一錢草烏頭二錢半爲末化蠟丸豆大綿包一丸咬之追涎海上仙方

〔附錄〕山躑躅時珍曰處處山谷有之高者四五尺低者一二尺春生苗葉淺綠色枝少而花繁一枝數萼二月始開花如羊躑躅而蒂如石榴花有紅者紫者五出者千葉者小兒食其花味酸無毒一名紅躑躅一名山石榴一名映山紅一名杜鵑花其黄色者即有毒羊躑躅也

羊不喫草拾遺藏器曰生蜀川山谷葉細長在諸草中羊不喫者是也味苦辛溫無毒主一切風血補益攻諸病煑之亦浸酒服時珍曰此草似羊躑躅而云無毒蓋別有此也

芫花本經下品

〔校正〕自木部移入此

〔釋名〕杜芫別錄赤芫吳普去水本經毒魚別錄頭痛花綱目兒草吳普敗華吳普根名黄大戟吳普蜀桑別錄時珍曰芫或作杬其義未詳去水言其功毒魚言其性大戟言其似也俗人因其氣惡呼爲頭痛花山海經云首山其草多芫是也

餅丸梧子大。每服三丸，温酒下。腰脚骨痛，空心服。手臂痛，食後服。大良。續傳信方。**痛風走注**。黄躑躅根一把，糯米一盞，黑豆半盞，酒、水各一盌，徐徐服。大吐大泄，一服便能動也。醫學集成。**風濕痺痛**，手足身體收攝不遂，肢節疼痛，言語蹇澀。躑躅花酒拌蒸一炊久，晒乾爲末。每以牛乳一合，酒二合，調服五分。聖惠方。**風蟲牙痛**。躑躅一錢，草烏頭二錢半，爲末，化蠟丸豆大。綿包一丸咬之，追涎。海上仙方。

【附録】**山躑躅**。【時珍曰】處處山谷有之。高者四五尺，低者一二尺。春生苗葉，淺緑色。枝少而花繁，一枝數萼，二月始開花如羊躑躅，而蒂如石榴花，有紅者、紫者、五出者、千葉者。小兒食其花，味酸無毒。一名紅躑躅，一名山石榴，一名映山紅，一名杜鵑花。其黄色者，即有毒羊躑躅也。**羊不喫草**拾遺。【藏器曰】生蜀川山谷，葉細長，在[一]諸草中羊不喫者是也。味苦、辛，温，無毒。主一切風血，補益，攻諸病。煮之，亦浸酒服。【時珍曰】此草似羊躑躅而云無毒，蓋別有此也。

芫花本經下品

【校正】自木部移入此。

【釋名】**杜芫**別録、**赤芫**吴普、**去水**本經、**毒魚**別録、**頭痛花**綱目、**兒草**吴普、**敗華**吴普。**根名黄大戟**吴普、**蜀桑**別録。【時珍曰】芫或作杭，其義未詳。去水言其功，毒魚言其性，大戟言其似也。俗人因其氣惡，呼爲頭痛花。山海經云「首山其草多芫」是也。

〔一〕在：原作「任」。今據證類卷六羊不喫草改。

本苦温有大毒又無根同之

【集解】別録曰芫花生淮源川谷三月三日采花陰乾普曰芫根生邯鄲二月生葉青色加厚則黑華有紫赤白者三月實落盡葉乃生三月采花五月采葉八月九月采根陰乾保昇曰近道處處有之苗高二三尺葉似白前及楊柳葉根皮黃似桑根正月二月花發紫碧色葉未生時收采日乾葉生花落即不堪用也頌曰在處有之宿根舊枝莖紫長一二尺根入土深三五寸白色似榆根春生苗葉小而尖似楊柳枝葉二月開紫花頗似紫荊而作穗又似藤花而細今絳州出者花黃謂之黃芫花時珍曰顧野王玉篇云杬木出豫章煎汁藏果及卵不壞洪邁容齋隨筆云今饒州處處有之莖幹不純是木小人爭鬬者取葉挼擦皮膚輒作赤腫如被傷以誣人至和鹽擦卵則又染其外若赭色也

【修治】弘景曰用當微熬不可近眼時珍曰芫花留數年陳久者良用時以好醋煮十數沸去醋以水浸一宿曬乾用則毒滅也或以醋炒者次之

【氣味】根同辛温有小毒別録曰苦微温普曰神農黃帝雷公苦有毒扁鵲岐伯苦李當之有大毒多服令人泄之才曰決明為之使反甘草【主治】欬逆上氣喉鳴喘咽腫短氣蠱毒鬼瘧疝瘕癰腫殺蟲魚本經消胸中痰水喜唾水腫五水在五臟皮膚及腰痛下寒毒肉毒根療疥瘡可用毒魚別録治心腹脹

【集解】【別録曰】芫花生淮源川谷。三月三日采花，陰乾。【普曰】芫根生邯鄲。二月生葉，青色，加厚則黑。華有紫、赤、白者。三月實落盡，葉乃生。三月采花，五月采葉，八月、九月采根，陰乾。【保昇曰】近道處處有之。苗高二三尺，葉似白前及柳葉，根皮黄似桑根。正月、二月花發，紫碧色，葉未生時收采，日乾。葉生花落，即不堪用也。【頌曰】在處有之。宿根舊枝莖紫，長一二尺。根入土深三五寸，白色，似榆根。春生苗葉，小而尖，似楊柳枝葉。二月開紫花，頗似紫荆而作穗，又似藤花而細。今絳州出者花黄，謂之黄芫花。【時珍曰】顧野王玉篇云：杬木出豫章，煎汁藏果及卵不壞。洪邁容齋隨筆云：今饒州處處有之。莖幹不純是木。小人争鬭者，取葉挼擦皮膚，輒作赤腫如被傷以誣人。至和鹽擦卵，則又染其外若赭色也。

【修治】【弘景曰】用當微熬。不可近眼。【時珍曰】芫花留數年陳久者良，用時以好醋煮十數沸，去醋，以水浸一宿，晒乾用，則毒滅也。或以醋炒者次之。

【氣味】根同。辛，温，有小毒。【別録曰】苦，微温。【普曰】神農、黄帝、雷公：苦，有毒。扁鵲、岐伯：苦。李當之：有大毒，多服令人泄。【之才曰】决明爲之使。反甘草。【主治】欬逆上氣，喉鳴喘，咽腫短氣，蠱毒鬼瘧，疝瘕癰腫，殺蟲魚。本經。消胸中痰水，喜唾，水腫，五水在五臟皮膚及腰痛，下寒毒肉毒。根療疥瘡。可用毒魚。別録。

治心腹脹

滿去水氣寒痰涕唾如膠通利血脉治惡瘡風痺濕一切毒風四肢攣急不能行步（甄權）療欬嗽瘴瘧（大明）治水飲痰澼脇下痛（時珍）

【發明】時珍曰張仲景治傷寒太陽證表不解心下有水氣乾嘔發熱而欬或喘或利者小青龍湯主之若表已解有時頭痛出汗惡寒心下有水氣乾嘔痛引兩脇或喘或欬者十棗湯主之蓋小青龍治未發散表邪使水氣自毛竅而出乃內經所謂開鬼門法也十棗湯驅逐裏邪使水気自大小便而泄乃內經所謂潔淨府去陳莝法也夫飲有五皆由內啜水漿外受濕気鬱蓄而為留飲流于肺則為支飲令人喘欬寒熱吐沫背寒流于肺則為懸飲令人欬唾痛引缺盆兩脇流于心下則為伏飲令人胷滿嘔吐寒熱眩運流于腸胃則為痰飲令人腹鳴吐水胷脇支滿或作泄瀉忽肥忽瘦流于經絡則為溢飲令人沉重注痛或作水気胕腫芫花大戟甘遂之性逐水泄濕能直達水飲窠囊隱僻之處但可徐徐用之取効甚捷不可過劑泄人真元也陳言三因方以十棗湯藥為末用棗肉和丸以治水氣喘急浮腫之證蓋善變通者也楊士瀛直指方云破癖須用芫花行水後便養胃可也好古曰水者肺腎脾三經所主有五臟六腑十二經之部分上而頭中而四肢下而腰脚外而皮毛中而肌肉内而筋骨脉有尺寸之殊浮沉之別不可輕瀉當知病在何經何臟方

滿，去水氣寒痰，涕唾如膠，通利血脉，治惡瘡風痺濕，一切毒風，四肢攣急，不能行步。甄權。療欬嗽，瘴瘧。大明。治水飲痰澼，脇下痛。時珍。

【發明】【時珍曰】張仲景治傷寒太陽證，表不解，心下有水氣，乾嘔發熱而欬，或喘或利者，小青龍湯主之。若表已解，有時頭痛出汗，不〔一〕惡寒，心下有水氣，乾嘔，痛引兩脇，或喘或欬者，十棗湯主之。蓋小青龍治未發散表邪，使水氣自毛竅而出，乃内經所謂開鬼門法也。十棗湯驅逐裏邪，使水氣自大小便而泄，乃内經所謂潔净府、去陳莝法也。夫飲有五，皆由内啜水漿，外受濕氣，鬱蓄而爲留飲。流于肺則爲支飲，令人喘欬寒熱，吐沫背寒。流于肺〔二〕則爲懸飲，令人欬唾，痛引缺盆兩脇。流于心下則爲伏飲，令人胸滿嘔吐，寒熱眩運。流于腸胃則爲痰飲，令人腹鳴吐水，胸脇支滿，或作泄瀉，忽肥忽瘦。流于經絡則爲溢飲，令人沉重注痛，或作水氣胕腫。芫花、大戟、甘遂之性，逐水洩濕，能直達水飲窠囊隱僻之處。但可徐徐用之，取效甚捷。不可過劑，洩人真元也。陳言三因方以十棗湯藥爲末，用棗肉和丸，以治水氣喘急浮腫之證，蓋善變通者也。楊士瀛直指方云：破癖須用芫花，行水後便養胃可也。【好古曰】水者，肺、腎、脾三經所主，有五臟六腑十二經之部分。上而頭，中而四肢，下而腰脚。外而皮毛，中而肌肉，内而筋骨。脉有尺寸之殊，浮沉之别，不可輕瀉。當知病在何經何臟，方

〔一〕不：原脱。據傷寒論卷四辨太陽病脉證并治「十棗湯」補。
〔二〕流于肺：金匱卷中痰飲欬嗽病脉證并治載「懸飲」作「水流于脇下」。

可用之，若誤投之，則害深矣。芫花與甘草相反，而胡洽居士方治痰癖飲癖，以甘遂、大戟、芫花、大黄、甘草同用，蓋欲其大吐以泄濕，因相反而相激也。

【正誤】〔慎微曰〕三國志云：魏初平中，有青牛先生，常服芫花，年百餘歲，常如五六十人。〔時珍曰〕芫花乃下品毒物，豈堪久服？此方外迂怪之言，不足信也。

【附方】舊五，新一十九。

卒得欬嗽　芫花一升，水三升，煮汁一升，以棗十四枚，煮汁乾，日食五枚，必愈。肘後方。

卒嗽有痰　芫花一兩炒，水一升，煮四沸，去滓，白糖入半斤，每服棗許。勿食酸鹹物。張文仲備急方。

喘嗽失音　暴傷寒冷，喘嗽失音。取芫花連根一虎口，切暴乾，令病人以薦自裹，舂令灰飛揚，入其七孔中，當眼淚出，口鼻皆辣，待芫根盡乃止，病即愈。古今錄驗。

乾嘔脇痛　傷寒有時頭痛，心下痞滿，痛引兩脇，乾嘔短氣，汗出不惡寒者，表解裏未和也，十棗湯主之。芫花熬、甘遂、大戟各等分，為散。以大棗十枚，水一升半，煮取八合，去滓納藥。強人服一錢，羸人半錢，平旦服之，當下利病除。如不除，明旦更服。仲景傷寒論。

水腫支飲　及癖飲，用十棗湯加大黄、甘草，五物各一兩，大棗十枚，同煮，如法服。一方加芒硝一兩。胡洽百病方。

天行煩亂　凝雪湯：治天行毒病七八日，熱積胸中，煩亂欲死。用芫花一斤，水三升，煮取一升半，漬故布薄胸上，不過再三薄，熱則除。當溫四肢，護厥

可用之。若誤投之，則害深矣。芫花與甘草相反，而胡洽居士方治痰癖飲癖，以甘遂、大戟、芫花、大黄、甘草同用。蓋欲其大吐以泄濕，相反而相激也。

【正誤】【慎微曰】三國志云：魏初平中，有青牛先生，常服芫花，年百餘歲，常如五六十人。○【時珍曰】芫花乃下品毒物，豈堪久服？此方外迂怪之言，不足信也。

【附方】舊五，新一十九。**卒得欬嗽**。芫花一升，水三升，煮汁一升，以棗十四枚，煮汁乾。日食五枚，必愈。肘後方。**卒嗽有痰**。芫花一兩，炒，水一升，煮四沸，去滓，白糖入半斤。每服棗許。勿食酸鹹物。張文仲備急方。**喘嗽失音**。暴傷寒冷，喘嗽失音。取芫花連根一虎口，切，暴乾。令病人以薦自裹[一]，春令灰飛揚，入其七孔中。當眼淚[二]出，口鼻皆辣，待芫根盡乃止。病即愈。古今録驗。**乾嘔脇痛**。傷寒有時頭痛，心下痞滿，痛引兩脇，乾嘔短氣，汗出不惡寒者，表解裏未和也，十棗湯主之。芫花熬、甘遂、大戟各等分，爲散。以大棗十枚，水一升半，煮取八合，去滓納藥。强人服一錢，羸人半錢，平旦服之，當下利病除。如不除，明旦更服。仲景傷寒論。**水腫支飲**及癖飲。用十棗湯加大黄、甘草，五物各一兩，大棗十枚同煮，如法服。一方加芒硝一兩。胡洽百病方。**天行煩亂**。凝雪湯：治天行毒病七八日，熱積胸中，煩亂欲死。用芫花一斤，水三升，煮取一升半，漬故布薄胸上。不過再三薄，熱則除。當溫四肢，護厥

[一] 自裹：外臺卷九欬失聲方引古今録驗作「自縈就裹」，義長。
[二] 淚：原作「冷」。今據證類卷十四芫花改。

逆也千金方

久瘧結癖在腹脇堅痛者芫花炒二兩朱砂五錢爲末蜜丸梧子大每服十丸棗湯下直指方

水蠱脹滿芫花枳殼等分以醋煑芫花至爛乃下枳殼煑爛擣丸梧子大每服三十丸白湯下　普濟方

酒疸尿黃發黃心懊痛足脛滿芫花椒目等分燒末水服半錢日二服　肘後方

背髀間痛一點痛不可忍者芫花根末米醋調傅之如不住以帛束之婦人產後有此尤宜　袖珍方

諸般氣痛芫花醋煑半兩玄胡索炒一兩半爲末每服一錢男子元臟痛葱酒下瘧疾烏梅湯下婦人血氣痛當歸酒下諸氣痛香附湯下小腸氣痛茴香湯下　仁存方

鬼胎癥瘕經候不通芫花根三兩剉炒黃爲末每服一錢桃仁煎湯調下當利惡物而愈　聖惠方

催生去胎芫花根剝皮以綿裹點麝香套入陰穴三寸即下　攝生妙用方

產後惡物不下芫花當歸等分炒爲末調一錢服　保命集

心痛有蟲芫花一兩醋炒雄黃一錢爲末每服一字溫醋湯下　乾坤生意

牙痛難忍諸藥不効芫花末擦之令熱痛定以溫水漱之　永類方

白禿頭瘡芫花末豬脂和傅之　集效方

癰腫初起芫花末和膠塗之　千金方

癰癤已潰芫花根皮搓作撚插入則不生合令膿易竭也　集簡方

痔瘡乳核芫根一握洗淨入木臼擣爛入少水絞汁於石器中慢火煎成膏將絲線於膏內度過以線繫痔當微痛候痔乾落以紙撚蘸膏納竅內去根當永除根也一方只擣汁

逆也。千金方。**久瘧結癖**在腹脇，堅痛者。芫花炒二兩，朱砂五錢，爲末，蜜丸梧子大。每服十丸，棗湯下。直指方。**水蠱脹滿**。芫花、枳殼等分，以醋煮芫花至爛，乃下枳殼煮爛，搗丸梧子大。每服三十丸，白湯下。普濟方。**酒疸尿黄**。發黄，心懊痛，足脛滿。芫花、椒目等分，燒末。水服半錢，日二服。肘後方。**背腿間痛**。一點痛，不可忍者。芫花根末，米醋調傅之。如不住，以帛束之。婦人産後有此，尤宜。袖珍方。**諸般氣痛**。芫花醋煮半兩，玄胡索炒一兩半，爲末。每服一錢。男子元臟痛，葱酒下。瘧疾，烏梅湯下。婦人血氣痛，當歸酒下。諸氣痛，香附湯下。小腸氣痛，茴香湯下。仁存方。**鬼胎癥瘕**，經候不通。芫花根三兩剉，炒黄爲末。每服一錢，桃仁煎湯調下。當利惡物而愈。聖惠方。**催生去胎**。芫花根剥皮，以綿裹，點麝香，套入陰穴三寸，即下。攝生妙用方。**産後惡物**不下。芫花、當歸等分，炒，爲末。調一錢服。保命集。**心痛有蟲**。芫花一兩醋炒，雄黄一錢，爲末。每服一字，温醋湯下。乾坤生意。**牙痛難忍**。諸藥不效。芫花末擦之，令熱痛定，以温水漱之。永類方。**白禿頭瘡**。芫花末，猪脂和傅之。集效方。**癰腫初起**。芫花末，和膠塗之。千金方。**癰癤已潰**。芫花根皮搓作撚，插入，則不生合，令膿易竭也。集簡方。**痔瘡乳核**。芫根一握，洗净，入木臼搗爛，入少水絞汁，於石器中慢火煎成膏。將絲線於膏内度過，以線繫痔，當微痛。候痔乾落，以紙撚蘸膏納竅内，去根，當永除根也。一方，只搗汁

浸綫一夜用不得使水經驗方

瘰癧初起氣壯人用芫根擂水一盞服大士利即平黄州陳大用所傳

便毒初起芫根擂水服以渣傅之得下即消黄州熊珍所傳瀕湖集簡方

贅瘤焦法甘草前膏筆糚瘤之四圍上三次乃用芫花大戟甘遂等分爲末醋調别以筆糚其中勿近甘草次日縮小又以甘草膏糚小暈三次如前仍上此藥自然焦縮危氏得效方

一切菌毒因蛇蟲毒氣熏蒸所致用芫花生研新汲水服一錢以利爲度危氏得效方

蕘花

音饒○本經下品

釋名 時珍曰蕘者饒也其花繁饒也

集解 别録曰蕘花生咸陽川谷及河南中牟六月采花陰乾弘景曰中牟者時從河上來形似芫花而極細白色恭曰苗似胡荽莖無刺花細黄色四月五月收與芫花全不相似也保昇曰所在有之以雍州者爲好生岡原上苗高二尺許宗奭曰今京洛間甚多時珍曰按蘇頌圖經言絳州所出芫花黄色謂之黄芫花其圖小株花成簇生恐即此蕘花也生時色黄乾則如白故陶氏言細白也或言無蕘花以桃花代之取其利耳

氣味 苦寒有毒别録曰辛微寒有毒

主治 傷寒溫瘧下十二水破積聚

浸線一夜用，不得使水。經驗方。瘰癧初起。氣壯人用芫根擂水一盞服，大吐利，即平。黃州陳大用所傳。瀕湖集簡方。便毒初起。芫根擂水服，以渣傅之，得下即消。黃州熊珍所傳。瀕湖集簡方。贅瘤焦法。甘草煎膏，筆粧瘤之四圍，上三次。乃用芫花、大戟、甘遂等分，爲末，醋調。別以筆粧其中，勿近甘草。次日縮小，又以甘草膏粧小暈三次如前，仍上此藥，自然焦縮。危氏得效方。一切菌毒。因蛇蟲毒氣，熏蒸所致。用芫花生研，新汲水服一錢，以利爲度。危氏得效方。

蕘花 音饒○本經下品

【釋名】【時珍曰】蕘者，饒也。其花繁饒也。

【集解】【時珍曰】蕘花生咸陽川谷及河南中牟。六月采花，陰乾。【弘景曰】中牟者，時從河上來，形似芫花而極細，白色。【恭曰】苗似胡荽，莖無刺。花細，黃色，四月、五月收，與芫花全不相似也。【保昇曰】所在有之，以雍州者爲好。生岡原上，苗高二尺許。【宗奭曰】今京洛間甚多。【時珍曰】按蘇頌圖經言：絳州所出[一]芫花黃色，謂之黃芫花。其圖小株，花成簇生，恐即此蕘花也。生時色黃，乾則如白，故陶氏言細白也。或言無蕘花，以桃花代之，取其利耳。

【氣味】苦，寒，有毒。【別録曰】辛，微寒，有毒。【主治】傷寒溫瘧，下十二水，破積聚

[一] 出：原作「上」。今據證類卷十四芫花改。

大堅癥瘕蕩滌腸中留癖飲食寒熱邪氣利水道本經療痰飲欬嗽別錄治欬逆上氣喉中腫滿疰氣蠱毒痃癖氣塊甄權

【發明】宗奭曰張仲景傷寒論以蕘花治利者取其行水也水去則利止其意如此今用之當斟酌不可過使與不及也須有是證乃用之好古曰仲景小青龍湯云若微利去麻黄加蕘花如雞子大熬令赤色用之盖利水也時珍曰蕘花盖亦芫花之類氣味主治大畧相近

醉魚草綱目

【釋名】閙魚花綱目 魚尾草綱目 樚木

【集解】時珍曰醉魚草南方處處有之多在塹岸邊作小株生高者三四尺根狀如枸杞莖似黄荊有微稜外有薄黄皮枝易繁衍葉似水楊對節而生經冬不凋七八月開花成穗紅紫色儼如芫花一樣結細子漁人采花及葉以毒魚盡圉圉而死呼為醉魚兒草池沼邊不可種之此花色狀氣味並如芫花毒魚亦同但花開不同時為異爾按中山經云熊耳山有草焉其狀如蘇而赤華名曰葶薴可以毒魚其此草之類歟

花葉 氣味辛苦温有小毒 主治痰飲成齁遇寒便發取花研

大堅癥瘕，蕩滌腸中留癖、飲食、寒熱邪氣，利水道。本經。療痰飲欬嗽。别録。治欬逆上氣，喉中腫滿，疰氣蠱毒，痃癖氣塊。甄權。

【發明】【宗奭曰】張仲景傷寒論以蕘花治利者，取其行水也。水去則利止，其意如此。今用之當斟酌，不可過使與不及也，須有是證乃用之。【好古曰】仲景小青龍湯云：若微利，去麻黄，加蕘花如雞子大，熬令赤色。用之蓋利水也。【時珍曰】蕘花蓋亦芫花之類，氣味主治大略相近。

醉魚草 綱目

【釋名】鬧魚花綱目、魚尾草綱目、樚木。

【集解】【時珍曰】醉魚草南方處處有之。多在塹岸邊，作小株生，高者三四尺。根狀如枸杞。莖似黄荆，有微稜，外有薄黄皮。校[一]易繁衍，葉似水楊，對節而生，經冬不凋。七八月開花成穗，紅紫色，儼如芫花一樣。結細子。漁人采花及葉以毒魚，盡圉圉而死，呼爲醉魚兒草。池沼邊不可種之。此花色狀氣味並如芫花，毒魚亦同，但花開不同時爲異爾。按中山經云：熊耳山有草焉，其狀如蘇而赤華，名曰葶藶，可以毒魚。其此草之類與？

花、葉。【氣味】辛、苦，温，有小毒。【主治】痰飲成齁，遇寒便發，取花研

[一] 校：張本作「枝」。然「校」通「較」，亦通。

末和米粉作粿炙熟食之即効又治誤食石斑魚子中毒吐不止及諸魚骨鯁者擣汁和冷水少許嚥之吐即止骨即化也久羼成癖者以花塡鯽魚腹中濕紙裹煨熟空心食之仍以花和海粉擣貼便消時珍

莽草本草下品（校正）自木部移入此

（釋名）䒷草音同芒草山海經鼠莽（弘景曰）莽本作䒷字俗譌呼爾時珍曰此物有毒食之令人迷罔故名山人以毒鼠謂之鼠莽

（正誤）（別錄曰）一名葞一名春草（禹錫曰）按爾雅云葞春草孫炎注云藥草也俗呼爲䒷草郭璞注云一名芒草所見異也○（時珍曰）葞音尾白薇也薇葞字音相近爾別錄白薇下云一名春草而此又以爲䒷草蓋因孫炎之誤也今正之

（集解）（別錄曰）莽草生上谷山谷及宛句五月采葉陰乾（弘景曰）今東間處處皆有葉靑辛烈者良又用擣以和陳粟米粉納水中魚吞即死浮出人取食之無妨（頌曰）今南中州郡及蜀川皆有之木若石南而葉稀無花實五月七月采葉陰乾一說藤生繞木石間既謂之草乃蔓生者是也（宗奭曰）莽草諸家皆謂之草而本草居木部今世所用皆木葉如石

末，和米粉作粿，炙熟食之，即效。又治誤食石斑魚子中毒，吐不止，及諸魚骨鯁者，擣汁，和冷水少許噙之，吐即止，骨即化也。久瘧成癖者，以花填鯽魚腹中，濕紙裹煨熟，空心食之，仍以花和海粉擣貼，便消。時珍。

莽草本經〔一〕下品

【校正】自木部移入此。

【釋名】菵草音罔、芒草山海經、鼠莽。【弘景曰】莽本作菵字，俗訛呼爾。【時珍曰】此物有毒，食之令人迷罔，故名。山人以毒鼠，謂之鼠莽。

【正誤】【別録曰】一名葞，一名春草。【禹錫曰】按爾雅云：葞，春草。孫炎注云：藥草也，俗呼爲菵草。郭璞注云：一名芒草。所見異也。○【時珍曰】葞，音尾，白薇也。薇、葞字音相近爾。別録白薇下云：一名春草。而此又以爲菵草，蓋因孫炎之誤也。今正之。

【集解】【別録曰】莽草生上谷山谷及冤句。五月采葉，陰乾。【弘景曰】今東間處處皆有，葉青辛烈者良。人〔二〕用擣以和陳粟米粉，納水中，魚吞即死浮出，人取食之無妨。【頌曰】今南中州郡及蜀川皆有之。木若石南而葉稀，無花實。五月、七月采葉，陰乾。一説藤生，繞木石間。既謂之草，乃蔓〔三〕生者是也。【宗奭曰】莽草諸家皆謂之草，而本草居木部。今世所用，皆木葉如石

〔一〕經：原作「草」。據本卷分目録及證類卷十四莽草改。

〔二〕人：原作「又」。今據證類卷十四莽草改。

〔三〕蔓：原作「藤」。今據改同上。

禮之
翦氏掌除蠹
以攻禜攻之
莽草熏之
則死

南葉枝煩乾則縲縲之其臭如椒〔斆曰〕凡用葉勿用尖及攣生者〔時珍曰〕范子計然云莽草出三輔青色者善

葉修治〔斆曰〕凡使取葉細剉以生甘草水蓼二味同盛入生稀絹袋中甑中蒸一日去二件曬乾用

〔氣味〕辛溫有毒〔普曰〕神農辛雷公桐君苦有毒〔時珍曰〕莽草制雌黃雄黃而有毒誤食害人惟紫河車磨水服及黑豆煮汁服可解豆汁澆其根即爛性相制也

〔主治〕風頭癰腫乳癰疝瘕除結氣疥瘙殺蟲魚本經療喉痹不通乳難頭風癢可用沐勿令入眼別錄治風疽疝氣腫墜凝血治瘰癧除濕風不入湯服主頭瘡白禿殺蟲與白斂赤小豆為末雞子白調如糊熁毒腫乾更易上甄權治皮膚麻痺煎濃湯淋風蟲牙痛大明

〔發明〕〔頌曰〕古方治風毒痺厥諸酒皆用菵草今醫家取葉煎湯熱含少頃吐之治牙齒風蟲及喉痺甚効〔宗奭曰〕濃煎湯淋渫皮膚麻痺周禮翦氏掌除蠹物以菵草熏之則死〔時珍曰〕古方治小兒傷寒有莽草湯又瑣碎錄云思村王氏之子生七日而兩腎縮入二醫云此受寒氣而然也以硫黃茱萸大蒜研塗其腹以菵草蛇牀子燒烟熏其下部而愈也

〔附方〕舊四新五賊風腫痺風入五臟恍惚宜莽草膏主之莽草一斤烏頭附子躑躅各二兩切以水和醋

南葉，枝梗乾則皺，揉之其臭如椒。【斅曰】凡用葉，勿用尖及攣生者。【時珍曰】范子計然云：莽草出三輔，青色者善。

葉。【修治】【斅曰】凡使，取葉細剉，以生甘草、水蓼二味，同盛入生稀絹袋中，甑中蒸一日，去二件，曬乾用。

【氣味】辛，温，有毒。【普曰】神農：辛。雷公、桐君：苦，有毒。【時珍曰】莽草制雌黄、雄黄而有毒，誤食害人。惟紫河車磨水服，及黑豆煮汁服，可解。豆汁澆其根即爛，性相制也。【主治】風頭，癰腫乳癰，疝瘕，除結氣疥瘙。殺蟲魚。本經。療喉痺不通，乳難。頭風癢，可用沐，勿令入眼。別録。治風疽，疝氣，腫墜凝血，治瘰癧，除濕風，不入湯服。主頭瘡白秃殺蟲。與白斂、赤小豆爲末，雞子白調如糊，熁毒腫，乾更易上。甄權。治皮膚麻痺，煎濃湯淋。風蟲牙痛。大明。

【發明】【頌曰】古方治風毒痺厥諸酒，皆用㭘草。今醫家取葉煎湯，熱含少頃吐之，治牙齒風蟲及喉痺甚效。【宗奭曰】濃煎湯，淋渫皮膚麻痺。周禮翦〔一〕氏掌除蠹物，以莽草熏之則死。【時珍曰】古方治小兒傷寒，有莽草湯。又瑣碎録云：思村王氏之子，生七日而兩腎縮入。一醫云：此受寒氣而然也。以硫黄、茱萸、大蒜研塗其腹，以㭘草、蛇牀子燒烟，熏其下部而愈也。

【附方】舊四，新五。賊風腫痺。風入五臟恍惚，宜莽草膏主之。莽草一斤，烏頭、附子、躑躅各二兩，切，以水和醋

〔一〕翦：原作「煎」。今據周禮秋官司寇改。

一升漬一宿猪脂一斤煎三上三下絞去滓向火以手摩病上三百度應手即瘥若耳鼻疾可以綿裹塞之疥癬雜瘡並宜摩之肘後方 小兒風癎掣瘲戴眼極者日數十發又治大人賊風莽草雷丸各一雞子黃大化猪脂一斤煎七沸去滓摩痛處勿近目及陰日凡三四次外臺秘要 頭風久痛莽草煎湯沐之勿令入目聖惠方 風蟲牙痛肘後方用莽草煎湯熱漱冷吐〇一加山椒皮〇一加獨活〇一加郁李仁〇一加芫花〇一加川椒細辛各等分煎湯熱漱冷吐〇聖惠用莽草半兩皂角三挺去皮子漢椒七粒爲末棗肉丸芥子大每以一丸塞孔中吐涎取効 瘰癧結核莽草一兩爲末雞子白調塗帛上貼之日二易取効止聖惠方 癰瘡未潰方同上得痛爲良 乳腫不消莽草小豆等分爲末苦酒和傅之衛生易簡方 狗咬昏悶浸椒水調莽草末傅之便民圖纂

茵芋本經下品

【釋名】莞草別錄 卑共別錄時珍曰茵芋本作因預未詳其義莞草與莔莞名同

【集解】別錄曰茵蕷生太山川谷三月三日采葉陰乾弘景曰好者出彭城今近道亦有莖葉狀似莽草而細軟連細莖采之方用甚稀惟合療風酒大明曰出自海鹽形似石南樹生葉厚五六七月采頌曰今雍州絳州華州杭州亦有之

一升，漬一宿。猪脂一斤，煎三上三下，絞去滓。向火，以手摩病上三百度，應手即瘥。若耳鼻疾，可以綿裹塞之。疥癬雜瘡，並宜摩之。肘後方。**小兒風癇**，掣瘲戴眼，極者日數十發，又治大人賊風。莽草、雷丸各一雞子黄大，化猪脂一斤，煎七沸，去滓，摩痛處，勿近目及陰，日凡三四次。外臺秘要。**頭風久痛**。莽草煎湯沐之，勿令入目。聖惠方。**風蟲牙痛**。肘後方用莽草煎湯，熱漱冷吐。〇一加山椒皮。〇一加獨活。〇一加郁李仁。〇一加芫花。〇一加川椒、細辛各等分。煎湯熱漱冷吐。〇聖惠用莽草半兩，皂角三挺去皮子，漢椒七粒，爲末，棗肉丸芥子大。每以一丸塞孔中，吐涎取效。**瘰癧結核**。菵草一兩爲末，雞子白調塗帛上，貼之。日二易，取效止。聖惠方。**癰瘡未潰**。方同上，得痛爲良。肘後方〔一〕。**乳腫不消**。莽草、小豆等分，爲末，苦酒和，傅之。衛生易簡方。**狗咬昏悶**。浸椒水調莽草末，傅之。便民圖纂。

茵芋本經下品

【釋名】**莞草**別録、**卑共**別録。【時珍曰】茵芋本作因預，未詳其義。莞草與蒲莞名同。

【集解】【別録曰】茵蕷生太山川谷。三月三日采葉，陰乾。【弘景曰】好者出彭城，今近道亦有。莖葉狀似莽草而細軟，連細莖采之。方用甚稀，惟合療風酒。【大明曰】出自海鹽。形似石南，樹生，葉厚，五、六、七月采。【頌曰】今雍州、絳州、華州、杭州亦有之。

〔一〕肘後方：原脱。今據證類卷十四莽草補。

春生苗高三四尺莖赤葉似石榴而短厚又似石南葉四月開細白花五月結實三月四月七月采莖葉日乾

莖葉【氣味】苦溫有毒別錄曰微溫有毒權曰苦辛有小毒【主治】五臟邪氣心腹寒熱羸瘦如瘧狀發作有時諸關節風濕痺痛本經療久風濕走四肢脚弱別錄治男子女人軟脚毒風拘急攣痛甄權一切冷風筋骨怯弱羸顫入藥炙用大明

【發明】時珍曰千金外臺諸古方治風癇有茵蕷丸治風痺有茵蕷酒治婦人產後中風有茵蕷膏皆風濕諸方多用之茵蕷石南芫草皆古人治風妙品而近世罕知亦醫家疏缺也

【附方】舊一新二

茵蕷酒治賊風手足枯痺拘攣用茵蕷附子天雄烏頭秦艽女萎防風防己石南葉躑躅花細辛桂心各一兩十二味切以絹袋盛清酒一斗漬之冬七夏三春秋五日漸服一合日二服以微痺為度方出胡洽居士百病方圖經本草

茵芋丸治風氣積滯成脚氣發則痛者茵芋葉炒薏苡仁各半兩郁李仁一兩牽牛子三兩生研末半兩右為末煉蜜丸如梧子大每服三十二十丸五更薑棗湯下取利未利再服取快本事方

產後中風茵芋五兩木防己半斤苦酒九升漬一宿猪脂四升煎三上三下膏成每炙熱摩千遍瘥千金方

春生苗，高三四尺，莖赤。葉似石榴而短厚，又似石南葉。四月開細白花，五月結實。二[一]月、四月、七月采莖葉，日乾。

莖、葉。【氣味】苦，温，有毒。【别録曰】微温，有毒。【權曰】苦、辛，有小毒。【主治】五臟邪氣，心腹寒熱，羸瘦，如瘧狀，發作有時，諸關節風濕痺痛。本經。療久風濕走四肢，脚弱。别録。治男子女人軟脚毒風，拘急攣痛。甄權。一切冷風，筋骨怯弱羸顫。入藥炙用。大明。

【發明】【時珍曰】千金、外臺諸古方，治風癇有茵蕷丸，治風痺有茵蕷酒，治婦人産後中風有茵蕷膏，風濕諸方多用之。茵蕷、石南、莽草皆古人治風妙品，而近世罕知，亦醫家疏缺也。

【附方】舊一，新二。茵蕷酒。治賊風，手足枯痺拘攣。用茵蕷、附子、天雄、烏頭、秦艽、女萎、防風、防己、石南葉、躑躅花、細辛、桂心各一兩，十二味切，以絹袋盛，清酒一斗漬之。冬七、夏三、春秋五日，藥成。每服一合，日二服，以微痺爲度。方出胡洽居士百病方。圖經本草。茵芋丸。治風氣積滯成脚氣，發則痛者。茵芋葉、炒薏苡仁各半兩，郁李仁一兩，牽牛子三兩，朱砂[二]末半兩。右爲末，煉蜜丸如梧子大。每服二十丸，五更薑棗湯下，取利。未利再服，取快。本事方。産後中風。茵芋五兩，木防己半斤，苦酒九升，漬一宿。猪[三]脂四升，煎三上三下，膏成。每炙，熱摩千遍。千金方。

[一] 二：證類卷十茵芋引圖經作「三」。
[二] 朱砂：原作「生研」。今據本事方卷三風寒濕痺白虎歷節走注諸病改。
[三] 猪：原作「箔」。今據千金方卷三婦人方中「木防己膏」改。

石龍芮（本經中品）【校正】（併入菜部水堇）

【釋名】地椹（本經）天豆（別錄）石能（別錄）魯果能（別錄）水堇（吳普，音謹）苦堇（爾雅）堇葵（郭璞）胡椒菜（救荒）彭根（別錄）【弘景曰】生于石上，其葉芮芮短小，故名。【恭曰】實如桑椹，故名地椹。【禹錫曰】爾雅云：蘥，苦堇也。郭璞云：即苦堇也。本草言味甘，而此云苦，古人語倒，猶甘草謂之大苦也。【時珍曰】芮芮，細貌。其椹之子細芮，故名。地椹以下皆子名也；水堇以下皆苗名也。苗作蔬食，味辛而滑，故有椒葵之名。本草菜部水堇係重出，今依吳普本草合併為一。

【集解】【別錄曰】石龍芮生太山川澤石邊，五月五日采子，二月八月采皮，陰乾。【弘景曰】今出近道。子形粗似蛇牀子而扁，非真好者。人言是菥蓂子也。東山石上所生者，其葉芮芮短小，其子狀如葶藶，黃色而味小辛，此乃是真也。【恭曰】今用者，俗名水堇。苗似附子，實如桑椹，生下濕地，五月熟，葉子皆味辛。山南者粒大如葵子。閑中、河北者細如葶藶，氣力劣於山南者。陶以細者為真，未為通論。又曰：堇菜，野生，非人所種。葉似蕺，花紫色。【藏器曰】爾雅云：芨，堇草。注云：烏頭苗也。蘇恭注天雄亦云石龍芮葉似堇草，故名水堇。據此則堇草是烏頭苗，水堇定是石龍芮，更非別草也。【頌曰】今惟出兗州。一叢數莖，莖青紫色，每莖三葉，其葉短小多刻缺，子如葶藶而色黃。蘇恭所說乃水堇，非石龍芮也。兗州所上者正與本草及

石龍芮本經中品　【校正】併入菜部「水堇」。

【釋名】地椹本經、天豆別録、石能別録、魯果能別録、水堇吴普、音謹，又音芹。苦堇爾雅、堇葵郭璞、胡椒菜救荒、彭根別録。【弘景曰】生于石上，其葉芮芮短小，故名。【恭曰】實如桑椹，故名地椹。【禹錫曰】爾雅云：齧，苦堇也。郭璞云：即堇葵[一]也。本草言味甘，而此云苦者，古人語倒，猶甘草謂之大苦也。【時珍曰】芮芮，細皃。其椹之子細芮，故名。地椹以下，皆子名也。水堇以下，皆苗名也。苗作蔬食，味辛而滑，故有椒、葵之名。唐本草菜部「水堇」係重出，今依吴普本草合併爲一。

【集解】【別録曰】石龍芮生太山川澤石邊。五月五日采子，二月、八月采皮，陰乾。【弘景曰】今出近道。子形粗，似蛇牀子而扁，非真好者，人言是蓄菜子[二]也。東山石上所生者，其葉芮芮短小，其子狀如葶藶，黄色而味小辛，此乃是真也。【恭曰】今用者，俗名水堇。苗似附子，實如桑椹，生下濕地，五月熟，葉、子皆味辛。山南者粒大如葵子。關中、河北者細如葶藶，氣力劣於山南者。陶以細者爲真，未爲通論。又曰：堇菜野生，非人所種。葉似蕺，花紫色。【藏器曰】爾雅云：芨，堇草。注云：烏頭苗也。蘇恭注天雄亦云：石龍芮葉似堇草，故名水堇。據此，則堇草是烏頭苗，水堇定是石龍芮，更非別草也。【頌曰】今惟出兖州。一叢數莖，莖青紫色，每莖三葉，其葉短小多刻缺，子如葶藶而色黄。蘇恭所説乃水堇，非石龍芮也。兖州所上者，正與本經[三]及

[一] 堇葵：原作「苦堇」。今據爾雅注疏卷八釋草第十三改。
[二] 蓄：原作「菑」。今據證類卷八石龍芮引陶隱居改。
[三] 經：原作「草」。今據證類卷八石龍芮改。

陶氏誤合為一得其真宗奭曰石龍芮有兩種水中生者葉光而子圓陸地生者葉毛而子銳入藥須水生者陸生者又謂之天灸而補不足莖冷失精時珍曰蘇恭言水堇即石龍芮蘇頌非之非矣按漢吳普本草石龍芮一名水堇其說甚明唐本草菜部所出水堇言其苗也本經石龍芮言其子也寇宗奭所言陸生者乃是毛堇有大毒不可食水堇即俗稱胡椒菜者處處有之多生近水下濕地高者尺許其根如薺二月生苗叢生圓莖分枝一枝三葉葉青而光滑有三尖多細缺江淮人三四月采苗瀹過曬蒸黑色為蔬四五月開細黃花結小實大如豆狀如初生桑椹青綠色搓散則子甚細如葶藶子即石龍芮也宜半老時采之

子計然云石龍芮出三輔色黃者善

子 根皮同

〔氣味〕苦平無毒 普曰神農苦平岐伯酸扁鵲大寒雷公鹹無毒之才曰大戟為之使畏茱萸蛇蛻皮

〔主治〕風寒濕痺心腹邪氣利關節止煩滿久服輕身明目不老 本經 平腎胃氣補陰氣不足失精莖冷令人皮膚光澤有子 別錄 逐諸風除心熱燥 大明

〔發明〕時珍曰石龍芮乃平補之藥古方多用之其功與枸杞覆盆子相埒而世人不知用何哉

水堇〔氣味〕甘寒無毒 時珍曰微辛苦澀 〔主治〕搗汁洗馬毒瘡并服之

陶氏説合，爲得其真。【宗奭曰】石龍芮有兩種：水中生者，葉光而末〔一〕圓；陸地生者，葉毛而末鋭。入藥須水生者。陸生者又謂之天灸，而補〔二〕不足，莖冷失精。【時珍曰】蘇恭言水堇即石龍芮，蘇頌非之，非矣。按漢〔三〕吴普本草石龍芮一名水堇，其説甚明。唐本草菜部所出水堇，言其苗也。本經石龍芮，言其子也。寇宗奭所言陸生者，乃是毛堇，有大毒，不可食。水堇即俗稱胡椒菜者，處處有之，多生近水下濕地。高者尺許，其根如薺。二月生苗，叢生。圓莖分枝，一枝三葉。葉青而光滑，有三尖，多細缺。江淮人三四月采苗，瀹過，晒蒸黑色爲蔬。四五月開細黄花，結小實，大如豆，狀如初生桑椹，青緑色。搓散則子甚細，如葶藶子，即石龍芮也。宜半老時采之。范子計然云：石龍芮出三輔，色黄者善。

子 根皮同。【氣味】苦，平，無毒。【普曰】神農：苦，平。岐伯：酸。扁鵲：大寒。雷公：鹹，無毒。【之才曰】大戟爲之使，畏茱萸、蛇蜕皮。【主治】風寒濕痺，心腹邪氣，利關節，止煩滿。久服輕身，明目不老。本經。平腎胃氣，補陰氣不足，失精莖冷。令人皮膚光澤，有子。别録。逐諸風，除心熱燥。大明。

【發明】【時珍曰】石龍芮乃平補之藥，古方多用之。其功與枸杞、覆盆子相埒〔四〕，而世人不知用，何哉？

水堇。【氣味】甘，寒，無毒。【時珍曰】微辛、苦，濇。【主治】擣汁，洗馬毒瘡，并服之。

〔一〕末：原作「子」。今據衍義卷九石龍芮改。下一「末」字同，不另注。
〔二〕補：同上此下下有「陰」字。
〔三〕漢：卷一歷代諸家本草吴氏本草載「保昇曰」作「魏」。
〔四〕埒：原作「捋」。今从江西本改。

又塗蛇蝎毒及癰腫唐本夕阝八下煩熱主寒熱鼠瘻瘰癧

生瘡結核聚氣下瘀血止霍亂又生擣汁半升服能殺鬼毒

即吐出孟詵

【發明】詵曰藿葉止霍亂與香薷同功香菝即香薷也

【附方】舊二新一結核氣堇菜日乾為末油煎成膏摩之日三五度便瘥孟詵食療蛇咬傷瘡

生堇杵汁塗之萬畢術血疝初起胡椒菜葉挼按之集簡方

毛茛音良拾遺

【校正】併入毛建草

【釋名】毛建草拾遺水茛綱目毛堇音芹天灸衍義自灸綱目猴蒜綱目時珍曰茛乃草

烏頭之苗此草形狀及毒皆似之故名肘後方謂之水茛又

名毛建亦茛字音訛也俗名毛堇似水堇而有毛也山人截

瘧采葉挼貼寸口一夜作泡

如火燎故呼為天灸自灸

【集解】藏器曰陶注鉤吻云或是毛茛蘇恭云毛茛是有毛石

龍芮也有毒與鉤吻無干葛洪百一方云菜中有水茛

葉圓而光生水旁有毒蟹多食之人誤食之狂亂如中風狀

或吐血以甘草汁解之又曰毛建草生江東地田野澤畔葉

又塗蛇蝎毒及癰腫。唐本。久食除〔一〕心下煩熱。主寒熱鼠瘻，瘰癧生瘡，結核聚氣，下瘀血，止霍亂。又生擣汁半升服，能殺鬼毒，即吐出。孟詵。

【發明】【詵曰】堇葉止霍亂，與香茙同功。香茙即香薷也。

【附方】舊二，新一。結核氣。堇菜日乾爲末，油煎成膏。摩之，日三五度便瘥。孟詵食療。蛇咬傷瘡。生堇杵汁塗之。萬畢術。血疝初起。胡椒菜葉挼按揉之。集簡方。

毛茛〔二〕音艮○拾遺

【校正】併入「毛建草」。

【釋名】毛建草拾遺、水茛綱目、毛堇音芹、天灸衍義、自灸綱目、猴蒜。【時珍曰】茛乃草烏頭之苗，此草形狀及毒皆似之，故名。肘後方謂之水茛，又名毛建，亦茛字音訛也。俗名毛堇，似水堇而有毛也。山人截瘧，采葉挼貼寸口，一夜作泡如火燎，故呼爲天灸、自灸。

【集解】【藏器曰】陶注鉤吻云：或是毛茛。蘇恭云：毛茛是有毛石龍芮也，有毒，與鉤吻無干。葛洪百一方云：菜中有水茛，葉圓而光，生水旁，有毒，蟹多食之。人誤食之，狂亂如中風狀，或吐血，以甘草汁解之。又曰：毛建草，生江東地，田野澤畔。葉

〔一〕食除：底本二字缺損。今據其他金陵本補正。
〔二〕毛茛：證類卷十一一十一種陳藏器餘作「毛茛」。以下「茛」在不同版本證類中或作「茛」，不改不注。

如芥而大上有毛花黄色子如荻蘂時珍曰毛建毛茛即今毛堇也下濕處極多春生苗高者尺餘一枝三葉葉有三尖及細缺與石龍芮莖葉一樣但有細毛爲別四五月開小黄花五出甚光艷結實狀如欲綻青桑椹而有尖峭與石龍芮子不同人以爲鵞不食草者大誤也方士取汁煑砂伏硫沈存中筆談所謂石龍芮有兩種水生者葉光而末圓陸生者葉毛而末鋭此即葉毛者宜辨之

（附録）海薑 陰命 藏器曰陶注鉤吻云海薑生海中赤色狀如石龍芮有大毒又曰陰命生海中亦色着木懸其子有大毒今無的識者

葉及子（氣味）辛温有毒（主治）惡瘡癰腫疼痛未潰擣葉傅之不得入瘡令肉爛又患瘡人以一握微碎縛於臂上男左女右勿令近肉即便成瘡和薑擣塗腹破冷氣藏器

牛扁 本經下品

（釋名）扁特唐本 扁毒唐本

（集解）別録曰牛扁生桂陽川谷弘景曰今人不復識此恭曰此藥似藁草石龍芮輩根如秦艽而細生平澤下地田

如芥而大，上有毛。花黄色。子如蒺藜。【時珍曰】毛建、毛茛即今毛堇也，下濕處即多。春生苗，高者尺餘，一枝三葉，葉有三尖及細缺。與石龍芮莖葉一樣，但有細毛爲别。四五月開小黄花，五出，甚光艷。結實狀如欲綻青桑椹而有尖峭，與石龍芮子不同。人以爲鵝不食草者，大誤也。方士取汁煮砂伏硫。沈存中筆談所謂石龍芮「有兩種：水生者葉光而末圓，陸生者葉毛而末鋭」，此即葉毛者，宜辨之。

【附録】海蕫，陰〔一〕命。【藏器曰】陶注鉤吻云：海蕫生海中，赤色，狀如石龍芮，有大毒。又曰：陰命生海中，赤色，着木懸其子，有大毒。今無的識者。

葉及子。【氣味】辛，温，有毒。【主治】惡瘡癰腫，疼痛未潰，搗葉傅之，不得入瘡令肉爛。又患瘧人，以一握微碎，縛於臂上，男左女右，勿令近肉，即便成瘡。和蕫搗塗腹，破冷氣。藏器。

牛扁 本經下品

【釋名】扁特唐本、扁毒唐本。

【集解】【别録曰】牛扁生桂陽川谷。【弘景曰】今人不復識此。【恭曰】此藥似堇草〔二〕、石龍芮輩，根如秦艽而細，生平澤下濕〔三〕地。田

〔一〕陰：證類卷十一二十一種陳藏器作「蔭」。

〔二〕堇草：證類卷十一牛扁作「三堇」。

〔三〕濕：原脱。今據證類卷十一牛扁補。

野人名爲牛扁蕀牛虱芑効太常名扁特或名扁毒〔保昇曰〕今出寧州葉似石龍芮狩子等二月八月采根日乾〔頌曰〕今路州一種便特六月有花八月結實采其根苗擣末油調殺蟣虱主療大都相似疑即扁特也但聲近而字訛耳

〔氣味〕苦微寒無毒〔主治〕身皮瘡熱氣可作浴湯殺牛虱小蟲又療牛病本經

〔附錄〕虱建草拾遺〔藏器曰〕苦無毒主蟣虱挼汁沐頭虱盡死人有誤吞虱成病者擣汁服一小合亦生諸蟲瘡生山足濕地發葉似山丹微赤高一二尺又有水竹葉生水中葉如竹葉而短小可生食亦去蟣虱

蕁麻 宋圖經 蕁音燖

〔釋名〕毛藜〔時珍曰〕蕁字本作藜杜子美有除藜草詩是也

〔集解〕〔頌曰〕蕁麻生江寧府山野中〔時珍曰〕川黔諸處甚多其莖有刺高二三尺葉似花桑或青或紫背紫者入藥上有毛芒可畏觸人如蜂蠆蟄蠚以人溺濯之即解有花無實冒冬不凋挼投水中能毒魚

〔氣味〕辛苦寒有大毒吐利人不止〔主治〕蛇毒擣塗之蘇頌 風疹初起以此點之一夜皆失時珍

野人名爲牛扁，療牛虱甚效。太常名扁特，或名扁毒。【保昇曰】今出寧州。葉似石龍芮、附子等。二月、八月采根，日乾。【頌曰】今潞州一種名[一]便特，六月有花，八月結實。采其根苗，擣末油調，殺蟣虱。主療大都相似，疑即扁特也，但聲近而字訛耳。

【氣味】苦，微寒，無毒。【主治】身皮瘡熱氣，可作浴湯。殺牛虱小蟲，又療牛病。本經。

【附録】虱建草拾遺。【藏器曰】苦，無毒。主蟣虱。挼汁沐頭，虱盡死。人有誤吞虱成病者，擣汁服一小合。亦主諸蟲瘡。生山足濕地，發[二]葉似山丹，微赤，高一二尺。又有水竹葉，生水中。葉如竹葉而短小，可生食，亦去蟣虱。

蕁麻蕁音燖○宋圖經

【釋名】毛蔌。【時珍曰】蕁字本作蔌。杜子美有除蔌草詩，是也。

【集解】【頌曰】蕁麻生江寧府山野中。【時珍曰】川、黔諸處甚多。其莖有刺，高二三尺。葉似花桑，或青或紫，背紫者入藥。上有毛芒可畏，觸人如蜂蠆螫蠚，以人溺濯之即解。有花無實，冒冬不凋。挼投水中，能毒魚。

【氣味】辛、苦，寒，有大毒。吐利人不止。【主治】蛇毒，擣塗之。蘇頌。風瘮初起，以此點之，一夜皆失。時珍。

〔一〕名：原脱。今據證類卷十一牛扁補。
〔二〕發：證類卷九虱建草作「莖」。

在疑有

格注草唐本草

【集解】恭曰出齊魯山澤間葉似蕨根紫色若紫草根一株有二十許二月八月采根五月六月采苗日乾用

【氣味】辛苦温有大毒【主治】蠱疰諸毒疼痛等唐本

海芋綱目

【釋名】觀音蓮綱目羞天草玉冊天荷綱目隔河仙見下

【集解】時珍曰海芋生蜀中今亦處處有之春生苗高四五尺大葉如芋葉而有幹夏秋間抽莖開花如一瓣蓮花碧色花中有蘂長作穗如觀音像在圓光之狀故俗呼爲觀音蓮方士號爲隔河仙云可變金其根似芋魁大者如升盌長六七寸蓋野芋之類也庚辛玉冊云羞天草陰草也生江廣深谷澗邊其葉極大可以禦雨葉背紫色花如蓮花根葉皆有大毒可煆粉霜朱砂小者名野芋宋祁海芋贊云木幹芋葉擁腫盤戾農經弗載可以治癘

【氣味】辛有大毒【主治】瘧瘴毒腫風癩伏硇砂時珍

【附録】透山根時珍曰按岣嶁神書云透山根生蜀中山谷草類蘼蕪可以點鐵成金昔有人采藥誤斫此草刀忽黄軟成金也又庚辛玉冊云透山根出武都取汁點鐵立成黄金有大毒人誤食之化爲紫水又有金英草亦生蜀

格注草〔一〕唐本草

【集解】【恭曰】出齊魯山澤間，葉似蕨。根紫色，若紫草根，一株有二寸〔二〕許。二月、八月采根，五月、六月采苗，日乾用。

【氣味】辛、苦，温，有大毒。【主治】蠱疰諸毒疼痛等。唐本。

海芋綱目

【釋名】觀音蓮綱目、羞天草玉册、天荷綱目、隔河仙見下。

【集解】【時珍曰】海芋生蜀中，今亦處處有之。春生苗，高四五尺。大葉如芋葉而有幹。夏秋間抽莖開花，如一瓣蓮花，碧色。花中有蕊，長作穗，如觀音像在圓光之狀，故俗呼爲觀音蓮。方士號爲隔河仙，云可變金。其根似芋魁，大者如升盌，長六七寸，蓋野芋之類也。庚辛玉册云：羞天草，陰草也。生江廣深谷澗邊。其葉極大，可以禦雨，葉背紫色。花如蓮花。根葉皆有大毒。可煅粉霜、硃砂。小者名野芋。宋祁海芋贊云：木幹芋葉，擁腫盤戾。農經弗載，可以治癘。

【氣味】辛，有大毒。【主治】瘧瘴毒腫風癩。伏硇砂。時珍。

【附録】透山根。【時珍曰】按岣嶁神書云：透山根生蜀中山谷。草類蘼蕪，可以點鐵成金。昔有人采藥，誤斫此草，刀忽黄軟成金也。又庚辛玉册云：透山根出武都。取汁點鐵，立成黄金。有大毒，人誤食之，化爲紫水。又有金英草，亦生蜀

〔一〕格注草：從此及其後底本闕一葉，原本抄補。今用美國國會本同葉置换。
〔二〕寸：原作「十」。今據證類卷十一格注草改。

中狀如馬齒莧而色紅摸鐵成金亦有大毒入口殺人須臾爲紫水也又何遠春渚紀聞云劉均父吏部罷官歸成都有水銀一篋過峽篋漏急取渡旁叢草塞之久而開視盡成黃金矣宋初有軍士在澤州澤中割馬草歸鐮皆成金以草燃釜亦成黃金又臨安僧法堅言有客過於潛山中見一蛇腹脹齧一草以腹磨之而消念此草必能消脹取置篋中夜宿旅邸聞隣房有人病腹脹呻吟以釜煎藥一盃與服頃之不復聞聲念已安矣至旦視之其人血肉俱化爲水獨骸骨在牀爾視其釜則通体成金矣觀何氏所載即是透山根及金英草之類如此毒草不可不知故備載之耳

鉤吻本經下品

【釋名】野葛本經 毒根吳普 胡蔓草圖經 斷腸草綱目 黃藤綱目 火把花弘景曰言其入口則鉤人喉吻也或言吻當作挽字牽挽人腸而絕之也時珍曰此草雖名野葛非葛根之野者也或作治葛王充論衡云冶地名也在東南其說甚通廣人謂之胡蔓草亦曰斷腸草入人畜腹內即粘腸上半日則黑爛又名爛腸草滇人謂之火把花因其花紅而性熱如火也岳州謂之黃藤

【集解】別錄曰鉤吻生傳高山谷及會稽東野折之青烟出者名固活二月八月采普曰秦鉤吻一名除辛生南越山及寒石山或益州葉如葛赤莖大如箭而方根黃色正月采之恭曰野葛生桂州以南村墟閭巷間皆有彼人通名鉤吻

中。狀如馬齒莧而色紅，摸鐵成金。亦有大毒，入口殺人，須臾爲紫水也。又何薳〔一〕春渚紀聞云：劉均父吏部罷官歸成都。有水銀一篋，過峽篋漏，急取渡旁叢草塞之。久而開視，盡成黄金矣。宋初有軍士在澤州澤中割馬草歸，鐮皆成金。以草燃釜，亦成黄金。又臨安僧法堅言：有客過於潛山中，見一蛇腹脹，齧一草以腹磨之而消。念此草必能消脹，取置篋中。夜宿旅館，聞鄰房有人病腹脹呻吟，以釜煎藥一盃與服。頃之不復聞聲，念已安矣。至旦視之，其人血肉俱化爲水，獨骸骨在牀爾。視其釜，則通體成金矣。觀何氏所載，即是透山根乃〔二〕金英草之類。如此毒草，不可不知，故備載之耳。

鉤吻本經下品

【釋名】野葛本經、毒根吴普、胡蔓草圖經、斷腸草綱目、黄藤綱目、火把花。【弘景曰】言其入口則鉤人喉吻也。或言「吻」當作「挽」字，牽挽人腸而絶之也。【時珍曰】此草雖名野葛，非葛根之野者也，或作冶葛。王充論衡云：冶，地名也，在東南。其説甚通。廣人謂之胡蔓草，亦曰斷腸草。入人畜腹内，即粘腸上，半日則黑爛，又名爛腸草。滇人謂之火把花，因其花紅而性熱如火也。岳州謂之黄藤。

【集解】【别録曰】鉤吻生傅高山谷及會稽東野，折之青烟出者名固活。二月、八月采。【普曰】秦鉤吻一名除辛，生南越山及寒石山，或益州。葉如葛，赤莖大如箭而方，根黄色，正月采之。【恭曰】野葛生桂州以南，村墟閭巷間皆有。彼人通名鉤吻，

〔一〕薳：原作「遠」。今據直齋書録解題卷十一改。
〔二〕乃：江西本、錢本、張本均同。據本項前引庚辛玉册提到「又有金英草」，故此「乃」字或爲「及」字之形訛。

亦謂苗爲鉤吻根名野葛蔓生其葉如柿其根新采者皮白骨黄宿根似地骨嫩根如漢防已皮節斷者良正與白花藤相類不深別者頗亦惑之新者折之無塵氣經年以後則有塵起從骨之細孔中出今折枸杞根亦然本草言折之青烟起者名固活爲良亦不達之言也人誤食其葉者致死而羊食其苗大肥物有相伏如此博物志云鉤吻蔓生葉似鳧葵是也時珍曰嵇含南方草木狀云野葛蔓生葉如羅勒光而厚一名胡蔓草人以雜生蔬中毒人半日輒死段成式酉陽雜俎云胡蔓草生邕州容州之間叢生花扁如巵子而稍大不成朵色黄白其葉稍黑又按嶺南衛生方云胡蔓草葉如茶其花黄而小一葉入口百竅潰血人無復生也時珍又訪之南人云鉤吻即胡蔓草今人謂之斷腸草是也蔓生葉圓而光春夏嫩苗毒甚秋冬枯老稍緩五六月開花似櫸柳花數十朶作穗生嶺南者花黄生滇南者花紅呼爲火把花此數說皆與吳普蘇恭說相合陶弘景等別生分辨並正于下

【正誤】弘景曰五符經亦言鉤吻是野葛覈事而言似是兩物野葛是根狀如牡丹所生處亦有毒飛鳥不得集今人用合膏服之無嫌鉤吻別是一物葉似黄精而莖紫當心抽花黄色初生極類黄精故人采多惑之遂致死生之反或云鉤吻是毛茛參錯不同未詳云何斆曰凡使黄精勿用鉤吻真似黄精只是葉有毛鉤子二個黄精葉似竹葉又曰凡使鉤吻勿用地精莖苗相同鉤吻治人身上惡毒瘡其地精殺人也恭曰鉤吻蔓生葉如柿陶言飛鳥不集者妄也黄精直

亦謂苗爲鉤吻，根名野葛。蔓生，其葉如柹。其根新采者，皮白骨黄。宿根似地骨，嫩根如漢防己，皮節斷者良。正與白花藤相類，不深别者，頗亦惑之。新者折之無塵氣。經年以後則有塵起，從骨之細孔中出。今折枸杞根亦然。本草言折之青烟起者名固活爲良，亦不達之言也。人誤食其葉者致死，而羊食其苗大肥，物有相伏如此。博物志云「鉤吻蔓生，葉似鳧葵」是也。【時珍曰】嵇含南方草木狀云：野葛蔓生，葉如羅勒，光而厚，一名胡蔓草。人以雜生蔬中毒人，半日輒死。段成式酉陽雜俎云：胡蔓草生邕州、容州之間。叢生。花扁如卮子而稍大，不成朵，色黄白。其葉稍黑。又按嶺南衛生方云：胡蔓草葉如茶，其花黄而小。一葉入口，百竅潰血，人無復生也。時珍又訪之南人云：鉤吻即胡蔓草，今人謂之斷腸草是也。蔓生，葉圓而光。春夏嫩苗毒甚，秋冬枯老稍緩。五六月開花似櫸柳花，數十朵作穗。生嶺南者花黄，生滇南者花紅，呼爲火把花。此數説皆與吴普、蘇恭説相合。陶弘景等别生分辨，並正于下。

【正誤】【弘景曰】五符經亦言鉤吻是野葛。覈事而言，似是兩物。野葛是根，狀如牡丹，所生處亦有毒，飛鳥不得集，今人用合膏服之無嫌。鉤吻别是一物，葉似黄精而莖紫，當心抽花，黄色，初生極類黄精，故人采多惑之，遂致死生之反。或云鉤吻是毛茛，參錯不同，未詳云何？【斅曰】凡使黄精勿用鉤吻，真似黄精，只是葉有毛鉤子二個。黄精葉似竹葉。又曰：凡使鉤吻，勿用地精，莖苗相同。鉤吻治人身上惡毒瘡，其地精殺人也。【恭曰】鉤吻蔓生，葉如柹。陶言飛鳥不集者，妄也。黄精直生莖似柳及龍膽草殊非比類毛茛乃有毛石龍芮與鉤吻何干（頌曰）江南人說黃精莖苗稍類鉤吻但鉤吻葉頭極大而根細與蘇恭所說不同恐南北之產異也（禹錫曰）陶說鉤吻似黃精者當是蘇說似柹葉者別是一物也又言苗名鉤吻根名野葛者亦非通論（時珍曰）神農本草鉤吻一名野葛一句已明草木狀又名胡蔓草顯是藤生吳普蘇恭所說正合本文陶氏以藤生爲野葛又指小草爲鉤吻復疑是毛茛乃祖雷斅之說諸家遂無定見不辨其蔓生小草相去遠也然陶雷所說亦是一種有毒小草但不得指爲鉤吻爾昔天姥對黃帝言黃精益壽鉤吻殺人乃是以二草善惡比對而言陶氏不審疑是相似遂有此說也餘見黃精下

【氣味】辛溫大有毒（普曰）神農辛雷公有毒殺人（時珍曰）其性大熱本草毒藥止云有大毒此獨變文曰大有毒可見其毒之異常也（之才曰）半夏爲之使惡黃芩

【主治】金瘡乳痓中惡風欬逆上氣水腫殺鬼疰蠱毒本經破癥積除脚膝痺痛四肢拘攣惡瘡疥蟲殺鳥獸擣汁入膏中不入湯飲別錄主喉痺咽塞聲音變吳普

【發明】（頌曰）鉤吻食葉飲冷水即死冷水發其毒也彼土毒死人懸尸樹上汁滴地上生菌子收之名菌藥烈於野

生，葉似柳及龍膽草，殊非比類。毛茛乃有毛石龍芮，與鉤吻何干？【頌曰】江南人説黄精莖苗稍類鉤吻。但鉤吻葉頭極尖〔一〕而根細，與蘇恭所説不同，恐南北之産異也。【禹錫曰】陶説鉤吻似黄精者，當是。蘇説似柿葉者，别是一物也。又言苗名鉤吻，根名野葛者，亦非通論。【時珍曰】神農本草鉤吻「一名野葛」，一句已明。草木狀又名胡蔓草，顯是藤生。吴普、蘇恭所説正合本文。陶氏以藤生爲野葛，又指小草爲鉤吻，復疑是毛茛，乃祖雷斅之説。諸家遂無定見，不辨其蔓生、小草，相去遠也。然陶、雷所説亦是一種有毒小草，但不得指爲鉤吻爾。昔天姥對黄帝言：黄精益壽，鉤吻殺人。乃是以二草善惡比對而言。陶氏不審，疑是相似，遂有此説也。餘見「黄精」下。

【氣味】辛，温，大有〔二〕毒。【普曰】神農：辛。雷公：有毒殺人。【時珍曰】其性大熱。本草毒藥止云有大毒，此獨變文曰大有毒，可見其毒之異常也。【之才曰】半夏爲之使，惡黄芩。【主治】金瘡乳痓，中惡風，欬逆上氣，水腫，殺鬼疰蠱毒。本經。破癥積，除脚膝痺痛，四肢拘攣，惡瘡疥蟲，殺鳥獸。擣汁入膏中，不入湯飲。别録。

主喉痺咽塞，聲音變。吴普。

【發明】【藏器曰】鉤吻食葉，飲冷水即死，冷水發其毒也。彼土毒死人懸尸樹上，汁滴地上生菌子，收之名菌藥，烈於野

〔一〕尖：原作「大」。今據證類卷六黄精改。

〔二〕大有：證類（大觀及政和元刊本）均作「有大」。證類（政和）明成化以後刊本作「大有」。時珍據後者，故誤以此爲本草變文。

葛也蕹菜搗汁解野葛毒取汁滴野葛苗即萎死南人先食蕹菜後食野葛二物相伏自然無苦魏武帝啖野葛至尺先食此菜也時珍曰按李石續博物志云胡蔓草出二廣廣人負債急每食此草而死以誣人以急水吞即死急慢水吞死稍緩或取毒蛇殺之覆以此草澆水生菌爲毒藥害人葛洪肘後方云凡中野葛毒口不可開者取大竹筒洞節以頭拄其兩脇及臍中灌冷水入筒中數易水須臾口開乃可下藥解之惟多飲甘草汁人屎汁白鴨或白鵝斷頭瀝血入口中或羊血灌之嶺南衛生方云即時取雞卵抱未成雛者研爛和麻油灌之吐出毒物乃生稍遲即死也

本草綱目草部卷之十七終

葛也。蕹菜搗汁，解野葛毒。取汁滴野葛苗即萎死。南人先食蕹菜，後食野葛，二物相伏，自然無苦。魏武帝啖〔一〕野葛至尺，先食此菜也。【時珍曰】按李石續博物志云：胡蔓草出二廣。廣人負債急，每食此草而死，以誣人。以急水吞即死急，慢水吞死稍緩。或取毒蛇殺之，覆以此草，澆水生菌，爲毒藥害人。葛洪肘後方云：凡中野葛毒口不可開者，取大竹筒洞節，以頭拄其兩脇及臍中。灌冷水入筒中，數易水。須臾口開，乃可下藥解之。惟多飲甘草汁、人屎汁，白鴨或白鵝斷頭，瀝血入口中，或羊血灌之。嶺南衛生方云：即時取雞卵抱未成雛者，研爛和麻油灌之。吐出毒物乃生，稍遲即死也。

〔一〕啖：原作「敢」。今據證類卷二十九雍菜改。

本草綱目草部目録第十八卷

草之七 蔓草類七十三種 附十九種

本草綱目草部目録第十八卷

草之七　蔓草類七十三種　附十九種

菟〔一〕絲子本經○難火蘭附　五味子本經　蓬虆〔二〕本經　覆盆子別録

懸鈎子拾遺　蛇莓別録　使君子開寶　木鼈子開寶

番木鼈綱目　馬兜鈴開寶○即土青木香　榼藤子〔三〕開寶　預知子開寶

牽牛子別録　旋花本經○即鼓子花　紫葳本經○即凌霄花，骨路支〔四〕附

營實牆蘼本經　月季花綱目　栝樓本經○即天花粉　王瓜本經○即土瓜

葛〔五〕本經　黄環本經○即狼跋子〔六〕　天門冬本經　百部別録○白并附

何首烏別録　萆薢別録　菝葜別録　土伏〔七〕苓綱目

白蘝〔八〕本經　女萎李當之　赭魁本經　鵝抱圖經

伏雞子〔九〕拾遺○仰盆、人肝藤附　千金藤開寶○陳思岌附　九仙子綱目

山豆根開寶　黄藥子開寶　解毒子唐本○即苦藥子。奴會子、藥實根附

〔一〕兔：正文本藥正名作「菟」。

〔二〕櫐：正文本藥正名作「虆」。

〔三〕榼藤子：正文此藥後附「合子草」。

〔四〕骨路支：正文紫葳後脱此附藥，補放於本卷之末。

〔五〕葛：本條正文下附「鐵葛」。

〔六〕狼跋子：正文此名作爲藥物正名，與「黄環」并列。

〔七〕伏：正文本藥正名作「茯」。

〔八〕蘝：正文本藥正名作「斂」。

〔九〕伏雞子：正文本藥正名此後有「根」字。

白藥子唐本 衛同根 陳甘白藥 突厥白附 會州白藥 威靈仙開寶
茜草本經 血藤附 剪草日華 防己本經 通草本經
通脫木法象 壽根州 釣藤別錄 倒挂藤附 黃藤綱目 白兔藿本經
白花藤唐本 白英本經 即鬼目 排風子 蘿藦唐本 赤地利唐本
紫葛唐本 烏蘞莓唐本 即五葉藤 律草唐本 羊桃本經
絡石本經 木蓮拾遺 地錦附 扶芳藤拾遺 常春藤拾遺
千歲藟別錄 忍冬別錄 即金銀花 甘藤嘉祐 甜藤 甘露附
含水藤海藥 天仙藤圖經 紫金藤圖經 南藤開寶 即烈節
清風藤圖經 百稜藤圖經 省藤拾遺 紫藤開寶
落鴈木唐本 折傷木 每始王木附 千里及拾遺 即千里光 藤黃拾遺
右附方舊一百三十七新三百二十八
附錄諸藤一十九種

白藥子唐本○陳家白藥[一]、會州白藥、衡洞根、突厥白附　防己本經　威靈仙開寶
茜草本經○血藤附　剪草日華　通草本經
通脱木法象○天壽根附　釣藤別録○倒掛藤附　黃藤綱目　白兔藿本經
白花藤唐本　白英本經○即鬼目、排風子　蘿摩唐本　赤地利唐本
紫葛唐本　烏蘝莓唐本○即五葉藤　葎草唐本　羊桃本經
絡石本經　木蓮拾遺○地錦附　扶芳藤拾遺　常春藤拾遺
千歲藟[二]別録　忍冬別録○即金銀花　甘藤嘉祐○甜藤、甘露[三]附
含水藤[四]海藥　天仙藤圖經　紫金藤圖經　南藤開寶○烈節附
清風藤圖經　百稜藤圖經　省藤拾遺　紫藤開寶
落雁木唐本○折傷木、風延母[五]、每始王木附　千里及拾遺○即千里光　藤黃拾遺

右附方舊一百三十七，新三百二十八。

【附録】諸藤一十九種。

〔一〕陳家白藥：正文此藥後附「甘家百藥」一藥。
〔二〕藟：正文此藥正名作「藟」。
〔三〕甜藤甘露：正文作「甘露藤甜藤」。
〔四〕含水藤：正文本藥後附「鼠藤」。
〔五〕風延母：正文作「風延苺」，在「每始王木」之後。

草部

草之七　蔓草類七十三種附一十九種

菟絲子（本經上品）

【釋名】菟縷（別錄）菟虆（別錄）菟蘆（本經）菟丘（廣雅）赤綱（別錄）玉女（爾雅）唐蒙（爾雅）火燄草（綱目）野狐絲（綱目）金線草【禹錫曰】按呂氏春秋云：或謂菟絲無根也，其根不屬地，伏苓是也。抱朴子云：菟絲之草，下有伏菟之根，無此菟則絲不得生于上，然實不屬也。伏菟抽則菟絲死。又云：菟絲初生之根，其形似菟，掘取割其血以和丹，服立能變化。則菟絲之名因此也。○【弘景曰】舊言下有伏苓，上有菟絲，不必爾也。【頌曰】抱朴所說今未見，豈別一類乎？孫炎釋爾雅云：唐也，蒙也，女蘿也，菟絲也，一物四名，而本草唐蒙為一名。詩云：蔦與女蘿。毛萇云：女蘿，菟絲也。而本草菟絲無女蘿之名，惟松蘿一名女蘿，豈二物皆是寄生同名，而本草脫漏乎？【宗奭曰】菟絲未嘗與伏苓共類，女蘿附松而生，不相關涉，皆承訛而言也。【時珍曰】毛詩注女蘿即菟絲。吳普本草菟絲一名松蘿。陸佃言在木為女蘿，在草為菟絲，二物殊別。若由爾雅釋詩誤以為一物故也。張揖廣雅云：菟丘，菟絲也；女蘿，松蘿也。陸機詩疏言：菟絲蔓草上，黃赤如金；松蘿蔓松上生，枝正青。無雜蔓者皆得之。詳見木部松蘿下。又菟絲伏苓說見伏苓下。

本草綱目草部第十八卷

草之七　蔓草類七十三種，附一十九種

菟絲子本經上品

【釋名】菟縷別録、菟蘽別録、菟蘆本經、兔丘廣雅、赤網〔一〕別録、玉女爾雅、唐蒙爾雅、火焰草綱目、野狐絲綱目、金線草。【禹錫曰】按吕氏春秋云：或謂菟絲，無根也。其根不屬地，伏苓是也。抱朴子云：菟絲之草，下有伏菟之根。無此菟，則絲不得生于上，然實不屬也。伏菟抽則兔絲死。又云：菟絲初生之根，其形似兔。掘取〔二〕割其血以和丹服，立能變化。則菟絲之名因此也。○【弘景曰】舊言下有伏苓，上有菟絲，不必爾也。【頌曰】抱朴所説今未見，豈別一類乎？孫炎釋爾雅云：唐也，蒙也，女蘿也，兔絲也。一物四名，而本草唐蒙爲一名。詩云：蔦與女蘿。毛萇云：女蘿，兔絲也。而本草兔絲無女蘿之名，惟松蘿一名女蘿。豈二物皆是寄生同名，而本草脱漏乎？【震亨曰】兔絲未嘗與伏苓共類，女蘿附松而生，不相關涉，皆承訛而言也。【時珍曰】毛詩注女蘿即兔絲。吴普本草兔絲一名松蘿。陸佃言在木爲女蘿，在草爲兔絲。二物殊别，皆由爾雅釋詩誤以爲一物故也。張揖廣雅云：兔丘，兔絲也。女蘿，松蘿也。陸機詩疏言「兔絲蔓草上，黄赤如金；松蘿蔓松上，生枝正青，無雜蔓」者，皆得之。詳見木部「松蘿」下。又兔絲伏苓説，見「伏苓」下。

〔一〕網：原作「綱」。今據證類卷六菟絲子改。
〔二〕掘取：原作「握故」。今據改同上。

〔集解〕〔別錄曰〕兎絲子生朝鮮川澤田野，蔓延草木之上。九月
采實暴乾。色黃而細者為赤網，色淺而大者為兎虆，功
用並同。〔弘景曰〕田野墟落中甚多，皆浮生藍、紵、麻、蒿上。其實
仙經、俗方並以為補藥，須酒浸一宿用，宜丸不宜煮。〔大明曰〕
苗莖似黃絲，無根株，多附田中，草被纏死，或生一叢，開花結
子不分明，如碎黍米粒。八月、九月以前采之。〔頌曰〕今近道
亦有之，以寃句者為勝。夏生苗，初如細絲，遍地不能自起。得
他草梗則纏繞而生，其根漸絶於地而寄空中。或云無根，假
氣而生，信然。〔時珍曰〕按
寧獻王庚辛玉冊云：火燄草即兎絲子，陽草也。多生荒園古道。
其子入地，初生有根，及長延草物，其根自斷。無葉，有花，白色
微紅，香亦襲人。結實如粃豆而細，色黃，生於梗上尤佳，惟懷
孟林中多有
之，入藥更良。
子〔修治〕〔斅曰〕凡使勿用天碧草子，真相似，只是味酸澀并粘
也。兎絲采得，去殼了，用苦酒浸二日，漉出，以黃精自
然汁拌對浸一宿，至明，用微火煎至乾，入臼中，燒熱鐵杵一
去三千餘杵，成粉用之。〔時珍曰〕凡用以溫水淘去沙泥，酒浸一
宿，曝乾搗之，不盡者再浸曝搗，須臾悉細。又法：酒浸四五
日，蒸曝四五次，研作餅，焙乾再研末。或云曝乾時入紙條數
枚同搗，即刻成
粉，且省力也。
〔氣味〕辛、甘，平，無毒。〔之才曰〕得酒良。薯蕷、松脂為之使。惡雚菌。〔主治〕續絕傷，補不足

【集解】【别録曰】兔絲子生朝鮮川澤田野，蔓延草木之上。九月采實，暴乾。色黄而細者爲赤網〔一〕，色淺而大者爲菟虆。功用並同。【弘景曰】田野墟落中甚多，皆浮生藍、紵、麻、蒿上。其實仙經、俗方並以爲補藥，須酒浸一宿用，宜丸不宜煮。【大明曰】苗莖似黄絲〔二〕，無根株，多附田中，草被纏死，或生一葉〔三〕，開花結子不分明，子如碎黍米粒，八月、九月以前采之。【頌曰】今近道亦有之，以冤句者爲勝。夏生苗，初如細絲，遍地不能自起。得他草梗則纏繞而生，其根漸絶於地而寄空中，或云無根，假氣而生，信然。【時珍曰】按寧獻王庚辛玉册云：火焰草即兔絲子，陽草也。多生荒園古道。其子入地，初生有根，及長延草物，其根自斷。無葉有花，白色微紅，香亦襲人。結實如粃豆而細，色黄，生于梗上尤佳，惟懷孟林中多有之，入藥更良。

子。【修治】【斅曰】凡使勿用天碧草子。真相似，只是味酸濇并粘也。兔絲采得，去殼了，用苦酒浸二日。漉出，以黄精自然汁相對，浸一宿。至明，用微火煎至乾。入臼中，燒熱鐵杵，一去三千餘杵，成粉用之。【時珍曰】凡用以温水淘去沙泥，酒浸一宿，曝乾搗之。不盡者，再浸曝搗，須臾悉細。又法：酒浸四五日，蒸曝四五次，研作餅，焙乾再研末。或云：曝乾時，入紙條數枚同搗，即刻成粉，且省力也。

【氣味】辛、甘，平，無毒。【之才曰】得酒良。薯蕷、松脂爲之使。惡雚菌。【主治】續絶傷，補不足，

〔一〕網：原作「綱」。今據證類卷六菟絲子改。
〔二〕絲：證類卷六菟絲子引大明作「麻線」。
〔三〕葉：同上引大明作「叢如席闊」。

益氣力，肥健人。本經 養肌强陰，堅筋骨，主莖中寒，精自出，溺有餘瀝，口苦燥渴，寒血爲積。久服明目輕身延年。別錄 治男女虛冷，添精益髓，去腰疼膝冷，消渴熱中。久服去面䵟，悅顏色。甄權 補五勞七傷，治鬼交泄精，尿血，潤心肺。大明 補肝臟風虛。好古

【發明】斆曰：兔絲子禀中和凝正陽之氣，一莖從樹感枝而成，從中春上陽結實，故偏補人衛氣，助人筋脉。頌曰：抱朴子仙方單服法：取實一斗，酒一斗浸，暴乾再浸，又暴，令酒盡乃止，搗篩，每酒服二錢，日二服。此藥治腰膝，去風，兼能明目。久服令人光澤，老變爲少。十日外，飲啖如湯沃雪也。

【附方】舊六，新五。

消渴不止 兔絲子煎汁，任意飲之，以止爲度。事林廣記

陽氣虛損 簡便方用兔絲子、熟地黃等分，爲末，酒糊丸梧子大。每服五十丸。氣虛人參湯下，氣逆沉香湯下。經驗方用兔絲子酒浸十日，水淘，杜仲焙研蜜炙一兩，以薯蕷末酒煮糊丸梧子大。每空心酒下五十丸。

白濁遺精 伏兔丸：治思慮太過，心腎虛損，真陽不固，漸有遺瀝，小便白濁，夢寐頻泄。兔絲子五兩，白茯苓三兩，石蓮肉二兩，爲末，酒糊丸梧子大。每服三五十丸，空心鹽湯下。和劑局方

小便淋瀝 兔絲子煮汁飲。範汪方

小便赤濁 心腎不足，精少血燥

益氣力，肥健人。本經。養肌强陰，堅筋骨，主莖中寒，精自出，溺有餘瀝，口苦躁渴，寒血爲積。久服明目，輕身延年。別録。治男女虛冷，添精益髓，去腰疼膝冷，消渴熱中。久服去面䵟，悦顔色。甄權。補五勞七傷，治鬼交泄精，尿血，潤心肺〔一〕。大明。補肝臟風虛。好古。

【發明】【斆曰】兔絲子禀中和凝正陽之氣，一莖從樹感枝而成，從中春上陽結實，故偏〔二〕補人衛氣，助人筋脉。【頌曰】抱朴子仙方單服法：取實一斗，酒一斗浸，暴乾再浸，又暴，令酒盡乃止，擣篩。每酒服二錢，日二服。此藥治腰膝去風，兼能明目。久服令人光澤，老變爲少。十日外，飲啖如湯沃雪也。

【附方】舊六。新五。消渴不止。兔絲子煎汁，任意飲之，以止爲度。事林廣記。陽氣虛損。簡便方用兔絲子、熟地黄等分，爲末，酒糊丸梧子大。每服五十丸。氣虛，人參湯下。氣逆，沈香湯下。經驗後〔三〕方用兔絲子二兩〔四〕，酒浸十日，水淘〔五〕，杜仲焙研蜜炙一兩，以薯蕷末酒煮糊丸梧子大。每空心酒下五十丸。白濁遺精。伏兔丸：治思慮太過，心腎虛損，真陽不固，漸有遺瀝，小便白濁，夢寐頻泄。兔絲子五兩，白伏苓三兩，石蓮肉二兩，爲末，酒糊丸梧子大。每服三五十丸，空心鹽湯下。和劑局方。小便淋瀝。兔絲子煮汁飲。范汪方。小便赤濁，心腎不足，精少血燥，

〔一〕肺：原作「疿」。今據證類卷六菟絲子改。
〔二〕偏：原作「扁」。今據改同上。
〔三〕後：原脱。今據補同上。
〔四〕二兩：原脱。今據補同上。
〔五〕淘：證類卷六菟絲子引經驗後方此後有「焙乾爲末」四字。

口乾煩熱頭運怔忡兔絲子麥門冬等分爲末蜜丸梧子大鹽湯每下七十丸腰膝疼痛或頑麻無力兔絲子洗一兩牛膝一兩同入銀器內酒浸一寸五分暴爲末將原酒煮糊丸梧子大每空心酒服三二十丸經驗方肝傷目暗兔絲子三兩酒浸三日暴乾爲末雞子白和丸梧子大空心溫酒下三十丸聖惠方身面卒腫洪大用兔絲子一升酒五升漬二三宿每飲一升日三服不消再造肘后方婦人橫生兔絲子末酒服二錢一加車前子等分聖惠方眉煉癬瘡兔絲子炒研油調傅之山居四要穀道赤痛兔絲子熬黃黑爲末雞子白和塗之肘后方痔如蟲咬方同上

苗

氣味甘平無毒玉冊云汁伏三黃硫汞結草砂

主治研汁塗面去面䵟本經挼碎煎湯浴小兒療熱肺弘景

附方舊二新一面瘡粉刺兔絲子苗絞汁塗之不過三上肘后方小兒頭瘡兔絲苗煮湯頻洗之○子母秘錄目中赤痛野狐漿草搗汁點之聖惠方

附錄難火蘭拾遺藏器曰味酸溫無毒主冷氣風痺開胃下食去腹脹久服明目生巴西胡國狀似兔絲子而微長

口乾煩熱，頭運怔忡。兔絲子、麥門冬等分，爲末，蜜丸梧子大。鹽湯每下七十丸。**腰膝疼痛**，或頑麻無力。兔絲子洗一兩，牛膝一兩，同入銀器內。酒浸過〔一〕一寸，五日〔二〕，暴，爲末。將原酒煮糊丸梧子大。每空心酒服二三十丸。經驗後〔三〕方。**肝傷目暗**。兔絲子三兩，酒浸三日，暴乾爲末，雞子白和丸梧子大。空心温酒下三十丸。聖惠方。**身面卒腫**洪大。用兔絲子一升，酒五升，漬二三宿。每飲一升，日三服。不消再造。肘後方。**婦人橫生**。兔絲子末，酒服二錢。一加車前子等分。聖惠方。**眉鍊癬瘡**。兔絲子炒研，油調傅之。山居四要。**穀道赤痛**。兔絲子熬黃黑，爲末，雞子白和塗之。肘後方。**痔如蟲咬**。方同上。

苗。【氣味】甘，平，無毒。玉册云：汁伏三黄、硫、汞，結草砂。【主治】研汁塗面，去面䵟。本經。挼碎煎湯，浴小兒，療熱疿〔四〕。弘景。

【附方】舊二，新一。**面瘡粉刺**。兔絲子苗絞汁塗之，不過三上。肘後方。**小兒頭瘡**。兔絲苗煮湯頻洗之。〇子母秘録。**目中赤痛**。野狐漿草搗汁點之。聖惠方。

【附録】**難火蘭**拾遺。【藏器曰】味酸，温，無毒。主冷氣風痺，開胃下食，去腹脹。久服明目。生巴西〔五〕胡國。狀似兔絲子而微長。

〔一〕過：原脱。今據證類卷六菟絲子補。
〔二〕日：原作「分」。今據改同上。
〔三〕後：原脱。今據補同上。
〔四〕疿：原作「肺」。今據改同上。
〔五〕西：原作「中」。今據證類卷六難火蘭改。

尼称可都良

五味子本經上品

【釋名】荎藸爾雅音知除玄及別錄會及恭曰五味皮肉甘酸核中辛苦都有鹹味此則五味具也本經但云味酸當以木為五行之先也

【集解】別錄曰五味子生齊山山谷及代郡八月采實陰乾弘景曰今第一出高麗多肉而酸甜次出青州冀州味過酸其核並似豬腎又有建平者少肉核形不相似味苦亦良此藥多膏潤烈日暴之乃可擣篩恭曰蔓生木上其葉似杏而大子作房如落葵大如蘡子出蒲州及藍田山中今河中府歲貢之保昇曰蔓生莖赤色花黃白子生青熟紫亦具五色味甘者佳頌曰今河東陝西州郡尤多杭越間亦有之春初生苗引赤蔓於高木其長六七尺葉尖圓似杏葉三四月開黃白花類蓮花狀七月成實叢生莖端如豌豆許大生青熟紅紫入藥生暴不去子今有數種大抵相近雷斅言小顆皮皺泡者有白撲鹽霜一重其味酸鹹苦辛甘皆全者為真也時珍曰五味今有南北之分南產者色紅北產者色黑入滋補藥必用北產者乃良亦可取根種之當年就旺若二月種子次年乃旺須以架引之

【修治】斅曰凡用以銅刀劈作兩片用蜜浸蒸從巳至申卻以漿浸一宿焙乾用時珍曰入補藥熟用入嗽藥生用

【氣味】酸溫無毒好古曰味酸微苦鹹味厚氣輕陰中微陽入手太陰血分足少陰氣分時珍曰酸鹹入肝

五味子本經上品

【釋名】荎藸爾雅音知除、玄及別録、會及。【恭曰】五味，皮肉甘、酸，核中辛、苦，都有鹹味，此則五味具也。本經但云味酸，當以木爲五行之先也。

【集解】【別録曰】五味子生齊山山谷及代郡。八月采實，陰乾。【弘景曰】今第一出高麗，多肉而酸甜。次出青州、冀州，味過酸。其核並似豬腎。又有建平者，少肉，核形不相似，味苦，亦良。此藥多膏潤，烈日暴之，乃可擣篩。【恭曰】蔓生木上。其葉似杏而大。子作房如落葵。大如蘡子。出蒲州及藍田山中，今河中府歲貢之。【保昇曰】蔓生。莖赤色，花黄白，子生青熟紫，亦具五色。味甘者佳。【頌曰】今河東、陝西州郡尤多，杭、越間亦有之。春初生苗，引赤蔓於高木，其長六七尺。葉尖圓似杏葉。三四月開黄白花，類蓮花狀。七月成實，叢生莖端，如豌豆許大，生青熟紅紫，入藥生曝，不去子。今有數種，大抵相近。雷斆言小顆皮皺泡者，有白撲鹽霜一重，其味酸鹹苦辛甘皆全者爲真也。【時珍曰】五味今有南北之分，南產者色紅，北產者色黑，入滋補藥必用北產者乃良。亦可取根種之，當年就旺。若二月種了[一]，次年乃旺，須以架引之。

【修治】【斆曰】凡用以銅刀劈作兩片，用蜜浸蒸，從巳至申，却以漿浸一宿，焙乾用。【時珍曰】入補藥熟用，入嗽藥生用。

【氣味】酸，温，無毒。【好古曰】味酸，微苦、鹹。味厚氣輕，陰中微陽，入手太陰血分、足少陰氣分。【時珍曰】酸鹹入肝

〔一〕了：内閣本、美國國會本皆同。上圖本、中研院本作「子」。江西本作「子」。皆通。

而補腎辛苦入心而補肺甘入中宮益脾胃〔之才曰〕蓯蓉為之使惡萎蕤勝烏頭

【主治】益氣，欬逆上氣，勞傷羸瘦，補不足，強陰，益男子精。本經。養五臟，除熱，生陰中肌。別錄。治中下氣，止嘔逆，補虛勞，令人體悅澤。甄權。明目，暖水臟，壯筋骨，治風消食，反胃霍亂轉筋，痃癖奔豚冷氣，消水腫心腹氣脹，止渴，除煩熱，解酒毒。大明。生津止渴，治瀉痢，補元氣不足，收耗散之氣，瞳子散大。李杲。治喘欬燥嗽，壯水鎮陽。好古。

【發明】〔成無己曰〕肺欲收，急食酸以收之，以酸補之。芍藥、五味之酸，以收逆氣而安肺。〔杲曰〕收肺氣，補氣不足，升也。酸以收逆氣，肺寒氣逆，則宜此與乾薑同治之。又五味子收肺氣，乃火熱必用之藥，故治嗽以之為君。但有外邪者不可驟用，恐閉其邪氣，必先發散而後用之乃良。有痰者以半夏為佐，喘者阿膠為佐，但分兩少不同耳。〔宗奭曰〕今華州以西至秦多產之。方紅熟時，彼人采得，蒸爛研濾汁，熬成稀膏，量酸甘入蜜，再上火待蜜熟，收器中。肺虛寒人，作湯時時飲之。作果可以寄遠。本經言其性溫，今食之多致虛熱，小兒益甚。藥性論謂其除熱氣，日華子謂其暖水臟，除煩熱，後學至此多惑。既用治肺虛寒，則更不取其除熱之說。〔震亨曰〕五味大能收肺氣，宜其有補腎之功。收肺氣非除熱乎？補腎非暖水

而補腎，辛苦入心而補肺，甘入中宮益脾胃。【之才曰】蓯蓉爲之使。惡萎蕤。勝烏頭。【主治】益氣，欬逆上氣，勞傷羸瘦，補不足，强陰，益男子精。本經。養五臟，除熱，生陰中肌。别録。治中下氣，止嘔逆，補虚勞，令人體悦澤。甄權。明目，暖水臟，壯筋骨，治風消食，反胃，霍亂轉筋，痃癖，奔豚冷氣，消水腫心腹氣脹，止渴，除煩熱，解酒毒。大明。生津止渴，治瀉痢，補元氣不足，收耗散之氣，瞳子散大。李杲。治喘欬燥嗽，壯水鎮陽。好古。

【發明】【成無己曰】肺欲收，急食酸以收之，以酸補之。芍藥、五味之酸，以收逆氣而安肺。【杲曰】收肺氣，補氣不足，升也。酸以收逆氣，肺寒氣逆，則宜此與乾薑同治之。又五味子收肺氣，乃火熱必用之藥，故治嗽以之爲君。但有外邪者不可驟用，恐閉其邪氣，必先發散而後用之乃良。有痰者以半夏爲佐，喘者阿膠爲佐，但分兩少不同耳。【宗奭曰】今華州以西至秦州〔一〕多産之。方紅熟時，彼人采得，蒸爛，研濾汁，熬成稀膏，量酸甘入蜜煉匀，待冷收器中。肺虚寒人，作湯時時飲之。作果可以寄遠。本經言其性温，今食之多致虚熱，小兒益甚。藥性論謂其除熱氣，日華子謂其暖水臟，除煩熱，後學至此多惑。今既用治肺虚寒，則更不取其除熱之説。【震亨曰】五味大能收〔二〕肺氣，宜其有補腎之功。收肺氣，非除熱乎？補腎，非暖水臟乎〔三〕？

〔一〕州：原脱。今據證類卷七五味子補。

〔二〕能收：原字漫漶，金陵諸本或有描補。今從江西本補正。

〔三〕臟乎：原字漫漶。今從補正同上。

乃火熱嗽必用之藥寇氏所謂食之多致虛熱者蓋收補之
驟也何惑之有又黃昏嗽乃火氣浮入肺中不宜用涼藥宜
五味子五倍子斂而降之思邈曰五六月宜常服五味子以
益肺金之氣在上則滋源在下則補腎其法以五味子一大
合木臼搗細甆瓶中以百沸湯投之入少蜜封置火邊良久
湯成任飲元素曰孫眞人千金月令言五月常服五味以補
五臟之氣遇夏月季夏之間困乏無力無氣以動與黃芪麥
門冬少減生黃蘗煎湯服之使人精神頓加兩足筋力湧出
也蓋五味子之酸輔人參能瀉丙火而補庚金收斂耗散之
氣好古曰張仲景八味丸用此補腎亦兼述類象形也機曰
五味治喘嗽須分南北生津止渴潤肺補腎勞嗽宜用北者
風寒在肺宜用南者○慎微曰抱朴子云五味者五行之精
其子有五味淮南公羨門子服之十六
年面色如玉女入水不沾入火不灼

附方新一十一

久欬肺脹 五味二兩粟殼白餳炒過半兩爲末白餳丸彈子大每服一丸水煎服衛生家寶方

久欬不止 丹溪方用五味子五錢甘草一錢半五倍子風化硝各二錢爲末乾噙○攝生方用五味子一兩眞茶四錢晒研爲末以甘草五錢煎膏丸綠豆大每服三十丸沸湯下數日即愈也

痰嗽并喘 五味子白礬等分爲末每服三錢以生猪肺炙熟蘸末細嚼白湯下漢陽庫兵黃六病此百藥不效於岳陽遇一道人傳此兩服病遂不發普濟方

陽事不起 新五味子一斤爲末酒服方寸匕日三服忌猪魚蒜醋盡一劑即得力百

乃火熱嗽必用之藥。寇氏所謂食之多致虚熱者，蓋收補之驟也，何惑之有？又黄昏嗽乃火氣浮入肺中，不宜用凉藥，宜五味子、五〔一〕倍子斂而降之。【思邈曰】五六月宜常服五味子湯，以益肺金之氣，在上則滋源，在下則補腎。其法：以五味子一大合，木臼擣細，瓷瓶中以百沸湯投之，入少蜜，封置火邊良久，湯成任飲。【元素曰】孫真人千金月令言：五月常服五味，以補五臟之氣。遇夏月季夏之間，困乏無力，無氣以動。與黄芪、麥門冬，少加〔二〕黄蘗，煎湯服之。使人精神頓加，兩足筋力涌出也。蓋五味子之酸，輔人參，能瀉丙火而補庚金，收斂耗散之氣。【好古曰】張仲景八味丸用此補腎，亦兼述類象形也。【機曰】五味治喘嗽，須分南北。生津止渴，潤肺補腎，勞嗽，宜用北者；風寒在肺，宜用南者。○【慎微曰】抱朴子云：五味者，五行之精，其子有五味。淮南公羨門子服之十六年，面色如玉女，入水不霑，入火不灼。

【附方】新一十一。**久欬肺脹。**五味二兩，粟殼白餳炒過半兩，爲末，白餳丸彈子大。每服一丸，水煎服。衛生家寶方。**久欬不止。**丹溪方用五味子五錢，甘草一錢半，五倍子、風化硝各二錢，爲末，乾噙。○攝生方用五味子一兩，真茶四錢，晒研爲末。以甘草五錢煎膏，丸緑豆大。每服三十丸，沸湯下，數日即愈也。**痰嗽并喘。**五味〔三〕子、白礬等分，爲末。每服三錢，以生猪肺炙熟，蘸末細嚼，白湯下。漢陽庫兵黄六病此，百藥不效。於岳陽遇一道人傳此，兩服，病遂不發。普濟方。**陽事不起。**新五味子一斤，爲末。酒服方寸匕，日三服。忌猪、魚、蒜、醋。盡一劑，即得力。百

〔一〕五：原脱。今據丹溪心法卷二咳嗽補。
〔二〕加：原作「减生」。今據湯液本草卷四五味子改。
〔三〕味：普濟方卷一百六十三喘門「五礬散」作「倍」。

仁豆智俱古今存如
豆苗俱知已

日以上可御十女四時勿絶藥功能知千金方
腎虛遺精 北五味子一斤洗淨水浸挼去核再以水洗核取盡餘味通置砂鍋中布濾過入好冬蜜二斤炭火慢熬成膏瓶收五日出火性每空心服一二茶匙百滾湯下劉松石保壽堂方
腎虛白濁 及兩脅并背脊穿痛五味子一兩炒赤爲末醋糊丸梧子大每醋湯下三十丸經驗良方
五更腎泄 凡人每至五更即溏泄一二次經年不止者名曰腎泄蓋陰盛而然脾惡濕濕則濡而困困則不能治水水性下流則腎水不足用五味子以強腎水養五藏吳茱萸以除脾濕則泄自止矣五味去梗二兩茱萸湯泡七次五錢同炒香爲末每旦陳米飲服二錢許叔微本事方
女人陰冷 五味子四兩爲末以口中玉泉和丸兎矢大頻納陰中取效近效方
爛弦風眼 五味子蔓荊子煎湯頻洗之談野翁種子方
赤遊風丹 漸漸腫大五味子焙研熱酒服一錢自消神效保幼大全

蓬蘽
音累○本經上品

【校正】自果部移入此

【釋名】覆盆别録 陵蘽别録 陰蘽别録 寒莓會編 割田藨音苞 時珍曰蓬蘽與覆盆同類故別録謂一名覆盆此種生于丘陵之間藤葉繁衍蓬蓬累累異於覆盆故曰蓬蘽陵蘽即藤也其實八月始熟俚人名割田藨

日以上，可御十女。四時勿絶，藥功能知。千金方。**腎虚遺精**。北五味子一斤洗净，水浸，挼去核。再以水洗核，取盡餘味。通置砂鍋中，布濾過，入好冬蜜二斤，炭火慢熬成膏，瓶收五日，出火性。每空心服一二茶匙，百滚湯下。劉松〔一〕石保壽堂方。**腎虚白濁**，及兩脅并背脊穿痛。五味子一兩，炒赤爲末，醋糊丸梧子大。每醋湯下三十丸。經驗良方。**五更腎泄**。凡人每至五更即溏泄一二次。經年不止者，名曰腎泄，蓋陰盛而然。脾惡濕，濕則濡而困，困則不能治水。水性下流，則腎水不足。用五味子以强腎水，養五臟；吴茱萸以除脾濕，則泄自止矣。五味去梗二兩，茱萸湯泡七次五錢，同炒香，爲末。每旦陳米飲服二錢。許叔微本事方。**女人陰冷**。五味子四兩爲末，以口中玉泉和丸兔矢大，頻納陰中，取效。近效方。**爛弦風眼**。五味子、蔓荆子煎湯，頻洗之。談野翁〔二〕種子方。**赤遊風丹**：漸漸腫大。五味子焙研，熱酒调〔三〕服一錢自消，神效。保幼大全。

蓬蘽音累〇本經上品

【校正】自果部移入此。

【釋名】覆盆別録、陵蘽別録、陰蘽別録、寒苺會編、割田藨音苞。【時珍曰】蓬蘽與覆盆同類，故別録謂一名覆盆。此種生于丘陵之間，藤葉繁衍，蓬蓬累累，異於覆盆，故曰蓬蘽、陵蘽，即藤也。其實八月始熟，俚人名割田藨。

〔一〕松：原作「公」。卷三十六枸杞地骨皮時珍曰：「兵部尚書劉松石，諱天和，麻城人，所集保壽堂方」，今據改。
〔二〕翁：原作「益」。今從錢本改。
〔三〕调：原作「服」。今據小兒衛生總微論卷二十赤游論改。

集解別錄曰蓬蘽生荊山平澤及冤句弘景曰蓬蘽是根名
方家不用乃昌容所服以易顏者也覆盆是實名李當
之云是人所食莓以汁爲味其核微細今藥中用覆盆
小異未詳孰是恭曰覆盆蓬蘽一物異名本謂實非根也
李云莓子乃近之矣然生處不同沃地則子大而甘瘠地則
子細而酸此乃子有酸味根無酸味陶以根酸子甘列入果
部重出二條殊爲孟浪志曰蓬蘽乃覆盆之苗莖覆盆乃蓬
蘽之子也按切韻莓音茂其子覆盆也蘽音若藤也則蓬蘽明
是藤蔓矣陶言蓬蘽是根蘇言是子一物異名皆非矣頌曰
蓬蘽覆盆苗處處有之秦吳尤多苗短不過尺莖葉皆有
刺花白子赤黃如半彈丸大而下有蒂承之如柿蒂小兒多
食之五月采實其苗葉采無時江南謂之莓然其地所生差
晚三月始有苗八九月花開十月實用則同士良曰今觀采取
之家說蓬蘽似蠶莓子紅色而大其味酸甘以野薔薇有
刺覆盆子小其苗各別諸家本草不識故皆說蓬蘽是覆盆
子之根大明曰莓子是蓬蘽子也樹莓是覆盆子也宗奭曰
蓬蘽非覆盆也別是一種雖枯敗而枝梗不散今人不見用
此藏器曰其類有三種四月熟狀如覆盆而味甘美者爲
是覆盆子餘不堪入藥機曰蓬蘽徽人謂之寒莓沿塹作叢
蔓生莖小葉密多刺其實四五十顆作一朵一朵大如盞面
霜後始紅蘇頌圖經以此註覆盆誤矣江南覆盆亦四五月
熟何皆言晚耶覆盆莖粗葉疎結實大而疎散不似寒莓莖
細葉密結實小而成叢一則早熟一則秋熟豈得同哉時珍
曰此類凡五種予嘗親采以爾雅所列者校之始得其的諸

【集解】【别録曰】蓬藟生荆山平澤及冤句。【弘景曰】蓬藟是根名，方家不用，乃昌容所服以易顔者也。覆盆是實名。李當之云：是人所食莓子。以津汁爲味，其核微細。今藥中用覆盆小異，未詳孰[一]是。【恭曰】覆盆、蓬藟，乃一物異名，本謂實，非根也。李云莓子者，近之矣。然生處不同，沃地則子大而甘，瘠地則子細而酸。此乃子有酸味，根無酸味。陶以根酸、子甘，列入果部，重出二條，殊爲孟浪。【志曰】蓬藟乃覆盆之苗莖，覆盆乃蓬藟之子也。按切韻：莓，音茂，其子覆盆也。藟者，藤也。則蓬藟明是藤蔓矣。陶言蓬藟是根，蘇言是子，一物異名，皆非矣。【頌曰】蓬藟是覆盆苗，處處有之，秦、吴尤多。苗短不過尺，莖葉皆有刺，花白，子赤黄，如半彈丸大，而下有蒂承之，如柿蒂，小兒多食之。五月采實，其苗葉采無時。江南謂之莓，然其地所生差晚，三月始有苗，八九月花開，十月實，用則同。【士良曰】今觀采取之家説，蓬藟似蠶莓子，紅色而大，其味酸甘，葉似野薔薇，有刺。覆盆子小，其苗各别。諸家本草不識，故皆説蓬藟是覆盆子之根。【大明曰】莓子是蓬藟子也。樹莓是覆盆子也。【宗奭曰】蓬藟非覆盆也，别是一種，雖枯敗而枝梗不散，今人不見用此。【藏器曰】其類有三種，惟四月熟，狀如覆盆而味甘美者，爲是覆盆子。餘不堪入藥。【機曰】蓬藟，徽人謂之寒莓。沿塹作叢蔓生，莖小葉密多刺。其實四五十顆作一朶，一朶大如盞面，霜後始紅。蘇頌圖經以此注覆盆，誤矣。江南覆盆亦四五月熟，何嘗差晚耶？覆盆莖粗葉疏，結實大而疏散。不似寒莓，莖細葉密，結實小而成朶。一則夏熟，一則秋熟。豈得同哉！【時珍曰】此類凡五種。予嘗親采，以爾雅所列者校之，始得其的。諸

〔一〕孰：原作「熟」。今據證類卷二十三覆盆子改。

家所說皆未可信也一種藤蔓繁衍莖有倒刺逐節生葉葉大如掌狀類小葵葉面青背白厚而有毛六七月開小白花就蒂結實三四十顆成簇生則青黃熟則紫黯微有黑毛狀如熟椹而扁冬月苗葉不凋者俗名割田藨即本草所謂蓬蘽也一種蔓小於蓬蘽亦有鉤刺一枝五葉葉小而面背皆青光薄而無毛開白花四五月實成子亦小於蓬蘽而稀疏生則青黃熟則烏赤冬月苗凋者俗名插田藨即本草所謂覆盆子爾雅所謂茥缺盆也此二者俱可入藥一種蔓小於蓬蘽一枝三葉葉面青背淡白而微有毛開小白花四月實熟其色紅如櫻桃者俗名耨田藨即爾雅所謂藨者也故郭璞註云藨即莓也子似覆盆而大赤色酢甜可食此種不入藥用一種樹生者樹高四五尺葉似櫻桃葉而狹長四月開小白花結實與覆盆子一樣但色紅爲異俗亦名藨即爾雅所謂山莓陳藏器本草所謂懸鉤子者也詳見本條一種就地生蔓長數寸開黃花結實如覆盆而鮮紅不可食者本草所謂蛇莓也見本條如此辨析則蓬蘽覆盆自定矣李當之陳士良陳藏器寇宗奭汪機五說近是而欠明悉陶弘景以蓬蘽爲根覆盆爲子馬志蘇頌以蓬蘽爲苗覆盆爲子蘇恭以爲一物大明以樹生者爲覆盆皆臆說不可據

【氣味】酸平無毒【別錄曰】鹹【士良曰】甘酸微熱【主治】安五臟益精氣長陰令人堅強志倍力有子久服輕身不老本經療暴中風身熱大驚

家所説，皆未可信也。一種藤蔓繁衍，莖有倒刺，逐節生葉，葉大如掌，狀類小葵葉，面青背白，厚而有毛，六七月開小白花，就蒂結實，三四十顆成簇，生則青黄，熟則紫黯，微有黑毛，狀如熟椹而扁，冬月苗葉不凋者，俗名割田藨，即本草所謂蓬蘽也。一種蔓小於蓬蘽，亦有鉤刺，一枝五葉，葉小而面背皆青，光薄而無毛，開白花，四五月實成，子亦小於蓬蘽稀疏，生則青黄，熟則烏赤，冬月苗凋者，俗名插田藨，即本草所謂覆盆子。爾雅所謂「茥，缺盆」也。此二者俱可入藥。一種蔓小於蓬蘽，一枝三葉，葉面青，背淡白而微有毛，開小白花，四月實熟，其色紅如櫻桃者，俗名薅田藨，即爾雅所謂藨者也。故郭璞註云：藨即莓也。子似覆盆而大，赤色，酢甜可食。此種不入藥用。一種樹生者，樹高四五尺，葉似櫻桃葉而狹長，四月開小白花，結實與覆盆子一樣，但色紅爲異，俗亦名藨，即爾雅所謂山莓，陳藏器本草所謂懸鉤子者也。詳見本條。一種就地生蔓，長數寸，開黄花，結實如覆盆而鮮紅，不可食者，本草所謂蛇莓也。見本條。如此辨析〔一〕，則蓬蘽、覆盆自定矣。李當之、陳士良、陳藏器、寇宗奭、汪機五説近是，而欠明悉。陶弘景以蓬蘽爲根，覆盆爲子；馬志、蘇頌以蓬蘽爲苗，覆盆爲子；蘇恭以爲一物；大明以樹生者爲覆盆，皆臆説，不可據。

【氣味】酸，平，無毒。【別録曰】鹹。【士良曰】甘、酸，微熱。【主治】安五臟，益精氣，長陰令人堅，强志倍力，有子。久服輕身不老。本經。療暴中風，身熱大驚。

〔一〕析：原作「折」。今從江西本改。

加宇布利伊知古
又云今稱之乃伊知己

別錄益顏色長髮耐寒濕恭

【發明】見蓬蘽子下

【附方】新一長髮不落蓬蘽子榨油日塗之聖惠方

苗葉同蓬蘽

覆盆子 別錄上品 【校正】自果部移入此

【釋名】蒛音缺爾雅缺盆別錄西國草圖經畢楞伽圖經大麥莓音母插田藨音苞烏藨子綱目當之曰子以覆盆之形故名之宗奭曰益腎縮小便服之當覆其溺器如此取名也時珍曰五月子熟其色烏赤故俗名烏藨大麥莓插田藨亦曰栽秧藨甄權本草一名馬瘘一名陸荊殊無義意

【集解】別錄已九门介覆器已御訖跡宗那花點燈正言此尤也此花有二蓮以四几熟狀如覆盆味其美者為是除不堪入藥今人取茅莓當覆盆誤矣宗奭曰覆盆有之秦州永興華州亦多長條四五月紅熟山中人及時采來賣其味酸甘外如荔枝大如櫻桃許軟紅可愛失時則就枝生蛆食之多絲汁淸五六分熟便可采烈日曝乾今人取汁作煎為果不時吉不取下堪煎時珍曰蓬蘽子以八九月熟故謂之割田藨覆盆以四五月熟故謂之插田藨正與別錄五月采相

來

別録。益顔色，長髪，耐寒濕。恭。

【發明】見覆盆子下。

【附方】新一。長髪不落。蓬虆子榨油，日塗之。聖惠方。

苗、葉同覆盆。

覆盆子別録上品

【校正】自果部移入此。

【釋名】茥爾雅。音奎、缺盆爾雅、西國草圖經、畢楞伽圖經、大麥莓音母、插田藨音苞、烏藨子綱目。【當之曰】子似覆盆之形，故名之。【宗奭曰】益腎臟，縮小便，服之當覆其溺器，如此取名也。【時珍曰】五月子熟，其色烏赤，故俗名烏藨、大麥莓、插田藨，亦曰栽秧藨。甄權本草一名馬瘻，一名陸荆，殊無義意。

【集解】【別録曰】五月采。【藏器曰】佛説蘇密那花點燈，正言此花也。其類〔一〕有三種，以四月熟，狀如覆盆，味甘美者爲是，餘不堪入藥。今人取茅莓當覆盆，誤矣。【宗奭曰】處處有之，秦州、永興、華州尤多。長條，四五月紅熟，山中人及時采來賣。其味酸甘，外如荔枝，大如櫻桃，軟紅可愛。失時則就枝生蛆，食之多熱。收時五六分熟便可采，烈日曝乾。今人取汁作煎爲果。采時着水則不堪煎。【時珍曰】蓬虆子以八九月熟，故謂之割田藨。覆盆以四五月熟，故謂之插田藨，正與別録五月采相

〔一〕其類：底本經描補作「此花」，餘金陵諸本作「此□」。今據證類卷二十三蓬虆補改。

合二說熟時色皆烏赤故能補腎其四五月熟而色紅者乃蒔田藨也不入藥用陳氏所謂以茅莓當覆盆者蓋指此也

【正誤】恭說曰覆盆江東名懸鈎子大小形狀氣味功力同北土無懸鈎南地無覆盆是土地有前後生非兩種物也時珍曰南土覆盆極多懸鈎是樹生覆盆是藤生子狀雖同而覆盆色烏赤懸鈎色紅赤功亦不同今正之

【修治】說曰覆盆子五月采之烈日暴乾不爾易爛雷曰凡使用東流水淘去黄葉并皮蒂取子以酒拌蒸一宿以東流水淘兩遍又曬乾方用時珍曰采得擣作薄餅曬乾密貯臨時以酒拌蒸尤妙

【氣味】甘平無毒權曰甘辛微熱

【主治】益氣輕身令髮不白別錄補虛續絕強陰健陽悅澤肌膚安和五臟溫中益力療勞損風虛補肝明目並宜擣篩每旦水服三錢馬志男子腎精虛竭陰痿能令堅長女子食之有子權食之令人好顏色榨汁塗髮不白藏器益腎臟縮小便取汁同少蜜煎為稀膏點服治肺氣虛寒宗奭

【發明】時珍曰覆盆蓬蘽功用大抵相近雖是二物其實一類而二種也一早熟一晚熟兼用無妨其補益與桑椹同

合。二藨熟時色皆烏赤，故能補腎。其四五月熟而色紅者，乃蒔田藨也，不入藥用。陳氏所謂以茅莓當覆盆者，蓋指此也。

【正誤】【詵曰】覆盆江東名懸鉤子，大小形狀氣味功力同。北土無懸鉤，南地無覆盆，是土地有前後生，非兩種物也。【時珍曰】南土覆盆極多。懸鉤是樹生，覆盆是藤生，子狀雖同，而覆盆色烏赤，懸鉤色紅赤，功亦不同，今正之。

【修治】【詵曰】覆盆子五月采之。烈日暴乾，不爾易爛。【雷曰】凡使用東流水淘去黄葉并皮蒂，取子以酒拌蒸一宿，以東流水淘兩遍，又晒乾方用。【時珍曰】采得擣作薄餅，晒乾密貯，臨時以酒拌蒸尤妙。

【氣味】甘，平，無毒。【權曰】甘，辛，微熱。

【主治】益氣輕身，令髮不白。別録。補虚續絶，强陰健陽，悦澤肌膚，安和五臟，温中益力，療勞損風虚，補肝明目。並宜擣篩，每旦水服三錢。馬志〔一〕。男子腎精虚竭陰痿，能令堅長。女子食之有子。權。食之令人好顔色，榨汁塗髮不白。藏器。益腎臟，縮小便，取汁同少蜜煎爲稀膏，點服，治肺氣虚寒。宗奭。

【發明】【時珍曰】覆盆、蓬藟，功用大抵相近，雖是二物，其實一類而二種也。一早熟，一晚熟，兼用無妨，其補益與桑椹同

〔一〕馬志：原作「志馬」。此段引自證類卷二十三覆盆子「今注」。今據卷一歷代諸家本草乙正。

沙合搗勻則不可混采者也

【附方】新一

陽事不起　覆盆子，酒浸焙研為末，每旦酒服三錢。集簡方

葉【氣味】微酸鹹，平，無毒。【主治】挼絞取汁，滴目中，去膚赤，出蟲如絲線。藏器　明目止淚，收濕氣。時珍

【發明】頌曰：按崔元亮海上集驗方：治目暗不見物，冷淚浸淫不止，及青盲天行目暗等疾。取西國草，一名畢楞伽，一名覆盆子，日暴乾，搗極細，以薄綿裹之，用男乳汁浸，如人行八九里久，用點目中，即仰臥，不過二三日，視物如少年。禁酒麪油物。時珍曰：按洪邁夷堅志云：潭州趙太尉母病爛弦疳眼二十年，有老媼云：此中有蟲，吾當除之。入山取草蔓葉，咀嚼，留汁入筒中，還以皂紗蒙眼，滴汁漬下弦，轉盼間蟲紗上出，數日下弦乾。復如法滴上弦，又得蟲數十而愈。後以治人多驗，乃覆盆子葉也。蓋治眼妙品。

【附方】新二

牙疼點眼　用覆盆子嫩葉搗汁，點目眥三四次，有蟲隨眵淚出成塊也。無新葉，乾者煎濃汁亦可抑大牙每也。摘玄方

臁瘡潰爛　覆盆葉為末，用酸漿水洗後摻之，日一次，以愈為度。直指方

根【主治】痘後目翳，取根洗搗，澄粉日乾，蜜和少許，點於翳丁

功。若樹莓則不可混采者也。

【附方】新一。陽事不起。覆盆子，酒浸焙研爲末，每旦酒服三錢。集簡方。

葉。【氣味】微酸、鹹，平，無毒。【主治】挼絞取汁，滴目中，去膚赤，出蟲如絲綫。藏器。明目止淚，收濕氣。時珍。

【發明】【頌曰】按崔元亮海上集驗方：治目暗不見物，冷淚浸淫不止，及青盲、天行目暗等疾。取西國草，一名畢楞伽，一名覆盆子，日暴乾，擣極細，以薄綿裹之，用飲男乳汁浸，如人行八九里久。用點目中，即仰卧。不過三四日，視物如少年。禁酒、麪、油物。【時珍曰】按洪邁夷堅志云：潭州趙太尉家乳〔一〕母病爛弦疳眼二十年。有老媪云：此中有蟲，吾當除之。入山取草蔓葉，咀嚼，留汁入筒中。還以皂紗蒙眼，滴汁漬下弦。轉盼〔二〕間蟲從紗上出，數日下弦乾。復如法滴上弦，又得蟲數十而愈。後以治人多驗，乃覆盆子葉也，蓋治眼妙品。

【附方】新二。牙疼點眼。用覆盆子嫩葉擣汁，點目眦三四次，有蟲隨眵淚出成塊也。無新葉，乾者煎濃汁亦可。即大麥莓也。摘玄方。

臁瘡潰爛。覆盆葉爲末。用酸漿水洗後摻之，日一次，以愈爲度。直指方。

根。【主治】痘後目瞖，取根洗擣，澄粉日乾，蜜和少許，點於瞖丁

〔一〕家乳：原脱。今據夷堅志再補賣藥媪治眼蟲補。
〔二〕盼：原作「盻」。今據改同上。

上日二三次自散百日內治之久即難療（時珍○出幼口義）

懸鉤子（拾遺）〔校正〕（自果部移入此）

〔釋名〕沿鉤子（綱目）葥（音箭爾雅）山莓（爾雅）木莓（郭璞）樹莓（日華）〔藏器曰〕莖上有刺如懸鉤故名

〔集解〕〔藏器曰〕生江淮林澤間莖上有刺其子如梅子酸美人多食之〔□曰〕樹莓枝梗柔軟有刺頗類金櫻□□□實如覆盆子采之摘蒂而中實味酸覆盆則蒂脫而中虛味甘為異〔時珍曰〕懸鉤樹生高四五尺其莖白色有倒刺其葉有細齒青色無毛背後淡青頗似櫻桃葉而狹長又似地棠花葉四月開小白花結實色紅今人亦通呼為藨子爾雅葥山莓也郭璞注云今之木莓也實似藨莓而大可食孟詵大明並以此為覆盆誤矣

〔氣味〕酸平無毒

〔主治〕醒酒止渴除痰去酒毒（藏器）搗汁服解射工沙虱毒（時珍）

葉〔主治〕燒研水服主喉中塞（藏器）

根皮〔氣味〕苦平無毒〔主治〕子死腹中不下破血婦人赤帶下

上，日二三次，自散。百日内治之，久即難療。時珍。○活幼口議。

懸鉤子拾遺

【校正】自果部移入此。

【釋名】沿鉤子日用、葥爾雅音箭、山莓爾雅、木莓郭璞、樹莓日華。【藏器曰】莖上有刺如懸鉤，故名。

【集解】【藏器曰】生江淮林澤間。莖上有刺。其子如梅[一]子酸美，人多食之。【機曰】樹莓枝梗柔軟有刺，頗類金櫻。四五月結實如覆盆子，采之擘蒂而中實，味酸。覆盆則蒂脱而中虛，味甘爲異。【時珍曰】懸鉤樹生，高四五尺。其莖白色，有倒刺。其葉有細齒，青色無毛，背後淡青，頗似櫻桃葉而狹長，又似地棠花葉。四月開小白花。結實色紅，今人亦通呼爲藨子。爾雅云：葥，山莓也。郭璞注云：今之木莓也。實似藨、莓而大，可食。孟詵、大明並以此爲覆盆，誤矣。

【氣味】酸，平，無毒。

【主治】醒酒止渴，除痰，去酒毒。藏器。搗汁服，解射工、沙虱毒。時珍。

莖[二]。【主治】燒研水服，主喉中塞。藏器。

根皮。【氣味】苦，平，無毒。【主治】子死腹中不下，破血，婦人赤帶下，

[一] 梅：原作「苺」。今據證類卷二十三懸鉤根皮改。

[二] 莖：原作「葉」。今據改同上。

今梓倍比以智石

文患赤白痢膿血腹痛殺蠱毒卒下血並濃煮汁飲之藏器

附方二新 血崩不止 木莓根四兩酒一盞煎七分空心温服臞仙乾坤生意 崩中痢下 治婦人崩中及下痢日夜数十起欲死者以此入腹即活懸鈎根薔薇根柿根菝葜各一斛剉入釜中水淹上四五寸煮減三之一去滓取汁煎至可丸丸梧子大每温酒服十丸日三服 千金翼

蛇莓 別錄下品 莓音母

釋名 蛇藨音苞 地莓會編 蠶莓 機曰近地而生故曰地莓瑞曰蠶老時熟紅于地其中空者爲蠶莓中實極紅者爲蛇殘莓人不噉之恐有蛇殘也

集解 弘景曰蛇莓園野多有之子赤色極似莓子而不堪噉亦無以此爲藥者保昇曰所在有之生下濕地莖頭三葉花黃子赤儼若覆盆子根似敗醬四月五月采子二月八月采根宗奭曰田野道旁處處有之附地生葉如覆盆子但光絜而小微有皺紋花黃比蒺藜花差大春末夏初結紅子如荔枝色機曰蛇莓莖長不盈尺莖端惟結實一顆小而光絜誤食脹人非若覆盆苗長大而結實數顆微有黑毛也時珍曰此物就地引細蔓節節生根每枝三葉葉有齒刻四五月開小黃花五出結實鮮紅狀似覆盆而面與蒂則不同也其根甚細本草用汁當是取其莖葉并根也倪遠稗史訛作

久患赤白痢膿血，腹痛，殺蠱[一]毒，卒下血。並濃煮汁飲之。藏器。

【附方】新二。血崩不止。木莓根四兩，酒一盌，煎七分。空心溫服。臞仙乾坤生意。崩中痢下。治婦人崩中及下痢，日夜數十起欲死者，以此入腹即活。懸鉤根、薔薇根、柿根、菝葜各一斛，剉，入釜中，水淹上四五寸，煮減三之一，去滓取汁，煎至可丸，丸梧子大。每溫酒服十丸，日三服。千金翼。

蛇莓 別録下品

【釋名】蛇藨音苞、地莓會編、蠶莓。【機曰】近地而生，故曰地莓。【瑞曰】蠶老時熟紅于地，其中空者爲蠶莓；中實極紅者爲蛇殘莓，人不噉之，恐有蛇殘也。

【集解】【弘景曰】蛇莓園野多有之。子赤色極似莓子而不堪啖，亦無以此爲藥者。【保昇曰】所在有之，生下濕地。莖頭三葉，花黃子赤，儼若覆盆子，根似敗醬。四月、五月采子，二月、八月采根。【宗奭曰】田野道旁處處有之。附地生葉，如覆盆子，但光潔而小，微有皺紋。花黃，比蒺藜花差大。春末夏初，結紅子如荔枝色。【機曰】蛇莓莖長不盈尺，莖端惟結實一顆，小而光潔，誤食脹人。非若覆盆，苗長大而結實數顆，微有黑毛也。【時珍曰】此物就地引細蔓，節節生根。每枝三葉，葉有齒刻。四五月開小黃花，五出。結實鮮紅，狀似覆盆而面與蒂則不同也。其根甚細，本草用汁，當是取其莖葉并根也。仇遠稗史訛作

〔一〕蠱：證類卷二十三懸鉤作「蟲」。

蛇綟草言有五葉七葉者又言俗傳食之能殺人亦不然止發吐涎耳

汁氣味甘酸大寒有毒主治胃腹大熱不止別錄傷寒大熱及溪毒射工毒甚良弘景通月經協瘡腫傅蛇傷大明主孩子口噤以汁灌之孟詵傳湯火傷痛即止時珍

附方舊二新一

口中生瘡天行熱甚者蛇莓自然汁半升稍稍嚥之傷寒類要

傷寒下䘌生瘡以蛇莓汁服二合日三服仍水漬烏梅令濃入崖蜜飲之肘后方

水中毒病蛇莓根搗末服之并導下部亦可飲汁一二升夏月欲入水先以少末投中流更無所畏又辟射工家中以器貯水浴身亦宜投少許肘后

使君子宋開寶

釋名留求子志曰俗傳潘州郭使君療小兒多是獨用此物後醫家因號為使君子也時珍曰按嵇含南方草木狀謂之留求子療嬰孺之疾則自魏晉已用但名異耳

集解志曰生交廣等州形如巵子稜瓣深而兩頭尖似訶梨勒而輕頌曰今嶺南州郡皆有之生山野中及水岸其莖作藤如手指大其葉如兩指頭長二寸三月生花淡紅色久乃深紅有五瓣七八月結子如拇指大長一寸許大類巵

蛇繆草，言有五葉、七葉者。又言俗傳食之能殺人，亦不然，止發冷涎耳。

汁。【氣味】甘、酸、大寒，有毒。【主治】胸腹大熱不止。別録。傷寒大熱，及溪毒、射工毒，甚良。弘景。通月經，熁[一]瘡腫，傅蛇傷。大明。主孩子口噤，以汁灌之。孟詵。傅湯火傷，痛即止。時珍。

【附方】舊二，新一。口中生瘡，天行熱甚者。蛇莓自然汁半升，稍稍嚥之。傷寒類要。傷寒下䘌，生瘡。以蛇莓汁服二合，日三服。仍水漬烏梅令濃，入崖蜜飲之。肘後方。水中毒病。蛇莓根擣末服之，并導下部。亦可飲汁一二升。夏月欲入水，先以少末投中流，更無所畏。又辟射工。家中以器貯水、浴身亦宜投少許。肘後。

使君子 宋開寶

【釋名】留求子。【志曰】俗傳潘州郭使君療小兒多是獨用此物，後醫家因號爲使君子也。【時珍曰】按嵇含南方草木狀謂之留求子，療嬰孺之疾。則自魏晉已用，但名異耳。

【集解】【志曰】生交、廣等州。形如巵子，稜瓣深而兩頭尖，似訶梨勒而輕。【頌曰】今嶺南州郡皆有之，生山野中及水岸。其莖作藤，如手指大。其葉如兩指頭，長二寸。三月生花淡紅色，久乃深紅，有五瓣。七八月結子如拇指大，長一寸許，大類巵

〔一〕熁：原作「愶」。今據證類卷十一蛇莓改。

子而有五稜其殼青黑色內有仁白色七月采之宗奭曰其仁味如椰子醫家亦兼用殼時珍曰原出海南交阯今閩之紹武蜀之眉州皆栽種之亦易生其藤如葛繞樹而上葉青如五加葉五月開花一族一二十葩紅色輕盈如海棠其實長寸許五瓣合成有稜先時半黃老則紫黑其中仁長如榧仁色味如栗久則油黑不可用

氣味甘溫無毒主治小兒五疳小便白濁殺蟲療瀉痢開寶健脾胃除虛熱治小兒百病瘡癬時珍

發明時珍曰凡殺蟲藥多是苦辛惟使君子榧子甘而殺蟲亦異也凡大人小兒有蟲病但每月上旬侵晨空腹食使君子仁數枚或以殼煎湯嚥下次日蟲皆死而出也或云七生七煨食亦良忌飲熱茶犯之即瀉此物味甘氣溫既能殺蟲又益脾胃所以能斂虛熱而止瀉痢爲小兒諸病要藥俗醫乃謂殺蟲至盡無以消食鄙俚之言也樹有蠹屋有蟻國有盜禍耶福耶修養者先去三尸可類推矣

附方新六 小兒脾疳使君子蘆薈等分爲末米飲每服一錢儒門事親 小兒痞塊腹大肌瘦面黃漸成疳疾使君子仁三錢木鼈子仁五錢爲末水丸龍眼大每以一丸用雞子一箇破頂入藥在內飯上蒸熟空心食之楊起簡便單方 小兒蛔痛口流涎沫使君子仁爲末米飲五更調服一錢全幼心鑑 小兒

子而有五稜，其殼青黑色，內有仁白色，七月采之。【宗奭曰】其仁味如椰子。醫家亦兼用殼。【時珍曰】原出海南、交阯。今閩之紹武〔一〕，蜀之眉州皆栽種之，亦易生。其藤如葛，繞樹而上。葉青如五加葉。五月開花，一族〔二〕一二十葩，紅色輕盈如海棠。其實長寸許，五瓣合成，有稜，先時半黃，老則紫黑。其中仁長如榧仁，色味如栗。久則油黑，不可用。

【氣味】甘，温，無毒。【主治】小兒五疳，小便白濁，殺蟲，療瀉痢。開寶。健脾胃，除虛熱，治小兒百病瘡癬。時珍。

【發明】【時珍曰】凡殺蟲藥多是苦辛，惟使君子、榧子甘而殺蟲，亦異也。凡大人小兒有蟲病，但每月上旬侵晨空腹食使君子仁數枚，或以殼煎湯嚥下，次日蟲皆死而出也。或云：七生七煨食亦良。忌飲熱茶，犯之即瀉。此物味甘氣温，既能殺蟲，又益脾胃，所以能斂虛熱而止瀉痢，爲小兒諸病要藥。俗醫乃謂殺蟲至盡，無以消食，鄙俚之言也。樹有蠹，屋有蟻，國有盜，福耶禍耶？修養者先去三尸，可類推矣。

【附方】新六。小兒脾疳。使君子、盧會等分，爲末。米飲每服一錢。儒門事親。小兒痞塊，腹大，肌瘦面黄，漸成疳疾。使君子仁三錢，木鼈子仁五錢，爲末，水丸龍眼大。每以一丸，用雞子一箇破頂，入藥在內，飯上蒸熟，空心食之。楊起簡便單方。小兒蛔痛，口流涎沫。使君子仁爲末，米飲五更調服一錢。全幼心鑑。小兒

〔一〕紹武：古無此地名，當爲邵武（今屬福建）之誤。
〔二〕族：江西本作「簇」。「族」可通「簇」，按例不改。下同。

虛腫頭面陰囊俱浮用使君子一兩去殼蜜五錢炙盡爲末每食後米湯服一錢 簡便方

頭瘡面瘡 使君子仁以香油少許浸三五個臨卧時細嚼香油送下久久自愈 普濟方

蟲牙疼痛 使君子煎湯頻漱 集簡方

木鼈子 宋開寶

校正 自木部移入此

釋名 木蟹 志曰其核似鼈蟹狀故以爲名

集解 志曰出朗州及南中七八月采實 頌曰今湖廣諸州及杭越全岳州皆有之春生苗作藤生葉有五椏狀如山藥青色面光四月生黃花六月結實似栝樓而極大生青熟紅黃色肉上有軟刺每一實有核三四十枚其狀扁而如鼈八九月采之嶺南人取嫩實及苗葉作茹蒸食 宗奭曰木鼈子蔓歲一枯但根不死春旋生苗葉如蒲萄其子一頭尖者爲雄凡植時須雌雄相合麻纏定及其生也則去雄者方結實 時珍曰木鼈核形扁礧砢大如圍棋子其仁青綠色入藥去油者

仁 氣味 甘溫無毒 時珍曰苦微甘有小毒

主治 折傷消結腫惡瘡生肌止腰痛除粉刺䵟黷婦人乳癰肛門腫痛 開寶 醋摩消腫毒 大明

虚腫，頭面陰囊俱浮。用使君子一兩，去殼，蜜五錢炙盡，爲末。每食後米湯服一錢。簡便方。鼻[一]齄面瘡。使君子仁，以香油少許，浸三五個。臨卧時細嚼，香油送下，久久自愈。普濟方。蟲牙疼痛。使君子煎湯頻漱。集簡方。

木鼈子宋開寶

【校正】自木部移入此。

【釋名】木蟹。【志曰】其核似鼈、蟹狀，故以爲名。

【集解】【志曰】出朗州及南中，七八月采實。【頌曰】今湖、廣諸州及杭、越、全、岳州皆有之。春生苗，作藤生。葉有五椏，狀如山藥，青色面光。四月生黄花，六月結實，似栝樓而極大[二]，生青，熟紅黄色，肉上有軟刺。每一實有核三四十枚，其狀扁而如鼈，八九月采之。嶺南人取嫩實及苗葉作茹蒸食。【宗奭曰】木鼈子蔓歲一枯，但根不死，春旋生苗。葉如蒲萄。其子一頭尖者爲雄。凡植時須雌雄相合，麻纏定。及其生也，則去雄者方結實。【時珍曰】木鼈核形扁礧砢，大如圍棋子。其仁青緑色，入藥去油者。

仁。【氣味】甘，温，無毒。【時珍曰】苦、微甘，有小毒。【主治】折傷，消結腫惡瘡，生肌，止腰痛，除粉刺䵟黵，婦人乳癰，肛門腫痛。開寶。醋摩，消[三]毒。大明。

〔一〕鼻：原作「頭」。今據普濟方卷五十七鼻門改。
〔二〕大：原作「天」。今據證類卷十四木鼈子改
〔三〕腫：證類卷十四木鼈子載日華子作「酒」。

治瘧積痞塊利大腸瀉痢痔瘡痳癧時珍

【發明】機曰按劉績霏雪錄云木鱉子有毒不可食昔蓟門有人生二子恣食成痞其父得一方以木鱉子煮猪肉食之其幼子當夜長子明日死友人馬文誠方書亦載此方因著此爲戒時珍曰南人取其苗及嫩實食之無恙則其毒未應至此或者與猪肉不相得或犯他物而然不可盡咎木鱉也

【附方】舊一新十九

酒疸脾黃木鱉子磨醋服一二盞見利效劉長春濟急方

脚氣腫痛木鱉子仁每個作兩邊麸炒過切碎再炒去油盡爲度每兩入厚朴半兩爲末熱酒服二錢令醉得汗愈夢授方也類方

濕瘡脚腫行履難者木鱉子四兩去皮甘遂半兩爲末以猪腰子一個去膜切片用藥四錢在中濕紙包煨熟空心米飲送下服後便出兩脚如大便行者只喫白粥二三日爲妙楊珙醫方摘要

陰疝偏墜痛甚者木鱉子一箇磨醋調黃蘗芙蓉末傅之即止壽域神方

久瘧有母木鱉子穿山甲炮等分爲末每服三錢空心溫酒下醫方摘要

腹中痞塊木鱉子仁五兩用獖猪腰子二付批開入在內簽定煨熟同搗爛入黃連三錢蒸餅和丸綠豆大每白湯下三十丸醫方集成

小兒疳疾木鱉子仁使君子仁等分搗泥米飲丸芥子大每服五分米飲下一二日服孫真人集效方

疳病目矇不見物用木鱉子仁二錢胡黃連一錢爲

治疳積痞塊，利大腸瀉痢，痔瘤瘰癧。時珍。

【發明】【機曰】按劉績霏雪録云：木鱉子有毒，不可食。昔薊門有人生二子，恣食成痞。其父得一方，以木鱉子煮豬肉食之。其幼子當夜、長子明日死。友人馬文誠方書亦載此方。因著此爲戒。【時珍曰】南人取其苗及嫩實食之無恙，則其毒未應至此。或者與豬肉不相得，或犯他物而然，不可盡咎木鱉也。

【附方】舊一，新十九。酒疸脾黄。木鱉子磨醋，服一二盞，見利效。劉長春濟急方。脚氣腫痛。木鱉子仁，每個作兩邊，麩炒過，切碎再炒，去油盡爲度。每兩入厚桂半兩，爲末。熱酒服二錢，令醉，得汗愈。夢秘授方也。永類方。濕瘡脚腫，行履難者。木鱉子四兩去皮，甘遂半兩，爲末。以豬腰子一個，去膜切片，用藥四錢在中，濕紙包，煨熟，空心米飲送下，服後便申兩脚。如大便行者，只喫白粥二三日爲妙。楊拱〔一〕醫方摘要。陰疝偏墜，痛甚者。木鱉子一箇磨醋，調黄蘗、芙蓉末傅之，即止。壽域神方。久瘧有母。木鱉子、穿山甲炮等分，爲末。每服三錢，空心温酒下。醫方摘要。腹中痞塊。木鱉子仁五兩，用豮豬腰子二付，批開入在内，簽定，煨熟，同搗爛，入黄連三錢，末〔二〕，蒸餅和丸緑豆大。每白湯下三十丸。醫方集成。小兒疳疾。木鱉子仁、使君子仁等分，搗泥，米飲丸芥子大。每服五分，米飲下，一日二〔三〕服。孫天〔四〕仁集效方。疳病目矇，不見物。用木鱉子仁二錢，胡黄連一錢，爲

〔一〕拱：原作「珙」。今據卷一引據古今醫家書目改。

〔二〕錢末：原作「末錢」。今從江西本乙正。

〔三〕日二：原作「二日」。江西本、錢本同。張本作「日二」。此方出於孫天仁三丰張真人神速万應方卷二小兒科，方名「五疳保童丸」。然原方無「一日二服」句。今從張本乙正。

〔四〕天：原作「真」。今據卷一引據古今醫家書目改。

末米糊丸龍眼大入雞子內蒸熟連雞子食之為妙 同上 倒睫拳毛 因風入脾經致使風痒不住手擦日久赤爛拳毛入內將木鱉子仁搥爛以絲帛包作條左患塞右鼻右患塞左鼻其毛自分上下次服蟬蛻藥為妙 孫天仁集效方 肺虛久嗽 木鱉子款冬花各一兩為末每用三錢焚之吸煙良久吐涎以茶潤喉如此五六次後服補肺藥一方用木鱉子一箇雄黃一錢 聖濟錄 小兒鹹齁 大木鱉子三四箇磨水飲以雪糕壓下即吐出痰重者三服效 摘玄方 水瀉不止 木鱉仁五個母丁香五個麝香一分研末米湯調作膏納臍中貼之外以膏藥護住 吳旻扶壽精方 痢疾禁口 木鱉仁六箇研泥分作二分用麪燒餅一箇切作兩半只用半餅作一竅納藥在內乘熱覆在病人臍上一時再換半箇熱餅其痢即止遂思飲食 部真人經驗方 腸風瀉血 木鱉子以桑柴燒存性候冷為末每服一錢煨葱白酒空心服之名烏金散 普濟方 肛門痔痛 孫用秘寶方用木鱉仁三枚砂盆擂如泥入百沸湯一盌乘酒先熏後洗日用三次仍塗少許○瀕湖集簡方用木鱉仁帶潤者雌雄各五箇乳細作七丸一盌覆濕處勿令乾每以一丸唾化開貼痔上其痛即止一夜一丸自消也江夏鐵佛寺蔡和尚病此痛不可忍有人傳此而愈用治數人皆有效 瘰癧經年 木鱉人二箇去油研以雞子白和入瓶內安甑中蒸熟食後食之每日服半月效 小兒丹瘤 木鱉子仁研如泥醋調傅之一日三五上效 外科精義 耳卒

末，米糊丸龍眼大，入雞子内蒸熟，連雞子食之爲妙。同上。**倒睫拳毛**。因風入脾經，致使風痒，不住手擦，日久赤爛，拳毛入内。將木鼈子仁搥爛，以絲帛包作條，左患塞右鼻，右患塞左鼻，其毛自分上下，次服蟬蜕藥爲妙。孫天仁集效方。**肺虚久嗽**。木鼈子、款冬花各一兩，爲末。每用三錢，焚之吸煙。良久吐涎，以茶潤喉。如此五六次，後服補肺藥。一方：用木鼈子一箇，雄黄一錢。聖濟録。**小兒鹹齁哮**。大木鼈子三四箇，磨水飲，以雪糕壓下，即吐出痰。重者三服效。摘玄方。**水瀉不止**。木鼈仁五個，母丁香五個，麝香一分，研末，米湯調作膏，納臍中貼之，外以膏藥護住。吴旻扶壽精方。**痢疾禁口**。木鼈仁六箇研泥，分作二分。用麪燒餅一箇，切作兩半，只用半餅作一竅，納藥在内，乘熱覆在病人臍上，一時，再换半箇熱餅。其痢即止，遂思飲食。邵真人經驗方。**腸風瀉血**。木鼈子以桑柴燒存性，候冷爲末。每服一錢，煨葱白酒空心服之。名烏金散。普濟方。**肛門痔痛**。孫用和[一]秘寶方用木鼈仁三枚，砂盆擂如泥，入百沸湯一盌，乘酒[二]先熏後洗，日用三次，仍塗少許。○瀕湖集簡方用木鼈仁帶潤者，雌雄各五箇，乳細作七丸，盌覆濕處，勿令乾。每以一丸，唾化開，貼痔上，其痛即止，一夜一丸自消也。江夏鐵佛寺蔡和尚病此，痛不可忍，有人傳此而愈。用治數人皆有效。**瘰癧經年**。木鼈人二箇，去油研，以雞子白和，入瓶内，安甑中蒸熟。食後食之，每日一服，半月效。**小兒丹瘤**。木鼈子仁研如泥，醋調傅之，一日三五上效。外科精義。**耳卒**

〔一〕和：原脱。今據證類卷十四木鼈子補。

〔二〕乘酒：證類卷十四木鼈子作「以上入盆器内坐上薰之」。張本作「乘熱」，義近。

今案未知年。

熱腫木鼈子仁一兩赤小豆大黃各半兩爲末每以少許生油調塗之 聖惠方 風牙腫痛木鼈子仁磨醋搽之 普濟方

番木鼈 綱目

釋名 馬錢子 綱目 苦實把豆 綱目 火失刻把都 時珍曰狀似馬之連錢故名馬錢

集解 時珍曰番木鼈生回回國今西土邛州諸處皆有之蔓生夏開黃花七八月結實如栝樓生青熟赤亦如木鼈其核小於木鼈而色白彼人言治一百二十種病每證各有湯引或云以豆腐制過用之良或云能毒狗至死

仁 氣味苦寒無毒 主治傷寒熱病咽喉痺痛消痞塊並含之嚥汁或磨水噙嚥 時珍

附方 新四 喉痺作痛番木鼈青木香山豆根等分爲末吹之 楊拱醫方摘要 纏喉風腫番木鼈仁一箇木香三分同磨水調熊膽三分膽礬五分以雞毛掃患處取效 唐瑤經驗方 癍瘡入目苦實把豆兒即馬錢子半箇輕粉水花銀朱各五分片腦麝香枯礬少許爲末左目吹右耳右目吹左耳日二次 田日華飛鴻集 病欲去胎苦實把豆兒研膏納入牝戶三四寸 集簡方

熱腫。木鼈子仁一兩，赤小豆、大黄各半兩，爲末。每以少許生油調塗之。聖惠方。風牙腫痛。木鼈子仁磨醋搽之。普濟方。

番木鼈綱目

【釋名】馬錢子綱目、苦實把豆綱目、火失刻把都。【時珍曰】狀似馬之連錢，故名馬錢。

【集解】【時珍曰】番木鼈生回回國，今西土邛州諸處皆有之。蔓生，夏開黄花。七八月結實如栝樓，生青熟赤，亦如木鼈。其核小於木鼈而色白。彼人言治一百二十種病，每證各有湯引。或云以豆腐制過用之良。或云能毒狗至死。

仁。【氣味】苦，寒，無毒。【主治】傷寒熱病，咽喉痺痛，消痞塊。並含之嚥汁，或磨水噙嚥。時珍。

【附方】新四。喉痺作痛。番木鼈、青木香、山豆根等分，爲末吹之。楊拱醫方摘要。纏喉風腫。番木鼈仁一箇，木香三分，同磨水，調熊膽三分，膽礬五分。以雞毛掃患處，取效。唐瑶經驗方。癍瘡入目。苦實把豆兒即馬錢子半箇，輕粉、水花、銀朱各五分，片腦、麝香、枯礬少許爲末。左目吹右耳，右目吹左耳，日二次。田日華飛鴻集。病欲去胎。苦實把豆兒研膏，納入牝户三四寸。集簡方。

馬兜鈴（宋開寶）

校正（併入唐本草獨行根）

釋名　都淋藤（肘后）　獨行根（唐本）　土青木香（唐本）　雲南根（綱目）　三百兩銀藥　（宗奭曰）蔓生附木而上，葉脫時其實尚垂，狀如馬項之鈴，故得名也。（時珍曰）其根吐利人，微有香氣，故有獨行、木香之名。嶺南人用治蠱，隱其名爲三百兩銀藥。肘后方作都淋，蓋誤傳也。

集解　（恭曰）獨行根生古堤城旁，所在平澤叢林中皆有之。山南名爲土青木香，一名兜鈴根。蔓生，葉似蘿摩而圓且澀，花青白色。其子大如桃李而長，十月以後枯，則頭開四系，似若囊，其中實薄扁似榆莢。其根扁而長尺許，作葛根氣，亦似漢防已。二月、八月采根。（頌曰）馬兜鈴今關中、河東、河北、江、淮、夔、浙州郡皆有之。春生苗作蔓，繞樹而生，葉如山蕷葉而厚大，背白。六月開黃紫花，頗類枸杞花。七月結實，如大棗，狀似鈴，作四五瓣。其根名雲南根，微似木香，大如小指，赤黃色。七月、八月采實，暴乾。

實

修治　（斅曰）凡采得實，去葉及蔓，以生絹袋盛，於東屋角畔待乾，劈開，去革膜，只取淨子焙用。

氣味　苦，寒，無毒。（權曰）平。（時珍曰）微苦辛。（杲曰）味厚氣薄，陰中微陽，入手太陰經。

主治　肺熱欬嗽，痰結喘促，血痔瘻瘡。（開寶）肺氣上急，坐息不得，欬逆連連不

馬兜鈴宋開寶

【校正】併入唐本草獨行根。

【釋名】都淋藤肘後、獨行根唐本、土青木香唐本、雲南根綱目、三百兩銀藥。【宗奭曰】蔓生，附木而上，葉脱時其實尚垂，狀如馬項之鈴，故得名也。【時珍曰】其根吐利人，微有香氣，故有獨行、木香之名。嶺南人用治蠱，隱其名爲三百兩銀藥。肘後方作都淋，蓋誤傳也。

【集解】【志曰】獨行根生古堤城旁，所在平澤叢林中皆有之。山南名爲土青木香，一名兜鈴根。蔓生，葉似蘿摩而圓且澀，花青白色。其子大如桃、李而長，十月以後枯，則頭開四系若囊，其中實薄扁似榆莢。其根扁而長尺許，作葛根氣，亦似漢防已。二月、八月采根。【頌曰】馬兜鈴今關中、河東、河北、江、淮、夔、浙州郡皆有之。春生苗作蔓，繞樹而生。葉如山蕷葉而厚大背白。六月開黄紫花，頗類枸杞花。七月結實如棗大[一]，狀似鈴，作四五瓣。其根名雲南根，微似木香，大如小指，赤黄色。七八月采實，暴乾。

實。【修治】【斅曰】凡采得實，去葉及蔓，以生絹袋盛於東屋角畔，待乾劈開，去革膜，只取净子焙用。

【氣味】苦，寒，無毒。開寶。【權曰】平。【時珍曰】微苦、辛。【杲曰】味厚氣薄，陰中微陽，入手太陰經。【主治】肺熱欬嗽，痰結喘促，血痔瘻瘡。開寶。肺氣上急，坐息不得，欬逆連連不

〔一〕棗大：原作「大棗」。今據證類卷十一馬兜鈴乙正。

止（甄權）清肺氣補肺去肺中濕熱（元素）

【發明】時珍曰馬兜鈴體輕而虛熟則懸而四開有肺之象故能入肺氣寒味苦微辛寒能清肺熱苦辛能降肺氣錢乙補肺阿膠散用之非取其補肺乃取其清熱降氣也邪去則肺安矣其中所用阿膠糯米則正補肺之藥也湯劑中用多亦作吐故崔氏方用以吐蠱其不能補肺又可推矣

【附方】舊二新二

水腫腹大喘急馬兜鈴煎湯日服之（千金方）

肺氣喘急馬兜鈴二兩去殼及膜酥半兩入盌內拌勻慢火炒乾甘草炙一兩爲末每服一錢水一盞煎六分溫呷或噙之（簡要濟衆）

一切心痛不拘大小男女大馬兜鈴一箇燈上燒存性爲末溫酒服立效（摘玄方）

解蛇蠱毒飲食中得之咽中如有物嚥不下吐不出心下熱悶兜鈴一兩煎水服即吐出（崔行功纂要方）

痔瘻腫痛以馬兜鈴於瓶中燒煙熏病處良（日華本草）

獨行根【氣味】辛苦冷有毒（大明曰無毒志曰有毒不可多服吐利不止）【主治】鬼疰積聚諸毒熱腫蛇毒水磨爲泥封之日三四次立瘥水煑一二兩取汁服吐蠱毒又擣末水調塗丁腫大效（唐本）治血氣（大明）

止。甄權。清肺氣，補肺，去肺中濕熱。元素。

【發明】【時珍曰】馬兜鈴體輕而虚，熟則懸而四開，有肺之象，故能入肺。氣寒味苦微辛，寒能清肺熱，苦辛能降肺氣。錢乙補肺阿膠散用之，非取其補肺，乃取其清熱降氣也，邪去則肺安矣。其中所用阿膠、糯米，則正補肺之藥也。湯劑中用多亦作吐，故崔氏方用以吐蠱。其不能補肺，又可推矣。

【附方】舊三，新二。水腫腹大，喘急。馬兜鈴煎湯，日服之。千金方。肺氣喘急。馬兜鈴二兩，去殻及膜，酥半兩，入盌内拌匀，慢火炒乾，甘草炙一兩，爲末。每服一錢，水一盞，煎六分，温呷或噙之。簡要濟衆。一切心痛，不拘大小男女。大馬兜鈴一箇，燈上燒存性，爲末。温酒服，立效。摘玄方。解蛇蠱毒。飲食中得之，咽中如有物，嚥不下，吐不出，心下熱悶。兜鈴一兩，煎水服，即吐出。崔行功纂要方。痔瘻腫痛。以馬兜鈴於瓶中燒煙，熏病處，良。日華本草。

獨行根。【氣味】辛、苦，冷，有毒。【大明曰】無毒。【志曰】有毒。不可多服，吐利不止。【主治】鬼疰積聚，諸毒熱腫，蛇毒。水磨爲泥封之，日三四次，立瘥。水煮一二兩，取汁服，吐蠱毒。又擣末水調，塗丁腫，大效。唐本。治血氣。大明。

利大腸治頭風瘙痒禿瘡時珍○出精義

附方舊一新四

五種蠱毒肘后方云席辨刺史言嶺南俚人多於食中毒人漸不能食胸背漸脹先寒似瘴用都淋藤十兩水一斗酒二升煮三升分三服毒逐小便出十日慎食毒物不瘥更服土人呼爲三百兩銀藥○又支太醫云兜鈴根一兩爲末水煎頓服當吐蠱出未盡再服或爲末水調服亦驗

中草蠱毒此術在西涼之西及嶺南人中此毒入咽欲死者用兜鈴苗一兩爲末溫水調服一錢即消化蠱出神効聖惠方

腸風漏血馬兜鈴藤穀精草荊三稜川烏頭並炒過三味各等分煎水先熏後洗之普濟方

丁腫復發馬兜鈴根搗爛用蜘蛛網裹傅少時根出肘后方

惡蛇所傷青木香半兩煎湯飲之袖珍方

榼藤子宋開寶

校正自木部移入此

釋名象豆開寶榼子日華合子拾遺時珍曰其子象榼形故名之

集解藏器曰按廣州記云榼藤子生廣南山林間作藤着樹如通草藤其實三年方熟角如弓袋子若雞卵其外紫黑色其殼用貯丹藥經年不壞取其中仁入藥炙用時珍曰子紫黑色微光大一二寸圓而褊人多剔去肉作藥瓢垂于腰間

也

利大腸，治頭風瘙痒禿瘡。時珍。○出精義。

【附方】舊一，新四。五種蠱毒。肘後方云：席辨刺史言，嶺南俚人，多於食中毒，人漸不能食，胸背漸脹，先寒似瘴。用都淋藤十兩，水一斗，酒二升，煮三升，分三服。毒逐小便出。十日慎食毒物。不瘥更服。土人呼爲三百兩銀藥。○又支太醫云：兜鈴根一兩爲末，水煎頓服，當吐蠱出，未盡再服。或爲末，水調服，亦驗。中草蠱毒。此術在西涼〔一〕之西及嶺南。人中此毒，入咽欲死者。用兜鈴苗一兩，爲末。温水調服一錢，即消化蠱出，神效。聖惠方。腸風漏血。马兜铃藤、穀精草、荆三稜，用〔二〕烏頭炒過，三味各等分，煎水，先熏後洗之。普濟方。丁腫復發。馬兜鈴根搗爛，用蜘蛛網裹傅，少時根出。肘後方。惡蛇所傷。青木香半兩，煎湯飲之。袖珍方。

榼藤子宋開寶

【校正】自木部移入此。

【釋名】象豆開寶、榼子日華、合子拾遺。【時珍曰】其子象榼形，故名之。

【集解】【藏器曰】按廣州記云：榼藤子生廣南山林間。作藤着樹，如通草藤。其實三年方熟，角如弓袋，子若雞卵，其外紫黑色。其殼用貯丹藥，經年不壞〔三〕。取其中仁入藥，炙用。【時珍曰】子紫黑色，微光，大一二寸，圓而褊。人多剔去肉作藥瓢，垂于腰間也。

〔一〕涼：原作「良」。今據聖惠方卷五十六治五蠱諸方改。
〔二〕用：原作「川」。今據普濟方卷三十七大腸腑門腸風下血改。
〔三〕壞：原作「懷」。今據證類卷十四榼藤子改。

仝今按立久志利

仁【氣味】澁平無毒【主治】五痔蠱毒飛尸喉痺以仁爲粉微
熬水服一二匕亦和大豆澡面去鼾黯（藏器）治小兒脫肛血痢
瀉血並燒灰服或以一枚割瓢熬研空腹熱酒服二錢不過
三服必效（開寶）解諸藥毒（時珍○草木狀）

【附方】舊三新一 喉痺腫痛（榼藤子燒研酒服一錢 聖惠方）五痔下血（榼藤子燒存性米飲
服二錢有功 寇氏衍義）腸風下血（華陀中藏經用榼藤子二箇不蛀皂
莢子四十九箇燒存性爲末每服二錢溫酒下少頃再飲酒一盞趁口服極効○聖惠方用榼藤
子三枚厚重者濕紙七重包煨熟去殻取肉爲末每服一錢
食前黃芪湯下日一服）

【附錄】合子草（拾遺）藏器曰子及葉有小毒主蠱毒及蛇咬搗傅瘡上蔓生岸旁葉尖花白子中有兩片如合子

預知子（宋開寶）

【釋名】聖知子（日華）聖先子（日華）盍合子（日華）仙沼子（日華）【志曰】相傳取子二枚綴衣領上遇有蠱毒則聞其有聲當預知之故有諸名時珍曰仙沼疑是仙棗之訛耳

仁。【氣味】濇，甘，平，無毒。【主治】五痔蠱毒，飛尸喉痺。以仁爲粉，微熬，水服一二匕。亦和大豆澡面，去䵟黯。藏器。治小兒脱肛，血痢瀉血，並燒灰服。或以一枚割瓤熬研，空腹熱酒服二錢。不過三服，必效。開寶。解諸藥毒。時珍。○草木狀。

【附方】舊三，新一。喉痺腫痛。榼藤子燒研，酒服一錢。聖惠方。五痔下血。榼藤子燒存性。米飲服二錢，有功。寇氏衍義。腸風下血。華佗中藏經用榼藤子二箇，不蛀皂莢子四十九箇。燒存性，爲末，每服二錢。温酒下，少頃再飲酒一盞，趁口服，極效。○聖惠方用榼藤子三枚厚重者，濕紙七重包，煨熟去殻，取肉爲末。每服一錢，食前黄芪湯下，日一服。

【附録】合子草拾遺。【藏器曰】子及葉有小毒。主蠱毒及蛇咬，搗傅瘡上。蔓生岸旁，葉尖花白，子中有兩片如合子。

預知子宋開寶

【釋名】聖知子日華、聖先子日華、盍合子日華、仙沼子日華。【志曰】相傳取子二枚綴衣領上，遇有蠱毒，則聞其有聲，當預知之，故有諸名。【時珍曰】仙沼，疑是仙棗之訛耳。

【集解】志曰：預知子有皮殼，其實如皂莢子。頌曰：舊不著所出州土，今淮、蜀、黔、壁諸州皆有之。作蔓生，依大木上。葉綠，有三角，面深背淺。七月、八月有實作房，生青，熟深紅色。每房有子五七枚，如皂莢子，斑褐色，光潤如飛蛾。今蜀人極貴重之，云亦難得。采無時。其根冬月采之，陰乾。治蠱，其功勝於子也。山民目為聖無憂。

子仁【氣味】苦，寒，無毒。大明曰：溫。雙仁者可帶。【主治】殺蠱療蠱，治諸毒。去皮研服，有效。開寶。治一切風，補五勞七傷，其功不可備述。治痃癖氣塊，消宿食，止煩悶，利小便，催生，中惡失音，髮落，天行溫疾。塗一切蛇蟲蠶咬。治一切病，每日吞二七粒，不過三十粒，永瘥。大明。

【附方】新三。預知子丸　治心氣不足，精神恍惚，語言錯忘，忪悸煩鬱，憂愁慘戚，喜怒多恐，健忘少睡，夜多異夢，寤即驚魘，或發狂眩，暴不知人，並宜服此。預知子去皮、白伏苓、枸杞子、石菖蒲、伏神、柏子仁、人參、地骨皮、遠志、山藥、黃精蒸熟、朱砂水飛，等分為末，煉蜜丸芡子大。每嚼一丸，人參湯下。和劑局方。耳卒聾閉　八九月取石榴開一孔，留蓋，入米醋滿中，蓋定，麪裹，塘火中煨熟取出，入少仙沼子、黑李子末，取水滴耳中，腦痛勿驚。如此二夜，又點一耳。

【集解】【志曰】預知子有皮殼，其實如皂莢子。【頌曰】舊不著所出州土，今淮、蜀、黔、壁諸州皆有之。作蔓生，依大木上。葉緑，有三角，面深背淺。七月、八月有實作房，生青，熟深紅色，每房有子五七枚，如皂莢子，斑褐色，光潤如飛蛾。今蜀人極貴重之，云亦難得。采無時。其根冬月采之，陰乾。治蠱，其功勝於子也。山民目爲聖無憂。

子仁。【氣味】苦，寒，無毒。【大明曰】温。雙仁者可帶。【主治】殺蟲療蠱，治諸毒。去皮研服，有效。開寶。治一切風，補五勞七傷，其功不可備述。治痃癖氣塊，消宿食，止煩悶，利小便，催生，中惡失音，髮落，天行温疾。塗一切蛇蟲蠶咬，治一切病，每日吞二七粒，不過三千〔一〕粒，永瘥。大明。

【附方】新三。預知子丸。治心氣不足，精神恍惚，語言錯妄〔二〕，忪悸煩鬱，憂愁慘戚，喜怒多恐，健忘少睡，夜多異夢，寤即驚魘，或發狂眩暴不知人，並宜服此。預知子去皮、白伏苓、枸杞子、石菖蒲、伏神、柏子仁、人參、地骨皮、遠志、山藥、黄精蒸熟、朱砂水飛，等分，爲末。煉蜜丸芡子大。每嚼一丸，人參湯下。和劑局方。耳卒聾閉。八九月取石榴開一孔，留蓋，入米醋滿中，蓋定，麪裹煻火中煨熟取出，入少仙沼子、黑李子末，取水滴耳中，腦痛勿驚。如此二夜，又點一耳。

〔一〕千：原作「十」。今據證類卷十一預知子改。
〔二〕妄：原作「忘」。今據局方卷五治諸虚「預知子丸」改。

聖惠方

癘風有蟲眉落聲變須知子膏用須知子雄黃各二兩爲末以乳香三兩同水一斗銀鍋熬至五升入二末熬成膏瓶盛之每服一匙溫酒調下有蟲如尾隨大便而出聖惠方

根氣味苦冷無毒主治解蠱毒石臼擣篩每服三錢溫水服

立巳蘇頌

牽牛子別錄下品

釋名黑丑綱目草金鈴炮炙論盆甑草綱目狗耳草救荒弘景曰此藥始出田野人牽牛謝藥故以名之時珍曰近人隱其名爲黑丑白者爲白丑蓋以丑屬牛也金鈴象子形盆甑狗耳象葉形段成式酉陽雜俎云盆甑草蔓如薯蕷結實後斷之狀如盆甑是矣

集解弘景曰牽牛作藤生花狀如藊豆黃色子作小房實黑色形如梂子核恭曰此花似旋花作碧色不黃亦不似藊豆頌曰處處有之二月種子三月生苗作藤蔓遶籬牆高者或二三丈其葉青有三尖角七月生花微紅帶碧色似鼓子花而大八月結實外有白皮裹作毬每毬內有子四五枚大如蕎麥有三稜有黑白二種九月後收之宗奭曰花朵如鼓子花但碧色日出開日西萎其核如木猴梨子而色黑謂子似蕎麥非也時珍曰牽牛有黑白二種黑者處處野生尤

聖惠方。癘風有蟲，眉落聲變。預知子膏：用預知子、雄黄各二兩，爲末。以乳香二兩，同水一斗，銀鍋煮至五升。入二末熬成膏，瓶盛之。每服一匙，温酒調下。有蟲如馬〔一〕尾，隨大便而出。聖惠方。

根。【氣味】苦，冷，無毒。【主治】解蠱毒。石臼搗篩，每用三錢，温水服，立已。蘇頌。

牽牛子別録下品

【釋名】黑丑綱目、草金鈴炮炙論、盆甑草綱目、狗耳草救荒。【弘景曰】此藥始出田野人牽牛謝〔二〕藥，故以名之。【時珍曰】近人隱其名爲黑丑，白者爲白丑，蓋以丑屬牛也。金鈴象子形，盆甑、狗耳象葉形。段成式酉陽雜俎云，盆甑草蔓如薯蕷，結實後斷之，狀如盆甑是矣。

【集解】【弘景曰】牽牛作藤生花，狀如藊豆，黄色。子作小房，實黑色，形如梂子核。【恭曰】此花似旋花，作碧色，不黄，亦不似藊豆。【頌曰】處處有之。二月種子，三月生苗，作藤蔓繞籬牆，高者或二三丈。其葉青，有三尖角。七月生花，微紅帶碧色，似鼓子花而大。八月結實，外有白皮裹作毬。每毬内有子四五枚，大如蕎麥，有三稜，有黑白二種，九月後收之。【宗奭曰】花朶如鼓子花，但碧色，日出開，日西萎。其核如木猴梨子而色黑，謂子似蕎麥非也。【時珍曰】牽牛有黑白二種。黑者處處野生尤

〔一〕馬：原脱。今據聖惠方卷二十四治大風疾諸方補。

〔二〕謝：證類卷十一牽牛子作「易」。

多其蔓有白毛斷之有白汁葉有三尖如楓葉花不作瓣如旋花而大其實有蒂裹之生青枯白其核與棠球子核一樣但色深黑爾白者人多種之其蔓微紅無毛有柔刺斷之有濃汁葉團有斜尖並如山藥莖葉其花小于黑牽牛花淺碧帶紅色其實蒂長寸許生青枯白其核白色稍粗人亦采嫩實蜜煎為果食呼為天茄因其蒂似茄也

子【修治】斅曰凡采得子晒乾水淘去浮者再晒拌酒蒸從巳至未晒乾收之臨用舂去黑皮時珍曰今多只碾取頭末去皮麩不用亦有半生半熟用者

【氣味】苦寒有毒權曰甘有小毒詵曰多食稍冷杲曰辛熱雄烈泄人元氣大明曰味莶得青木香乾薑良

【主治】下氣療脚滿水腫除風毒利小便別錄治痃癖氣塊利大小便除虛腫落胎甄權取腰痛下冷膿瀉蠱毒藥并一切氣壅滯大明和山茱萸服去水病孟詵除氣分濕熱三焦壅結李杲逐痰消飲通大腸氣秘風秘殺蟲達命門時珍

【發明】宗奭曰牽牛丸服治大腸風秘壅結不可久服亦行脾腎氣故也好古曰牽牛以氣藥引則入氣以大黃引則入血利大腸下水積色白者瀉氣分濕熱上攻喘滿破血中之氣震亨曰牽牛屬火善走黑者屬水白者屬金若非病形

多，其蔓有白毛，斷之有白汁。葉有三尖如楓葉。花不作瓣，如旋花而大。其實有蒂裹之，生青枯白。其核與棠梂子核一樣，但色深黑爾。白者人多種之。其蔓微紅，無毛有柔刺，斷之有濃汁。葉團有斜尖，並如山藥莖葉。其花小于黑牽牛花，淺碧帶紅色。其實蒂長寸許，生青枯白。其核白色，稍粗。人亦采嫩實蜜煎爲果食，呼爲天茄，因其蒂似茄也。

子。【修治】【斅曰】凡采得子，晒乾，水淘去浮者，再晒，拌酒蒸，從巳至未，晒乾收之。臨用舂去黑皮。【時珍曰】今多只碾取頭末，去皮麩不用。亦有半生半熟用者。

【氣味】苦，寒，有毒。【權曰】甘，有小毒。【詵曰】多食稍冷。【杲曰】辛熱雄烈，泄人元氣。【大明曰】味薟。得青木香、乾薑良。

【主治】下氣，療脚滿水腫，除風毒，利小便。別録。治痃癖氣塊，利大小便，除虛腫，落胎。甄權。取腰痛，下冷膿，瀉蠱毒藥，并一切氣壅滯。大明。和山茱萸服，去水病。孟詵。除氣分濕熱，三焦壅結。李杲。逐痰消飲，通大腸氣秘風秘，殺蟲，達命門。時珍。

【發明】【宗奭曰】牽牛丸服，治大腸風秘壅結。不可久服，亦行脾腎氣故也。【好古曰】牽牛以氣藥引則入氣，以大黃引則入血。利大腸，下水積。色白者瀉氣分濕熱上攻喘滿，破血中之氣。【震亨曰】牽牛屬火善走。黑者屬水，白者屬金。若非病形

與證俱實不脹滿不大便秘者不可輕用驅逐致虛先哲深
戒　宗奭曰牽牛非神農藥也名醫續注云味苦寒能除濕氣利
小便治下注脚氣此說氣味主治俱誤矣何也凡用牽牛少
則動大便多則泄下如水乃瀉氣之藥其味辛辣久嚼猛烈
雄壯所謂苦寒安在哉夫濕者水之別稱有形者也若肺先
受濕濕氣不得施化致大小便不通則宜用之蓋牽牛感南
方熱火之化所生火能平金而泄肺濕去則氣得周流所謂
五臟有邪更相平也今不問有濕無濕但傷食或有熱證俱
用牽牛剋化之藥豈不誤哉況牽牛止能泄氣中之濕熱不
能除血中之濕熱濕從下受之下焦主血血中之濕宜苦寒
之味反以辛藥泄之傷人元氣且牽牛辛烈比之諸辛藥泄
氣尤甚其傷人必矣經云辛泄氣辛走氣辛泄肺氣病者無
多食辛況飲食失節勞役所傷是胃氣不行心火乘之腸胃
受火邪名曰熱中脾胃主血當血中泄火以黃芩之苦寒泄
火當歸身之辛溫和血生地黃之苦寒涼血益血少加紅花
之辛溫以泄血絡桃仁之辛溫除燥潤腸仍不可專用須于
補中益氣泄陰火之藥內加而用之何則上焦元氣已自虛
弱若反用牽牛大辛熱氣味俱陽之藥以泄水泄元氣利其
小便竭其津液是謂重虛重則必死輕則夭人故張文懿云
牽牛不可耽嗜脫人元氣見人有酒食病痞者多服牽牛丸
散取快一時藥過仍痞隨服隨效效後復痞以致久服脫人
元氣猶不知悔也張仲景治七種濕熱小便不利無一藥犯
牽牛者仲景豈不知牽牛能泄濕利小便乎爲濕病之根在
下焦是血分中氣病不可用辛辣之藥泄上焦太陰之氣是

與證俱實，不脹滿、不大便秘者，不可輕用。驅逐致虚，先哲深戒。【杲曰】牽牛非神農藥也。名醫續注云：味苦寒，能除濕氣，利小便，治下注脚氣。此説氣味主治俱誤矣。何也？凡用牽牛，少則動大便，多則泄下如水，乃瀉氣之藥。其味辛辣，久嚼猛烈雄壯〔一〕，所謂苦寒安在哉？夫濕者，水之别稱，有形者也。若肺先受濕，濕氣不得施化，致大小便不通，則宜用之。蓋牽牛感南方熱火之化所生，火能平金而泄肺，濕去則氣得周流。所謂五臟有邪更相平也。今不問有濕無濕，但傷食或有熱證，俱用牽牛尅化之藥，豈不誤哉？況牽牛止能泄氣中之濕熱，不能除血中之濕熱。濕從下受之，下焦主血，血中之濕，宜苦寒之味，反以辛藥泄之，傷人元氣。且牽牛辛烈，比之諸辛藥泄氣尤甚，其傷人必矣。經云：辛泄氣，辛走氣，辛泄肺，氣病者無多食辛。況飲食失節，勞役所傷，是胃氣不行，心火乘之。腸胃受火邪，名曰熱中。脾胃主血，當血中泄火。以黄芩之苦寒泄火，當歸身之辛温和血，生地黄之苦寒凉血益血，少加紅花之辛温以泄血絡，桃仁之辛温除燥潤腸。仍不可專用，須于補中益氣泄陰火之藥内加而用之。何則？上焦元氣已自虚弱，若反用牽牛大辛熱氣味俱陽之藥，以泄水泄元氣，利其小便，竭其津液，是謂重虚。重則必死，輕則夭人。故張文懿云：牽牛不可耽嗜，脱人元氣。見人有酒食病痞者，多服牽牛丸散，取快一時。藥過仍痞，隨服隨效，效後復痞。以致久服脱人元氣，猶不知悔也。張仲景治七種濕熱，小便不利，無一藥犯牽牛者。仲景豈不知牽牛能泄濕利小便乎。爲濕病之根在下焦，是血分中氣病，不可用辛辣之藥，泄上焦太陰之氣。是

〔一〕壯：原作「狀」。今據湯液本草卷四牽牛改。

血病瀉氣使氣血俱損也經云毋盛盛毋虛虛毋絶人長命
此之謂也用者戒之自牽牛亦同時珍曰牽牛自宋以後北
人常用取快及劉守眞張子和出又倡爲通用下藥李明之
目擊其事故著此說極力闢之然東漢時此藥未入本草故
仲景不知假使知之必有用法不應捐棄况仲景未用之藥
亦多矣執此而論蓋矯枉過中矣牽牛治水氣在肺喘滿腫
脹下焦鬱遏腰背脹重及大腸風祕氣祕卓有殊功但病在
血分及脾胃虛弱而痞滿者則不可取快一時及常服暗傷
元氣也一宗室夫人年幾六十平生苦腸結病旬日一行甚
於生產服養血潤燥藥則泥膈不快服硝黄通利藥則若罔
知如此三十餘年矣時珍診其人體肥膏粱而多憂鬱日吐
酸痰盌許乃寛又多火病此乃三焦之氣壅滯有升無無降
津液皆化爲痰飲不能下滋腸腑非血燥比也潤劑留滯硝
黄徒入血分不能通氣俱爲痰阻故無效也乃用牽牛末皂
莢膏丸與服即便通利自是但覺腸結一服就順亦不妨食
且復精爽蓋牽牛能走氣分通三焦氣順則痰逐飲消上下
通快矣外甥柳喬素多酒色病下極脹痛二便不通不能坐
卧立哭呻吟者七晝夜醫用通利藥不效遣人問予予思此
乃濕熱之邪在精道壅脹隧路病在二陰之間故前阻小便
後阻大便病不在大腸膀胱也乃用楝實茴香穿山甲諸藥
入牽牛加倍水煎服一服而減三服而平牽牛能達右腎命
門走精隧人所不知惟東垣李明之知之故明之治下焦陽
虛天眞丹用牽牛以鹽水炒黒入佐沉香杜仲破故紙官桂
諸藥深得補瀉兼施之妙方見醫學發明又東垣治脾濕太

血病瀉氣，使氣血俱損也。經云：毋盛盛，毋虛虛，毋絶人長命。此之謂也，用者戒之。白牽牛亦同。【時珍曰】牽牛自宋以後，北人常用取快。及劉守真、張子和出，又倡爲通用下藥。李明之目擊其事，故著此説極力闢之。然東漢時此藥未入本草，故仲景不知。假使知之，必有用法，不應捐棄。况仲景未用之藥亦多矣。執此而論，蓋矯枉過中矣。牽牛治水氣在肺，喘滿腫脹，下焦鬱遏，腰背脹重，及大腸風秘氣秘，卓有殊功。但病在血分，及脾胃虛弱而痞滿者，則不可取快一時及常服，暗傷元氣也。一宗室夫人，年幾六十。平生苦腸結病，旬日一行，甚於生産。服養血潤燥藥則泥膈不快，服硝、黄通利藥則若罔知，如此三十餘年矣。時珍胗其人體肥膏粱〔一〕而多憂鬱，日吐酸痰盌許乃寬，又多火病。此乃三焦之氣壅滞，有升無〔二〕降，津液皆化爲痰飲，不能下滋腸腑，非血燥比也。潤劑留滞，硝、黄徒入血分，不能通氣，俱爲痰阻，故無效也。乃用牽牛末，皂莢膏丸與服，即便通利。自是但覺腸結，一服就順，亦不妨食，且復精爽。蓋牽牛能走氣分，通三焦。氣順則痰逐飲消，上下通快矣。外甥柳喬，素多酒色。病下極脹痛，二便不通，不能坐卧，立哭呻吟者七晝夜。醫用通利藥不效。遣人叩予。予思此乃濕熱之邪在精道，壅脹隧路，病在二陰之間，故前阻小便，後阻大便，病不在大腸、膀胱也。乃用楝實、茴香、穿山甲諸藥，入牽牛加倍，水煎服。一服而減，三服而平。牽牛能達右腎命門，走精隧。人所不知，惟東垣李明之知之。故明之治下焦陽虛天真丹，用牽牛以鹽水炒黑，入佐沉香、杜仲、破故紙、官桂諸藥，深得補瀉兼施之妙。方見醫學發明。又東垣治脾濕太

〔一〕粱：原作「梁」。江西本、錢本同。今從張本改。
〔二〕無：此前原衍一「無」字。今從江西本删。

過涌身浮腫喘不得臥腹如鼓海金沙散亦以牽牛爲君則東垣未盡善牽牛不用但貴施之得道耳

附方舊八新三十

搜風通滯風氣所攻臟腑積滯用牽牛子以童尿浸一宿長流水上洗半日生絹袋盛掛風處令乾每日鹽湯下三十粒極能搜風亦消虛腫久服令人体清瘦斗門方

三焦壅塞胃膈不快頭昏目眩涕唾痰涎精神不爽利膈丸用牽牛子四兩半生半炒不蛀皂莢酥炙二兩爲末生薑自然汁煮糊丸梧子大每服二十丸荊芥湯下王衮博濟方

一切積氣宿食不消黑牽牛頭爲末四兩用蘿蔔剜空安末蓋定紙封蒸熟取出入白荳蔻末一錢搗丸梧子大每服一二十丸白湯下名順氣丸普濟方

男婦五積五般積氣成聚用黑牽牛一斤生搗末八兩餘滓以新瓦炒香再搗取四兩煉蜜丸梧子大至重者三十五丸陳橘皮生薑煎湯臥時服半夜未動再服三十丸當下積聚之物尋常行氣每服十丸甚妙博濟方

胷膈食積牽牛末一兩巴豆霜三箇研末水丸梧子大每服二三十丸食後隨所傷湯下儒門事親

氣築奔衝不可忍牛郎丸用黑牽牛半兩炒檳榔二錢半爲末每服一錢紫蘇湯下普濟方

追蟲取積方同上用酒下亦消水腫

腎氣作痛黑白牽牛等分炒爲末每服三錢用豬腰子切縫入茴香百粒川椒五十粒掺牽牛末入內扎定紙包煨熟空心食之酒下取出惡物効揚仁齋直指方

傷寒結胸心腹硬痛用牽牛頭末一錢白糖化湯調下鄭氏

過，通身浮腫，喘不得卧，腹如鼓，海金沙散，亦以牽牛爲君。則東垣未盡棄牽牛不用，但貴施之得道耳。

【附方】舊八，新三十。**搜風通滯**。風氣所攻，臟腑積滯。用牽牛子以童尿浸一宿，長流水上洗半日，生絹袋盛，掛風處令乾。每日鹽湯下三十粒。極能搜風，亦消虚腫。久服令人體清瘦。斗門方。**三焦壅塞**。胸膈不快，頭昏目眩，涕唾痰涎，精神不爽。利膈丸：用牽牛子四兩，半生半炒，不蛀皂莢酥炙二兩，爲末，生薑自然汁煮糊，丸梧子大。每服二十丸，荊芥湯下。王衮博濟方。**一切積氣**，宿食不消。黑牽牛頭爲末四兩，用蘿蔔剜空，安末蓋定，紙封蒸熟取出，入白荳蔻末一錢，搗丸梧子大。每服一二十丸，白湯下。名順氣丸。普濟方。**男婦五積**。五般積氣成聚。用黑牽牛一斤，生搗末八兩，餘滓以新瓦炒香，再搗取四兩，煉蜜丸梧子大。至重者三十五丸，陳橘皮、生薑煎湯，卧時服。半夜未動，再服三十丸，當下積聚之物。尋常行氣，每服十丸甚妙。博濟方。**胸膈食積**。牽牛末一兩，巴豆霜三箇，研末，水丸梧子大。每服二三十丸，食後隨所傷物〔一〕湯下。儒門事親。**氣築奔衝**不可忍。牛榔〔二〕丸：用黑牽牛半兩炒，檳榔〔三〕二錢半，爲末。每服一錢，紫蘇湯下。普濟方。**追蟲取積**。方同上，用酒下。亦消水腫。**腎氣作痛**。黑白牽牛等分，炒，爲末。每服三錢，用豬腰子切，縫入茴香百粒，川椒五十粒，摻牽牛末入内扎定，紙包煨熟。空心食之，酒下。取出惡物效。楊仁齋直指方。**傷寒結胸**，心腹硬痛。用牽牛頭末一錢，白糖化湯調下。鄭氏

〔一〕物：原脱。今據儒門事親卷十二下劑「進食丸」補。
〔二〕榔：原作「郎」。今據普濟方卷一百九十二水氣引「牛榔丸」改。
〔三〕榔：原作「郎」。今據改同上。

家傳方

大便不通 簡要方用牽牛子半生半熟爲末每服二錢薑湯下未通再以茶服○一方加大黃等分○一方加生檳榔等分

大腸風秘 結瀋牽牛子微炒搗頭末一兩桃仁去皮尖麩炒半兩爲末熟蜜丸梧子大每湯服三十丸寇氏衍義

水蠱脹滿 白牽牛黑牽牛各取頭末二錢大麥麪四兩和作燒餅臥時烙熟食之以茶下降氣爲驗河間宣明方

諸水飲病 張子和云病水之人如長川泛溢非盃杓可取必以神禹決水之法治之故名禹功散用黑牽牛頭末四兩茴香一兩炒爲末每服一二錢以生薑自然汁調下當轉下氣也儒門事親

陰水陽水 黑牽牛頭末三兩大黃末三兩陳米飯鍋糕一兩爲末糊丸梧子大每服五十丸薑湯下欲利服白丸醫方捷徑

水腫尿濇 牽牛末每服方寸匕以小便利爲度千金方

濕氣中滿 足脛微腫小便不利氣急欬嗽黑牽牛末一兩厚朴制半兩爲末每服二錢薑湯下或臨時水丸每棗湯下三十丸普濟方

水氣浮腫 氣促坐臥不得用牽牛子二兩微炒搗末以烏牛尿浸一宿平旦入葱白一握煎十餘沸空心分二服水從小便中出聖惠方

脾濕腫滿 方見海金沙下

風毒腳氣 捻之沒指者牽牛子搗末蜜丸小豆大每服五丸生薑湯下取小便利乃止亦可吞之其子黑色正如梂小核肘后方

小兒腫病 大小便不利黑牽牛白牽牛各二兩炒取頭末井華水和丸綠豆大每服二十丸蘿蔔子煎湯下聖濟總錄

小兒腹脹 水氣流腫膀胱

家傳方。**大便不通**。簡要方用牽牛子半生半熟，爲末。每服二錢，薑湯下。未通，再以茶服。○一方：加大黄等分。○一方：加生檳榔等分。**大腸風秘**結濇。牽牛子微炒，擣頭末一兩，桃仁去皮尖麩炒半兩，爲末，熟蜜丸梧子大。每湯服三十丸。寇氏衍義。**水蠱脹滿**。白牽牛、黑牽牛各取頭末二錢，大麥麪四兩，和作燒餅，卧時烙熟食之，以茶下。降氣爲驗。河間宣明方。**諸水飲病**。張子和云：病水之人，如長川泛溢，非盃杓可取，必以神禹決水之法治之，故名禹功散。用黑牽牛頭末四兩，茴香一兩，炒，爲末。每服一二錢，以生薑自然汁調下，當轉下氣也。儒門事親。**陰水陽水**。黑牽牛頭末三兩，大黄末三兩，陳米飯鍋糕一兩，爲末，糊丸梧子大。每服五十丸，薑湯下。欲利服百丸。醫方捷徑。**水腫尿濇**。牽牛末，每服方寸匕，以小便利爲度。千金方。**濕氣中滿**，足脛微腫，小便不利，氣急欬嗽。黑牽牛末一兩，厚朴制半兩，爲末。每服二錢，薑湯下。或臨時水丸，每棗湯下三十丸。普濟方。**水氣浮腫**，氣促，坐卧不得。用牽牛子二兩，微炒擣末。以烏牛尿浸一宿，平旦入葱白一握，煎十餘沸。空心分二服，水從小便中出。聖惠方。**脾濕腫滿**。方見「海金沙」下。**風毒脚氣**，捻之没指者。牽牛子擣末，蜜丸小豆大。每服五丸，生薑湯下，取小便利乃止。亦可吞之。其子黑色，正如梂小核。肘後方。**小兒腫病**，大小便不利。黑牽牛、白牽牛各二兩，炒取頭末，井華水和丸緑豆大。每服二十丸，蘿蔔子煎湯下。聖濟總録。**小兒腹脹**，水氣流腫，膀胱

實熱小便赤澀牽牛生研一錢青皮湯空心下一加木香減半丸服鄭氏小兒方疳氣浮腫常服自消黑牽
牛白牽牛各半生半炒取末陳皮青皮等分為末糊丸綠豆大每服三歲兒服二十丸米湯下鄭氏小兒方疳氣
耳聾疳氣攻腎耳聾陰腫牽牛末一錢猪腰子半箇去膜薄切摻入內加少鹽濕紙包煨空心食鄭氏方小
兒雀目牽牛子末每以一錢用羊肝一片同麪作角子二箇炙熟食米飲下普濟方風熱赤眼白牽
牛末以葱白煮研丸綠豆大每服五丸葱湯下服訖睡半時衛生家寶方面上風刺黑牽牛酒浸三宿為
末先以薑汁擦面後用藥塗之摘玄方面上粉刺𤺥子如米粉黑牽牛末對入面脂藥中日日洗之聖惠
方面上雀斑黑牽牛末雞子清調夜傅旦洗摘玄方馬脾風病小兒急驚肺脹喘滿胷高氣急
脅縮鼻張悶亂欬嗽煩渴痰潮聲嗄俗名馬脾風不急治死在旦夕白牽牛半生半炒黑牽牛半生半炒大黃煨檳榔各
取末一錢每用五分蜜湯調下痰盛加輕粉一字名牛黃奪命散全幼心鑑小兒夜啼黑牽牛末一錢水調傅
臍上即止生生編臨月滑胎牽牛子一兩赤土少許研末覺胎轉痛時白榆皮煎湯下一錢王袞博濟方
小便血淋牽牛子二兩半生半炒為末每服二錢薑湯下良久熱茶服之經驗良方腸風瀉血
牽牛五兩牙皂三兩水浸三日去皂以酒一升煮乾焙研末蜜丸梧子大每服七丸空心酒下日三服下出黃物不妨病

實熱，小便赤濇。牽牛生研一錢，青皮湯空心下。一加木香減半，丸服。鄭氏小兒方。痟氣浮腫。常服自消。黑牽牛、白牽牛各半生半炒，取末，陳皮、青皮等分，爲末，糊丸綠豆大。每服，三歲兒服二十丸，米湯下。鄭氏小兒方。痟氣耳聾。痟氣攻腎，耳聾陰腫。牽牛末一錢，豬腰子半箇，去膜薄切，摻入內，加少鹽，濕紙包煨，空心食。鄭氏方。小兒雀目。牽牛子末，每以一錢用羊肝一片，同麪作角子二箇，炙熟食，米飲下。普濟方。風熱赤眼。白牽牛末，以葱白煮研丸綠豆大。每服五丸，葱湯下。服訖睡半時。衛生家寶方。面上風刺。黑牽牛酒浸三宿，爲末。先以薑汁擦面，後用藥塗之。摘玄方。面上粉刺，癗子如米粉。黑牽牛末對入面脂藥中，日日洗之。聖惠方。面上雀斑。黑牽牛末，雞子清調，夜傅旦洗。摘玄方。馬脾風病。小兒急驚，肺脹喘滿，胸高氣急，脅縮鼻張，悶亂欬嗽，煩渴，痰潮聲嗄，俗名馬脾風，不急治，死在旦夕。白牽牛半生半炒，黑牽牛半生半炒，大黃煨，檳榔，各取末一錢。每用五分，蜜湯調下。痰盛加輕粉一字。名牛黃奪命散。全幼心鑑。小兒夜啼。黑牽牛〔一〕末一錢，水調，傅臍上，即止。生生編。臨月滑胎。牽牛子一兩，赤土少許，研末。覺胎轉痛時，白榆皮煎湯下一錢。王兖博濟方。小便血淋。牽牛子二兩，半生半炒，爲末。每服二錢，薑湯下。良久，熱茶服之。經驗良方。腸風瀉血。牽牛五兩，牙皂三兩，水浸三日，去皂，以酒一升煮乾，焙，研末，蜜丸梧子大。每服七丸，空心酒下，日三服。下出黃物，不妨。病

〔一〕牛：原脱。今從江西本補。

熾後日服五丸米飲下本事方

痔漏有蟲黑白牽牛各一兩炒爲末以猪肉四兩切碎炒熟蘸末食盡以白米飯三匙壓之取下白虫爲効○又方白牽牛頭末四兩沒藥一錢爲細末欲服藥時先日勿夜飲次早空心將猪肉四兩炙切片蘸末細細嚼食取下膿血爲効量人加減用忌酒色油膩三日儒門事親

漏瘡水溢乃腎虛也牽牛末二錢半入切開猪腎中竹葉包定煨熟空心食溫酒送下借腎入腎一縱一横兩得其便惡水既泄不復淋瀝直指方

一切癰疽發背無名腫毒年少氣壯者用黑白牽牛各一合布包搥碎以好醋一盞熬至八分露一夜次日五更溫服以大便出膿血爲妙名濟世散張三丰仙方

濕熱頭痛黑牽牛七粒砂仁一粒研末井華水調汁仰灌鼻中待涎出即愈聖濟錄

氣滯腰痛牽牛不拘多少以新瓦燒赤安于上自然一半生一半熟不得撥動取末一兩入硫黃末二錢半同研勻分作三分每分用白麪三匙水和捍開切作碁子五更初以水一盞煑熟連湯溫下痛即已未住隔日再作予常有此疾每發一服痛即止許學士本事方

腹也比金久尺令梅
比苗品保

旋花本經上品

【釋名】旋葍蘇恭 筋根本經 續筋根圖經 鼓子花圖經 㹠腸草圖經 美草別錄 天劍草綱目 纏枝牡丹【恭曰】旋花即平澤旋葍也其根似筋故一名筋根【頌曰】旋葍當作葍旋音福鏇

減後，日服五丸，米飲下。本事方。痔漏有蟲：黑白牽牛各一兩，炒，爲末，以豬肉四兩，切碎炒熟，蘸末食盡，以白米飯三匙壓之。取下白蟲爲效。○又方：白牽牛頭末四兩，没藥一錢，爲細末。欲服藥時，先日勿夜飯〔一〕。次早空心，將豬肉四兩炙切片，蘸末細細嚼食。取下膿血爲效。量人加減用。忌酒色油膩三日。儒門事親。漏瘡水溢，乃腎虚也。牽牛末二錢半，入切開豬腎中，竹葉包定煨熟。空心食，温酒送下。借腎入腎，一縱一横，兩得其便。惡水既泄，不復淋瀝。直指方。一切癰疽發背，無名腫毒，年少氣壯者。用黑白牽牛各一合，布包搥碎，以好醋一盌，熬至八分，露一夜，次日五更温服。以大便出膿血爲妙。名濟世散。張三丰〔二〕仙方。濕熱頭痛。黑牽牛七粒，砂仁一粒，研末，井華水調汁，仰灌鼻中，待涎出即愈。聖濟録。氣滯腰痛。牽牛不拘多少，以新瓦燒赤，安于上，自然一半生一半熟，不得撥動。取末一兩，入硫黄末二錢半，同研匀，分作三分。每分用白麪三匙，水和捍開，切作棋子。五更初以水一盞煮熟，連湯温下，痛即已。未住，隔〔三〕日再作。予常有此疾，每發一服，痛即止。許學士本事方。

旋花本經上品

【釋名】旋葍蘇恭、筋根本經、續筋根圖經、鼓子花圖經、㹠腸草圖經、美草别録、天劍草綱目、纏枝牡丹。

【恭曰】旋花即平澤旋葍也。其根似筋，故一名筋根。【炳曰】旋葍當作葍旋，音福鏇，

〔一〕勿夜飯：原作「勿夜飲」。儒門事親卷十五腸風下血作「不食晚飯」，今據改。
〔二〕丰：原作「佯」。此方出明孫天仁三丰張真人神速萬應方卷一張三丰仙方，今據改。下同徑改。
〔三〕隔：原作「膈」。今據本事方卷四腎臟風及足膝腰腿脚氣等疾改。

用根入藥別有旋覆音璇伏用花入藥今云旋葍誤矣（頌曰）別錄言其根主續筋故南人呼爲續筋根一名伏𦼮草象形也（宗奭曰）世俗謂之鼓子花言其花形肖也（時珍曰）其花不作瓣狀如軍中所吹鼓子故有旋花鼓子之名一種千葉者色似粉紅牡丹俗呼爲纏枝牡丹

（集解）（別錄曰）旋花生豫州平澤五月采陰乾（保昇曰）此旋葍花也所在川澤皆有蔓生葉似薯蕷而狹長花紅色根無毛節蒸煮堪啖味甘美名筋根二月八月根日乾（宗奭曰）今河北汴西關陝田野中甚多最難鋤艾治之又生四五月開花其根寸截置土灌溉涉旬苗生韓保昇說是矣（時珍曰）旋花田野塍塹皆生逐節延蔓葉如波菜葉而小至秋開花如白牽牛之花粉紅色亦有千葉者其根白色大如筋不結子○（頌曰）黔南施州出一種旋花粗莖大葉無花不作蔓恐別是一物也

（正誤）（別錄曰）花一名金沸（弘景曰）旋花東人呼爲山薑南人呼爲美草根似杜若亦似高良薑腹中冷痛煮服甚效作丸散服辟穀止飢近有人從江南還用此術與人斷穀皆得半百日不飢不瘦但志淺嗜深不能久服爾其葉似薑花赤色味辛狀如豆蔻此旋花即其花也今山東甚多又註旋覆花曰別有旋葍根出河南來北國亦有形似芎藭惟合旋葍膏用之餘無所入○（恭曰）旋花乃陶所說山薑爾山薑味辛都非此類又因旋覆花名金沸遂作此花別名

用根入藥。別有旋覆，音璇伏，用〔一〕花入藥。今云旋葍，誤矣。【頌曰】別録言其根主續筋，故南人呼〔二〕爲續筋根。一名㹠腸草，象形也。【宗奭曰】世俗謂之鼓子花，言〔三〕其花形肖也。【時珍曰】其花不作瓣〔四〕狀，如軍中所吹鼓子，故有〔五〕旋花、鼓子之名。一種千葉者，色似粉紅牡丹，俗呼爲纏枝牡丹。

【集解】【別録曰】旋花生豫州平澤。五月采，陰乾。【保昇曰】此旋葍花也。所在川澤皆有。蔓生，葉似薯蕷而狹長。花紅色。根無毛節，蒸煮堪啖，味甘美，名筋根。二月、八月采〔六〕根，日乾。【宗奭曰】今河北、汴西、關陝田野中甚多，最難鋤艾，治之又生。四五月開花。其根寸截，置土灌溉，涉旬苗生。韓保昇説是矣。【時珍曰】旋花田野塍塹皆生，逐節延蔓，葉如波菜葉而小。至秋開花，如白牽牛之花，粉紅色，亦有千葉者。其根白色，大如筋。不結子。〇【頌曰】黔南施州出一種旋花，粗莖大葉無花，不作蔓，恐別是一物也。

【正誤】【別録曰】花，一名金沸。【弘景曰】旋花東人呼爲山薑，南人呼爲美草。根似杜若，亦似高良薑。腹中冷痛，煮服甚效。作丸散服，辟穀止飢。近有人從江南還，用此術與人斷穀，皆得半〔七〕百日不飢不瘦。但志淺嗜深，不能久服爾。其葉似薑。花赤色，味辛，狀如豆蔻，此旋花即其花也。今山東甚多。又註旋覆花曰：別有旋葍根，出河南來，北國亦有，形似芎藭，惟合旋葍膏用之，餘無所入。〇【恭曰】旋花乃旋葍花也，陶説乃山薑爾。山薑味辛，都非此類。又因旋覆花名金沸，遂作此花別名，

〔一〕用：原闕一字。底本描補。今據證類卷七旋花補。
〔二〕呼：原闕一字。今據補同上。
〔三〕言：原字缺損。今據補正同上。
〔四〕瓣：原作「辨」。今從江西本改。
〔五〕有：原字缺損。今從補正同上。
〔六〕采：原脱。今據證類卷七旋花補。
〔七〕半：同上此後有「年」字。

皆誤矣又云從北国來者根似芎藭與高良薑全無彷彿亦皆誤也

【氣味】花苹根辛溫無毒時珍曰花根莖葉並苦甘微皆能制雌黃【主治】面䵟黑色媚好益氣根主腹中寒熱邪氣本經利小便久服不飢輕身續筋骨合金瘡別錄搗汁服主丹毒熱藏器補勞損益精氣時珍

【發明】時珍曰凡藤蔓之屬象人之筋所以多治筋病旋花根細如筋可啖故別錄言其久服不飢時珍自京師還見北土車夫每載之云暮歸煎湯飲可補損傷則益氣續筋之說尤可徵矣

【附方】舊一新一

被斫斷筋旋葍根搗汁瀝瘡中仍以滓傅之日三易半月即斷筋便續此方出蘇景中療奴有効者王燾外臺秘要

秘精益髓太乙金鎖丹用五色龍骨五兩覆盆子五兩蓮花蘂四兩未開者陰乾鼓子花三兩五月五日采之雞頭子仁一百顆並為末以金櫻子二千枚去毛木臼搗爛水七升煎濃汁一升去渣和藥杵二千下丸梧子大每空心溫鹽酒下三十丸服至至百日永不泄如要泄以冷水調車前末半合服之忌葵菜蓬謙齋崇竹堂方

紫葳本經中品

【校正】自木部移入此

皆誤矣。又云從北國來者根似芎藭，與高良薑全無仿佛，亦誤也。

【氣味】花：甘。根：辛，温，無毒。【時珍曰】花、根、莖、葉並甘滑微苦，能制雄黃。【主治】面皯黑色，媚好益氣。根：主腹中寒熱邪氣。本經。利小便，久服不飢輕身。續筋骨，合金瘡。别録。擣汁服，主丹毒熱。藏器。補勞損，益精氣。時珍。

【發明】【時珍曰】凡藤蔓之屬，象人之筋，所以多治筋病。旋花根細如筋可啖，故别録言其久服不飢。時珍自京師還，見北土車夫每載之。云暮歸煎湯飲，可補損傷。則益氣續筋之説尤可徵矣。

【附方】舊一，新一。被斫斷筋。旋葍〔一〕根擣汁，瀝瘡中，仍以滓傅之。日三易，半月即斷筋便續。此方出蘇景中療奴有效〔二〕者。王燾外臺秘要。秘精益髓。太乙金锁丹：用五色龍骨五兩，覆盆子五兩，蓮花蕊四兩，未開者，陰乾，鼓子花三兩，五月五日采之，雞頭子仁一百顆，並爲末。以金櫻子二百枚，去毛，木臼擣爛，水七升，煎濃汁一升，去渣。和藥，杵二千下，丸梧子大。每空心温鹽酒下三十丸。服之至〔三〕百日，永不泄。如要泄，以冷水調車前末半合服之。忌葵菜。薩謙齋瑞竹堂方。

紫葳〔四〕本經中品

【校正】自木部移入此。

〔一〕葍：證類卷十旋覆花引外臺作「復」。

〔二〕療奴有效：外臺卷二十九金瘡續筋骨方作「家獠奴用效」。

〔三〕至：此前原衍一「至」字。瑞竹堂方卷七羨補門原作「服百日」。時珍加「之至」二字亦通，然不當再衍一「至」字，故删。

〔四〕紫葳：本卷目録該藥後當附之「骨路支」被置於卷末。

【釋名】陵霄（蘇恭）陵苕（本經）陵時（郭璞）女葳（甄權）茇華（本經）武威（吳普）瞿陵（吳普）鬼目（吳普）

時珍曰：俗謂赤艷曰紫葳，葳此花赤艷，故名。附木而上，高數丈，故曰陵霄。

【正誤】弘景曰：是瞿麥根。方用至少。博物志云：郝晦行太行山北，得紫葳華，必當奇異。今瞿麥處處有之，不應乃在太行山。恭曰：紫葳、瞿麥皆本經藥，體性既乖，生處亦不相關。爾雅云：苕一名陵苕。郭璞注云：一名陵時，又名陵霄。此爲真也。頌曰：孔穎達詩疏亦云苕一名陵時。今本草無陵時之名，惟鼠尾草有之。豈所傳不同耶？陶、蘇之誤耶？時珍曰：按吳氏本草，紫葳一名瞿陵。陶弘景誤作瞿麥字爾。鼠尾止名陵苕，無陵時。蘇頌亦誤矣。並正之。

【集解】別錄曰：紫葳生西海川谷及山陽。恭曰：此陵霄花也。連莖葉用。詩云：有苕之華，云其黃矣。爾雅云：陵苕，黃華蔈，白華茇。山中亦有白花者。頌曰：今處處皆有，多生山中，人家園圃亦或栽之。初作蔓生，依大木，久延至巔。其花黃赤，夏中乃盛。今醫家多采花乾之，入女科藥用。時珍曰：陵霄野生，蔓纔數尺，得木而上，即高數丈，年久者藤大如杯。春初生枝，一枝數葉，尖長有齒，深青色。自夏至秋開花，一枝十餘朶，大如牽牛花，而頭開五瓣，赭黃色，有細點，秋深更赤。八月結莢如豆莢，長三寸許。其子輕薄，如榆仁、馬兜鈴仁。其根長亦如兜鈴根狀。秋後采之，陰乾。

花根

【氣味】酸，微寒，無毒。普曰：神農、雷公、岐伯：辛。扁鵲：苦，鹹。黃帝：甘，無毒。權曰：畏鹵鹹。時珍曰：花不

【釋名】凌霄蘇恭、陵苕本經、陵時郭璞、女葳甄權、茇華本經、武威吴普、瞿陵吴普、鬼目吴氏。【時珍曰】俗謂赤艷曰紫葳葳，此花赤艷，故名。附木而上，高數丈，故曰凌霄。

【正誤】【弘景曰】是瞿麥根，方用至少。博物志云：郝晦行太行山北，得紫葳華。必當奇異。今瞿麥處處有之，不應乃在太行山。【恭曰】紫葳、瞿麥皆本經藥，體性既乖，生處亦不相關。爾雅云：苕，一名陵苕。郭璞注云：一名陵時，又名陵霄。此爲真也。【頌曰】孔穎達詩疏亦云：苕，一名陵時。今本草無陵時之名，惟鼠尾草有之。豈所傳不同，抑陶、蘇之誤耶？【時珍曰】按吴氏本草：紫葳一名瞿陵，陶弘景誤作瞿麥字爾。鼠尾止名陵翹，無陵時，蘇頌亦誤矣。並正之。

【集解】【别録曰】紫葳生西海川谷及山陽。【恭曰】此凌霄花也，連莖葉用。詩云「有苕之華」，云其黄矣。爾雅云：陵苕，黄華。蔈，白華。茇，山中亦有白花者。【頌曰】今處處皆有，多生山中，人家園圃亦或栽之。初作蔓生，依大木，久延至巔。其花黄赤，夏中乃盈。今醫家多采花乾之，入女科藥用。【時珍曰】凌霄野生，蔓纔數尺，得木而上，即高數丈，年久者藤大如杯。春初生枝，一枝數葉，尖長有齒，深青色。自夏至秋開花，一枝十餘朵，大如牽牛花，而頭開五瓣，赭黄色，有細點，秋深更赤。八月結莢如豆莢，長三寸許，其子輕薄如榆仁、馬兜鈴仁。其根長亦如兜鈴根狀，秋後采之，陰乾。

花根同。【氣味】酸，微寒，無毒。【普曰】神農、雷公、岐伯：辛。扁鵲：苦、鹹。黄帝：甘，無毒。【權曰】畏鹵鹹。【時珍曰】花不可近鼻聞傷腦花上露入目令人昏矇【主治】婦人產乳餘疾崩中癥瘕血閉寒熱羸瘦養胎（本經）產後奔血不定淋瀝主熱風風癇大小便不利腸中結實（甄權）酒齄熱毒風刺風婦人血膈遊風崩中帶下（大明）

莖葉【氣味】苦平無毒【主治】痿蹷益氣（別錄）熱風身癢遊風風疹瘀血帶下花及根功同（大明）治喉痺熱痛凉血生肌（時珍）

【發明】時珍曰凌霄花及根甘酸而寒莖葉帶苦手足厥陰經藥也行血分能去血中伏火故主產乳崩漏諸疾及血熱生風之證也

【附方】舊一新一

婦人血崩 凌霄花為末每酒服二錢後服四物湯（丹溪纂要）

糞後下血 凌霄花浸酒頻飲之（普濟方）

消渴飲水 凌霄花一兩搗碎水一盞半煎一盞分二服（聖濟錄）

嬰兒不乳 百日內小兒無故口青不飲乳用凌霄花大藍葉芒硝大黃等分為末以羊髓和丸梧子大每研一丸以乳送下便愈可喫乳熱者可服寒者勿服昔有人休官常湖湘修合此方救危甚多（普濟方）

久近風癇 凌

可近鼻聞，傷腦。花上露入目，令人昏矇。【主治】婦人産乳餘疾，崩中，癥瘕血閉，寒熱羸瘦，養胎。本經。産後奔血不定，淋瀝，主熱風風癇，大小便不利，腸中結實。甄權。酒齇，熱毒風，刺風，婦人血膈遊風，崩中帶下。大明。

莖葉。【氣味】苦，平，無毒。【主治】痿躄，益氣。别録。熱風身痒，遊風風癣，瘀血帶下。花及根功同。大明。治喉痺熱痛，凉血生肌。時珍。

【發明】【時珍曰】凌霄花及根，甘酸而寒，莖葉帶苦，手、足厥陰經藥也。行血分，能去血中伏火。故主産乳崩漏諸疾，及血熱生風之證也。

【附方】舊二。新十一。婦人血崩。凌霄花爲末。每酒服二錢，後服四物湯。丹溪纂要。糞後下血。凌霄花浸酒頻飲之。普濟方。消渴飲水。凌霄花一兩，搗碎，水一盞半，煎一盞，分二服。聖濟録。嬰兒不乳。百日内小兒無故口青不飲乳。用凌霄花、大藍〔一〕葉、芒硝、大黄等分，爲末，以羊髓和丸梧子大。每研一丸，以乳送下，便可喫乳。熱者可服，寒者勿服。昔有人休官後雲遊湖湘，修合此方，救危甚多。普濟方。久近風癇。凌霄

〔一〕藍：原作「監」。今據普濟方卷三百六十五唇瘡等疾改。

ミ波波良

花或根藥為末每服三錢溫酒下服畢解髮不住手梳一時噙
冷水溫則吐去再噙再梳至二十口乃止如此四十九日絕
根百無所忌○通身風痒凌霄花為末酒服一錢醫學正傳大風癘疾家珍
方賢奇效方
用凌霄花五錢地龍焙僵蠶炒全蠍炒各七個為末每服二
錢溫酒下先以藥湯浴過服此出臭汗為效○儒門事親加
蟬蛻五品各王璆百一選方用凌霄花山梔子等
九個作一服鼻上酒皶分為末每茶服二錢日二服數日除
根臨川曾子仁用之有效○楊氏家藏方用凌霄花
半兩硫黃一兩胡桃四個膩粉一錢研膏生絹包揩走皮趨
瘡滿頰滿項浸淫濕爛延及兩耳痒而出水發歇不定田野
名悲羊瘡用凌霄花并葉煎湯日日洗之楊仁齋直指
方婦人陰瘡紫葳為末用鯉魚腦或膽調搽摘玄方耳卒聾閉凌霄葉杵取自然汁滴之
斗門方女經不行凌霄花為末每服二錢食前溫酒下徐氏胎產方

營實墻蘼音眉○本經上品

釋名薔薇別錄山棘別錄牛棘本經牛勒別錄刺花綱目時珍曰此草蔓柔靡依墻援而
生故名墻蘼其莖多棘刺勒人牛喜食之故有山棘
牛勒諸名其子成簇而生如營星然故謂之營實

集解別錄曰營實生零陵川谷及蜀郡八月九月採陰乾○弘
景曰營實即是薔薇子也以白花者為良莖葉可煮作飲

花或根葉爲末。每服三錢，温酒下。服畢，解髮不住手梳，口噙冷水，温則吐去，再噙再梳，至二十口乃止。如此四十九日絶根。百無所忌。○方賢奇效方。通身風痒。凌霄花爲末，酒服一錢。醫學正傳。大風癘疾。潔古家珍用凌霄花五錢，地龍焙、僵蠶炒、全蠍炒，各七個，爲末。每服二錢，温酒下。先以藥湯浴過，服此出臭汗爲效。○儒門事親加蟬蜕，五品各九個，作一服。鼻上酒皶。王璆百一選方用凌霄花、山卮子等分，爲末。每茶服二錢，日二服，數日除根。臨川曾子仁用之有效。○楊氏家藏方用凌霄花半兩，硫黄一兩，胡桃四個，膩粉一錢，研膏，生絹包揩。走皮趨瘡。滿頰滿頂，浸淫濕爛，延及兩耳，痒而出水，發歇不定，田野名悲羊瘡。用凌霄花并葉煎湯，日日洗之。楊仁齋直指方。婦人陰瘡。紫葳爲末，用鯉魚腦或膽調搽。摘玄方。耳卒聾閉。凌霄葉，杵取自然汁，滴之。斗門方。女經不行：凌霄花爲末，每服二錢，食前温酒下。徐氏胎産方。

營實牆蘼音眉○本經上品

【釋名】薔薇別録〔一〕、山棘別録、牛棘本經、牛勒別録、刺花綱目。【時珍曰】此草蔓柔靡，依牆援而生，故名牆蘼。其莖多棘刺勒人，牛喜食之，故有山刺、牛勒諸名。其子成簇而生，如營星然，故謂之營實。

【集解】【別録曰】營實生零陵川谷及蜀郡。八月、九月采，陰乾。【弘景曰】營實即薔薇子也，以白花者爲良。莖葉可煮作飲，

〔一〕別録：底本此二字缺損。今據其他金陵本補正。

良其根亦可煑釀酒保昇曰所在有之蔓生莖間多刺其花有百葉八出六出或赤或白子若杜棠子時珍曰薔薇野生林塹間春抽嫩蕻小兒掐去皮刺食之既長則成叢似蔓而莖硬多刺小葉尖薄有細齒四五月開花四出黃心有白色粉紅二者結子成簇生青熟紅其核有白毛如金櫻子核八月采之根采無時人家栽玩者莖粗葉大延長數丈花亦厚大有白黃紅紫數色花最大者名佛見笑小者名木香皆香艷可人不入藥用南番有薔薇露云是此花之露水香馥異常

營實氣味酸溫無毒別錄曰微寒主治癰疽惡瘡結肉跌筋敗瘡熱氣陰蝕不瘳利關節本經久服輕身益氣別錄治上焦有熱好瞑時珍

附方新一眼熱昏暗營實枸杞子地膚子各二兩為末每服三錢溫酒下聖惠方

根氣味苦濇冷無毒主治止洩痢腹痛五臟客熱除邪逆氣疽癩諸惡瘡金瘡傷撻生肉復肌別錄治熱毒風除邪氣止赤白痢腸風瀉血通結血治牙齒痛小兒疳蟲肚痛癰疽瘡癬大明頭瘡白禿甄權除風熱濕熱縮小便止消渴時珍

其根亦可煮釀酒。【保昇曰】所在有之。蔓生，莖間多刺。其花有百葉，八出六出，或赤或白。子若杜棠子。【時珍曰】薔薇野生林塹間。春抽嫩蕻，小兒掐去皮刺食之。既長則成叢似蔓，而莖硬多刺。小葉尖薄有細齒。四五月開花，四出，黃心，有白色、粉紅二者。結子成族，生青熟紅。其核有白毛，如金櫻子核，八月采之。根采無時。人家栽玩者，莖粗葉大，延長數丈。花亦厚大，有白、黃、紅、紫數色。花最大者名佛見笑，小者名木香，皆香艷可人，不入藥用。南番有薔薇露，云是此花之露水，香馥異常。

營實【氣味】酸，温，無毒。【别録曰】微寒。【主治】癰疽惡瘡，結肉跌筋，敗瘡熱氣，陰蝕不瘳，利關節。本經。久服輕身益氣。别録。治上焦有熱，好瞑。時珍。

【附方】新一。眼熱昏暗。營實、枸杞子、地膚子各二兩，爲末。每服三錢，温酒下。聖惠方。

根。【氣味】苦，濇，冷，無毒。【主治】止洩痢腹痛，五臟客熱，除邪逆氣，疽癩諸惡瘡，金瘡傷撻，生肉復肌。别録。治熱毒風，除邪氣，止赤白痢，腸風瀉血，通結血，治牙齒痛，小兒疳蟲肚痛，癰疽瘡癬。大明。頭瘡白禿。甄權。除風熱濕熱，縮小便，止消渴。時珍。

【發明】時珍曰營實薔薇根能入陽明經除風熱濕熱生肌殺蟲故癰疽瘡癬古方常用而洩痢消渴遺尿好眠亦皆陽明病也

【附方】舊七新五

消渴尿多薔薇根一把水煎日服之千金方

小便失禁薔薇根煑汁飲或為末酒服野生白花者更良聖惠方

少小尿床薔薇根五錢煎酒夜飲外臺秘要

小兒疳痢頻數用生薔薇根洗切煎濃汁細飲以愈為度千金方

尸咽痛痒語聲不出薔薇根皮射干一兩甘草炙半兩每服二錢水煎服之普濟方

口舌糜爛薔薇根避風打去土煑濃汁溫含冷吐冬用根皮夏用枝葉口瘡日久延及胸中生瘡三年已上不瘥者皆效千金方

小兒月蝕薔薇根四兩地榆二錢為末先以鹽湯洗過傅之全幼心鑑

癰腫癤毒潰爛疼痛用薔薇皮更灸熨之千金方

筋骨毒痛因患楊梅瘡服輕粉毒藥成者野薔薇根白皮洗三斤水酒十斤煑一炷香每日任飲以愈為度鄧筆峯雜興方用刺薔薇根三錢五加皮木瓜當歸伏苓各二錢以酒二盞煎一盞日服一次

金瘡腫痛薔薇根燒灰每白湯服方寸匕一日三服抱朴子

箭刺入肉膿囊不出以薔薇根末摻之服鼠糞十日即穿皮出也外臺秘要

骨哽不出薔薇根末水服方寸匕日三同上

陽明病也。

【發明】【時珍曰】營實、薔薇根，能入陽明經，除風熱濕熱，生肌殺蟲，故癰疽瘡癬古方常用，而洩痢、消渴、遺尿、好瞑，亦皆陽明病也。

【附方】舊七，新五。消渴尿多。薔薇根一把，水煎，日服之。千金方。小便失禁。薔薇根煮汁飲，或爲末酒服。野生白花者更良。聖惠方。少小尿床。薔薇根五錢，煎酒夜飲。外臺秘要。小兒疳痢頻數。用生薔薇根洗切，煎濃汁，細飲，以愈爲度。千金方。尸咽痛痒，語聲不出。薔薇根皮、射干各〔一〕一兩，甘草炙半兩，每服二錢，水煎服之。普濟方。口舌糜爛。薔薇根，避風打去土，煮濃汁，温含冷吐。冬用根皮，夏用枝葉。口瘡日久，延及胸中生瘡，三年已上不瘥者皆效。千金方。小兒月蝕。薔薇根四兩，地榆二錢，爲末。先以鹽湯洗過，傅之。全幼心鑑。癰腫癤毒，潰爛疼痛。用薔薇皮更炙熨之。千金方。筋骨毒痛。因患楊梅瘡服輕粉毒藥成者。野薔薇根白皮洗三斤，水酒十斤，煮一炷香。每日任飲，以愈爲度。○鄧筆峰雜興方用刺薔薇根三錢，五加皮、木瓜、當歸、伏苓各二錢。以酒二盞，煎一盞，日服一次。金瘡腫痛。薔薇根燒灰，每白湯服方寸匕，一日三服。抱朴子。箭刺入肉，膿囊不出。以薔薇根末摻之服。鼠撲十日即穿皮出也。外臺秘要。骨哽不出。薔薇根末，水服方匕，日三。同上。

〔一〕各：原脱。今據普濟方卷六十二咽喉門補。

長春、

葉主治下疳瘡焙研洗傳之黃花者更良 攝生方

月季花 綱目

釋名 月月紅 見下 勝春 瘦客 鬬雪紅

集解 時珍曰處處人家多栽插之亦薔薇類也青莖長蔓硬刺葉小於薔薇而花深紅千葉厚瓣逐月開放不結子也

氣味 甘溫無毒 主治 活血消腫傅毒 時珍

附方 新一 瘰癧未破 用月季花頭二錢沉香五錢芫花炒三錢碎剉入大鯽魚腹中就以魚腸封固酒水各一盞煮熟食之即愈魚須安糞水內游死者方效此是家傳方活人多矣 談埜翁試驗方

栝樓 本經 中品 校正 併入圖經天花粉

釋名 果蠃 音裸 瓜蔞 綱目 天瓜 別錄 黃瓜 別錄 地樓 本經 澤姑 別錄 根名白藥 圖經 天花粉 圖經 瑞雪 時珍曰蠃與蓏同許慎云木上曰果地下曰蓏此物蔓生附木故得兼名詩云果蠃之實亦施于宇是矣栝樓即果蠃二字音轉也亦作菰蓏後人又轉為瓜蔞愈轉愈失其真矣古者瓜姑同音故有澤姑之名齊人謂之天瓜象形也雷斅炮炙論以圓者為栝長者為樓亦出臆說但分雌雄可也其根作粉潔白如雪故

葉。【主治】下疳瘡。焙研，洗傅之。黄花者更良。攝生方。

月季花綱目

【釋名】月月紅見下、勝春、瘦客、鬭雪紅。

【集解】【時珍曰】處處人家多栽插之，亦薔薇類也。青莖長蔓硬刺，葉小於薔薇而花深紅，千葉厚瓣，逐月開放，不結子也。

【氣味】甘，温，無毒。【主治】活血，消腫，傅毒。時珍。

【附方】新一。瘰癧未破。用月季花頭二錢，沉香五錢，芫花炒三錢，碎剉，入大鯽魚腹中，就以魚腸封固，酒、水各一盞，煮熟食之，即愈。魚須安糞水内遊死者方效。此是家傳方，活人多矣。談埜翁試驗方。

栝樓本經中品

【校正】併入圖經天花粉。

【釋名】果蠃音裸、瓜蔞綱目、天瓜別録、黄瓜別録、地樓本經、澤姑別録。根名白藥圖經、天花粉圖經、瑞雪。【時珍曰】蠃與蓏同。許慎云：木上曰果，地下曰蓏。此物蔓生附木，故得兼名。詩云「果蠃之實，亦施于宇〔一〕」，是矣。栝樓即果蠃二字音轉也，亦作菰䕸，後人又轉爲瓜蔞，愈轉愈失其真矣。古者瓜、姑同音，故有澤姑之名。齊人謂之天瓜，象形也。雷斅炮炙論「以圓者爲栝，長者爲樓」，亦出牽强，但分雌雄可也。其根作粉，潔白如雪，故

〔一〕宇：原作「宗」。今據毛詩卷八豳風東山改。

謂之天花粉蘇頌圖經重
出天花粉謬矣今削之

【集解】別錄曰栝樓生弘農川谷及山陰地根入土深者良生鹵地者有毒二月八月采根曝乾三十日成弘景曰出近道藤生狀如土瓜而葉有叉入土六七尺大二三圍者服食亦用之實入摩膏用恭曰出陝州者白實最佳頌曰所在有之三四月生苗引藤蔓葉如甜瓜葉而窄作叉有細毛七月開花似壺蘆花淺黃色結實在花下大如拳生青至九月熟赤黃色其形有正圓者有銳而長者功用皆同根亦名白藥皮黃肉白時珍曰其根直下生年久者長數尺秋後掘者結實有粉夏月掘者有筋無粉不堪用其實圓長青時如瓜黃時如熟柿山家小兒亦食之內有扁子大如絲瓜子殼色褐仁色綠多脂作青氣炒乾搗爛水熬取油可點燈

【實修治】斅曰凡使皮子莖根其效各別其栝圓黃皮厚蒂小樓則形長赤皮蒂粗陰人服樓陽人服栝並去殼皮革膜及油用根亦取大二三圍者去皮搗爛以水澄粉用時珍曰栝樓古方全用後世乃分子瓤各用

【氣味】苦寒無毒時珍曰味甘不苦

【主治】胸痺悅澤人面別錄潤肺燥降火治欬嗽滌痰結利咽喉止消渴利大腸消癰腫瘡毒時珍子炒用補虛勞口乾潤心肺治吐血腸風瀉血赤白痢手面皺

謂之天花粉。蘇頌圖經重出天花粉，謬矣。今削之。

【集解】【別録曰】栝樓生弘農川谷及山陰地。根入土深者良。生鹵地者有毒。二月、八月采根，曝乾，三十日成。【弘景曰】出近道。藤生，狀如土瓜而葉有叉。入土六七尺，大二三圍者，服食亦用之。實入摩膏用。【恭曰】出陝州者白實，最佳。【頌曰】所在有之。三四月生苗引藤蔓。葉如甜瓜葉而窄，作叉，有細毛。七月開花，似壺蘆花，淺黄色。結實在花下，大如拳，生青，至九月熟，赤黄色。其形有正圓者，有鋭而長者，功用皆同。根亦名白藥，皮黄肉白。【時珍曰】其根直下生，年久者長數尺。秋後掘者結實有粉，夏月掘〔一〕者有筋無粉，不堪用。其實圓長，青時如瓜，黄時如熟柿，山家小兒亦食之。内有扁子，大如絲瓜子，殻色褐，仁色緑，多脂，作青氣。炒乾搗爛，水熬取油，可點燈。

實。【修治】【斆曰】凡使皮、子、莖、根，其效各别。其栝圓黄皮厚蒂小，樓則形長赤皮蒂粗。陰人服樓，陽人服栝，並去殻皮革膜及油。用根亦取大二三圍者，去皮搗爛，以水澄粉用。【時珍曰】栝樓古方全用，後世乃分子瓤各用。

【氣味】苦，寒，無毒。【時珍曰】味甘，不苦。【主治】胸痺，悦澤人面。別録。潤肺燥，降火，治欬嗽，滌痰結，利咽喉，止消渴，利大腸，消癰腫瘡毒。時珍。子：炒用，補虚勞口乾，潤心肺，治吐血，腸風瀉血，赤白痢，手面皺。

〔一〕掘：原作「握」。今從江西本改。

大明

【發明】震亨曰：栝樓實治胷痺者，以其味甘性潤，甘能補肺，潤能降氣。胷中有痰者，乃肺受火逼，失其降下之令，今得甘緩潤下之助，則痰自降，宜其為治嗽之要藥也。且又能洗滌胷膈中垢膩鬱熱，為治消渴之神藥。時珍曰：張仲景治胷痺痛引心背，欬唾喘息，及結胷滿痛，皆用栝樓實，乃取其甘寒不犯胃氣，能降上焦之火，使痰氣下降也。成無已不知此意，乃云苦寒以瀉熱。蓋不嘗其味原不苦，而隨文傅會爾。

【附方】舊十二，新八。

痰欬不止。瓜蔞仁一兩，文蛤七分，為末，以薑汁澄濃脚，丸彈子大，噙之。摘玄方

乾欬無痰。熟瓜蔞擣爛絞汁，入蜜等分，加白礬一錢，熬膏，頻含嚥汁。楊起簡便方

欬嗽有痰。熟瓜蔞十個，明礬二兩，擣和餅，陰乾研末，糊丸梧子大。每薑湯下五七十丸。醫方摘要

痰喘氣急。瓜蔞二個，明礬一棗大，同燒存性，研末，以熟蘿蔔蘸食，藥盡病除。普濟方

熱欬不止。用濃茶湯一鍾，蜜一鍾，大熟瓜蔞一個，去皮，將瓤入茶蜜湯洗去子，以盌盛，于飯上蒸至飯熟取出。時匕挑三四匙嚥之。摘玄方

肺熱痰欬，胷膈塞滿。用瓜蔞仁、半夏湯泡七次焙研各一兩，薑汁打麪糊丸梧子大。每服五十丸，食後薑湯下。嚴用和濟生方

肺痿欬血不止。用栝樓五十個連瓤瓦焙，烏梅肉五十個焙，杏仁去皮尖炒二十一個，為末。每用一捻，以豬肺一片

大明。

【發明】【震亨曰】栝樓實治胸痺者，以其味甘性潤。甘能補肺，潤能降氣。胸中有痰者，乃肺受火逼，失其降下之令。今得甘緩潤下之助則痰自降，宜其爲治嗽之要藥也。且又能洗滌胸膈中垢膩鬱熱，爲治消渴之神藥。【時珍曰】張仲景治胸痺痛引心背，欬唾喘息，及結胸滿痛，皆用栝樓實。乃取其甘寒不犯胃氣，能降上焦之火，使痰氣下降也。成無己不知此意，乃云苦寒以瀉熱。蓋不嘗其味原不苦，而隨文傅會爾。

【附方】舊十二，新二十〔一〕八。**痰欬不止。**瓜蔞仁一兩，文蛤〔二〕七分爲末，以薑汁澄濃脚丸彈子大，噙之。摘玄方。**乾欬無痰。**熟瓜蔞搗爛絞汁，入蜜等分，加白礬一錢，熬膏。頻含嚥汁。楊起簡便方。**欬嗽有痰。**熟瓜蔞十個，明礬二兩，搗和餅陰乾，研末，糊丸梧子大。每薑湯下五七十丸。醫方摘要。**痰喘氣急。**葀蔞二個，明礬一棗大，同燒存性研末。以熟蘿蔔蘸食，藥盡病除。普濟方。**熱欬不止。**用濃茶湯一鍾，蜜一鍾，大熟瓜蔞一個去皮，將瓤入茶蜜湯洗去子，以盌盛于飯上蒸，至飯熟取出。時時挑三四匙嚥之。摘玄方。**肺熱痰欬，**胸膈塞滿。用瓜蔞仁，半夏湯泡七次焙研，各一兩，薑汁打麪糊丸梧子大。每服五十丸，食後薑湯下。嚴用和濟生〔三〕方。**肺痿欬血**不止。用栝樓五十個連瓤瓦〔四〕焙，烏梅肉五十個焙，杏仁去皮尖炒二十一個，爲末。每用一捻，以豬肺一片

〔一〕二十：原脱。今據以下實際方數補。
〔二〕蛤：原作「合」。今據丹溪摘玄卷七咳嗽門改。
〔三〕生：原作「先」。今據卷一引據古今醫家書目改。
〔四〕瓦：原作「丸」。今據普濟方卷二十七肺痿改。

切薄摻末入内炙熟冷嚼嚥之日二服　聖濟録

酒痰欬嗽　用此救肺瓜蔞仁青黛等分研末薑汁蜜丸芡子大每噙一丸　丹溪心法

飲酒發熱　即上方研膏日食數匙一男子年二十病此服之而愈　摘玄方

飲酒痰澼　兩脅脹滿時復嘔吐腹中如水聲栝樓實去殼焙一兩神麴炒半兩爲末每服二錢葱白湯下　聖惠方

小兒痰喘　欬嗽膈熱久不瘥瓜蔞實一枚去子爲末以寒食麪和作餅子炙黃再研末每服一錢温水化下日三服效乃止　劉河間宣明方

婦人夜熱　痰嗽月經不調形瘦者用瓜蔞仁一兩青黛香附童尿浸晒一兩五錢爲末蜜調噙化之　丹溪心法

胷痺痰嗽　胷痛徹背心腹痞滿氣不得通及治痰嗽大瓜蔞去瓤取子炒熟和殼研末麪糊丸梧子大每米飲下二三十丸日二服　杜壬方

胷中痺痛　引背喘息欬唾短氣寸脈沉遲關上緊數用大栝樓實一枚切薤白半斤以白酒七斤煮二升分再服加半夏四兩更善　仲景金匱方

清痰利膈　治欬嗽用肥大栝樓洗取子切焙半夏四十九個湯洗十次焙搗等分爲末用洗栝樓水并瓤同熬成膏和丸梧子大每薑湯下三五十丸食　楊文蔚方

中風喎斜　用瓜蔞絞汁和大麥麪作餅炙熱熨之正便止勿令太過　聖惠方

熱病頭痛　發熱進退用大栝樓一枚取瓤細剉置瓷盌中用熱湯一盞沐之蓋定良久去滓服　聖惠方

時疾發黃　狂悶煩熱不識人者大瓜蔞實黃者一枚以新汲水九合浸淘取汁入蜜半合朴消八分

切薄，摻末入内炙熟，冷嚼嚥之，日二服。聖濟録。**酒痰欬嗽。**用此救肺。瓜蔞仁、青黛等分，研末，薑汁、蜜丸芡子大。每噙一丸。丹溪心法。**飲酒發熱。**即上方研膏，日食數匙。一男子年二十病此，服之而愈。摘玄方。**飲酒痰澼。**兩脅脹滿，時復嘔吐，腹中如水聲。栝樓實去殼焙一兩，神麴炒半兩，爲末。每服二錢，葱白湯下。聖惠方。**小兒痰喘，**欬嗽，膈熱久不瘥。瓜蔞實一枚，去子爲末，以寒食麪和作餅子，炙黄再研末。每服一錢，温水化下，日三服，效乃止。劉河間宣明方。**婦人夜熱，**痰嗽，月經不調，形瘦者。用瓜蔞仁一兩，青黛[一]、香附童尿浸晒一兩五錢，爲末。蜜調，噙化之。丹溪心法。**胸痺痰嗽，**胸痛徹背，心腹痞滿，氣不得通，及治痰嗽。大瓜蔞去瓤取子炒熟，和殼研末，麪糊丸梧子大。每米飲下二三十丸，日二服。杜壬方。**胸中痺痛**引背，喘息欬唾，短氣，寸脉沉遲，關上緊數。用大栝樓實一枚切，薤白半斤，以白酒七斤，煮二升，分再服。加半夏四兩更善。仲景金匱方。**清痰利膈，**治欬嗽。用肥大栝樓洗取子切焙，半夏四十九個湯洗十次搥焙，等分爲末，用洗栝樓水并瓤同熬成膏，和丸梧子大。每薑湯下三五十丸，良。楊文蔚方。**中風喎斜。**用瓜蔞絞汁，和大麥麪作餅，炙熱[二]熨之。正便止，勿令太過。○聖惠方。**熱病頭痛，**發熱進退。用大栝樓一枚，取瓤細剉，置瓷盌中，用熱湯一盞沃[三]之，蓋定良久，去滓服。聖惠方。**時疾發黄，**狂悶煩熱，不識人者。大瓜蔞實黄者一枚，以新汲水九合浸淘取汁，入蜜半合，朴消八分，

[一] 青黛：劑量缺。丹溪心法卷二欬嗽原方三藥均無劑量。時珍僅補前後二藥劑量。
[二] 熱：原作「熟」。今據聖惠方卷十九治中風口面斜諸方改。
[三] 沃：原作「沐」。今據證類卷八栝樓根改。

盡分再服便瘥。蘇頌圖經本草

小兒黄疸眼黄脾熱。用青瓜蔞焙研。每服一錢，水半盞，煎七分，臥時服。五更瀉下黄物立可。名逐黄散。普濟方

酒黄疸疾方同上。

小便不通腹脹。用瓜蔞焙研。每服二錢，熱酒下，頻服，以通爲度。紹興劉駐云：魏明州病此，御醫用此方治之得効。聖惠方

消渴煩亂黄栝蔞一個，酒一盞，洗去皮子，取瓤煎成膏，入白礬末一兩，丸梧子大。每米飲下十丸。聖惠方

燥渴腸祕九月十月熟蒸栝實，取瓤拌乾葛粉，銀石器中慢火炒熟爲末。食後夜臥各以沸湯點服二錢。寇宗奭衍義

吐血不止栝樓泥固煆存性，研三錢，糯米飲服，日再服。聖惠録

腸風下血栝樓一個燒灰，赤小豆半兩，爲末。每空心酒服一錢。普濟方

久痢五色大熟瓜蔞一個，煆存性，出火毒，爲末，作一服，溫酒服之。胡大卿一僕患痢半年，杭州一道人傳此而愈。本事方

大腸脫肛生栝樓搗汁溫服之，以猪肉汁洗手，挼之令暖自入。葛洪肘后方

小兒脫肛唇白齒焦，久則兩頰光，眉赤唇焦，啼哭。黄瓜蔞一個，入白礬五錢在內，固濟煆存性，爲末，糊丸如梧子大。每米飲下二十丸。摘玄方

牙齒疼痛瓜蔞皮、露蜂房燒灰擦牙，以烏桕根、荆柴根、葱根煎湯漱之。危氏得効方

咽喉腫痛語聲不出。經進方用栝樓皮、白僵蠶炒、甘草炒各二錢半，爲末。每服三錢半，薑湯下。或以綿裹半錢含嚥。一日二服。名發聲散。御藥院方

堅齒烏鬚大栝樓一個，開頂，入青鹽二兩，杏仁

合攪令消〔一〕盡。分再服，便〔二〕瘥。蘇頌圖經本草。小兒黄疸，眼黄脾熱。用青瓜蔞焙研。每服一錢，水半盞，煎七分，卧時服。五更瀉下黄物，立可。名逐黄散。普濟方。酒黄疸疾。方同上。小便不通，腹脹。用瓜蔞焙研。每服二錢，熱酒下。頻服，以通爲度。紹興刘驻云：魏明州病此，御醫用此方治之〔三〕，得效。聖惠方。消渴煩亂。黄栝樓一個，酒一盞，洗去皮子，取瓤煎成膏，入白礬末一兩，丸梧子大。每米飲下十丸。聖惠方。燥渴腸秘。九月、十月熟菰甊實，取瓤拌乾葛粉，銀石器中慢火炒熟，爲末。食後、夜卧各以沸湯點服二錢。寇宗奭衍義。吐血不止。栝樓泥固煅存性研三錢，糯米飲服，日再服。聖濟〔四〕録。腸風下血。栝樓一個燒灰，赤小豆半兩，爲末。每空心酒服一錢。普濟方。久痢五色。大熟瓜蔞一個，煅存性，出火毒，爲末，作一服，温酒服之。胡大卿一僕患痢半年，杭州一道人傳此而愈。本事方。大腸脱肛。生栝樓擣汁，温服之。以猪肉汁洗手挼之令暖，自入。葛洪肘後方。小兒脱肛。唇白齒焦，久則兩頰光，眉赤唇焦，啼哭。黄瓜蔞一個，入白礬五錢在内，固濟煅存性，爲末，糊丸梧子大。每米飲下二十丸。摘玄方。牙齒疼痛。瓜蔞皮、露蜂房燒灰擦牙，以烏桕根、荆柴根、葱根煎湯嗽之。危氏得效方。咽喉腫痛，語聲不出。經進方用栝樓皮、白僵蠶炒、甘草炒各二錢半，爲末。每服三錢半，薑湯下。或以綿裹半錢，含嚥。一日二服。名發聲散。御藥院方。堅齒烏鬚。大栝樓一個，開頂，入青鹽二兩、杏仁

〔一〕合攪令消：原脱。今據證類卷八栝樓根改補。
〔二〕便：此前原有一字闕。今據删同上。
〔三〕紹興……治之：凡十二字，百一選方卷之六第八門原作「紹興劉駐泊汝翼云：魏邸知明州時，宅庫之妻患此疾垂殆，隨行御醫某人治此藥令服，遂愈。」
〔四〕濟：原作「惠」。今據該方出聖濟總録卷六十八吐血改。

去皮尖二七粒原頂合札定蚯蚓泥和鹽固濟炭火煆存性研末每日揩牙三次令熱百日有驗如先有白鬚拔去以津接之即生黑者其治口齒之功不易具陳普濟方

面黑令白 栝樓瓤三兩杏仁一兩豬胰一具同研如膏每夜塗之令人光潤冬月不皸聖濟錄

胞衣不下 栝樓實一箇取子細研以酒與童子小便各半盞煎七分溫服無實用根亦可陳良甫婦人良方

乳汁不下 瓜蔞子淘洗控乾炒香瓦上翁令白色酒服一錢匕合面卧一夜流出〇姚僧垣集驗方

乳癰初發 大熟栝樓一枚熟搗以白酒一斗煮取四升去滓溫服一升日三服子母祕錄

諸癰發背 初起微赤栝樓搗末井華水服方寸匕梅師方

便毒初發 黃瓜蔞一個黃連五錢水煎連服效李仲南永類方

風瘡疥癩 生栝樓一二個打碎酒浸一日夜熱飲臞仙乾坤祕韞

熱遊丹腫 栝樓子仁末二大兩釅醋調塗楊氏產乳集驗方

楊梅瘡痘 小如指頂遍身者先服敗毒散後用此解皮膚風熱不過十服愈用栝樓皮爲末每服三錢燒酒下日三服集簡方

根【修治】天花粉 周憲王曰秋冬采根去皮寸切水浸逐日換水四五日取出搗泥以絹衣濾汁澄粉晒乾用

【氣味】苦寒無毒 時珍曰甘微苦酸微寒之才曰枸杞爲之使惡乾薑畏牛膝乾漆反烏頭

【主治】消渴身熱煩滿大熱補虛安中續絶傷本經除腸胃中痼熱八疸

浸

去皮尖三七粒，原頂合扎〔一〕定，蚯蚓泥和鹽固濟，炭火煅存性，研末。每日揩牙三次，令熱，百日有驗。如先有白鬚，拔去以藥投之，即生黑者。其治口齒之功，未易具陳。普濟方。面黑令白。栝樓瓤三兩，杏仁一兩，猪胰一具，同研如膏。每夜塗之，令人光潤，冬月不皴。聖濟録。胞衣不下。栝樓實一箇，取子細研，以酒與童子小便各半琖，煎七分，温服。無實，用根亦可。陳良甫婦人良方。乳汁不下。瓜蔞子淘洗，控乾炒香，瓦上㩉〔二〕令白色，爲末〔三〕，酒服一錢匕，合面卧一夜，流出。○姚僧坦集驗方。乳癰初發。大熟栝樓一枚熟搗，以白酒一斗，煮取四升，去滓温服一升，日三服。子母秘録〔四〕。諸癰發背，初起微赤。栝樓搗末，井華水服方寸匕。梅師方。便毒初發。黄瓜蔞一個，黄連五錢，水煎，連服效。李仲南永類方。風瘡疥癩。生栝樓一二個打碎，酒浸一日夜。熱飲。臞仙乾坤秘韞〔五〕。熱遊丹腫。栝樓子仁末二大兩，釅醋調塗。楊氏産乳集驗方。楊梅瘡痘，小如指頂，遍身者。先服敗毒散，後用此解皮膚風熱，不過十服愈。用栝樓皮爲末，每服三錢，燒酒下，日三服。集簡方。

根。【修治】天花粉。【周憲〔六〕王曰】秋冬采根，去皮寸切，水浸〔七〕，逐日换水，四五日取出，搗泥，以絹袋濾〔八〕汁澄粉，晒〔九〕乾用。

【氣味】苦，寒，無毒。【時珍曰】甘、微苦、酸，微寒。【之才曰】枸杞爲之使。惡乾薑。畏牛膝、乾漆。反烏頭。【主治】消渴身熱，煩滿大熱，補虚安中，續絶傷。本經。除腸胃中痼熱，八疸

〔一〕扎：原作「礼」。普濟方卷五十鬚髮黄白「栝蔞散」作「系」。今從錢本改。
〔二〕㩉：原作「翕」。今據證類卷八栝樓根改。
〔三〕爲末：原脱。今據補同上。
〔四〕録：原作「録」。今據改同上。
〔五〕韞：原作「温」。今據卷一引據古今醫家書目改。
〔六〕憲：據明史周定王橚傳當作「定」。
〔七〕浸：原作「温」。今據救荒本草卷上之後瓜樓根改。
〔八〕袋濾：原作「衣慮」。今據改同上。
〔九〕晒：原作「洒」。今據改同上。

身面黃脣乾口燥短氣止小便利通月水別錄治熱狂時疾通小腸消腫毒乳癰發背痔瘻瘡癤排膿生肌長肉消撲損瘀血大明

發明 恭曰用根作粉潔白美好食之大宜虛熱人杲曰栝樓根純陰解煩渴行津液心中枯涸者非此不能除與辛酸同用導腫氣成無己曰津液不足則為渴栝樓根味苦微寒潤枯燥而通行津液是為渴所宜也時珍曰栝樓根味甘微苦酸其莖葉味酸酸能生津感召之理故能止渴潤枯微苦降火甘不傷胃昔人只言其苦寒似未深察

附方 舊十二新十二 消渴飲水 千金方作粉法取大栝樓根去皮寸切水浸五日日易水浸出搗研濾過澄粉曬乾每服方寸匕水化下日三服亦可入粥及乳酪中食之○肘后方用栝樓根薄切炙取五兩水五升煮四升隨意飲之○外臺秘要用生栝樓根三十斤以水一石煮取一斗半去滓以牛脂五合煎至水盡用暖酒先食服如雞子大日三服最妙○聖惠方用栝樓根黃連三兩為末蜜丸梧子大每服三十丸日二○又玉壺丸用栝樓根人參等分為末蜜丸梧子大每服二十丸麥門冬湯下 傷寒煩渴 引飲栝樓根三兩水五升煮一升分二服先以淡竹瀝一斗水二升煮好銀二兩半冷飲汁然後服此外臺秘要 百合病渴 栝樓根牡蠣熬等分為散飲服方寸匕

身面黄，脣乾口燥短氣，止小便利，通月水。別録。治熱狂時疾，通小腸，消腫毒，乳癰發背，痔瘻瘡癤，排膿生肌長肉，消撲損瘀血。大明。

【發明】【恭曰】用根作粉，潔白美好，食之大宜虚熱人。【杲曰】栝樓根純陰，解煩渴，行津液。心中枯〔一〕涸者，非此不能除。與辛酸同用，導腫氣。【成無己曰】津液不足則爲渴。栝樓根味苦微寒，潤枯燥而通行津液，是爲渴所宜也。【時珍曰】栝樓根味甘微苦酸。其莖葉味酸。酸能生津，感召之理，故能止渴潤枯。微苦降火，甘不傷胃。昔人只言其苦寒，似未深察。

【附方】舊十二，新十二。消渴飲水。千金方作粉法：取大栝樓根去皮寸切，水浸五日，逐日易水，取出搗研，濾過澄粉，晒乾。每服方寸匕，水化下，日三服。亦可入粥及乳酪中食之。○肘後方用栝樓根薄切炙，取五兩，水五升，煮四升，隨意飲之。○外臺秘要用生栝樓根三十斤，以水一碩，煮取一斗半，去滓，以牛脂〔二〕五合，煎至水盡。用暖酒先食服如雞子大，日三服，最妙。○聖惠方用栝樓根、黄連三兩〔三〕，爲末蜜丸梧子大。每服三十丸，日二。○又玉壺丸：用栝樓根、人參等分，爲末，蜜丸梧子大。每服三十丸，麥門冬湯下。傷寒煩渴引飲。栝樓根三兩，水五升，煮一升，分二服。先以淡竹瀝〔四〕一斗，水二升，煮好銀二兩半，冷飲汁，然後服此。外臺秘要〔五〕。百合病渴。栝樓根、牡蠣熬等分〔六〕，爲散。飲服方寸匕。

〔一〕枯：原作「沽」。今據本草發揮卷二栝蔞根引「潔古云」改。
〔二〕脂：原作「指」。今據外臺卷十一渴利虚經脉澀成癰膿方改。
〔三〕三兩：聖惠方卷五十三有兩首近似方。其中「治熱渴諸方」引作「各等分」，然以麥門冬煮熟爛研爲丸。「治痟渴諸方」引作三兩，蜜丸，然栝樓根作「黄瓜根」，即王瓜根，與栝樓爲同屬植物。
〔四〕瀝：原作「歷」。今據外臺卷二傷寒煩渴方改。
〔五〕要：原作「專」。今據證類卷八栝樓根改。
〔六〕分：原闕。今據永類鈐方卷八南陽活人書傷寒集要方補。

永類方

黑疸危疾瓜蔞根一斤，搗汁六合，頓服，隨有黃水從小便出，如不出再服湯起。簡便方

小兒發黃皮肉面目皆黃。用生栝樓根搗取汁二合，蜜一大匙，和勻，暖服，日一服。廣利方

小兒熱病壯熱頭痛。用栝樓根末，乳汁調服半錢。聖惠方

虛熱咳嗽天花粉一兩，人參三錢，為末。每服一錢，米湯下。集簡方

偏疝痛極劫之立住。用綿袋包暖陰囊，取天花粉五錢，以醇酒一盞浸之，自卯至午，微煎滾，露一夜，次早低凳坐定，兩手按膝，飲下即愈，未下再一服。本草蒙筌

小兒囊腫天花粉一兩，炙甘草一錢半，水煎，入酒服。全幼心鑑

耳卒烘烘栝樓根削尖，以臘豬脂煎三沸，取塞耳，三日即愈。肘後方

耳聾未久栝樓根三十斤細切，以水煮汁，如常釀酒，久服甚良。肘後方

產後吹乳腫硬疼痛，輕則為妬乳，重則為癰。用栝樓根末一兩，乳香一錢，為末。溫酒每服二錢。李仲南永類方

乳汁不下栝樓根燒存性，研末，飲服方寸匕。或以五錢，酒水煎服。楊氏產乳

癰腫初起孟詵食療：用栝樓根苦酒熬燥，搗篩，以苦酒和，塗紙上，貼之。○楊文蔚方：用栝樓根、赤小豆等分，為末，醋調塗之。

天泡濕瘡天花粉、滑石等分，為末，水調搽之。普濟方

楊梅天泡天花粉、川芎藭各四兩，槐花一兩，為末，米糊丸梧子大。每空心淡薑湯下七八十丸。簡便方

折傷腫痛栝樓根搗塗，重布裹之，熱除，痛即止。葛洪肘後方

箭鏃不出栝樓根搗傅之，日三易，自出。

永類方。**黑疸危疾。**瓜蔞根一斤，搗汁六合，頓服。隨有黄水從小便出。如不出，再服。楊起簡便方。**小兒發黄。**皮肉面目皆黄。用生栝樓根搗取汁二合，蜜二大匙和勻。暖服，日一服。廣利方。**小兒熱病，**壯熱頭痛。用栝樓根末，乳汁調服半錢。聖惠方。**虚熱欬嗽。**天花粉一兩，人參三錢，爲末。每服一錢，米湯下。集簡方。**偏疝痛極。**刼之立住。用綿袋包暖陰囊。取天花粉五錢，以醇酒一盌浸之，自卯至午，微煎滚，露一夜。次早低凳坐定，兩手按膝，飲下即愈，未效〔一〕再一服。本草蒙筌。**小兒囊腫。**天花粉一兩，炙甘草一錢半，水煎，入酒服。全幼心鑑。**耳卒烘烘。**栝樓根削尖，以臘豬脂煎三沸，取塞耳，三日即愈。肘後方。**耳聾未久。**栝樓根三十斤細切，以水煮汁，如常釀酒，久服甚良。肘後方。**産後吹乳，**腫硬疼痛，輕則爲妬乳，重則爲乳癰。用栝樓根末一兩，乳香一錢，爲末。温酒每服二錢。李仲南永類方。**乳汁不下。**栝樓根燒存性，研末，飲服方寸匕。或以五錢，酒水煎服。楊氏産乳。**癰腫初起。**孟詵食療用栝樓根苦酒熬燥。搗篩，以苦酒和，塗紙上，貼之。○楊文蔚方：用栝樓根、赤小豆等分，爲末，醋調塗之。**天泡濕瘡。**天花粉、滑石等分，爲末，水調搽之。普濟方。**楊梅天泡。**天花粉、川芎藭各二〔二〕兩，槐花一兩，爲末，米糊丸梧子大。每空心淡薑湯下七八十丸。簡便方。**折傷腫痛。**栝樓根搗塗，重布裹之。熱除，痛即止。葛洪肘後方。**箭鏃不出。**栝樓根搗傅之，日三易，自出。

〔一〕效：原作「下」。今據本草蒙筌卷二栝蔞實改。
〔二〕二：原作「西」。今經驗奇效單方卷上瘡瘍改。

此瓜古字利、
今按可良須布利

崔元亮海上方　鍼刺入肉　方同上　痘後目障　天花粉蛇蛻等分為末羊子肝批開入藥在內米泔煮熟切食次女病此服之頃刻而愈周密齊東野語

莖葉　氣味酸寒無毒　主治中熱傷暑別錄

王瓜本經中品

釋名　土瓜本經　鉤𤬸郭璞　老鴉瓜圖經　馬雹瓜音雹　赤雹子衍義　野甜瓜綱目　師姑草土宿　公公鬚　頌曰月令四月王瓜生即此也均房間人呼為老鴉瓜亦曰菟瓜按爾雅云黃菟瓜郭璞注云似土瓜而土瓜自謂之藈姑又名鉤𤬸則菟瓜別是一物也又曰芴菲亦謂之土瓜別是一物非此土瓜也其類同名良多不可不辨時珍曰土瓜其根作土氣其實似瓜也或云根味如瓜故名土瓜王字不知何義瓜似雹子熟則色赤鴉喜食之故俗名赤雹老鴉瓜一葉之下一須故俚人呼為公公鬚與地黃苗名婆婆奶可為屬對

集解　別錄曰王瓜生魯地平澤田野及人家垣墻間三月采根陰乾弘景曰今土瓜生籬院間子熟時赤如彈丸其根不入大方正單行小小爾鄭玄注月令四月王瓜生以為菝葜殊謬矣恭曰四月生苗延蔓葉似栝樓葉圓無叉缺有毛刺五月開黃花花下結子如彈丸生青熟赤根似葛而細多糝謂之土瓜根北間者其□累累相連大如棗皮黃肉白苗子相

崔元亮海上方。鍼刺入肉。方同上。痘後目障。天花粉、蛇蜕洗焙，等分，爲末。羊子肝批開，入藥在内，米泔水〔一〕煮熟，切食。次女病此，服之旬餘而愈。周密齊東野語。

莖、葉。【氣味】酸，寒，無毒。【主治】中熱傷暑。別録。

王瓜本經中品

【釋名】土瓜本經、鈎𦼮郭璞、老鵶瓜圖經、馬瓟瓜瓟音雹、赤雹子衍義、野甜瓜綱目、師姑草土宿、公公鬚。

【頌曰】月令「四月王瓜生」，即此也。均、房間人呼爲老鵶瓜，亦曰菟瓜。按爾雅云：黄，菟瓜。郭璞注云：似土瓜。而土瓜自謂之藈姑，又名鈎𦼮，則菟瓜別是一物也。又曰：芴，菲，亦謂之土瓜。別是一物，非此土瓜也。異類同名甚多，不可不辨。【時珍曰】土瓜其根作土氣，其實〔二〕似瓜也。或云根味如瓜，故名土瓜。王字不知何義。瓜似雹子，熟則色赤，鵶喜食之，故俗名赤雹、老鵶瓜。一葉之下一鬚，故俚人呼爲公公鬚。與地黄苗名婆婆奶，可爲屬對。

【集解】【別録曰】生魯地平澤田野，及人家垣牆間。三月采根，陰乾。【弘景曰】今土瓜生籬院間。子熟時赤如彈丸。其根不入大方，正單行小小爾。鄭玄注月令四月王瓜生，以爲菝葜，殊謬矣。【恭曰】四月生苗延蔓，葉似栝樓葉，但無叉〔三〕缺，有毛刺。五月開黄花。花下結子如彈丸，生青熟赤。根似葛而細多糝，謂之土瓜根。北間者，其實〔四〕纍纍相連，大如棗，皮黄肉白。苗子〔五〕

〔一〕水：原字似「泔」，與前一「泔」字重複。江西本作「汁」。今據齊東野語卷八小兒瘡痘改。
〔二〕實：原闕一字。上圖本經描補。今從江西本補。
〔三〕叉：原作「又」。今據證類卷九王瓜改。
〔四〕實：原闕一字。上图本經描補。今據補同上。
〔五〕苗子：底本二字漫漶。内閣本「苗子」二字相對清晰，與證類卷九王瓜引唐本注同，今據補正。

相似，根狀不同，試療黃疸破血，南者大勝也。【宗奭曰】王瓜其殼徑寸，長二寸許，上微圓，下尖長，七八月熟，紅赤色。殼中子如螳螂頭者，今人又謂之赤雹子。其根即土瓜根也，於細根上又生淡黃根，三五相連，如大指許。根與子兩用。【時珍曰】王瓜三月生苗，其蔓多鬚，嫩時可茹。其葉圓如馬蹄而有尖，面青背淡，澀而不光。六七月開五出小黃花，成簇。結子纍纍，熟時有紅黃二色，皮亦粗澀。根不似葛，但如栝樓根之小者，澄粉甚白膩，須深掘二三尺乃得正根。江西人栽之沃土，取根作蔬食，味如山藥。

根【氣味】苦，寒，無毒。【權曰】平。【藏器曰】有小毒。能吐下人，取汁制雄、汞。【主治】消渴內痺，瘀血月閉，寒熱酸疼，益氣愈聾。本經。療諸邪氣，熱結鼠瘻，散癰腫留血，婦人帶下不通，下乳汁，止小便數不禁，逐四肢骨節中水，治馬骨刺人瘡。別錄。天行熱疾，酒黃病，壯熱心煩悶，熱勞排膿，消撲損瘀血，破癥癖，落胎。大明。主蠱毒，小兒閃癖，痞滿痰瘧。並取根及葉搗汁，少少服，當吐下。藏器。利大小便，治面黑面瘡。時珍。

相似〔一〕，根狀不同。若療黄疸破血，南者大勝也。【宗奭曰】王瓜其殼徑寸，長二寸許，上微圓，下尖長，七八月熟，紅赤色。殼中子如螳螂頭者，今人又謂之赤雹子。其根即土瓜根也。於細根上又生淡黄根，三五相連，如大指許。根與子兩用。【時珍曰】王瓜三月生苗，其蔓多鬚，嫩時可茹。其葉圓如馬蹄而有尖，面青背淡，澀而不光。六七月開五出小黄花成簇。結子纍纍，熟時有紅黄二色，皮亦粗澀。根不似葛，但如栝樓根之小者，澄粉甚白膩，須深掘二三尺乃得正根。江西人栽之沃土，取根作蔬食，味如山藥。

根。【氣味】苦，寒，無毒。【權曰】平。【藏器曰】有小毒，能吐下人。取汁制雄、汞。【主治】消渴内痺，瘀血月閉，寒熱酸疼，益氣愈聾。本經。療諸邪氣，熱結鼠瘻，散癰腫留血，婦人帶下不通，下乳汁，止小便數不禁，逐四肢骨節中水，治馬骨刺人瘡。别録。天行熱疾，酒黄病，壯熱心煩悶，熱勞，排膿，消撲損瘀血，破癥癖，落胎。大明。主蠱毒，小兒閃癖，痞滿痰瘧。并取根及葉擣汁，少少服，當吐下。藏器。利大小便，治面黑面瘡。時珍。

〔一〕似：原作「但」。今據證類卷九王瓜改。

附方舊五新七

小兒發黃 土瓜根生擣汁三合與服，不過三次。蘇頌圖經

黃疸變黑 醫所不能治，用土瓜根汁，平旦溫服一小升，午刻黃水從小便出；不出再服。

小便如泔 乃腎虛也。王瓜散：用王瓜根一兩，白石脂二兩，菟絲子酒浸二兩，桂心一兩，牡蠣粉一兩，為末。每服二錢，大麥粥飲下。衛生寶鑑

小便不通 土瓜根擣汁，入少水解之，筒吹入下部。肘後方

大便不通 上方吹入肛門內。二便不通，前後吹之取通。肘後

乳汁不下 土瓜根為末，酒服一錢，一日二服。楊氏產乳方

經水不利 帶下，少腹滿，或經一月再見者，土瓜根散主之：土瓜根、芍藥、桂枝、䗪蟲各三兩，為末，酒服方寸匕，日三服。仲景金匱方

婦人陰㿉 上方同。

一切漏疾 土瓜根擣傅之，燥則易。千金方

中諸蠱毒 土瓜根大如指長三寸，切，以酒半升漬一宿，服當吐下。外臺秘要

面上痱瘡 土瓜根擣末，漿水和勻。入夜別以漿水洗面塗藥，旦復洗之。百日光彩射人，夫妻不相識也。曾用有效。肘後方

耳聾灸法 濕土瓜根削半寸，塞耳內，以艾灸七壯，每旬一灸，愈乃止。聖濟錄

子 【氣味】酸、苦，平，無毒。【主治】生用潤心肺，治黃病。炒用治肺痿吐血，腸風瀉血，赤白痢。炒入藥。主蠱毒。甄權 反胃吐食。時珍

【附方】舊五，新七。小兒發黄。土瓜根生擣汁三合與服，不過三次。蘇頌圖經。黄疸變黑，醫所不能治。用土瓜根汁，平旦温服一小升，午刻黄水當從小便出。不出再服。肘後方〔一〕。小便如泔。乃腎虚也。王瓜散：用王瓜根一兩，白石脂二兩，兔絲子酒浸二兩，桂心一兩，牡蠣粉一兩，爲末。每服二錢，大麥粥飲下。衛生寶鑑。小便不通。土瓜根擣汁，入少水解之，筒吹入下部。肘後方。大便不通。上方吹入肛門内。二便不通，前後吹之，取通。肘後。乳汁不下。土瓜根爲末。酒服一錢，一日二服。楊氏産乳方。經水不利，帶下，少腹滿，或經一月再見者，土瓜根散主之。土瓜根、芍藥、桂枝、䗪蟲各三兩，爲末。酒服方寸匕，日三服。仲景金匱方。婦人陰㿗。方同上。一切漏疾。土瓜根擣傅之，燥則易。千金方。中諸蠱毒。土瓜根大如指，長三寸，切，以酒半升，漬一宿，服，當吐下。外臺秘要。面上痱瘖。土瓜根擣末，漿水和匀。入夜别以漿水洗面塗藥，旦復洗之。百日光彩射人，夫妻不相識也。曾用有效。肘後方。耳聾灸法。濕土瓜根，削半寸塞耳内，以艾灸七壯，每旬一灸，愈乃止。聖濟録。

子。【氣味】酸、苦，平，無毒。【主治】生用：潤心肺，治黄病。炒用：治肺痿吐血，腸風瀉血，赤白痢。大明。主蠱毒。甄權。反胃吐食。時珍。

〔一〕肘後方：原脱。今據證類卷八王瓜補。

【附方】新八　消渴飲水 雹瓜去皮，每食後嚼二三兩，五七度瘥。聖惠方　傳尸勞瘵 赤雹兒俗名王瓜，焙爲末，每酒服一錢。十藥神書　反胃吐食 馬雹兒燈上燒存性一錢，入好棗肉、平胃散末二錢，酒服，食即可下。即野甜瓜，北方多有之。丹溪纂要　痰熱頭風 懸栝樓一個，赤雹兒七個焙，大力子即牛蒡子焙四兩，爲末。每食後茶或酒服三錢。忌動風發熱之物。　筋骨痛攣 馬雹兒子炒開口，爲末。每酒服一錢，日二服。集簡方　赤目痛澀 不可忍。小圓瓜蔞藤上大如彈丸紅色皮上有刺者，九月、十月采，日乾，槐花炒、赤芍藥等分，爲末。每服二錢，臨臥溫酒下。衛生家寶方　瘀血作痛 赤雹兒燒存性研末，無灰酒空心服二錢。集簡方　大腸下血 王瓜一兩燒存性，地黃二兩，黃連半兩，爲末，蜜丸梧子大。米飲下三十丸。指南方

葛 本經中品

【校正】併入開寶葛粉

【釋名】雞齊本經　鹿藿別錄　黃斤別錄　時珍曰：葛從曷，諧聲也。鹿食九草，此其一種，故曰鹿藿。黃斤未詳。

【集解】別錄曰：葛根生汶山山谷。五月采根，暴乾。弘景曰：即今之葛根，人皆蒸食之。當取入土深大者，破而日乾之。南康、廬陵間最勝，多肉而少筋，甘美，但爲藥不及耳。恭曰：葛雖除毒，其根入土五六寸已上者，名葛脰，脰者頸也，服之令人

【附方】新八。消渴飲水。雹瓜去皮。每食後嚼二三兩，五七度瘥。聖惠方。傳尸勞瘵。赤雹兒，俗名王瓜，焙爲末。每酒服一錢。十藥神書。反胃吐食。馬雹兒燈上燒存性一錢，入好棗肉、平胃散末二錢，酒服，食即可下。即野甜瓜，北方多有之。丹溪纂要。痰熱頭風。懸栝樓一個，赤雹兒七個焙，大力子即牛蒡子焙四兩，爲末。每食後茶或酒服三錢。忌動風發熱之物。筋骨痛攣。馬雹兒子炒開口，爲末。酒服一錢，日二服。集簡方。赤目痛澀不可忍。小圓瓜蔞，籬上大如彈丸、紅色、皮上有刺者，九月、十月采，日乾，槐花炒、赤芍藥等分，爲末。每服二錢，臨卧温酒下。衛生家寶方。瘀血作痛。赤雹兒燒存性，研末。無灰酒空心服二錢。集簡方。大腸下血。王瓜一兩燒存性，地黄二兩，黄連半兩，爲末，蜜丸梧子大。米飲下三十丸。指南方。

葛本經中品

【校正】併入開寶葛粉。

【釋名】雞齊本經、鹿藿別録、黄斤別録。【時珍曰】葛從曷，諧聲也。鹿食九草，此其一種，故曰鹿藿。黄斤未詳。

【集解】【別録曰】葛根生汶山山谷，五月采根，暴乾。【弘景曰】即今之葛根，人皆蒸食之。當取入土深大者，破而日乾之。南康、廬陵間最勝，多肉而少筋，甘美，但爲藥不及耳。【恭曰】葛雖除毒，其根入土五六寸已上者，名葛脰，脰者頸也。服之令人

吐以有微毒也本經葛穀即是其實也頌曰今處處有之江
浙尤多春生苗引藤蔓長一二丈紫色葉頗似楸葉而小色
青七月着花粉紫色似豌豆花不結實根形大如手臂紫黑
色五月五日午時采根暴乾以入土深者爲佳今人多作粉
食（宗奭曰）澧鼎之間冬月取生葛搗爛入水中揉出粉澄成
垜入沸湯中良久色如膠其體甚韌以蜜拌食擦入生薑少
許尤妙又切入茶中待賓雖甘而無益又將生葛根煮熟作
果實賣吉州南安亦然（時珍曰）葛有野生有家種其蔓延長
取治可作絺綌其根外紫内白長者七八尺其葉有三尖如
楓葉而長面青背淡其花成穗纍纍相綴紅紫色其莢如小
黄豆莢亦有毛其子緑色扁扁如鹽梅子核生嚼腥氣八九
月采之本經所謂葛穀是也唐蘇恭亦言葛穀是實而宋蘇
頌謂葛花不結實誤矣
其花晒乾亦可炼食

葛根（氣）（味）甘辛平無毒（別録曰）生根汁大寒（好古曰）氣平味甘升也陽也陽明經行經的藥也

（主）（治）消渴身大熱嘔吐諸痺起陰氣解諸毒本經療傷寒中風
頭痛解肌發表出汗開腠理療金瘡止脇風痛別録治天行上
氣嘔逆開胃下食解酒毒甄權治胷膈煩熱發狂止血痢通小
腸排膿破血傅蛇蟲齧署毒箭傷大明殺野葛巴豆百藥毒之才

吐，以有微毒也。本經葛穀，即是其實也。【頌曰】今處處有之，江浙尤〔一〕多。春生苗，引藤蔓，長一二丈，紫色。葉頗似楸〔二〕葉而小，色青。七月着花，粉紫色，似豌豆花，不結實。根形大如手臂，紫黑色，五月五日午時采根，暴乾，以入土深者爲佳，今人多作粉食。【宗奭曰】澧、鼎之間，冬月取生葛，搗爛入水中，揉出粉，澄成垜，入沸湯中良久，色如膠，其體甚韌，以蜜拌食，捺〔三〕入生薑少許尤妙。又切入茶中待賓，雖甘而無益。又將生葛根煮熟，作果實賣。吉州、南安亦然。【時珍曰】葛有野生，有家種。其蔓延長，取治可作絺綌。其根外紫内白，長者七八尺。其葉有三尖，如楓葉而長，面青背淡。其花成穗，纍纍相綴，紅紫色。其莢如小黄豆莢，亦有毛。其子緑色，扁扁如鹽梅子核，生嚼腥氣，八九月采之。本經所謂葛穀是也。唐蘇恭亦言葛穀是實，而宋蘇頌謂葛花不結實，誤矣。其花晒乾亦可煠食。

葛根。【氣味】甘、辛，平，無毒。【别録曰】生根汁：大寒。【好古曰】氣平味甘，升也，陽也，陽明經行經的藥也。

【主治】消渴，身大熱，嘔吐，諸痹，起陰氣，解諸毒。本經。療傷寒中風頭痛，解肌發表出汗，開腠理，療金瘡，止脇風痛。别録。治天行上氣嘔逆，開胃下食，解酒毒。甄權。治胸膈煩熱發狂，止血痢，通小腸，排膿破血。傅蛇蟲〔四〕齧，罯毒箭傷。大明。殺野葛、巴豆、百藥毒。之才。

〔一〕尤：原作「猶」。今據證類卷八葛根改。本條下同此誤徑改，不注。
〔二〕楸：原作「秋」。今據改同上。
〔三〕捺：原作「捺」，爲「捺」之異體。衍義卷九葛根作「擦」。「擦」音擦，義同「擦」，摩擦；又音撒，義同「撒」，撒布。後者義長。
〔四〕蟲：原作「蟲」。今據改同上。

生者墮胎。蒸食，消酒毒，可斷穀不飢。作粉猶妙。（藏器）作粉，止渴，利大小便，解酒，去煩熱，壓丹石，傅小兒熱瘡。搗汁飲，治小兒熱痞。（開寶）猘狗傷，搗汁飲，幷末傅之。（蘇恭）散鬱火。（時珍）

【發明】（弘景曰）生葛搗汁飲，解溫病發熱。五月五日中時取根爲屑，療金瘡斷血，爲要藥。亦療瘧及瘡，至良。（頌曰）張仲景治傷寒有葛根湯，以其主大熱，解肌發腠理故也。（元素曰）升陽生津，脾虛作渴者，非此不除。勿多用，恐傷胃氣。張仲景治太陽陽明合病，桂枝湯內加麻黃、葛根。又有葛根黃芩黃連解肌湯，是用此以斷太陽入陽明之路，非即太陽藥也。頭顱痛如破，乃陽明中風，可用葛根葱白湯，爲陽明仙藥。若太陽初病，未入陽明而頭痛者，不可便服升麻、葛根發之，是反引邪氣入陽明，爲引賊破家也。（震亨曰）凡癍痘已見紅點，不可用葛根升麻湯，恐表虛反增癍爛也。（杲曰）乾葛其氣輕浮，鼓舞胃氣上行，生津液，又解肌熱，治脾胃虛弱泄瀉聖藥也。（徐用誠曰）葛根氣味俱薄，輕而上行，浮而微降，陽中陰也。其用有四：止渴一也，解酒二也，發散表邪三也，發瘡疹難出四也。（時珍曰）本草十劑云：輕可去實，麻黃、葛根之屬。蓋麻黃乃太陽經藥，兼入肺經，肺主皮毛；葛根乃陽明經藥，兼入脾經，脾主肌肉。所以二味藥皆輕揚發散，而所入迥然不同也。

【附方】舊十五，新八。

數種傷寒：庸人不能分別，今取一藥兼治。天行時氣，初覺頭痛，內熱脉洪者。葛根四

生者：墮胎。蒸食：消酒毒，可斷穀不飢。作粉尤妙。藏器。作粉：止渴，利大小便，解酒，去煩熱，壓丹石，傅小兒熱瘡。搗汁飲，治小兒熱痞。開寶。猘狗傷，搗汁飲，并末傅之。蘇恭。散鬱火。時珍。

【發明】【弘景曰】生葛搗汁飲，解温病發熱。五月五日日[一]中時，取根爲屑，療金瘡斷血爲要藥，亦療瘧及瘡，至良。【頌曰】張仲景治傷寒有葛根湯，以其主大熱，解肌、發腠理故也。【元素曰】升陽生津，脾虚作渴者，非此不除。勿多用，恐傷胃氣。張仲景治太陽陽明合病，桂枝湯内加麻黄、葛根，又有葛根黄芩黄連解肌湯，是用此以斷太陽入陽明之路，非即太陽藥也。頭顱痛如破，乃陽明中風，可用葛根葱白湯，爲陽明仙藥。若太陽初病，未入陽明而頭痛者，不可便服升麻、葛根發之，是反引邪氣入陽明，爲引賊破家也。【震亨曰】凡癍痘已見紅點，不可用葛根升麻湯，恐表虚反增斑爛也。【杲曰】乾葛其氣輕浮，鼓舞胃氣上行，生津液，又解肌熱，治脾胃虚弱泄瀉聖藥也。【徐用誠曰】葛根氣味俱薄，輕而上行，浮而微降，陽中陰也。其用有四：止渴一也，解酒二也，發散表邪三也，發瘡疹難出四也。【時珍曰】本草十劑云：輕可去實，麻黄、葛根之屬。蓋麻黄乃太陽經藥，兼入肺經，肺主皮毛；葛根乃陽明經藥，兼入脾經，脾主肌肉。所以二味藥皆輕揚發散，而所入迥然不同也。

【附方】舊十五，新八。數種傷寒。庸人不能分別，今取一藥兼治。天行時氣，初覺頭痛，内熱脉洪者。葛根四

〔一〕日：原脱。今據證類卷八葛根補。

兩水二升入豉一升煑取半升服生薑汁尤佳傷寒類要

時氣頭痛 壯熱生葛根洗淨擣汁一大盞豉一合煎六分去滓分服汗出即瘥未汗再服若心熱加卮子仁十枚聖惠方

傷寒頭痛 二三日發熱者葛根五兩香豉一升以童子小便八升煎取二升分三服食葱粥取汗梅師方

妊娠熱病 葛根汁二升分三服傷寒類要

預防熱病 急黃賊風葛粉二升生地黃一升香豉半升為散每食後米飲服方寸匕日三服有病五服龐安常傷寒論

辟瘴不染 生葛擣汁一小盞服去熱毒氣也聖惠方

煩躁熱渴 葛粉四兩先以水浸粟米半升一夜漉出拌勻煑熟以糜飲和食 食醫心鏡

小兒熱渴 久不止葛根半兩水煎服聖惠方

乾嘔不息 葛根擣汁服一升瘥肘後方

小兒嘔吐 壯熱食癇葛粉二錢水二合調勻傾入錫鑼中重湯盪熟以糜飲和食 昝殷食醫心鏡

心熱吐血 不止生葛擣汁半升頓服立瘥廣利方

衄血不止 生葛擣汁服三服即止聖惠方

熱毒下血 因食熱物發者生葛根二斤擣汁一升入藕一升和服 梅師方

傷筋出血 葛根擣汁飲乾者煎服仍熬屑傅之 外臺祕要

臂腰疼痛 生葛根嚼之蘸汁取效乃止 肘後方

金創中風 痓強欲死生葛根四大兩以水三升煑取一升去滓分服口噤者灌之若乾者擣末調三指撮仍以此及竹瀝多服取効 貞元廣利方

服藥過劑 苦煩生葛汁飲之乾者煎汁服

兩，水二升，入豉一升，煮取半升服。擣生根〔一〕汁尤佳。傷寒類要。**時氣頭痛**，壯熱。生葛根洗净，擣汁一大盞，豉一合，煎六分，去滓分服，汗出即瘥。未汗再服。若心熱，加卮子仁十枚。聖惠方。**傷寒頭痛**，二三日發熱者。葛根五兩，香豉一升，以童子小便八升，煎取二升，分三服。食葱粥取汗。梅師方。**妊娠熱病**。葛根汁二升，分三服。傷寒類要。**預防熱病**、急黄、賊風。葛粉二升，生地黄一升，香豉半升，爲散。每食後米飲服方寸匕，日三服。有病五服。龐安常傷寒論。**辟瘴不染**。生葛擣汁一小盞服，去熱毒氣也。聖惠方。**煩躁熱渴**。葛粉四兩，先以水浸粟米半升，一夜漉出，拌匀，煮熟，以糜飲和食〔二〕。食醫心鏡。**小兒熱渴**久不止。葛根半兩，水煎服。聖惠方。**乾嘔不息**。葛根擣汁服一升，瘥。肘後方。**小兒嘔吐**，壯熱食癇。葛粉二錢，水二合，調匀。傾入錫鑼中，重湯煮〔三〕熟，以糜飲和食。昝殷食醫心鏡。**心熱吐血**，不止。生葛擣汁半升，頓服，立瘥。廣利方。**衄血不止**。生葛擣汁服，三服即止。聖惠方。**熱毒下血**，因食熱物發者。生葛根二斤，擣汁一升，入藕汁〔四〕一升，和服。梅師方。**傷筋出血**。葛根擣汁飲。乾者煎服。仍熬屑傅之。外臺秘要。**臂腰疼痛**。生葛根嚼之嚥汁，取效乃止。肘後方。**金創中風**，痓强欲死。生葛根四大兩，以水三升，煮取一升，去滓分服。口噤者灌之。若乾者，擣末調三指撮。仍以此及竹瀝多服，取效。貞元廣利方。**服藥過劑**，苦煩。生葛汁飲之。乾者煎汁服。

〔一〕擣生根：原作「生薑」。今據證類卷八葛根改。
〔二〕以糜飲和食：同上引聖惠方作「食之」。
〔三〕盪：證類卷八葛根作「煮」。
〔四〕汁：原脱。今據補同上。

肘後方 酒醉不醒 生葛汁飲二升便愈千金方 諸藥中毒 發狂煩悶吐下欲死葛根煑汁服

肘後方 解中鴆毒 氣欲絶者葛粉三合水三盞調服口噤者灌之 聖惠方 虎傷人瘡 生葛煑濃汁洗之仍擣末水服方寸匕日夜五六服梅師方

葛穀 氣味 甘平無毒 主治 下痢十歲已上 本經 解酒毒 時珍

葛花 氣味 同穀 主治 消酒 別錄弘景曰同小豆花乾末酒服飲酒不醉也 腸風下血 時珍

葉 主治 金瘡止血挼傅之 別錄

蔓 主治 卒喉痺燒研水服方寸匕 蘇恭 消癰腫 時珍

附方 新三 婦人吹乳 葛蔓燒灰酒服二錢三服効衛生易簡方 癤子初起 葛蔓燒灰水調傅之即消千金方 小兒口噤 病在咽中如麻豆許令兒吐沫不能乳食葛蔓燒灰一字和乳汁點之即瘥 聖惠方

附錄 鐵葛 拾遺 藏器曰根味甘溫無毒主一切風血氣羸弱令人性健久服治風緩偏風生山南峽中葉似枸杞根如葛黑色

肘後方。酒醉不醒。生葛汁，飲二升便愈。千金方。諸藥中毒，發狂煩悶，吐下欲死。葛根煮汁服。肘後方。解中鴆毒，氣欲絶者。葛粉三合，水三盞，調服。口噤者灌之。聖惠方。虎傷人瘡。生葛煮濃汁洗之。仍搗末，水服方寸匕，日夜五六服。梅師方。

葛穀。【氣味】甘，平，無毒。【主治】下痢十歲已上。本經。解酒毒。時珍。

葛花。【氣味】同穀。【主治】消酒。別録。【弘景曰】同小豆花乾末酒服，飲酒不醉也。腸風下血。時珍。

葉。【主治】金瘡止血，挼傅之。別録。

蔓。【主治】卒喉痹。燒研，水服方寸匕。蘇恭。消癰腫。時珍。

【附方】新三。婦人吹乳。葛蔓燒灰，酒服二錢，三服效。衛生易簡方。癤子初起。葛蔓燒灰，水調傅之，即消。千金方。小兒口噤，病在咽中，如麻豆許，令兒吐沫，不能乳食。葛蔓燒灰一字，和乳汁點之，即瘥。聖惠方。

【附録】鐵葛拾遺。【藏器曰】根：味甘，温，無毒。主一切風，血氣羸弱，令人性健。久服，治風緩偏風。生山南峽中。葉似枸杞，根如葛，黑色。

黃環（本經下品）狼䟦子（別錄下品）

釋名 凌泉（本經）大就（本經）就葛（唐本）生芻（吳普）根韭（吳普）實名狼䟦子（別錄）度穀（唐本）時珍曰此物葉黃而圓故名黃環如蘿摩呼白環之義亦是葛類故名就葛䟦乃狼足名其莢似之故曰狼䟦子

集解 別錄曰黃環生蜀郡山谷三月采根陰乾 普曰蜀黃環一名生芻二月生苗正赤高二尺葉黃圓端大經日葉有汁黃白五月實圓三月采根黃色從理如車輻解 弘景曰似防已亦作車輻理解蜀都賦云青珠黃環即此或云是大戟花定非矣用甚稀市人鮮有識者又曰狼䟦子出交廣形扁扁制搗以雜木投水中魚無大小皆浮出而死 恭曰黃環惟襄陽大有餘處雖有亦稀巴西人謂之就葛今園庭亦種之作藤生大者莖徑六七寸根亦葛類陶云似防已若延之取葛根誤食之吐利不止土漿解之此真黃環也今太常收劍南來者乃雜藤葛根非黃環也其花紫色其子名狼䟦子角生似皂莢交廣送入太常者正是黃環子也花實與葛同時 時珍曰吳普所說甚詳而唐宋本草不收何也䟦子計然云黃環出魏郡以黃色者爲善

黃環根也 氣味 苦平有毒 普曰神農黃帝有毒桐君扁鵲苦羅 曰大寒有小毒之才曰鳶尾爲之使

黄環本經下品　狼跋子別録下品

【釋名】凌泉本經、大就本經、就葛唐本、生芻吳普、根韭吳普。實名狼跋子別録、度穀唐本。【時珍曰】此物葉黄而圓，故名黄環，如蘿藦呼白環之義。亦是葛類，故名就葛。跋乃狼足名，其莢似之，故曰狼跋子。

【集解】【別録曰】黄環生蜀郡山谷。三月采根，陰乾。【普曰】蜀黄環一名生芻。二月生苗，正赤，高二尺。葉黄圓端大，經日〔一〕葉有汁黄白。五月實圓。三月采根，黄色從理，如車輻解。【弘景曰】似防已，亦作車輻理解。蜀都賦云「青珠黄環」，即此。或云是大戟花，定非矣。用甚稀，市人尠有識者。又曰：狼跋子出交廣，形扁扁。制擣以雜米投〔二〕水中，魚無大小皆浮出而死。【恭曰】黄環惟襄陽大有，餘處雖有亦稀。巴西人謂之就葛，今園庭亦種之。作藤生，大者莖徑六七寸。根亦葛類，陶云似防已者近之。取葛根誤食之，吐利不止，土漿解之。此真黄環也。今太常收劍南來者，乃雞屎葛根，非黄環也。其花紫色，其子名狼跋子，角生似皂莢。交廣送入太常者，正是黄環子也。花實與葛同時。【時珍曰】吳普所説甚詳，而唐宋本草不收，何也？范子計然云：黄環出魏郡，以黄色者爲善。

黄環根也。【氣味】苦，平，有毒。【普曰】神農、黄帝：有毒。桐君、扁鵲：苦。【權曰】大寒，有小毒。【之才曰】鳶尾爲之使。

〔一〕經日：御覽卷九百九十三蜀黄環作「一經」。
〔二〕米投：原作「木技」。今據證類卷十一狼跋子改。

惡伏苓防巳乾薑【主治】蠱毒鬼疰鬼魅邪氣在臟中，除欬逆寒熱。本經

治上氣急及百邪。甄權 治痰嗽消水腫，利小便。時珍

【附方】新一。水腫：黃環根晒乾，每服五錢，水煎服，小便利爲效。儒門事親

狼跋子【氣味】苦，寒，有小毒。【主治】惡瘡蝸疥，殺蟲魚。別錄 苦酒摩塗瘡疥效。弘景

天門冬 本經上品

【釋名】虋冬 音門 顛勒 本經 顛棘 爾雅 天棘 綱目 萬歲藤 禹錫曰：按爾雅注云：門冬也，一名滿冬。抱朴子云：一名顛棘，或名地門冬，或名延門冬。在東岳名淫羊藿，在中岳名天門冬，在西岳名菅松，在北岳名無不愈，在南岳名百部，在京陸山阜名顛勒，在越人名浣草。雖處處有之，其名不同，其實一也。別有百部草，其根有百許，如一而苗小異，其苗似菝葜，惟可治欬，不中服食，須分別之。時珍曰：草之茂者爲虋，俗作門。此草蔓茂，而功同麥門冬，故曰天門冬，或曰天棘。爾雅云：髦，顛棘也。因其細葉如髦，有細棘也。顛、天，音相近也。按救荒本草云：俗名萬歲藤，又名婆蘿樹。其形與治肺之功頗同百部，故亦名百部也。薔蘼乃營實苗，而爾雅指爲門冬，蓋古書錯簡也。

惡伏苓、防己、乾薑。【主治】蠱毒鬼疰鬼魅，邪氣在臟中，除欬逆寒熱。本經。治上氣急及百邪。甄權。治痰嗽，消水腫，利小便。時珍。

【附方】新一。水腫。黄環根晒乾。每服五錢，水煎服，小便利爲效。儒門事親。

狼跋子。【氣味】苦，寒，有小毒。【主治】惡瘡蝸疥。殺蟲魚。别録。苦酒摩，塗瘡疥效。弘景。

天門冬本經上品

【釋名】虋冬音門、顛勒本經、顛棘爾雅、天棘綱目、萬歲藤。【禹錫曰】按爾雅云：蘠蘼，虋冬。注云：門冬也，一名滿冬。抱朴子云：一名顛棘，或名地門冬，或名筵門冬。在東岳名淫羊藿，在中岳名天門冬，在西岳名管〔一〕松，在北岳名無不愈，在南岳名百部，在京陸山阜名顛勒〔二〕，在越人名浣草。雖處處有之，其名不同，其實一也。别有百部草，其根有百許如一而苗小異，其苗似菝葜，惟可治欬，不中服食，須分别之。【時珍曰】草之茂者爲虋，俗作門。此草蔓茂，而功同麥門冬，故曰天門冬，或曰天棘。爾雅云：髦，顛棘也。因其細葉如髦，有細棘也。顛、天，音相近也。按救荒本草云：俗名萬歲藤，又名婆蘿樹。其形與治肺之功頗同百部，故亦名百部也。蘠蘼乃營實苗，而爾雅指爲門冬，蓋古書錯簡也。

〔一〕管：原作「菅」。今據證類卷六天門冬引抱朴子改。
〔二〕勒：證類卷六天門冬引圖經作「棘」。

〔集解〕別錄曰天門冬生奉高山谷二月三月七月八月采根暴乾弘景曰奉高泰山下縣名也今處處有之以高地大根味甘者為好桐君藥錄云蔓生葉有刺五月花白十月實黑根數十枚張華博物志云天門冬莖間有逆刺若葉滑者名絺體一名顛棘挼根入湯可以浣縑素白如絨紵類也今越人名為浣草勝於用灰此非門冬乃相似爾按此說與桐君之說相亂今人所采皆是有刺者本名顛勒亦粗相似用此浣衣則淨不復更有門冬恐門冬自一種或即是浣草耶又有百部根亦相類但苗異爾恭曰此有二種一種苗有刺而濇一種無刺而滑皆是門冬俗云顛棘浣草者形貌論之雖作數名終是一物二根浣垢俱淨門冬浣草互名也詺音命目之也頌曰處處有之春生藤蔓大如釵股高至丈餘葉如茴香極尖細而疎滑有逆刺亦有澀而無刺者其葉如絲杉而細散皆名天門冬夏生細白花亦有黄色及紫色者秋結黑子在其根枝旁入伏後無花暗結子其根白或黄紫色大如手指圓實而長二三寸大者為勝一科一二十枚同撮頗與百部根相類洛中出者大葉粗幹殊不相類嶺南者無花餘無他異禹錫曰抱朴子言生高地根短味甜氣香者為上生水側下地葉似細蘊而微黄根長而味多苦氣臭者次之若以服食令人下氣為益又遲也入山便可蒸炙啖之斷穀或為散仍取汁作酒服散尤佳時珍曰生苗時亦可以沃地栽種子亦堪種但晚成耳

根〔修治〕弘景曰門冬采得蒸剝去皮食之甚甘美止飢雖暴乾猶脂潤難搗必須曝於日中或火烘之今人[illegible]

【集解】【别録曰】天門冬生奉高山谷。二月、三月、七月、八月采根，暴乾。【弘景曰】奉高，泰山下縣名也。今處處有之，以高地大根味甘者爲好。桐君藥録云：蔓生，葉有刺，五月花白，十月實黑，根數十枚。張華博物志云：天門冬莖間有逆刺。若葉滑者，名絺體〔一〕，一名顛棘。挼根入湯，可以浣縑，素白如絨，紵類也。今越人名爲浣草，勝於用灰。此非門冬，乃相似爾。按此説與桐君之説相亂。今人所采皆是有刺者，本名顛勒，亦粗相似，用此浣衣則净，不復更有門冬。恐門冬自一種，或即是浣草耶？又有百部，根亦相類，但苗異爾。【恭曰】此有二種，一種苗有刺而濇，一種無刺而滑，皆是門冬。俗云顛棘、浣草者，形貌詺之。雖作數名，終是一物。二根浣垢俱净，門冬、浣草，互名也。詺，音命，目之也。【頌曰】處處有之。春生藤蔓，大如釵股，高至丈餘。葉如茴香，極尖細而疏滑，有逆刺。亦有濇而無刺者，其葉如絲杉而細散，皆名天門冬。夏生細白花，亦有黄色及紫色者。秋結黑子，在其根枝旁。入伏後無花，暗結子。其根白或黄紫色，大如手指，圓實而長一二三寸，大者爲勝，一科一二十枚同撮，頗與百部根相類。洛中出者，大葉粗幹，殊不相類。嶺南者無花，餘無他異。【禹錫曰】抱朴子言：生高地，根短味甜氣香者爲上。生水側下地，葉似細蘊而微黄，根長而味多苦氣臭者次之，若以服食，令人下氣，爲益又遲也。入山便可蒸煮，啖之斷穀。或爲散，仍取汁作酒服散尤〔二〕佳。【時珍曰】生苗時，亦可以沃地栽種。子亦堪種，但晚成耳。

根。**【修治】**【弘景曰】門冬采得蒸，剥去皮食之，甚甘美，止飢。雖暴乾，猶〔三〕脂潤難擣，必須暴於日中或火烘之。今人呼苗

〔一〕絺體：時珍所據政和證類作此。證類（元刊）卷六天門冬作「絺休」。御覽卷九百八十九天門冬引博物志作「郄休」。故「休」字義長。

〔二〕尤：原作「猶」。今據證類卷六天門冬引抱朴子改。

〔三〕猶：原作「尤」。今據證類卷六天門冬引陶隱居改。

[illegible]作飲宜人而終非真棘刺（頌曰）二三七八月采根蒸剝去皮四破去心暴乾用（斅曰）采得去皮心用柳木甑及柳木柴蒸一伏時灑酒令遍更添火蒸作小架去地二尺攤于上暴乾用

（氣味）苦平無毒（別錄曰甘大寒）（好古曰）氣寒味微苦而辛氣薄味厚陽中之陰入手太陰足少陰經氣分之藥（之才曰）垣衣地黃貝母爲之使畏曾青（損之曰）服天門冬禁食鯉魚誤食中毒者浮萍汁解之搗汁制雄黃硇砂

（主治）諸暴風濕偏痺強骨髓殺三蟲去伏尸久服輕身益氣延年不飢（本經）保定肺氣去寒熱養肌膚利小便冷而能補（別錄）肺氣欬逆喘息促急肺痿生癰吐膿除熱通腎氣止消渴去熱中風治濕疥宜久服煮食之令人肌體滑澤白淨除身上一切惡氣不潔之疾（甄權）鎮心潤五臟補五勞七傷吐血治嗽消痰去風熱煩悶（大明）主心病嗌乾心痛渴而欲飲痿蹷嗜臥足下熱而痛（好古）潤燥滋陰清金降火（時珍）陽事不起宜常服之（思邈）

（發明）（權曰）天門冬冷而能補患人五虛而熱者宜加用之和地黃爲使服之柰老頭不白（宗奭曰）治肺熱之功爲多

爲棘刺，煮作飲宜人，而終非真棘刺也。【頌曰】二、三、七、八月采根，蒸，剥去皮，四破去心，暴乾用。【斅曰】采得去皮心，用柳木甑及柳木柴蒸一伏時，洒酒令遍，更添火蒸。作小架去地二尺，攤于上，暴乾用。【氣味】苦，平，無毒。【别録曰】甘，大寒。【好古曰】氣寒，味微苦而辛。氣薄味厚，陽中之陰。入手太陰、足少陰經氣分之藥。【之才曰】垣衣、地黄、貝母爲之使。畏曾青。【損之曰】服天門冬，禁食鯉魚。誤食中毒者，浮萍汁解之。搗汁，制雄黄、硇砂。【主治】諸暴風濕偏痺，强骨髓，殺三蟲，去伏尸。久服輕身益氣，延年不飢。本經。保定肺氣，去寒熱，養肌膚，利小便，冷而能補。别録。肺氣欬逆，喘息促急，肺痿〔一〕生癰吐膿，除熱，通腎氣，止消渴，去熱中風，治濕疥，宜久服。煮食之，令人肌體滑澤白浄，除身上一切惡氣不潔之疾。甄權。鎮心，潤五臟，補五勞七傷，吐血，治嗽消痰，去風熱煩悶。大明。主心病，嗌乾心痛，渴而欲飲，痿躄嗜卧，足下熱而痛。好古。潤燥滋陰，清金降火。時珍。陽事不起，宜常服之。思邈。

【發明】【權曰】天門冬冷而能補，患人五虚而熱者，宜加用之。和地黄爲使，服之耐〔二〕老頭不白。【宗奭曰】治肺熱之功爲多。

〔一〕痿：原作「萎」。今據證類卷六天門冬改。
〔二〕耐：原作「柰」。今據改同上。

一本毆作杴
一本復作行

其味苦，專泄而不專收，寒多人禁服之。元素曰：苦以泄滯血，甘以助元氣，及治血妄行，此天門冬之功也。保定肺氣，治血熱侵肺，上氣喘促，宜加人參、黄芪爲主，用之神效。嘉謨曰：天、麥門冬並入手太陰，驅煩解渴，止欬消痰。而麥門冬兼行手少陰，清心降火，使肺不犯邪，故止欬立效。天門冬復足少陰，滋腎助元，全其母氣，故清痰殊功。蓋腎主津液，燥則凝而爲痰，得潤劑則化，所謂治痰之本也。好古曰：手太陰、足少陰經營衛枯涸，宜以濕劑潤之。天門冬、人參、五味、枸杞子同爲生脉之劑，此上焦獨取寸口之意。趙繼宗曰：五藥雖爲生脉之劑，然生地黄、貝母爲天門冬之使，地黄、車前爲麥門冬之使，茯苓爲人參之使。若有君無使，是獨行無功也。故張三伴與胡濙尚書長生不老方，用天門冬三斤，地黄一斤，乃有君而有使也。禹錫曰：抱朴子言入山便可以天門冬蒸煑啖之，取足以斷穀。若有力可餌之，或作散酒服，或搗汁作液膏服，至百日丁壯無倍駃于術及黄精也。二百日強筋髓，駐顔色。與煉成松脂同蜜丸服尤善。杜紫微服之，御八十妾，一百四十歲，日行三百里。慎微曰：列仙傳云：赤須子食天門冬，齒落更生，細髮復出。太原甘始服天門冬，在人間三百餘年。聖化經云：以天門冬、茯苓等分爲末，日服方寸匕，則不畏寒，大寒時單衣汗出也。時珍曰：天門冬清金降火，益水之上源，故能下通腎氣，入滋補方，合羣藥用之有效。若脾胃虛寒人，單餌既久，必病腸滑，反成痼疾。此物性寒而潤，能利大湯故也。

附方（舊三，新十四）

服食法（孫真人枕中記云：八九月采天門冬根，暴乾爲末。每服方寸匕，日三服。無問山

其味苦，專泄而不專收，寒多人禁服之。【元素曰】苦以泄滯血，甘以助元氣，及治血妄行，此天門冬之功也。保定肺氣，治血熱侵肺，上氣喘促，宜加人參、黄芪爲主，用之神效。【嘉謨曰】天、麥門冬並入手太陰，驅煩解渴，止欬消痰。而麥門冬兼行手少陰，清心降火，使肺不犯邪，故止欬立效。天門冬復走〔一〕足少陰，滋腎助元，全其母氣，故清痰殊功。蓋腎主津液，燥則凝而爲痰，得潤劑則化，所謂治痰之本也。【好古曰】入〔二〕手太陰、足少陰經。營衛枯涸，宜以濕劑潤之。天門冬、人參、五味、枸杞子同爲生脉之劑，此上焦獨取寸口之意。【趙繼宗曰】五藥雖爲生脉之劑，然生地黄、貝母爲天門冬之使，地黄、車前爲麥門冬之使，茯苓爲人參之使。若有君無使，是獨行無功也。故張三丰與胡濙尚書長生不老方，用天門冬三斤，地黄一斤，乃有君而有使也。【禹錫曰】抱朴子言：入山便可以天門冬蒸煮啖之，取足以斷穀。若有力可餌之。或作散，酒服。或擣汁作液，膏服。至百日丁壯兼倍，駃于术及黄精也。二百日强筋髓，駐顔色。與煉成松脂同蜜丸服，尤善。杜紫微服之，御八十妾，一百四十歲，日行三百里。【慎微曰】列仙傳云：赤須子食天門冬，齒落更生，細髮復出。太原甘始服天門冬，在人間三百餘年。聖化經云：以天門冬、茯苓等分，爲末，日服方寸匕。則不畏寒，大寒時單衣汗出也。【時珍曰】天門冬清金降火，益水之上源，故能下通腎氣，入滋補方合群藥用之有效。若脾胃虚寒人，單餌既久，必病腸滑，反成痼疾。此物性寒而潤，能利大腸故也。

【附方】舊三，新十四。**服食法**。孫真人枕中記云：八九月采天門冬根，暴乾爲末。每服方寸匕，日三服。無問山

〔一〕走：原脱。今據本草蒙筌卷一天門冬補。
〔二〕入：原脱。今據湯液本草卷四天門冬補。

飢作飢

中人間久服補中益氣治虛勞絶傷年老衰損偏枯不隨風濕不仁冷痺惡瘡癰疽癩疾鼻柱敗爛者服之皮脫蟲出釀酒服去癥病積聚風痰顛狂三蟲伏尸除濕痺輕身益氣令人不飢百日還年耐老釀酒初熟微酸久停則香美諸酒不及也忌鯉魚○臞仙神隱云用乾天門冬十斤杏仁一斤搗末蜜漬每服方寸匕名仙人糧

辟穀不飢

天門冬二斤熟地黃一斤爲末煉蜜丸彈子大每溫酒化三丸日三服居山遠行辟穀良服至十日身輕目明二十日百病愈顏色如花三十日髮白更黑齒落重生五十日行及奔馬百日延年○又法天門冬搗汁微火煎取五斗入白蜜一斗胡麻炒末二升合煎至可丸即止火下大豆黃末和作餅徑三寸厚半寸一服一餅一日三服百日已上有益○又法天門冬末一升松脂末一升蠟蜜一升和煎丸如梧子大每日早午晚各服三十丸

天門冬酒

補五臟調六腑令人無病天門冬三十斤去心搗碎以水二石煮汁一石糯米一斗細麴十斤如常炊釀酒熟日飲三盃

天門冬膏

去積聚風痰補肺療欬嗽失血潤五臟殺三蟲伏尸除瘟疫輕身益氣令人不飢以天門冬流水泡過去皮心搗爛取汁砂鍋文武炭火煮勿令大沸以十斤爲率熬至三斤却入蜜四兩熬至滴水不散瓶盛埋土中一七去火毒每日早晚白湯調服一匙若動大便以酒服之 醫方摘要

肺痿欬嗽

吐涎沫心中溫溫咽燥而不渴生天門冬搗汁一斗酒一斗飴一升紫菀四合銅器煎至可丸每服杏仁大一丸日三服 肘後方

陰虛火動

有痰不堪用燥劑者

中人間，久服補中益氣，治虚勞絶傷，年老衰損，偏枯不隨，風濕不仁，冷痺，惡瘡癰疽。癩疾鼻柱敗爛者，服之皮脱蟲出。釀酒服，去癥病積聚，風痰顛狂，三蟲伏尸，除濕痺，輕身益氣，令人不飢。百日，還年耐老。釀酒初熟微酸，久停則香美，諸酒不及也。忌鯉魚。○臞仙神隱云：用乾天門冬十斤，杏仁一斤，搗末，蜜漬。每服方寸匕。名仙人粮。辟穀不飢。天門冬二斤，熟地黄一斤，爲末，煉蜜丸彈子大。每温酒化三丸，日三服。居山遠行，辟穀良。服至十日，身輕目明。二十日，百病愈，顔色如花。三十日，髮白更黑，齒落重生。五十日，行及奔馬。百日，延年。○又法：天門冬搗汁，微火煎取五斗，入白蜜一斗，胡麻炒末二升，合煎至可丸，即止火。下大豆黄末，和作餅，徑三寸，厚半寸。一服一餅，一日三服，百日已上有益。○又法：天門冬末一升，松脂末一升，蠟蜜一升和煎，丸如梧子大。每日早午晚各服三十丸。天門冬酒。補五臟，調六腑，令人無病。天門冬三十斤，去心搗碎，以水二石，煮汁一石，糯米一斗，細麴十斤，如常炊釀，酒熟，日飲三盃。天門冬膏。去積聚風痰，補肺，療欬嗽失血，潤五臟，殺三蟲伏尸，除瘟疫。輕身益氣，令人不飢〔一〕。以天門冬流水泡過，去皮心，搗爛取汁，砂鍋文武炭火煮，勿令大沸。以十斤爲率，熬至三斤，却入蜜四兩，熬至滴水不散。瓶盛，埋土中一七，去火毒。每日早晚白湯調服一匙。若動大便，以酒服之。醫方摘要。肺痿欬嗽，吐涎沫，心中温温，咽燥而不渴。生天門冬搗汁一斗，酒一斗，飴一升，紫苑四合，銅器煎至可丸。每服杏仁大一丸，日三服。肘後方。陰虚火動，有痰，不堪用燥劑者。

〔一〕飢：原作「肌」。今據醫方摘要卷八養老「天門冬膏」改。

天門冬一斤水浸洗去心取肉十二兩石臼搗爛五味子水洗去核取肉四兩晒乾不見火共搗丸梧子大每服二十丸茶下日三服簡便方

滋陰養血 温補下元三才丸用天門冬去心生地黃二兩二味用柳甑箄以酒洒之九蒸九晒待乾秤之人參一兩爲末蒸棗肉搗和丸梧子大每服三十丸食前温酒下日三服絜古活法機要

虛勞體痛 天門冬末酒服方寸匕日三忌鯉魚千金方

肺勞風熱 止渴去熱天門冬去皮心煑食或暴乾爲末蜜丸服猶佳亦可洗面孟詵食療

婦人骨蒸 煩熱寢汗口乾引飲氣喘天門冬十兩麥門冬八兩並去心爲末以生地黃三斤取汁熬膏和丸梧子大每服五十丸以逍遙散去甘草煎湯下活法機要

風顛發作 則吐耳如蟬鳴引脇牽痛天門冬去心皮暴搗丨爲末酒服方寸匕日三服久服良外臺祕要

腸偏墜 天門冬三錢烏藥五錢以水煎服吳球活人心統

面黑令白 天門冬暴乾同蜜搗作丸日用洗面聖濟總錄

口瘡連年 不愈者天門冬麥門冬並去心玄參等分爲末煉蜜丸彈子大每噙一丸乃僧居寮所傳方也齊德之外科精義

諸般癰腫 新掘天門冬三五兩洗淨沙盆擂細以好酒濾汁頓服未效再服必愈此祖傳經驗方也虞摶醫學正傳

百部 別錄中品

天門冬一斤，水浸洗，去心，取肉十二兩，石臼搗爛，五味子水洗，去核，取肉四兩，晒乾，不見火，共搗丸梧子大。每服二十丸，茶下。日三服。簡便方。**滋陰養血**，温補下元。三才丸：用天門冬去心，生地黄各〔一〕二兩，二味用柳甑箅，以酒洒之，九蒸九晒，待乾秤之。人參一兩，共〔二〕爲末，蒸棗肉搗和丸梧子大。每服三十丸，食前温酒下，日三服。潔古活法機要。**虚勞體痛**。天門冬末，酒服方寸匕，日三。忌鯉魚。千金方。**肺勞風熱**。止渴去熱。天門冬去皮心，煮食。或暴乾爲末，蜜丸服，尤〔三〕佳。亦可洗面。孟詵食療。**婦人骨蒸**，煩熱寢汗，口乾引飲，氣喘。天門冬十兩，麥門冬八兩，並去心爲末，以生地黄三斤，取汁熬膏，和丸梧子大。每服五十丸，以逍遥散去甘草，煎湯下。活法機要。**風顛發作**則吐，耳如蟬鳴，引脇牽痛。天門冬去心皮，暴搗爲末。酒服方寸匕，日三服，久服食。外臺秘要。**小腸偏墜**。天門冬三錢，烏藥五錢，以水煎服。吴球活人心統。**面黑令白**。天門冬暴乾，同蜜搗作丸，日用洗面。聖濟總録。**口瘡連年**不愈者。天門冬、麥門冬並去心，玄參等分，爲末，煉蜜丸彈子大。每噙一丸。乃僧居寮所傳方也。齊德之外科精義。**諸般癰腫**。新掘天門冬三五兩，洗淨，沙盆擂細，以好酒濾汁，頓服。未效再服，必愈。此祖傳經驗方也。虞摶醫學正傳。

百部 別録中品

〔一〕各：原脱。今據御藥院方卷六補虚損門「三才丸」補。
〔二〕共：原脱。今據補同上。
〔三〕尤：原作「猶」。今據證類卷六天門冬改。

釋名婆婦草（日華）野天門冬（綱目）（時珍曰：其根多者百十連屬，如部伍然，故以名之。）

集解 弘景曰：山野處處有之。其根數十相連，似天門冬而苦強，但苗異爾。博物志云：九真一種草似百部，但長大爾。懸火上令乾，夜取四五寸切短，含嚥汁，主暴嗽甚良，名爲嗽藥。疑此即百部也。其土肥潤，是以長大也。藏器曰：天門冬根有十餘莖，圓短實潤，味甘；百部多者五六十莖，長尖內虛，味苦，不同，苗蔓亦別。今人以門冬當百部，說下明也。頌曰：今江湖淮陝齊魯州郡皆有之。春生苗，作藤蔓，葉大而尖長，頗似竹葉，面青色而光。根下一撮十五六枚，黄白色。二三八月采，暴乾用。時珍曰：百部亦有細葉如茴香者，其莖青，肥嫩時亦可煮食。其根長者近尺，新時亦肥實，但乾則虛瘦無脂潤爾。生時擘開去心暴之。鄭樵通志言葉如薯蕷者，謬矣。

根

修治 斆曰：凡采得，以竹刀劈去心皮，花作數十條，懸簷下風乾，却用酒浸一宿，漉出焙乾，剉用。或一窠八十三條者，號曰地仙苗。若修事餌之，可千歲也。

氣味 甘，微溫，無毒。權曰：甘，無毒。恭曰：微寒，有小毒。大明曰：苦，無毒。時珍曰：苦微甘，無毒。

主治 欬嗽上氣，火炙酒漬飲之。別錄 治肺熱，潤肺。甄權 治傳尸骨蒸勞，治疳，殺蚘蟲、寸白、蟯蟲，及一切樹木蛀蟲，燼之即死。殺虱及蠅蠓。大明 弘景曰：作湯洗牛犬，去虱。火炙酒浸空腹飲，治

【釋名】婆婦草日華、野天門冬綱目。【時珍曰】其根多者百十連屬，如部伍然，故以名之。

【集解】【弘景曰】山野處處有之。其根數十相連，似天門冬而苦强，但苗異爾。博物志云：九真一種草似百部，但長大爾。懸火上令乾，夜取四五寸切短，含嚥汁，主暴嗽甚良，名爲嗽藥。疑此即百部也。其土肥潤，是以長大也。【藏器曰】天門冬根有十餘莖，圓短實潤，味甘。百部多者五六十莖，長尖内虚，味苦不同，苗蔓亦别。今人以門冬當百部，説不明也。【頌曰】今江、湖、淮、陝、齊、魯州郡皆有之。春生苗，作藤蔓。葉大而尖長，頗似竹葉，面青色而光。根下一撮十五六枚，黄白色，二、三、八月采，暴乾用。【時珍曰】百部亦有細葉如茴香者，其莖青，肥嫩時亦可煮食。其根長者近尺，新時亦肥實，但乾則虚瘦無脂潤爾。生時擘開，去心暴之。鄭樵通志言葉如薯蕷者，謬矣。

根。【修治】【斅曰】凡采得以竹刀劈，去心皮，花作數十條，懸簷下風乾。却用酒浸一宿，漉出焙乾，剉用。或一窠八十三條者，號曰地仙苗。若偹事餌之，可千歲也。【氣味】甘，微温，無毒。【權曰】甘，無毒。【大明曰】苦，無毒。【恭曰】微寒，有小毒。【時珍曰】苦、微甘，無毒。【主治】欬嗽上氣，火炙酒漬飲之。别録。治肺熱，潤肺。甄權。治傳尸骨蒸勞，治疳，殺蚘蟲、寸白、蟯蟲，及一切樹木蛀蟲，燼之即死。殺虱及蠅蠓。大明。【弘景曰】作湯洗牛犬，去虱。火炙酒浸空腹飲，治

疥癬去蟲蠶咬毒藏器

【發明】時珍曰百部亦天門冬之類故皆治肺病殺蟲但百部氣溫而不寒寒嗽宜之天門冬性寒而不熱熱嗽宜之此爲異耳

【附方】舊五新五

暴欬嗽 張文仲方用百部根漬酒每溫服一升日三服○葛洪方用百部生薑各擣汁等分煎服二合○續十全方用百部藤根擣自然汁和蜜等分沸湯煎膏噙嚥○普濟方治卒欬不止用百部根懸火上炙乾每含嚥汁勿令人知

小兒寒嗽 百部丸用百部炒麻黄去節各七錢半爲末杏仁去皮尖炒仍以水畧煑三五沸研泥入熟蜜和丸皂子大每服二三丸溫水下錢乙小兒方

三十年嗽 百部根二十斤擣取汁煎如飴服方寸匕日三服深師加蜜二斤外臺加飴一斤千金方

遍身黄腫 掘新鮮百條根洗擣罨臍上以糯米飯半升拌水酒半合揉軟蓋在藥上以帛包住待一二日後口内作涎氣則水從小便中出腫自消也百條根一名野天門冬一名百奶狀如葱頭其苗葉柔細一根下有百餘個數楊氏經驗方

誤吞銅錢 百部根四兩酒一升漬一宿溫服一升日再服外臺秘要

百蟲入耳 百部炒研生油調一字于耳門上聖濟録

熏衣去虱 百部秦艽爲末入竹籠燒煙熏之自落亦可煑湯洗衣經驗方

疥癬，去蝨蠶蛟毒。藏器。

【發明】【時珍曰】百部亦天門冬之類，故皆治肺病殺蟲。但百部氣温而不寒，寒嗽宜之；天門冬性寒而不熱，熱嗽宜之。此爲異耳。

【附方】舊五，新五。暴欬嗽。張文仲方：用百部根漬酒。每温服一升，日三服。○葛洪方：用百部、生薑各擣汁等分，煎服二合。○續十全方用百部藤根擣自然汁，和蜜等分，沸湯煎膏噙嚥。○普濟方治卒欬不止，用百部根懸火上炙乾，每含嚥汁，勿令人知。小兒寒嗽。百部丸：用百部炒，麻黄去節，各七錢半，爲末。杏仁去皮尖炒，仍以水略煮三五沸，研泥。入熟蜜和丸皂子大。每服二三丸，温水下。錢乙小兒方。三十年嗽。百部根二十斤，擣取汁，煎如飴。服方寸匕，日三服。深師加蜜二斤。外臺加飴一斤。千金方。遍身黄腫。掘新鮮百條根，洗擣，罨臍上。以糯米飯半升，拌水酒半合，揉軟蓋在藥上，以帛包住。待一二日後，口内作酒氣，則水從小便中出，腫自消也。百條根一名野天門冬，一名百奶，狀如葱頭，其苗葉柔細，一根下有百餘個數。楊氏經驗方。誤吞銅錢。百部根四兩，酒一升，漬一宿，温服一升，日再服。外臺秘要。百蟲入耳。百部炒研，生油調一字于耳門上。聖濟録。熏衣去虱。百部、秦艽爲末，入竹籠燒烟熏之，自落。亦可煮湯洗衣。經驗方。

栖一本作栢

附錄白并 別錄曰味苦無毒主肺欬上氣行五藏令百病不起一名王富一名箭簳生山陵葉如小竹根黃皮白三月四月采根暴乾時珍曰此物氣味主治俱近百部故附之

何首烏 宋開寶

釋名 交藤本傳 夜合本傳 地精本傳 陳知白開寶 馬肝石綱目 桃柳藤日華 九真藤綱目 赤葛斗門 瘡帚綱目 紅內消大明 大明曰其藥本草無名因何首烏見藤夜交便即采食有功因以采人為名爾時珍曰漢武時有馬肝石能烏人髮故後人隱此名亦曰馬肝石赤者能消腫毒外科呼為瘡帚紅內消斗門方云取根若獲九數者服之乃仙故名九真藤

集解 頌曰何首烏本出順州南河縣今在處有之嶺外江南諸州皆有以西洛嵩山及河南柘城縣者為勝春生苗蔓延竹木墻壁間莖紫色葉葉相對如薯蕷而不光澤夏秋開黃白花如葛勒花結子有稜似蕎麥而雜小纔如粟大秋冬取根大者如拳各有五稜瓣似小甜瓜有赤白二種赤者雄白者雌一云春采根秋采花九蒸九暴乃可服此藥本名交藤因何首烏服而得名也唐元和七年僧文象遇茅山老人遂傳此事李翱乃著何首烏傳云何首烏者順州南河縣人祖名能嗣父名延秀能嗣本名田兒生而閹弱年五十八無妻子常慕道術隨師在山一日醉臥山野忽見有藤二株

【附録】白并。【别録曰】味苦，無毒。主肺欬上氣，行五藏，令百病不起。一名王富〔一〕，一名箭簳。生山陵。葉如小竹，根黄皮白。三月、四月采根，暴乾。【時珍曰】此物氣味主治俱近百部，故附之。

何首烏宋開寶

【釋名】交藤本傳、夜合本傳、地精本傳、陳知白開寶、馬肝石綱目、桃柳藤日華、九真藤綱目、赤葛斗門、瘡帚綱目、紅内消。【大明曰】其藥本草無名，因何首烏見藤夜交，便即采食有功，因以采人爲名爾。【時珍曰】漢武時，有馬肝石能烏人髮，故後人隱此名，亦曰馬肝石。赤者能消腫毒，外科呼爲瘡帚、紅内消。斗門方云：取根若獲九數者，服之乃仙。故名九真藤。

【集解】【頌曰】何首烏本出順州南河縣，今在處有之，嶺外、江南諸州皆有，以西洛、嵩山及河南柘城縣者爲勝。春生苗，蔓延竹木牆壁間，莖紫色。葉葉相對如薯蕷而不光澤。夏秋開黄白花如葛勒花。結子有稜，似蕎麥而雜小，纔如粟大。秋冬取根，大者如拳，各有五稜瓣，似小甜瓜。有赤白二種：赤者雄，白者雌。一云：春采根，秋采花。九蒸九暴乃可服。此藥本名交藤，因何首烏服而得名也。唐元和七年，僧文象遇茅山老人，遂傳此事。李翺乃著何首烏傳。云：何首烏者，順州南河縣人。祖名能嗣，父〔二〕名延秀。能嗣本名田兒，生而閹弱，年五十八，無妻子，常慕道術，隨師在山。一日醉卧山野，忽見有藤二株，

〔一〕王富：證類卷三十有名未用草木類「白并」作「玉蕭」。
〔二〕父：原作「又」。今據證類卷十一何首烏改。

一〻柳下〻有差字

生可作土

勝〻作助

盡一作盈

相去三尺餘苗蔓相交久而方解解了又交田兒驚訝其異
至旦遂掘其根歸問諸人無識者後有山老忽來示之答曰
子既無嗣其藤乃異此恐是神仙之藥何不服之遂杵爲末
空心酒服一錢七日而思人道數月似強健因此常服又加
至二錢經年舊疾皆痊髮烏容少十年之內即生數男乃改
名能嗣又與其子延秀服皆壽百六十歲延秀生首烏首烏
服藥亦生數子年百三十歲髮猶黑有李安期者與首烏鄉
里親善竊得方服其壽亦長遂叙其事傳之云何首烏味甘
性溫無毒茯苓爲使治五痔腰膝之病冷氣心痛積年勞瘦
痰癖風虛敗劣長筋力益精髓壯氣駐顏黑髮延年婦人惡
血痿黃產後諸疾赤白帶下毒氣入腹久痢不止其功不可
具述一名野苗二名交藤三名夜合四名地精五名何首烏
本出處州江南諸道皆有苗如木藁葉有光澤形如桃柳其
背偏皆單生不相對有雌雄者雄者苗色黃白雌者黃赤根
不過三尺夜則苗蔓相交或隱化不見春末夏中秋初三時
候晴明日兼雌雄采之乘潤以布帛拭去泥土勿損皮烈日
暴乾密器貯之每月再暴用時去皮爲末酒下最良遇有疾
即用茯苓湯下爲使凡服用偶日二四六八日服訖以衣覆
汗出導引尤良忌猪肉血羊血無鱗魚觸藥無力其根形大
如拳連珠其有形如鳥獸山岳之狀者珍也掘得去皮生喫
得味甘甜可休粮讚曰神效助道著在仙書雌雄相交夜合
晝疏服之去穀日居月諸返老還少變安病軀有緣者遇最
爾自如○明州刺史李遠附錄云何首烏以出南河縣及嶺
南恩州韶州潮州賀州廣州潘州四會縣者爲上邕州桂州

相去三尺餘，苗蔓相交，久而方解，解了又交。田兒驚訝其異，至旦遂掘其根歸。問諸人，無識者。後有山老忽來，示之，荅曰：子既無嗣，其藤乃異，此恐是神仙之藥，何不服之？遂杵爲末，空心酒服一錢。七日而思人道，數月似强健。因此常服，又加至二錢。經年舊疾皆痊，髮烏容少。十年之内，即生數男，乃改名能嗣。又與其子延秀服，皆壽百六十歲。延秀生首烏。首烏服藥，亦生數子，年百三十歲，髮猶黑。有李安期者，與首烏鄉里親善，竊得方服，其壽亦長，遂叙其事傳之云。何首烏，味甘，性温，無毒。茯苓爲使。治五痔腰膝之病，冷氣心痛，積年勞瘦痰癖，風虚敗劣，長筋力，益精髓，壯氣駐顔，黑髮延年。婦人惡血痿黄，産後諸疾，赤白帶下，毒氣入腹，久痢不止，其功不可具述。一名野苗，二名交藤，三名夜合，四名地精，五名何首烏。本出處〔一〕州，江南諸道皆有。苗如木藁，葉有光澤，形如桃柳，其背偏，皆單生不相對。有雌雄。雄者苗色黄白，雌者黄赤。根遠不過三尺，夜則苗蔓相交，或隱化不見。春末、夏中、秋初三時，候晴明日兼雌雄采之。乘潤以布帛拭去泥土〔二〕，勿損皮，烈日暴乾，密器貯之，每月再暴。用時去皮爲末，酒下最良。遇有疾，即用茯苓湯下爲使。凡服用偶日，二、四、六、八日，服訖，以衣覆汗出，導引尤良。忌猪肉血、羊血、無鱗魚，觸藥無力。其根形大如拳連珠，其有形如鳥獸山岳之狀者，珍也。掘得去皮生喫，得味甘甜，可休粮。讚曰：神效助〔三〕道，著在仙書。雌雄相交，夜合晝〔四〕疏。服之去穀，日居月諸。返老還少，變安病軀。有緣者遇，最爾自如。明州刺史李遠附録云：何首烏以出南河縣及嶺南恩州、韶州、潮州、賀州、廣州、潘州、四會縣〔五〕者爲上。邕州、桂州、

〔一〕處：證類卷十一何首烏引博濟方作「虔」。
〔二〕土：原作「生」。今據證類卷十一何首烏改。
〔三〕助：原作「勝」。今據改同上。
〔四〕晝：原作「書」。今據改同上。
〔五〕四會縣：同上此三字跟在「廣州」之後。

康州泰州高州勒州循州晉興縣出者次之真仙草也五十
年者如拳大號山奴服之一年髮髭青黑一百年者如盌大
號山哥服之一年顏色紅悅一百五十年者如盆大號山伯
服之一年齒落更生二百年者如斗栲栳大號山翁服之一
年顏如童子行及奔馬三百年者如三斗栲栳大號山精純
陽之体久服成地仙也（時珍曰）凡諸名山深山產者即大而
佳也
根【修治】（志曰）春夏秋采其根雌雄並用乘濕以布拭去土暴
乾臨時以苦竹刀切米泔浸經宿暴乾木杵臼擣之
忌鐵器（慎微曰）方用新采者去皮銅刀切薄片入甑內以篦
鍋蒸之旋以熱水從上淋下勿令滿溢直候無氣息乃取出
暴乾用（時珍曰）近時治法用何首烏赤白各一斤竹刀刮去
粗皮米泔浸一夜切片用黑豆三斗每次用三升三合三勺
以水泡過砂鍋內鋪豆一層首烏一層重重鋪盡蒸之豆熟
取出去豆將何首烏晒乾再以豆蒸如此九蒸九晒乃用
【氣味】苦澀微溫無毒（時珍曰）茯苓為之使忌諸血無鱗魚
蘿蔔蒜葱鐵器同于地黃能伏硃砂【主】
治瘰癧消癰腫療頭面風瘡治五痔止心痛益血氣黑髭髮
悅顏色久服長筋骨益精髓延年不老亦治婦人產後及帶
下諸疾（開寶）久服令人有子治腹臟一切宿疾冷氣腸風（大明）瀉

康州、春州、高州、勤[一]州、循州、晉興縣[二]出者次之。真仙草也。五十年者如拳大，號山奴，服之一年，髮髭青黑。一百年者如盌大，號山哥，服之一年，顏色紅悦。一百五十年者如盆大，號山伯，服之一年，齒落更生。二百年者如斗栲栳大，號山翁，服之一年，顏如童子，行及奔馬。三百年者如三斗栲栳大，號山精，純陽之體，久服成地仙也。【時珍曰】凡諸名山、深山産者，即大而佳也。

根。【修治】【志曰】春夏秋采其根，雌雄並用。乘濕以布拭去土，暴乾。臨時以苦竹刀切，米泔浸經宿，暴乾，木杵臼擣之。忌鐵器。【慎微曰】方用新采者，去皮，銅刀切薄片，入甑内，以瓷鍋蒸之。旋以熱水從上淋下，勿令滿溢，直候無氣息，乃取出暴乾用。【時珍曰】近時治法：用何首烏赤白各一斤，竹刀刮去粗皮，米泔浸一夜，切片。用黑豆三斗，每次用三升三合三勺，以水泡過。砂鍋内鋪豆一層，首烏一層，重重鋪盡，蒸之。豆熟，取出去豆，將何首烏晒乾，再以豆蒸。如此九蒸九晒乃用。

【氣味】苦、濇，微温，無毒。【時珍曰】茯苓爲之使。忌諸血、無鱗魚、蘿蔔、蒜、葱、鐵器，同于地黄。能伏硃砂。【主治】瘰癧，消癰腫，療頭面風瘡，治五痔，止心痛，益血氣，黑髭髮，悦顏色。久服長筋骨，益精髓，延年不老。亦治婦人産後及帶下諸疾。開寶。久服令人有子，治腹臟一切宿疾，冷氣腸風。大明。瀉

〔一〕勤：原作「勒」。今據證類卷十一何首烏改。

〔二〕晉興縣：同上此三字跟在「邕州」之後。

肝風（好古）

【發明】時珍曰何首烏足厥陰少陰藥也白者入氣分赤者入血分腎主閉藏肝主疏泄此物氣温味苦澀苦補腎温補肝能收斂精氣所以能養血益肝固精益腎健筋骨烏髭髮爲滋補良藥不寒不燥功在地黄天門冬諸藥之上氣血太和則風虛癰腫瘰癧諸疾可知矣此藥流傳雖久服者尚寡嘉靖初邵應節真人以七寶美髯丹方上進

世宗肅皇帝服餌有効連生

皇嗣於是何首烏之方天下大行矣宋懷州知州李治與一武臣同官怪其年七十餘而輕健面如渥丹能飲食叩其術則服何首烏丸也乃傳其方後治病盛暑中半體無汗已二年竊自憂之造丸服至年餘汗遂浹體其活血治風之功大有補益其方用赤白何首烏各半斤米泔浸三夜竹刀刮去皮切焙石臼爲末煉蜜丸梧子大每空心温酒下五十丸亦可末服

【附方】舊四新十二

七寶美髯丹　烏鬚髮壯筋骨固精氣續嗣延年用赤白何首烏各一斤米泔水浸三四日瓷片刮去皮用淘淨黑豆二升以砂鍋木甑鋪豆及首烏重重鋪盡蒸之豆熟取出去豆暴乾換豆再蒸如此九次暴乾爲末赤白茯苓各一斤去皮研末以水淘去筋膜及浮者取沉者撈起以人乳十盌浸勻曬乾研末牛膝八兩去苗酒浸一日同何首烏第七次蒸之至第九次止曬乾當歸八兩酒浸曬乾枸杞子八兩酒浸曬菟絲子八兩酒浸生芽研

肝風。好古。

【發明】【時珍曰】何首烏，足厥陰、少陰藥也。白者入氣分，赤者入血分。腎主閉藏，肝主疏泄。此物氣温，味苦濇。苦補腎，温補肝，能收斂精氣。所以能養血益肝，固精益腎，健筋骨，烏髭髮，爲滋補良藥。不寒不燥，功在地黄、天門冬諸藥之上。氣血太和，則風虚癰腫瘰癧諸疾可知矣。此藥流傳雖久，服者尚寡。嘉靖初，邵應節真人以七寶美髯丹方上進。世宗肅皇帝服餌有效，連生皇嗣。於是何首烏之方天下大行矣。宋懷州知州李治與一武臣同官。怪其年七十餘而輕健，面如渥丹，能飲食。叩其術，則服何首烏丸也。乃傳其方。後治得病，盛暑中半體無汗已二年，竊自憂之。造丸服至年餘，汗遂浹體。其活血治風之功，大有補益。其方用赤白何首烏各半斤，米泔浸三夜，竹刀刮去皮，切焙，石臼爲末，煉蜜丸梧子大。每空心温酒下五十丸。亦可末服。

【附方】舊四，新十二。七寶美髯丹。烏鬚髮，壯筋骨，固精氣，續嗣延年。用赤白何首烏各一斤，米泔水浸三四日，瓷片刮去皮，用淘净黑豆二升，以砂鍋木甑，鋪豆及首烏，重重鋪盡蒸之。豆熟，取出去豆，暴乾，换豆再蒸，如此九次，暴乾爲末。赤白茯苓各一斤，去皮研末，以水淘去筋膜及浮者，取沉者捻塊，以人乳十盌浸匀，晒乾研末。牛膝八兩去苗，酒浸一日，同何首烏第七次蒸之，至第九次止，晒乾。當歸八兩，酒浸晒。枸杞子八兩，酒浸晒。兔絲子八兩，酒浸生芽，研

密一作蜜

瀾晒補骨脂四兩以黑脂麻炒香並忌鐵器石臼爲末煉蜜和丸彈子大一百五十丸每日三丸侵晨溫酒下午將薑湯下臥時鹽湯下其餘並丸梧子大每日空心酒服一百丸久服極驗忌見前積善堂方

服食滋補 和劑局方

何首烏丸專壯筋骨長精髓補血氣久服黑鬚髮堅陽道令人多子輕身延年月計不足歲計有餘用何首烏三斤銅刀切片乾者以米泔水浸軟切之牛膝去苗一斤切以黑豆一斗淘淨用木甑鋪豆一層鋪藥一層重重鋪盡瓦鍋蒸至豆熟取出去豆暴乾換豆又蒸如此三次爲末蒸棗肉和丸梧子大每服三五十丸空心溫酒下忌見前○鄭巖山中丞方只用赤白何首烏各半斤去粗皮陰乾石臼杵末每旦無灰酒服二錢○積善堂方用赤白何首烏各半極大者八月采以竹刀刮去皮切片用米泔水浸一宿晒乾以壯婦男兒乳汁拌晒三度候乾木臼舂爲末以密雲棗肉和杵搗丸如梧子大每服二十丸每十日加十丸至百丸止空心溫酒鹽湯任下一方不用人乳○筆峯雜興方用何首烏雌雄各半斤分作四分一分用當歸汁浸一分生地黃汁浸一分旱蓮汁浸一分人乳浸三日取出各暴乾瓦焙石臼爲末蒸棗肉和丸梧子大每服四十丸空心百沸湯下禁忌見前

骨軟風疾 腰膝疼行步不得遍身瘙癢用何首烏大而有花紋者同牛膝各一斤以好酒一升浸七宿暴乾木臼杵末棗肉和丸梧子大每一服三五十丸空心酒下經驗方

寬筋治損 何首烏十斤生黑豆半斤同煎熟皂莢一斤燒存性牽牛十兩炒取頭末薄荷十兩木香牛膝各五

爛晒。補骨脂四兩，以黑脂麻炒香。並忌鐵器，石臼爲末，煉蜜和丸彈子大，一百五十丸。每日三丸。侵晨温酒下，午時薑湯下，卧時鹽湯下。其餘並丸梧子大，每日空心酒服一百丸，久服極驗。忌見前。積善堂方。**服食滋補**。和劑局方何首烏丸：專壯筋骨，長精髓，補血氣。久服黑鬚髪，堅陽道，令人多子，輕身延年。月計不足，歲計有餘。用何首烏三斤，銅刀切片，乾者以米泔水浸軟切之。牛膝去苗一斤，切。以黑豆一斗，淘净。用木甑鋪豆一層，鋪藥一層，重重鋪盡，瓦鍋蒸至豆熟。取出去豆暴乾，换豆又蒸，如此三次。爲末，蒸棗肉和丸梧子大。每服三五十丸，空心温酒下。忌見前。○鄭巖山中丞方：只作赤白何首烏各半斤，去粗皮陰乾，石臼杵末。每旦無灰酒服二錢。○積善堂方用赤白何首烏各半，極大者，八月采，以竹刀削去皮，切片，用米泔水浸一宿，晒乾。以壯婦男兒乳汁拌晒三度，候乾，木臼舂爲末。以密雲棗肉和杵，爲丸如梧子大。每服二十丸，每十日加十丸，至百丸止，空心温酒、鹽湯任下。一方不用人乳。○筆峰雜興方用何首烏雌雄各半斤，分作四分。一分用當歸汁浸，一分生地黄汁浸，一分旱蓮汁浸，一分人乳浸。三日取出，各暴乾，瓦焙，石臼爲末，蒸棗肉和丸梧子大。每服四十丸，空心百沸湯下。禁忌見前。**骨軟風疾**，腰膝疼，行步不得，遍身瘙痒。用何首烏大而有花紋者，同牛膝各一斤，以好酒一升，浸七宿，暴乾，木臼杵末，棗肉和丸梧子大。每一服三五十丸，空心酒下。經驗方。**寛筋治損**。何首烏十斤，生黑豆半斤，同煎熟，皂莢一斤燒存性，牽牛十兩炒取頭末，薄荷十兩，木香、牛膝各五两川烏頭炮二两爲末酒糊丸梧子大每服三十丸茶湯下永類方**皮裏作痛**不問何處用何首烏末薑汁調成膏塗之以帛裹住火炙鞋底熨之經驗方**自汗不止**何首烏末津調封臍中集簡方**腸風臟毒**下血不止何首烏二两爲末食前米飲服二錢聖惠方**小兒龜背**龜尿調紅內消點背上骨節久久自安**破傷血出**何首烏末傅之即止神効筆峯雜興方**瘰癧結核**或破或不破下至胷前者皆治之用九真藤一名赤葛即何首烏其葉如杏其根如雞卵亦類瘰癧子取根洗淨日日生嚼并取葉搗塗之數服即止其藥久服延年黑髮用之神効斗門方**癰疽毒瘡**紅內消不限多少瓶中文武火熬煎臨熟入好無灰酒大相等再煎數沸時時飲之其滓焙研爲末酒煮麪糊丸梧子空心溫酒下三十丸疾退宜常服之即赤何首烏也建昌產者良陳自明外科精要**大風癘疾**何首烏大而有花文者一斤米泔浸一七九蒸九晒胡麻四两九蒸九晒爲末每酒服二錢日二聖惠**疥癬滿身**不可治者何首烏艾葉等分水煎濃湯洗浴甚能解痛生肌肉王衮博濟方

萆薢別錄中品

莖葉【主治】風瘙疥癬作痒煎湯洗浴甚効時珍

兩，川烏頭炮二兩，爲末，酒糊丸梧子大。每服三十丸，茶湯下。永類方。皮裹作痛，不問何處。用何首烏末，薑汁調成膏塗之，以帛裹住，火炙鞋底熨之。經驗方。自汗不止。何首烏末，津調，封臍中。集簡方。腸風臟毒，下血不止。何首烏二兩，爲末。食前米飲服二錢。聖惠方。小兒龜背。龜尿調紅内消，點背上骨節，久久自安。破傷血出。何首烏末，傅之，即止，神效。筆峰雜興方。瘰癧結核，或破或不破，下至胸前者皆治之。用九真藤，一名赤葛，即何首烏。其葉如杏，其根如雞卵，亦類瘰子。取根洗凈，日日生嚼，并取葉搗塗之，數服即止。其藥久服，延年黑髮，用之神效。斗門方。癰疽毒瘡。紅内消不限多少，瓶中文武火熬煎，臨熟入好無灰酒相等，再煎數沸，時時飲之。其滓焙研爲末，酒煮麪糊丸梧子大。空心温酒下三十丸，疾退宜常服之。即赤何首烏也，建昌産者良。陳自明外科精要。大風癘疾。何首烏大而有花文者一斤，米泔浸一七，九蒸九晒，胡麻四兩，九蒸九晒，爲末。每酒服二錢，日二。聖惠。疥癬滿身，不可治者。何首烏、艾葉等分，水煎濃湯洗浴。甚能解痛，生肌肉。王袞博濟方。

莖、葉。【主治】風瘡疥癬作痒，煎湯洗浴，甚效。時珍。

萆薢別録中品

【釋名】赤節（別錄）百枝（吳普）竹木（炮炙論）白菝葜（時珍曰萆薢名義未詳日華本草言時人
呼為白菝葜象形也赤節百枝與狗脊同名）
【集解】別錄曰萆薢生真定山谷二月八月采根暴乾弘景曰
今處處有之根似菝葜而小異根大不甚有角節色小
淺恭曰此有二種莖有刺者根白實無刺者根虛軟軟者為
勝蔓生葉似薯蕷頌曰今河陝汴東荊蜀諸郡皆有之作蔓
生苗葉俱青葉作三叉似山薯又似綠豆葉花有黃紅白數
種亦有無花結白子者根黃白色多節三指許大春秋采根
暴乾今成德軍所產者根亦如山薯而體硬其苗引蔓葉似
蕎麥子三稜不拘時月采根利刀切片暴乾用時珍曰萆薢
蔓生葉似菝葜而大如盌其根長硬大者如商陸而堅今人
皆以土茯苓為萆薢誤矣莖葉根苗皆不同吳普本草又以
萆薢為狗脊亦誤矣詳狗脊
下宋史以懷慶萆薢充貢
根氣味苦平無毒（別錄曰甘之才曰薏苡為之使畏葵根大黃柴胡前胡）【主治】腰脊痛
強骨節風寒濕周痺惡瘡不瘳熱氣（本經）傷中恚怒陰痿失溺
老人五緩關節老血（別錄）冷風㿏痺腰腳癱緩不遂手足驚掣
男子腎腰痛久冷腎間有膀胱宿水（甄權）頭旋癇疾補水臟堅

【釋名】赤節別録、百枝吴普、竹木炮炙論、白菝葜。【時珍曰】萆薢名義未詳。日華本草言時人呼爲白菝葜，象形也。赤節、百枝，與狗脊同名。

【集解】【别録曰】萆薢生真定山谷。二月、八月采根，暴乾。【弘景曰】今處處有之。根似菝葜而小異，根大，不甚有角節，色小淺。【恭曰】此有二種，莖有刺者根白實，無刺者根虚軟，軟者爲勝。蔓生，葉似薯蕷。【頌曰】今河、陝、汴東、荆、蜀諸郡皆有之。作蔓生，苗葉俱青。葉作三叉，似山薯，又似緑豆葉。花有黄、紅、白數種，亦有無花結白子者。根黄白色，多節，三指許大。春秋采根，暴乾。今成德軍所産者，根亦如山薯而體硬。其苗引蔓，葉似蕎麥，子三稜，不拘時月采根，利刀切片，暴乾用。【時珍曰】萆薢蔓生，葉似菝葜而大如盌，其根長硬，大者如商陸而堅。今人皆以土茯苓爲萆薢，誤矣。莖、葉、根、苗皆不同。吴普本草又以萆薢爲狗脊，亦誤矣。詳「狗脊」下。宋史以懷慶萆薢充貢。

根。【氣味】苦，平，無毒。【别録曰】甘。【之才曰】薏苡爲之使。畏葵根、大黄、柴胡、前胡。【主治】腰脊痛强，骨節風寒濕周痺，惡瘡不瘳，熱氣。本經。傷中恚怒，陰痿失溺，老人五緩，關節老血。别録。冷風瘰痺，腰脚癱緩不遂，手足驚掣，男子臂腰痛，久冷，腎間有膀胱宿水。甄權。頭旋癇疾，補水臟，堅

全一本作金

筋骨益精明目中風失音大明補肝虛好古治白濁莖中痛痔瘻壞瘡時珍

【發明】時珍曰萆薢足陽明厥陰經藥也厥陰主筋屬風陽明主肉屬濕萆薢之功長于去風濕所以能治緩弱𤷪痺遺濁惡瘡諸病之屬風濕者萆薢菝葜土茯苓三物形雖不同而主治之功不相遠豈亦一類數種乎雷斅炮炙論序云囊皺漩多夜煎竹木竹木萆薢也漩多白濁皆是濕氣下流萆薢能除陽明之濕而固下焦故能去濁分清楊倓家藏方治真元不足下焦虛寒小便頻數白濁如膏有萆薢分清飲正此意也又楊子建萬全護命方云凡人小便頻數不計度數小便時莖內痛不可忍者此疾必先大腑秘熱不通水液只就小腸大腑愈加乾渴甚則渾身熱心躁思涼水如此即重證也此疾本因貪酒色積有熱毒腐物瘀血之類隨虛水入于小腸故便時作痛也不飲酒者必平生過食辛熱葷膩之物又因色傷而然此乃小便頻數而痛與淋澀而痛者不同也宜用萆薢一兩水浸少時以鹽半兩同炒去鹽爲末每服二錢水一盞煎八分和滓服之使水道轉入大腸仍以葱湯頻洗穀道令氣得通則小便數及痛自減也

【附方】舊二新三

腰脚痺軟行履不穩者萆薢二十四分杜仲八分擣篩每旦溫酒服三錢匕禁牛肉唐德宗貞元廣利方

小便頻數川萆薢一斤爲末酒糊丸梧子大每鹽酒下七十丸集玄方

白濁頻

筋骨，益精明目，中風失音。大明。補肝虚。好古。治白濁莖中痛，痔瘻壞瘡。時珍。

【發明】【時珍曰】萆薢，足陽明、厥陰經藥也。厥陰主筋屬風，陽明主肉屬濕。萆薢之功，長于去風濕。所以能治緩弱𤸷痺、遺濁惡瘡諸病之屬風濕者。萆薢、菝葜、土茯苓三物，形雖不同，而主治之功不相遠，豈亦一類數種乎？雷斅炮炙論序云：囊皺漩多，夜煎竹木。竹木，萆薢也。漩多白濁，皆是濕氣下流。萆薢能除陽明之濕而固下焦，故能去濁分清。楊倓家藏方治真元不足，下焦虚寒，小便頻數，白濁如膏，有萆薢分清飲，正此意也。又楊子建萬全護命方云：凡人小便頻數，不計度數，便時莖内痛不可忍者，此疾必先大腑秘熱不通，水液只就小腸，大腑愈加乾竭，甚則渾身熱，心躁思凉水，如此即重證也。此疾本因貪酒色，積有熱毒腐物瘀血之類，隨虚水入于小腸，故便時作痛也。不飲酒者，必平生過食辛熱葷膩之物，又因色傷而然。此乃小便頻數而痛，與淋證澀而痛者不同也。宜用萆薢一兩，水浸少時，以鹽半兩同炒，去鹽爲末。每服二錢，水一盞，煎八分，和滓服之，使水道轉入大腸。仍以葱湯頻洗榖道，令氣得通，則小便數及痛自減也。

【附方】舊二，新三。腰脚痺軟，行履不隱者。萆薢二十四分，杜仲八分，擣篩。每旦温酒服三錢匕，禁牛肉。唐德宗貞元廣利方。

小便頻數。川萆薢一斤，爲末，酒糊丸梧子大。每鹽酒下七十丸。集玄方。白濁頻

宇久比須乃斥留岐
今宗惠比豆伯收良

數旋面如油澄下如膏乃真元不足下焦虛寒萆薢分清飲用萆薢石菖蒲益智仁烏藥等分每服四錢水一盞入鹽一捻煎七分食前溫服日一服効乃止

腸風痔漏如聖散用萆薢貫衆去土等分為末每服二錢溫酒空心服之孫尚藥傳家祕寶方

頭痛發汗萆薢旋覆花虎頭骨酥炙等分為散欲發時以溫酒服二錢暖臥取汗立瘥聖濟錄

菝葜上蒲八切下棄八切○別錄中品

釋名菝菰同葜金剛根日華鐵菱角綱目王瓜草日華時珍曰菝菰猶䟡𧿳也䟡𧿳短也此草莖蔓強堅短小故名菝菰而江浙人謂之菝葜根亦曰金剛根楚人謂之鐵菱角皆狀其堅而有尖刺也鄭樵通志云其葉頗近王瓜故名王瓜草

集解別錄曰生山野二月八月采根暴乾弘景曰此有三種大略根苗並相類菝葜莖紫而短小多刺小減萆薢而色深人用作飲恭曰陶云三種乃狗脊菝葜萆薢作類非也萆薢有刺者葉粗相類根不相類萆薢細長而白色菝葜根作塊結黃赤色殊非狗脊之流頗同今近道及江浙州郡多有之苗莖成蔓長二三尺有刺其葉如冬青烏藥葉而差大秋生黃花結黑子如櫻桃大其根作塊人呼金剛根時珍曰菝葜山野中甚多其莖似蔓而堅強植生有刺其葉團大狀

菝

數，漩面如油，澄下如膏，乃真元不足，下焦虚寒。萆薢分清飲：用萆薢、石菖蒲、益智仁、烏藥等分。每服四錢，水一盞，入鹽一捻，煎七分，食前温服，日一服，效乃止。**腸風痔漏**。如聖散：用萆薢、貫衆去土，等分爲末。每服二錢，温酒空心服之。孫尚藥傳家秘寶方。**頭痛發汗**。萆薢、旋覆花、虎頭骨酥炙，等分爲散。欲發時，以温酒服二錢，暖卧取汗，立瘥。聖濟録。

菝葜上蒲八切，下棄八切〇别録中品

【釋名】菝菰同葜、金剛根日華、鐵菱角綱目、王瓜草日華。【時珍曰】菝菰猶䟤䟥也。䟤䟥，短也。此草莖蔓强堅短小。故名菝菰。而江浙人謂之菝葜[一]根，亦曰金剛根，楚人謂之鐵菱角，皆狀其堅而有尖刺也。鄭樵通志云：其葉頗近王瓜，故名王瓜草。

【集解】【别録曰】生山野。二月、八月采根，暴乾。【弘景曰】此有三種，大略根苗並相類。菝葜莖紫而短小[二]，多刺，小減萆薢而色深，人用作飲。【恭曰】陶云三種，乃狗脊、菝葜、萆薢相類，非也。萆薢有刺者，葉粗相類，根不相類。萆薢細長而白色，菝葜根作塊結，黄赤色，殊非狗脊之流。【頌曰】今近道及江浙州郡多有之。苗莖成蔓，長二三尺，有刺。其葉如冬青、烏藥葉而差大。秋生黄花，結黑子如櫻桃大。其根作塊，人呼金剛根。【時珍曰】菝葜山野中甚多。其莖似蔓而堅强，植生有刺。其葉團大，狀

〔一〕葜：原作重复符号「匕」。今從錢本改。

〔二〕小：原作「少」。今據證類卷八菝葜改。

如馬蹄光澤似柹葉不類冬青秋開黃花結紅子其根甚硬有硬鬚如刺其葉煎飲酸澁野人采其根葉入染家用名鐵菱角吳普本草以菝葜爲狗脊非矣詳見狗脊下

根【氣味】甘酸平溫無毒【主治】腰背寒痛風痺益血氣止小便利別録 治時疾瘟瘴大明 補肝經風虛好古 治消渴血崩下痢時珍

【發明】時珍曰菝葜足厥陰少陰藥氣溫味酸性濇而收與萆薢彷彿孫真人元旦所飲辟邪屠蘇酒中亦用之頌曰取根浸赤汁煮粉食辟瘴

【附方】新五

小便滑數金剛骨爲末每服三錢溫酒下睡時儒門事親方 沙石淋疾重者取去根本用菝葜二兩爲末每米飲服二錢後以地椒煎湯浴腰腹須臾卽通也聖濟録 消渴不止菝葜卽菝葜㕮咀半兩水三盞烏梅一個煎一盞溫服普濟方 下痢赤白金剛根蠟茶等分爲末白梅肉搗丸芡子大每服五七丸小兒三丸白痢甘草湯下赤痢烏梅湯下衛生易簡方 風毒脚弱痺滿上氣田舍貧家用此服良菝葜洗剉一斛以水三斛煮取九斗漬麴去滓取一斛漬飯如常釀酒任意日飲之肘後方

土茯苓綱目

【校正】併入拾遺禹餘粮

如馬蹄，光澤似柿葉，不類冬青。秋開黄花，結紅子。其根甚硬，有硬鬚如刺。其葉煎飲酸濇。野人采其根葉，入染家用，名鐵菱角。吴普本草以菝葜爲狗脊，非矣。詳見「狗脊」下。

根。【氣味】甘、酸，平、温，無毒。【主治】腰背寒痛，風痺，益血氣，止小便利。别録。治時疾瘟瘴。大明。補肝經風虚。好古。治消渴，血崩，下痢。時珍。

【發明】【時珍曰】菝葜，足厥陰、少陰藥。氣温味酸，性濇而收，與萆薢仿佛。孫真人元旦所飲辟邪屠蘇酒中亦用之。【頌曰】取根浸赤汁，煮粉食，辟瘴。

【附方】新五。小便滑數。金剛骨爲末。每服三錢，温酒下，睡時。儒門事親方。沙石淋疾，重者，取去根本。用菝葜二兩，爲末。每米飲服二錢，後以地椒煎湯浴腰腹，須臾即通也。聖濟録。消渴不止。拔穀即菝葜，㕮咀半兩，水三盞，烏梅一個，煎一盞，温服。普濟方。下痢赤白。金剛根、蠟茶等分，爲末。白梅肉擣丸芡子大。每服五七丸，小兒三丸，白痢甘草湯下，赤痢烏梅湯下。衛生易簡方。風毒脚弱，痺滿上氣，田舍貧家用此最良。菝葜洗剉一斛，以水三斛，煮取九斗，漬麴去滓，取一斛漬飯〔一〕，如常釀酒。任意日飲之。肘後方。

土茯苓綱目

【校正】併入拾遺草〔二〕禹餘粮。

〔一〕飯：原作「飲」。今據肘後方卷三治風毒脚弱痹滿上氣方改。

〔二〕草：原脱。今據下文補。

來一作中　離

【釋名】土萆薢綱目　刺猪苓圖經　山猪糞綱目　草禹餘粮拾遺　仙遺粮綱目　冷飯團綱目　硬飯綱目　山地栗綱目　時珍曰：按陶弘景注石部禹餘粮云：南中平澤有一種藤，生葉如菝葜，根作塊有節，似菝葜而色赤，味如薯蕷，亦名禹餘粮。言昔禹行山乏食，采此充粮而棄其餘，故有此名。觀陶氏此說，即今土茯苓也。故今尚有仙遺粮、冷飯團之名，亦其遺意。陳藏器本草草禹餘粮，蘇頌圖經猪苓下刺猪苓，皆此物也。今皆併之。茯苓、猪苓、山地栗，皆象形也。俗又名過岡龍，謬稱也。

【集解】藏器曰：草禹餘粮生海畔山谷。根如盞連綴，半在土上，皮如茯苓，肉赤味澀。人取以當穀食，不飢。頌曰：施州一種刺猪苓，蔓生。春夏采根，削皮焙乾。彼土人用傅瘡毒，殊効。時珍曰：土茯苓，楚蜀山箐中甚多。蔓生如蓴，莖有細點。其葉不對，狀頗類大竹葉而質厚滑，如瑞香葉而長五六寸。其根狀如菝葜而圓，其大若雞鴨子，連綴而生，遠者離尺許，近或數寸，其肉軟，可生啖。有赤白二種，入藥用白者良。按東山經云：鼓鐙之山有草焉，名曰榮草，其葉如柳，其本如雞卵，食之已風。恐即此也。昔人不知用此。近時弘治、正德間，因楊梅瘡盛行，率用輕粉藥取效，毒留筋骨，潰爛終身，至人用此，遂爲要藥。諸醫無從考證，往往指爲萆薢及菝葜。然其根苗迥然不同，宜參考之。但其功用亦頗相近，蓋亦萆薢、菝葜之類也。

【氣味】甘、淡，平，無毒。時珍曰：忌茶茗。【主治】食之當穀不飢，調中止洩，

【釋名】土萆薢綱目、刺猪苓圖經、山猪糞綱目、草〔一〕禹餘粮拾遺、仙遺粮綱目、冷飯糰綱目、硬飯綱目、山地栗綱目。【時珍曰】按陶弘景注石部「禹餘粮」云：南中平澤有一種藤生，葉如菝葜，根作塊有節，似菝葜而色赤，味〔二〕如薯蕷，亦名禹餘粮。言昔禹行山乏食，采此充粮而棄其餘，故有此名。觀陶氏此說，即今土茯苓也。故今尚有仙遺粮、冷飯團之名，亦其遺意。陳藏器本草草禹餘粮，蘇頌圖經猪苓下刺猪苓，皆此物也，今皆併之。茯苓、猪苓、山地栗，皆象形也。俗又名過岡龍，謬稱也。

【集解】【藏器曰】草禹餘粮生海畔山谷。根如盞連綴，半在土上，皮如茯苓，肉赤味澀。人取以當穀食，不飢。【頌曰】施州一種刺猪苓，蔓生。春夏采根，削皮焙乾。彼土人用傅瘡毒，殊效。【時珍曰】土茯苓，楚、蜀山箐中甚多，蔓生如蓴，莖有細點。其葉不對，狀頗類大竹葉而質厚滑，如瑞香葉而長五六寸。其根狀如菝葜而圓，其大若雞鴨子，連綴而生，遠者離尺許，近或數寸，其肉軟，可生啖。有赤白二種，入藥用白者良。按東山經云：鼓證〔三〕之山有草焉，名曰榮莫〔四〕，其葉如柳，其本如雞卵，食之已風。恐即此也。昔人不知用此。近時弘治、正德間，因楊梅瘡盛行，率用輕粉藥取效，毒留筋骨，潰爛〔五〕終身，至人用此，遂爲要藥。諸醫無從考證，往往指爲萆薢及菝葜。然其根苗迥然不同，宜參考之。但其功用亦頗相近，蓋亦萆薢、菝葜之類也。

根。【氣味】甘、淡，平，無毒。【時珍曰】忌茶茗。【主治】食之當穀不飢，調中止洩，

〔一〕草：原作「萆」。今據證類卷十一草禹餘粮改。
〔二〕味：證類卷三禹餘粮作「形」。
〔三〕證：山海經中山經作「鐙」。
〔四〕莫：同上作「草」。
〔五〕潰爛：底本二字漫漶，餘金陵諸本作「漬爛」。張本作「潰爛」，義長。

焉一本作爲

健行不睡。藏器　健脾胃，強筋骨，去風濕，利關節，止泄瀉，治拘攣骨痛，惡瘡癰腫。解汞粉、銀朱毒。時珍

【發明】機曰：近有好淫之人，多病楊梅毒瘡，藥用輕粉，愈而復發，久則肢體拘攣，變為癰漏，延綿歲月，竟致廢篤。惟剉土萆薢三兩，或加皂莢、牽牛各一錢，水六盌，煎三盌，分三服，不數劑，多瘥。蓋此疾始由毒氣干於陽明而發，加以輕粉燥列，久而水衰，肝挾相火來凌脾土，土屬濕，主肌肉，濕熱鬱蓄于肌腠，故發為癰腫，甚則拘攣，內經所謂濕氣害人皮肉筋骨是也。土萆薢甘淡而平，能去脾濕，濕去則營衛從而筋脈柔，肌肉實而拘攣癰漏愈矣。初病服之不效者，火盛而濕未鬱也。此藥長於去濕，不能去熱，病久則熱衰氣耗而濕鬱為多故也。時珍曰：楊梅瘡古方不載，亦無病者。近時起于嶺表，傳及四方。蓋嶺表風土卑炎，嵐瘴熏蒸，飲啖辛熱，男女淫猥。濕熱之邪積蓄既深，發為毒瘡，遂致互相傳染，自南而北，遍及海宇，然皆淫邪之人病之。其類有數種，治之則一也。其證多屬厥陰、陽明二經，而兼乎他經。邪之所在，則先發出，如兼少陰、太陰則發于咽喉；兼太陽、少陽則發于頭耳之類。蓋相火寄于厥陰，肌肉屬于陽明故也。醫用輕粉、銀朱劫劑，五七日即愈。蓋水銀性走而不守，加以鹽、礬升為輕粉、銀朱，其性燥列，善逐痰涎。涎乃脾之液，此物入胃，氣歸陽明，故涎被劫，隨火上升，從喉頰齒縫而出，故瘡即乾痿而愈。若服之過劑，及用不得法，則毒氣竄入經絡筋骨之間，莫之能出。痰涎既

健行不睡。藏器。健脾胃，强筋骨，去風濕，利關節，止泄瀉，治拘攣骨痛，惡瘡癰腫。解汞〔一〕粉、銀朱毒。時珍。

【發明】【機曰】近有好淫之人，多病楊梅毒瘡，藥用輕粉，愈而復發，久則肢體拘攣，變爲癰漏，延綿歲月，竟致廢篤。惟剉土萆薢三兩，或加皂莢、牽牛各一錢，水六盌，煎三盌，分三服，不數劑，多瘥。蓋此疾始由毒氣干於陽明而發，加以輕粉燥烈，久而水衰，肝挾相火來凌脾土。土屬濕，主肌肉，濕熱鬱蓄于肌腠，故發爲癰腫，甚則拘攣，内經所謂濕氣害人皮肉筋骨是也。土萆薢甘淡而平，能去脾濕，濕去則營衛從而筋脉柔，肌肉實而拘攣癰漏愈矣。初病服之不效者，火盛而濕未鬱也。此藥長于去濕，不能去熱，病久則熱衰氣耗而濕鬱爲多故也。【時珍曰】楊梅瘡古方不載，亦無病者。近時起于嶺表，傳及四方。蓋嶺表風土卑炎，嵐瘴熏蒸，飲啖辛熱，男女淫猥。濕熱之邪積畜〔二〕既深，發爲毒瘡，遂致互相傳染，自南而北，遍及海宇，然皆淫邪之人病之。其類有數種，治之則一也。其證多屬厥陰、陽明二經而兼乎他經。邪之所在，則先發出。如兼少陰、太陰則發于咽喉〔三〕，兼太陽、少陽則發于頭耳之類。蓋相火寄于厥陰，肌肉屬于陽〔四〕明故也。醫用輕粉、銀朱刼劑，五七日即愈。蓋水銀性走而不守，加以鹽、礬升爲輕粉、銀朱，其性燥烈，善逐痰涎。涎乃脾之液，此物入胃，氣歸陽明，故涎被刼，隨火上升，從喉頰〔五〕齒縫而出，故瘡即乾痿而愈。若服之過劑，及用不得法，則毒氣竄入經絡筋骨之間，莫之能出。痰涎既〔六〕

〔一〕汞：原作「永」。今從錢本改。
〔二〕積畜：底本二字經描補。餘金陵諸本亦有描補迹象。今從江西本補正。
〔三〕喉：原作「侯」。今從錢本改。
〔四〕陽：原作「楊」。今從江西本改。
〔五〕頰：原作「煩」。今從改同上。
〔六〕痰涎既：三字漫漶。今從補正同上。

癈一本作瘀

去血液耗涸，筋失所養，營衛不從，變爲筋骨攣痛，發爲癰毒疳漏。久則生蟲爲癬，手足皴裂，遂成癈廢。惟土茯苓氣平味甘而淡，爲陽明本藥，能健脾胃，去風濕。脾胃健則營衛從，風濕去則筋骨利，故諸證多愈，此亦得古人未言之妙也。今醫家有搜風解毒湯，治楊梅瘡不犯輕粉，病深者月餘，淺者半月即愈。服輕粉藥筋骨攣痛，癱瘓不能動履者，服之亦效。其方用土茯苓一兩，薏苡仁、金銀花、防風、木瓜、木通、白鮮皮各五分，皂莢子四分，氣虛加人參七分，血虛加當歸七分，水二大盞煎飲，一日三服。惟忌飲茶及牛、羊、雞、鵝、魚肉、燒酒、法麪、房勞。盖秘方也。

【附方】新六。

楊梅毒瘡　鄧筆峯雜興方用冷飯團四兩，皂角子七個，水煎代茶飲。淺者二七，深者四七，見効。〇一方：冷飯團一兩，五加皮、皂角子、苦參各三錢，金銀花一錢，用好酒煎，日一服。

小兒楊梅　瘡起于口內，延及遍身。以土萆薢末，乳汁調服，月餘自愈。外科發揮。

骨攣癰漏　薛己外科發揮云：服輕粉致傷脾胃氣血，筋骨疼痛，久而潰爛成癰，連年累月，至于終身成廢疾者。土萆薢一兩，有熱加芩、連，氣虛加四君子湯，血虛加四物湯，水煎代茶。月餘即安。〇朱氏集驗方用過山龍四兩，即硬飯，加四物湯一兩，皂角子七個，川椒四十九粒，燈心七根，水煎日飲。

瘰癧潰爛　冷飯團切片或爲末，水煎服或入粥內食之。須多食爲妙。江西所出色白者良。忌鐵器、發物。淮氏積德堂方。

去，血液耗涸，筋失所養，營衛不從，變爲筋骨攣痛，發爲癰毒〔一〕疳漏。久則生蟲爲癬，手足皴裂，遂成廢痼。惟土茯苓氣平味甘而淡，爲陽明本藥。能健脾胃，去風濕。脾胃健則營衛從，風濕去則筋骨利，故諸證多愈，此亦得古人未言之妙也。今醫家有搜風解毒湯治楊梅瘡，不犯輕粉。病深者月餘，淺者半月即愈。服輕粉藥筋骨攣痛、癱瘓不能動履者，服之亦效。其方用土茯苓一兩，薏苡仁、金銀花、防風、木瓜、木通、白鮮皮各五分，皂莢子四分，氣虚加人參七分，血虚加當歸七分，水二大盌煎飲，一日三服。惟忌飲茶及牛、羊、雞、鵝、魚肉、燒酒、法麪、房勞。蓋秘方也。

【附方】新六。楊梅毒瘡。鄧筆峰雜興方用冷飯團四兩，皂角子七個，水煎代茶飲。淺者二七，深者四七，見效。○一方：冷飯團一兩，五加皮、皂角子、苦參各三錢，金銀花一錢，用好酒煎。日一服。小兒楊梅。瘡起于口内，延及遍身。以土萆薢末，乳汁調服。月餘自愈。外科發揮。骨攣癰漏。薛己外科發揮云：服輕粉致傷脾胃氣血，筋骨疼痛，久而潰爛成癰，連年累月，至于終身成廢疾者。土萆薢一兩，有熱加芩、連，氣虚加四君子湯，血虚加四物湯，水煎代茶。月餘即安。○朱氏集驗方用過山龍四兩即硬飯，加四物湯一兩，皂角子七個，川椒四十九粒，燈心七根，水煎日飲。瘰癧潰〔二〕爛。冷飯團切片或爲末，水煎服或入粥内食之。須多食爲妙。江西所出色白者良。忌鐵器、發物。陸氏積德堂方。

〔一〕癰毒：底本二字描補。餘金陵諸本清晰可辨，今據補正。
〔二〕潰：張本作「潰」，義長。

白歛本經下品

【釋名】白草本經 白根別錄 兎核別錄 貓兒卵綱目 崑崙別錄 宗奭曰：白歛服餌方少用，惟歛瘡方多用之，故名白歛。時珍曰：兎核、貓兒卵，皆象形也。崑崙言其皮黑也。

【集解】別錄曰：白歛生衡山山谷。二月、八月采根，暴乾。弘景曰：近道處處有之。作藤生，根如白芷，破片竹穿，日乾。恭曰：根似天門冬，一株下有十許根，皮赤黑，肉白如芍藥，不似白芷。蔓生，枝端有五葉，所在有之。頌曰：今江淮及荆、襄、懷、孟、商、齊諸州皆有之。二月生苗，多在林中作蔓，赤莖，葉如小桑。五月開花，七月結實。根如雞鴨卵而長，三五枚同一窠，皮黑肉白。一種赤歛，花實功用皆同，但表裏俱赤耳。

根【氣味】苦，平，無毒。別錄曰：甘，微寒。權曰：有毒。之才曰：代赭爲之使，反烏頭。【主治】癰腫疽瘡，散結氣，止痛，除熱，目中赤，小兒驚癇，温瘧，女子陰中腫痛，帶下赤白。本經 殺火毒。別錄 治發背瘰癧，面上疱瘡，腸風痔漏，血痢，刀箭瘡，撲損，生肌止痛。大明 解狼毒毒。時珍

【發明】弘景曰：生取根，擣傅癰腫，有效。頌曰：今醫治風及金瘡面藥方多用之，往往與白及相須而用。

白歛本經下品

【釋名】白草本經、白根別録、兔核別録、貓兒卵綱目、崑崙別録。【宗奭曰】白歛，服餌方少用，惟歛瘡方多用之，故名白歛。【時珍曰】兔核、貓兒卵，皆象形也。崑崙，言其皮黑也。

【集解】【別録曰】白歛生衡山山谷。二月、八月采根，暴乾。【弘景曰】近道處處有之。作藤生，根如白芷，破片竹穿，日乾。【恭曰】根似天門冬，一株下有十許根，皮赤黑，肉白如芍藥，不似白芷。蔓生，枝端有五葉，所在有之。【頌曰】今江淮及荆、襄、懷、孟、商、齊諸州皆有之。二月生苗，多在林中作蔓，赤莖，葉如小桑。五月開花，七月結實。根如雞鴨卵而長，三五枚同一窠，皮黑肉白。一種赤歛，花實功用皆同，但表裏俱赤爾。

根。【氣味】苦，平，無毒。【別録曰】甘，微寒。【權曰】有毒。【之才曰】代赭爲之使。反烏頭。【主治】癰腫疽瘡，散結氣，止痛除熱，目中赤，小兒驚癇，温瘧，女子陰中腫痛，帶下赤白。本經。殺火毒。別録。治發背瘰癧，面上疱瘡，腸風痔漏，血痢，刀箭瘡，撲損，生肌止痛。大明。解狼毒毒。時珍。

【發明】【弘景曰】生取根搗，傅癰腫，有效。【頌曰】今醫治風及金瘡、面藥方多用之。往往與白及相須而用。

附方舊三新十三

發背初起水調白歛末塗之肘後方

丁瘡初起方同上聖惠

一切癰腫權日白歛赤小豆肉草為末雞子白調塗之○陶隱居方用白歛二分藜蘆一分為末酒和貼之日三上

面鼻酒皶白歛白石脂杏仁各半兩為末雞子清調塗旦洗御藥院方

面生粉刺白歛二分杏仁半分雞屎白一分為末蜜和雜水拭面肘後方

凍耳成瘡白歛黃蘗等分為末生油調搽談埜翁方

湯火灼爛白歛末傅之外臺

諸物哽咽白歛白芷等分為末水服二錢聖惠方

鐵刺諸哽及竹木哽在咽中白歛半夏泡等分為末酒服半錢日二服聖惠方

刺在肉中方同上

胎孕不下白歛生半夏等分為末滴水丸梧子大每榆皮湯下五十丸保命集

風痺筋急腫痛屈轉易常處白歛二分熟附子一分為末每酒服半刀圭日二服以身中熱行為候十日便覺忌猪肉冷水千金

諸瘡不歛白歛赤歛黃蘗各三錢炒研輕粉一錢用葱白漿水洗淨傅之瑞竹堂方

女萎本草李當之

集解弘景曰女萎葉似白歛蔓生花白子細荊襄之間名為女萎亦名蔓楚用苗不用根與萎蕤全別今太常謬以為白頭翁者是也時珍曰諸家誤以女萎解葳蕤正誤見葳蕤下

【附方】舊三，新十。發背初起。水調白斂末，塗之。肘後方。丁瘡初起。方同上。聖惠方。一切癰腫。權曰：白斂、赤小豆、䓘草爲末，雞子白調塗之。○陶隱居方用白斂二分，藜蘆一分，爲末。酒和貼之，日三上。面鼻酒皶。白斂、白石脂、杏仁各半兩，爲末，雞子清調塗，旦洗。御藥院方。面生粉刺。白斂二分，杏仁半分，雞屎白一分，爲末，蜜和雜水拭面。肘後方。凍耳成瘡。白斂、黃蘗等分，爲末，生油調搽。談埜翁方。湯火灼爛。白斂末傅之。外臺。諸物哽咽。白斂、白芷等分，爲末。水服二錢。聖惠方。鐵刺諸哽及竹木哽在咽中。白斂、半夏泡，等分爲末。酒服半錢，日二服。聖惠方。刺在肉中。方同上。胎孕不下。白斂、生半夏等分爲末，滴水丸梧子大。每榆皮湯下五十丸。保命集。風痺筋急，腫痛，展〔一〕轉易常處。白斂二分，熟附子一分，爲末。每酒服半刀圭，日二服。以身中熱行爲候，十日便覺。忌猪肉、冷水。千金。諸瘡不斂。白斂、赤斂、黃蘗各三錢炒研，輕粉一錢，用葱白、漿水洗净，傅之。瑞竹堂方。

女萎 李當之本草

【集解】【恭曰】女萎葉似白斂，蔓生，花白子細。荆襄之間名爲女萎，亦名蔓楚。用苗不用根。與萎蕤全別，今太常謬以爲白頭翁者是也。【時珍曰】諸家誤以女萎解葳蕤，正誤見「葳蕤」下。

〔一〕展：原作「屈」。今據千金方卷八風痹「白斂散」改。

伊乃登々岐

【修治】斅曰：凡采得，陰乾，去頭并白皮，於槐砧上剉，拌豆淋酒蒸之，從巳至未，出，曬乾。【氣味】辛，溫，無毒。

【主治】止下痢，消食。當之 風寒洒洒，霍亂泄痢，腸鳴，遊氣上下無常，驚癇寒熱，百病出汗。府本

【附方】新三。久痢脫肛：女萎切一升，燒熏之。楊氏產乳方。蠱下不止：女萎、雲實各一兩，川烏頭二兩，桂心五錢，為末，蜜丸梧子大。每服五丸，水下，一日三服。肘後方。身體癧瘍斑駁：女葳膏：用曾國女葳、白芷各一分，附子一枚，雞舌香、木香各二分，為末，臘月豬脂七合和煎，入麝香一錢，以浮石磨破，日擦之。古今錄驗。

赭魁 本經下品

【釋名】時珍曰：其根如魁，有汁如赭，故名。魁乃酒器名。

【集解】別錄曰：生山谷中。二月采。弘景曰：狀如小芋，肉白皮黃，近道亦有。恭曰：赭魁大者如斗，小者如升，蔓生草木上，葉似杜衡。陶所說乃土卯也。土卯不堪藥用，梁漢人蒸食之，名黃獨，非赭魁也。保昇曰：苗蔓延生，葉似蘿摩，根若菝葜，皮紫黑，肉黃赤，大者輪囷如升，小者如拳，所在有之。時珍曰：赭魁閩人用入染青缸中，云易上色。沈括筆談云：本草所謂赭魁，皆未詳審。今南中極多，膚黑肌赤，似何首烏。切破中有赤理如檳榔，有汁赤如赭。彼人以染皮製靴。閩人謂之餘糧。本

【修治】【斅曰】凡采得陰乾。去頭并白蕊，於槐砧上剉，拌豆淋酒蒸之。從巳至未出，曬乾。【氣味】辛，温，無毒。【主治】止下痢，消食。當之。風寒洒洒，霍亂洩痢腸鳴，遊氣上下無常，驚癇，寒熱百病，出汗。唐本。

【附方】新三。久痢脱肛。女萎切一升，燒熏之。楊氏産乳方。䘌下不止。女萎、雲實各一兩，川烏頭二兩，桂心五錢，爲末，蜜丸梧子大。每服五丸，水下，一日三服。肘後方。身體癧瘍斑駁。女葳膏：用魯國女葳、白芷各一分，附子一枚，雞舌香、木香各二分，爲末，臘猪脂七合，和煎，入麝香一錢。以浮石磨破，日擦之。古今録驗。

赭魁本經下品

【釋名】【時珍曰】其根如魁，有汁如赭，故名。魁乃酒器名。

【集解】【別録曰】生山谷中。二月采。【弘景曰】狀如小芋，肉白皮黄，近道亦有。【恭曰】赭魁大者如斗，小者如升。蔓生草木上，葉似杜衡。陶所説乃土卵也。土卵不堪藥用，梁漢人蒸食之，名黄獨，非赭魁也。【保昇曰】苗蔓延生，葉似蘿藦，根若菝葜，皮紫黑，肉黄赤，大者輪囷如升，小者如拳，所在有之。【時珍曰】赭魁，閩人用入染青缸中，云易上色。沈括筆談云：本草所謂赭魁，皆未詳審。今南中極多，膚黑肌赤，似何首烏。切破中有赤理如檳榔，有汁赤如赭，彼人以染皮製靴。閩人謂之餘粮。本草石部禹餘糧陶氏所引乃此物也謨按沈氏所說豬腿甚明但謂是禹餘糧者非矣禹餘糧乃今之土茯苓可食故得糧名豬腿不可食豈得稱糧耶土卵即土芋也見菜部

鷄抱宋圖經

根【氣味】甘平無毒【恭曰】有小毒【主治】心腹積聚除三蟲本經

【集解】頌曰生宜州山林下附石而生作蔓似大豆其根形似萊菔大者如三升器小者如拳二月八月采根切片陰乾用【氣味】苦寒無毒【主治】風熱上壅咽喉腫痛及解蠱毒諸藥毒擣末酒服有効亦消風熱結毒酒摩塗之立愈蘇頌

伏雞子根拾遺

【釋名】承露仙

【集解】藏器曰生四明天台山蔓延生葉圓薄似錢根似烏形者良【氣味】苦寒無毒【主治】解百藥毒諸熱煩悶急黃天行黃疸瘴瘧中惡寒熱頭痛疽瘡馬黃牛瘡水磨服之新者尤佳亦傅癰腫與陳家白藥同功

草石部「禹餘粮」陶氏所引，乃此物也。謹按：沈氏所説赭魁甚明，但謂是禹餘粮者，非矣。禹餘粮乃今之土茯苓，可食，故得粮名。赭魁不可食，豈得稱粮耶？土卵即土芋也，見菜部。

根。【氣味】甘，平，無毒。【恭曰】有小毒。【主治】心腹積聚，除三蟲。本經。

鵝抱 宋圖經

【集解】【頌曰】生宜州山林下，附石而生，作蔓，葉〔一〕似大豆。其根形似萊菔，大者如三升器，小者如拳。二月、八月采根，切片陰乾用。【氣味】苦，寒，無毒。【主治】風熱上壅，咽喉腫痛，及解蠻箭藥毒，擣末酒服有效。亦消風熱結毒，酒摩塗之，立愈。蘇頌。

伏雞子根 拾遺

【釋名】承露仙。

【集解】【藏器曰】生四明天台山。蔓延生，葉圓薄似錢，根似烏形者良。【氣味】苦，寒，無毒。【主治】解百藥毒，諸熱煩悶，急黄，天行黄疸，瘧瘴中惡，寒熱頭痛，疸瘡。馬黄牛瘡。水磨服之，新者尤佳。亦傅癰腫，與陳家白藥同功。

〔一〕葉：原脱。今據證類卷三十鵝抱補。

藏器

附錄 仰盆 拾遺 藏器曰：味辛溫，有小毒。水磨服少許，治蠱飛尸喉痺，亦磨傳皮膚惡腫。生東陽山谷，苗似承露仙，根圓如仰盆，狀大如雞卵。

人肝藤 拾遺 藏器曰：主解諸藥毒，遊風，手脚軟痺，並生研服之，塗之。生嶺南山石間，引蔓而生，葉有三椏，花紫色，與伏雞子同名承露仙，而伏雞子葉圓。時珍曰：以根三兩磨汁，或煎濃汁服，並解蠱毒。

千金藤 宋開寶

校正 自本部移入此

集解 藏器曰：千金藤有數種，南北名模不同，大略主療相似，或是皆近于藤也。生北地者，根大如指，色似漆；生南土者，黃赤如細辛。舒、廬間有一種藤，似木蓼；又有烏虎藤，遶樹生，冬青，亦名千金藤。江西林間有草生，葉頭有瘿子，似鶴藤，葉如柳，亦名千金藤。又一種似荷葉，只大如錢許，亦呼為千金藤。又名古藤，主痢及小兒大腹。千金者，以貴為名，豈俱一物亦狀異而名同耶？若取的稱，未知孰是。又嶺南有陳思岌，亦名千金藤。

氣味 缺。

主治 一切血毒諸氣，霍亂中惡，天行虛勞瘧瘴，痰嗽不利，癰腫大毒，藥石發，癲癇，悉主之。藏器

附錄 陳思岌 拾遺 藏器曰：出嶺南山野，蔓生如小豆，根及葉辛香，一名石黃香，一名千金藤。其根味辛無

藏器。

【附録】仰盆拾遺。【藏器曰】味辛，温，有小毒。水磨服少許，治蠱，飛尸喉痺，亦磨傅皮膚惡腫。生東陽山谷。苗似承露仙，根圓如仰盆狀，大如雞卵。人肝藤拾遺。【藏器曰】主解諸藥毒，遊風，手脚軟痺。並生研服之，塗之。生嶺南山石間。引蔓而生，葉有三椏，花紫色。與伏雞子同名承露仙，而伏雞子葉圓。【時珍曰】以根三兩，磨汁或煎濃汁服。並解蠱毒。

千金藤宋開寶

【校正】自木部移入此。

【集解】【藏器曰】千金藤有數種，南北名模不同，大略主療相似，或是皆近于藤也。生北地者，根大如指，色似漆。生南土者，黄赤如細辛。舒、盧間有一種藤似木蓼，又有烏虎藤，繞樹生，冬青，亦名千金藤。江西林間有草生葉，頭有瘿子，似鶴膝，葉如柳，亦名千金藤。又一種似荷葉，只大如錢許，亦呼爲千金藤，又名古藤，主痢及小兒大腹。千金者，以貴爲名。豈俱一物，亦狀異而名同耶？若取的稱，未知孰是。又嶺南有陳思岌，亦名千金藤。【氣味】缺。【主治】一切血毒諸氣，霍亂中惡，天行虚勞瘧瘴，痰嗽不利，癰腫大毒，藥石發，癲癇，悉主之。藏器。

【附録】陳思岌拾遺。【藏器曰】出嶺南山野。蔓生如小豆，根及葉辛香。一名石黄香，一名千金藤。其根味辛，平，無

毒解諸藥毒熱毒丹毒癰腫天行壯熱喉痹蠱毒並

服之亦磨塗瘡腫（發明）日華曰味苦平浸酒服治風痹充益輕身

九仙子 綱目

（釋名）仙女嬌

（集解）時珍曰九仙子出均州太和山一根連綴九枚大者如雞子小者如半夏白色二月生苗蔓高六七尺莖細而光葉如烏桕葉而短扁不圓每葉椏生子枝或一或二或三下垂六七月開碎青黃色花隨即結實碎子叢簇如穀精草子狀九月采根

（氣味）苦涼無毒（主治）咽痛喉痹散血以新汲水或醋磨汁含嚥甚良 時珍

山豆根 宋開寶

（釋名）解毒 綱目 黃結 綱目 中藥 頌曰其蔓如大豆因以爲名

（集解）頌曰山豆根生劍南及宜州果州山谷今廣西亦有以忠州萬州者爲佳苗蔓如豆葉青經冬不凋八月采根嶺南者如小槐高尺餘石鼠食其根故嶺南人捕鼠取腸胃暴乾解毒攻熱甚効

（氣味）甘寒無毒 時珍曰按沈括筆談云山豆根味極苦本草言味甘大誤矣（主治）解諸藥

毒。解諸藥毒熱毒，丹毒癰腫，天行壯熱，喉痺蠱毒，並磨汁服之。亦磨塗瘡〔一〕腫。【珣曰】味苦，平。浸酒服，治風，補益輕身。

九仙子綱目

【釋名】仙女嬌。

【集解】【時珍曰】九仙子，出均州太和山。一根連綴九枚，大者如雞子，小者如半夏，白色。二月生苗，蔓高六七尺，莖細而光。葉如烏桕葉而短扁不團。每葉椏生子枝，或一或二，裊裊下垂。六七月開碎青黄色花，隨即結實。碎子叢簇，如穀精草子狀。九月采根。

【氣味】苦，凉，無毒。【主治】咽痛喉痺，散血。以新汲水或醋磨汁含嚥，甚良。時珍。

山豆根宋開寶

【釋名】解毒綱目、黄結綱目、中藥。【頌曰】其蔓如大豆，因以爲名。

【集解】【頌曰】山豆根，生劍南及宜州、果州山谷，今廣西亦有，以忠州、萬州者爲佳。苗蔓如豆，葉青，經冬不凋，八月采根。廣南者如小槐，高尺餘，石鼠食其根。故嶺南人捕鼠，取腸胃暴乾，解毒攻熱，甚效。

【氣味】甘，寒，無毒。【時珍曰】按沈括筆談云：山豆根味極苦，本草言味甘，大誤矣。【主治】解諸藥

〔一〕瘡：原作「蒼」。今據證類卷六陳思岌改。

毒，止痛，消瘡腫毒，發熱欬嗽，治人及馬急黃，殺小蟲（開寶）。含之嚥汁，解咽喉腫毒，極妙（蘇頌）。研末湯服五分，治腹脹喘滿。酒服三錢，治女人血氣腹脹，又下寸白諸蟲。丸服，止下痢。磨汁服，止卒患熱厥心腹痛，五種痔痛。研汁塗諸熱腫禿瘡，蛇狗蜘蛛傷（時珍）。

【附方】（舊十，新三）

解中蠱毒（密取山豆根和水研服少許。未定再服。已禁聲者亦愈）。五般急黃（山豆根末，水服二錢。若帶蠱氣，以酒下）。霍亂吐利（山豆根末，橘皮湯下三錢）。赤白下痢（山豆根末，蜜丸梧子大。每服二十丸，空腹白湯下，三服自止。已上並備急方）。水蠱腹大（有聲而皮色黑者。山豆根末，酒服二錢。聖惠方）。卒患腹痛（山豆根水研半盞服，入口即定）。頭風熱痛（山豆根末，油調塗兩太陽）。頭上白屑（山豆根末浸油，日塗之）。牙齦腫痛（山豆根一片，含于痛所。已上並備急方）。喉中發癰（山豆根磨醋噙之，追涎即愈。勢重不能言者，頻以雞翎掃入喉中，引涎出，就能言語。永類方）。麩豆諸瘡（煩熱甚者，水研山豆根汁服少許。經驗方）。疥癬蟲瘡（山豆根末，臘豬脂調塗。備急方）。喉風

毒，止痛，消瘡腫毒，發熱欬嗽，治人及馬急黃，殺小蟲。開寶。含之嚥汁，解咽喉腫毒，極妙。蘇頌。研末湯服五分，治腹脹喘滿。酒服三錢，治女人血氣腹脹，又下寸白諸蟲。丸服，止下痢。磨汁服，止卒患熱厥，心腹痛，五種痔痛。研汁塗諸熱腫禿瘡，蛇狗蜘蛛傷。時珍。

【附方】舊十，新三。解中蠱毒。密取山豆根和水研服少許，未定再服。已禁聲者亦愈。五般急黃。山豆根末，水服二錢。若帶蠱氣，以酒下。霍亂吐利。山豆根末，橘皮湯下三錢。赤白下痢。山豆根末，蜜丸梧子大。每服二十丸，空腹白湯下，三服自止。已上並備急方。水蠱腹大有聲而皮色黑者。山豆根末，酒服二錢。聖惠方。卒患腹痛。山豆根，水研半盞服，入口即定。頭風熱痛。山豆根末，油調，塗兩太陽。頭上白屑。山豆根末，浸油，日塗之。牙齦腫痛。山豆根一片，含于痛所。已上並備急方。喉中發癰。山豆根磨醋噙之，追涎即愈。勢重不能言者，頻以雞翎掃入喉中，引涎出，就能言語。永類方。麩豆諸瘡，煩熱甚者。水研山豆根汁，服少許。經驗方。疥癬蟲瘡。山豆根末，臘猪脂調塗。備急方。喉風

今按亦可久須利

急證牙關緊閉水穀不下山豆根白藥等分水煎噙之嚥下二三口即愈　楊清叟外科

黃藥子宋開寶

校正自本部移入此

〔**釋名**〕木藥子綱目　大苦綱目　赤藥圖經　紅藥子〔時珍曰〕按沈括筆談云本草甘草注引郭璞注爾雅云蘦大苦者云即甘草也蔓生葉似薄荷而色青黃莖赤有節節有枝相當此乃黃藥也其味極苦故曰大苦非甘草也

〔**集解**〕〔頌曰〕黃藥原出嶺南今夔峽州郡及明越秦隴山中亦有之以忠州萬州者爲勝藤生高三四尺根及莖似小桑十月采根秦州出者謂之紅藥子施州謂之赤藥葉似蕎麥枝梗赤色七月開白花其根濕時紅赤色暴乾即黃本經有藥實根云生蜀郡山谷蘇恭云即藥子也用其核仁疑即黃藥之實但言葉似杏其花紅白色子肉味酸此爲不同時〔珍曰〕黃藥子今處處人栽之其莖高二三尺柔而有節似藤實非藤也葉大如拳長三寸許亦不似桑其根長者尺許大者圍二三寸外褐內黃亦有黃赤色者肉色頗似羊蹄根人皆寄其根入染藍缸中云易變色也唐蘇恭言藥實根即藥子宋蘇頌遂以爲黃藥之實然今黃藥冬枯春生開碎花無實蘇恭所謂藥子亦不專指黃藥則蘇頌所以言亦未可憑信也

急證，牙關緊閉，水穀不下。山豆根、白藥等分，水煎噙之，嚥下，二三口即愈。楊清叟外科。

黃藥子 宋開寶

【校正】自木部移入此。

【釋名】木藥子綱目、大苦綱目、赤藥圖經、紅藥子。【時珍曰】按沈括筆談云：本草甘草注，引郭璞注爾雅云「蘦，大苦者」，云即甘草也。蔓生，葉似薄荷而色青黃，莖赤有節，節有枝相當。此乃黃藥也，其味極苦，故曰大苦，非甘草也。

【集解】【頌曰】黃藥原出嶺南，今夔、峽〔一〕州郡及明、越、秦〔二〕、隴山中亦有之，以忠州、萬州者爲勝。藤生，高三四尺，根及莖似小桑，十月采根。秦州出者謂之紅藥子，施州謂之赤藥，葉似蕎麥，枝梗赤色，七月開白花，其根濕時紅赤色，暴乾即黃。本經有藥實根，云生蜀郡山谷。蘇恭云：即藥子也，用其核仁。疑即黃藥之實。但言葉似杏，其花紅白色，子肉味酸，此爲不同。【時珍曰】黃藥子今處處人栽之。其莖高二三尺，柔而有節，似藤實非藤也。葉大如拳，長三寸許，亦不似桑。其根長者尺許，大者圍二三寸，外褐內黃，亦有黃赤色者，肉色頗似羊蹄根。人皆擣其根入染藍缸中，云易變色也。唐蘇恭言藥實根即藥子，宋蘇頌遂以爲黃藥之實。然今黃藥冬枯春生，開碎花無實。蘇恭所謂藥子，亦不專指黃藥。則蘇頌所以言，亦未可憑信也。

〔一〕峽：原作「陝」。今據證類卷十四黃藥根改。
〔二〕秦：原作「泰」。今據改同上。

根【氣味】苦，平，無毒。【大明曰】涼。治馬心肺熱疾。【主治】諸惡腫瘡瘻喉痺，蛇犬咬毒。研水服之，亦含亦塗。開寶 涼血降火，消瘻解毒。時珍

【發明】【頌曰】孫思邈千金月令方，療忽生瘻疾一二年者，以萬州黃藥子半斤，須緊重者爲上，如輕虛即是他州者，力慢，須用加倍。取無灰酒一斗，投藥入中，固濟瓶口，以糠火燒一復時，待酒冷乃開。時時飲一盃，不令絕酒氣。經三五日後，常把鏡自照，覺消即停飲，不爾便令人項細也。劉禹錫傳信方亦著其效，云得之邕州從事張岧。岧目擊有效，復試其驗，如神。其方並同，惟小有異處，是燒酒候香出外，瓶頭有津出即止，不待一宿，火不可得猛耳。

【附方】舊三，新三。

項下瘻氣 黃藥子一斤，洗剉，酒一斗浸之。每日早晚常服一盞。忌一切毒物，及戒怒。仍以線逐日度之，乃知其效也。斗門方

吐血不止 藥子一兩，水煎服。聖惠方

咯血吐血 用蒲黃、黃藥子等分，爲末，掌中舐之。○王衮博濟方用黃藥子、漢防己各一兩，爲末。每服一錢，小麥湯食後調服，一日二服。百一選方

鼻衄不止 黃藥子爲末。每服二錢，煎淡膠湯下。良久，以新汲水調麪一匙頭服之。兵部手集方 只以新汲水磨汁一碗，頓服。簡要濟衆方

產後血運 惡物衝心，四肢冰冷，脣青腹脹，昏迷。紅藥子一兩，頭紅花一錢，水二盞，婦人油釵二隻，同煎一盞服。大小便俱利，血自下也。禹講師經驗方

天泡水瘡 黃藥子末搽之。集簡方

根。【氣味】苦，平，無毒。【大明曰】涼。治馬心肺熱疾。【主治】諸惡腫瘡瘻，喉痺，蛇犬咬毒。研水服之，亦含亦塗。開寶。涼血降火，消癭解毒。時珍。

【發明】【頌曰】孫思邈千金月令方：療忽生癭疾一二年者，以萬州黃藥子半斤，須緊重者爲上。如輕虛，即是他州者，力慢，須用加倍。取無灰酒一斗，投藥入中，固濟瓶口。以糠火燒一復時，待酒冷乃開。時時飲一盃，不令絶酒氣。經三五日後，常把鏡自照，覺消即停飲，不爾便令人項細也。劉禹錫傳信方亦著其效，云得之邕州從事張岧。岧目擊有效，復試其驗如神。其方並同，惟小有異處，是燒酒候香出外，瓶頭有津出即止，不待一宿，火不得太〔一〕猛耳。

【附方】舊三，新三。項下癭氣。黃藥子一斤洗剉，酒一斗浸之。每日早晚常服一盞。忌一切毒物，及戒怒。仍以線逐日度之，乃知其效也。斗門方。吐血不止。藥子一兩，水煎服。聖惠方。咯血吐血。百一選方用蒲黃、黃藥子等分，爲末，掌中舐之。○王衮博濟方用黃藥子、漢防己各一兩，爲末。每服一錢，小麥湯食後調服，一日二服。鼻衄不止。黃藥子爲末。每服二錢，煎淡膠湯下。良久，以新水調麪一匙頭服之。兵部手集方只以新汲水磨汁一盌，頓服。簡要濟衆方。產後血運。惡物冲心，四肢冰冷，唇青腹脹，昏迷。紅藥子一兩，頭紅花一錢，水二盞，婦人油釵二隻，同煎一盞服。大小便俱利，血自下也。禹講師經驗方。天泡水瘡。黃藥子末，搽之。集簡方。

〔一〕得太：原作「可得」。今據證類卷十四黃藥根改。

解毒子 唐本草

釋名 地不容 唐本 苦藥子 圖經

集解 恭曰：地不容生川西山谷，采無時，鄉人呼為解毒子也。頌曰：出戎州。蔓生，葉青如杏葉而大，厚硬，凌冬不凋。無花實。根黃白色，外皮微粗褐，纍纍相連，如藥實而圓大。采無時。又開州、興元府出苦藥子，大抵與黃藥相類，春采根，暴乾，亦入馬藥用。時珍曰：四川志云：苦藥子出忠州，性寒，解一切毒，川蜀諸處皆有，即解毒子也。或云邛州苦藥子即黃藥子，方言稱呼不同耳，理亦近之。

根 氣味 苦，大寒，無毒。主治 解蠱毒，止煩熱，辟瘴癘，利喉閉及痰毒。唐本 治五臟邪氣，清肺壓熱。蘇頌 消痰降火，利咽喉，退目赤。時珍

附方 新二 咽喉腫痛 水漿不下。苦藥、山豆根、甘草、消石各一分，射干、柑皮、升麻各半兩，為末，蜜丸，噙之。聖惠方

眉稜骨痛 熱毒攻眼，頭痛眉痛，壯熱不止。解毒子、木香、川大黃各三分，為末，漿水調膏，攤貼，乾即易之。普濟方

解毒子唐本草〔一〕

【釋名】地不容唐本、苦藥子圖經。

【集解】【恭曰】地不容生川西山谷，采無時，鄉人呼爲解毒子也。【頌曰】出戎州。蔓生，葉青如杏葉而大，厚硬，凌冬不凋，無花實。根黄白色，外皮微粗褐，纍纍相連，如藥實而圓大，采無時。又開州興元府出苦藥子，大抵與黄藥相類，春采根，暴乾，亦入馬藥用。【時珍曰】四川志云：苦藥子出忠州。性寒，解一切毒。川蜀諸處皆有。即解毒子也。或云邛州苦藥子即黄藥子，方言稱呼不同耳，理亦近之。

根。【氣味】苦，大寒，無毒。【主治】解蠱毒，止煩熱，辟瘴癘，利喉閉及痰毒。唐本。治五臟邪氣，清肺壓熱。蘇頌。消痰降火，利咽喉，退目赤。時珍。

【附方】新二。咽喉腫痛，水漿不下。苦藥〔二〕、山豆根、甘草、消石各一分，射干、柑皮、升麻各半兩，爲末，蜜丸，噙之。聖惠方。眉棱骨痛，熱毒攻眼，頭痛眉痛，壯熱不止。解毒子、木香、川大黄各三分，爲末，漿水調膏攤貼，乾即易之。普濟方。

〔一〕唐本草：此藥見證類卷七五種唐本餘。唐本餘與唐本草非同書。

〔二〕苦藥：聖惠方卷三十五治咽喉生穀賊諸方「射干圓」作「黄藥」。

(附錄)奴會子 海藥(珣曰)味辛平無毒主小兒無辜冷疳虛渴
脫肛骨立瘦損脾胃不磨刘五娘方用爲煎服
藥實根(本經曰)味辛溫無毒主邪氣諸
痺疼酸續絕傷補骨髓一名連
生西国諸戎大
小如苦藥子
木(別録曰)生蜀郡山谷采無時(恭曰)此藥子也當今盛用胡
名那疏出通州渝州其子味辛平無毒主破血止痢消腫除
蠱疰蛇毒樹生葉似杏花紅白色子肉味酸止用其仁本經
誤載根字(時珍曰)此藥子雖似黄藥若藥子而稍有不同二
藥子不結子此則樹之子也葛洪肘後方云婆羅門名那
疎樹子中国人名藥子去皮取中仁細研服治諸病也

白藥子 唐本草

(集解)(恭曰)白藥子出原州三月生苗葉似苦苣四月抽赤莖
長似壺蘆蔓六月開白花八月結子亦名瓜蔞九月葉
落枝折采根洗切日乾根皮黄色名白藥子(頌曰)今夔施合
州江西嶺南亦有之江西出者葉似烏桕子如緑豆至六月
變成赤色治
馬熱方用之

根(氣味)辛溫無毒(權曰)苦冷(主治)金瘡生肌唐本 消腫毒喉痹消痰
止嗽治渴并吐血大明 治喉中熱塞不通咽中常痛腫脹甄權 解野
葛生金巴豆藥毒刀斧折傷乾末傅之能止血痛志馬 散血降

【附録】奴會子海藥。【珣曰】味辛，平，無毒。主小兒無辜冷疳，虛渴脱肛，骨立瘦損，脾胃不磨。刘五娘方用爲煎服。生西國諸戎，大小如苦藥子。**藥實根**。【本經曰】味辛，温，無毒。主邪氣，諸痺疼酸，續絶傷，補骨髓。一名連木。【别録曰】生蜀郡山谷。采無時。【恭曰】此藥子也，當今盛用，胡名那疏〔一〕，出通州、渝州。其子味辛，平，無毒。主破血止痢消腫，除蠱疰蛇毒。樹生，葉似杏，花紅白色，子肉味酸，止用其仁。本經誤載「根」字。【時珍曰】此藥子雖似黄藥、苦藥子，而稍有不同。二藥子不結子，此則樹之子也。葛洪肘後方云：婆羅門名那疏樹子，中國人名藥子。去皮取中仁，細研服，治諸病也。

白藥子 唐本草

【集解】【恭曰】白藥子出原州。三月生苗，葉似苦苣。四月抽赤莖，長似壺盧蔓。六月開白花。八月結子，亦名瓜蔞。九月葉落枝折，采根洗切，日乾。根皮黄色，名白藥子。【頌曰】今夔、施、合州、江西、嶺南亦有之。江西出者，葉似烏桕，子如緑豆，至六月變成赤色，治馬熱方用之。

根。【氣味】辛，温，無毒。【權曰】苦、冷。【主治】金瘡生肌。唐本。消腫毒喉痺，消痰止〔二〕嗽，治渴并吐血。大明。治喉中熱塞不通，咽中常痛腫。甄權。解野葛、生金、巴豆藥毒。刀斧折傷，乾末傅之。能止血、痛。馬志。散血降

〔一〕那疏：此名證類諸本或作「那綻」、「那約」等。本條下文引葛洪肘後方作「那疏」。今本肘後方卷八治百病備急丸散膏諸要方作「船疏」。莫衷一是。

〔二〕止：原作「上」。今據證類卷十四白藥改。

火消痰解毒時珍
【附方】舊四新八天行熱病白藥為末漿水一盞冷調二錢服仰臥少頃心悶或腹鳴疞痛當吐利數行如
不止喫冷粥一盌止之聖濟録心痛解熱白藥根野猪尾二味洗去粗皮焙乾等分搗篩酒服一錢甚效
黔人用之蘇頌圖經風熱上壅咽喉不利白藥三兩黑牽牛半兩同炒香去牽牛一半為末防風末二兩
和匀每茶服一錢聖惠方一喉中熱塞腫痛散血消痰白藥朴消等分為末吹之日四五次直指方咽
喉腫痛白藥末一兩龍腦一分蜜和丸芡子大每含嚥一丸聖惠方吐血不止白藥燒存性糯米飲
服三錢聖惠方衂血不止紅棗白藥各燒存性等分為末糯米飲服或煎湯洗鼻頻頻縮藥令入經驗
良方胎熱不安鐵罩散用白藥子一兩白芷半兩為末每服二錢紫蘇湯下心煩熱入砂糖少許聖惠方
一切疳眼赤爛生瞖白藥子一兩甘草半兩為末猪肝一具批開摻末五錢煑熟食之直指方小兒
疳瀉吐利同上方諸骨哽咽白藥煎米醋細嚥在上即吐出在下即下出普濟方癰腫不
散生白藥根搗貼乾則易之無生者研末水和貼圖經
【附錄】陳家白藥拾遺藏器曰味苦寒無毒主解諸藥毒水研服之入腹與毒相攻必吐出未盡更服亦去

火，消痰解毒。時珍。

【附方】舊四，新八。天行熱病。白藥爲末，漿水一盞，冷調二錢服，仰卧少頃，心悶或腹鳴㽲痛，當吐利數行。如不止，喫冷粥一盌止之。聖濟録。心痛解熱。白藥根、野猪尾二味，洗去粗皮焙乾等分，搗篩。酒服一錢，甚效。黔〔一〕人用之。蘇頌圖經。風熱上壅，咽喉不利。白藥三兩，黑牽牛半兩，同炒香，去牽牛一半，爲末，防風末三兩，和匀。每茶服一錢。聖惠方。喉中熱塞，腫痛，散血消痰。白藥、朴消等分，爲末。吹之，日四五次。直指方。咽喉腫痛。白藥末一兩，龍腦一分，蜜和丸芡子大。每含嚥一丸。聖惠方。吐血不止。白藥燒存性，糯米飲服三錢。聖惠方。衄血不止。紅棗、白藥各燒存性，等分爲末，糯米飲服。或煎湯洗鼻，頻頻縮藥令入。經驗良方。胎熱不安。鐵罩散：用白藥子一兩，白芷半兩，爲末。每服二錢，紫蘇湯下。心煩熱，入砂糖少許。聖惠方。一切疳眼，赤爛生瞖。白藥子一兩，甘草半兩，爲末。猪肝一具，批開摻末五錢，煮熟食之。直指方。小兒疳瀉，吐利。方同上。諸骨哽咽。白藥煎米醋細嚥。在上即吐出，在下即下出。普濟方。癰腫不散。生白藥根搗貼，乾則易之。無生者，研末水和貼。圖經。

【附録】陳家白藥拾遺。【藏器曰】味苦，寒，無毒。主解諸藥毒，水研服之。入腹與毒相攻，必吐出。未盡更服。亦去

〔一〕黔：證類卷九白藥載圖經作「施州」。

突厥白可食保

俗云布那波良訛也

心胷煩熱天行瘟瘴出蒼梧陳家故有陳家之號明山有之蔓及根莖似土瓜葉如錢根似防已緊小者良人亦采食之與婆羅門白藥及赤藥功用並相似時珍曰按劉恂嶺表録云陳家白藥善解毒諸藥皆不及之救人甚多封州康州有種之者廣府每歲充土貢按此藥當時充貢今無復有或有之古今名謂不同耳

甘家白藥 拾遺 藏器曰味苦大寒有小毒解諸藥毒水研服即吐出未盡再吐与陳家白藥功相似二物性冷與霍乱下利人相反出龔州以南生陰處葉似車前根如半夏其汁飲之如蜜因人而名嶺南多毒物亦多解毒物豈天資之乎

會州白藥 拾遺 藏器曰主金瘡生膚止血碎末傅之出會州葉如白斂

衝洞根 拾遺 藏器曰味苦平無毒主熱毒蛇犬蟲癰瘡等毒出嶺南恩州取根陰乾功用同陳家白藥而苗蔓不相似珣曰苗蔓如土瓜根亦相似味辛溫主平完毒氣及蛇傷取根磨水服之諸毒悉皆吐出也

突厥白 宋開寶 藏器曰味苦主金瘡生肌止血補腰續筋出突厥國色白如灰乃云石灰諸藥合成者志曰今所用者出潞州其根黃白色狀似伏苓而麁軟苗高三四尺春夏葉如薄荷花似萆牛而紫上有白稜二月八月采根暴乾

威靈仙 宋開寶

【釋名】時珍曰威言其性猛也靈仙言其功神也

心胸煩熱，天行瘟瘴。出蒼梧陳家，故有「陳家」之號。明山有之。蔓及根並似土瓜，葉如錢，根似防己，緊小者良，人亦采食之。與婆羅門白藥及赤藥，功用並相似。【時珍曰】按劉恂嶺表録云：陳家白藥善解毒，諸藥皆不及之，救人甚多。封州、康州有種之者。廣府每歲充土貢。按此藥當時充貢，今無復有。或有之，古今名謂不同耳。**甘家白藥**拾遺。【藏器曰】味苦，大寒，有小毒。解諸藥毒，水研服，即吐出。未盡再吐。與陳家白藥功相似。二物性冷，與霍亂下利人相反。出龔州以南，生陰處，葉似車前，根如半夏〔一〕，其汁飲之如蜜，因人而名。嶺南多毒物，亦多解毒物，豈天資之乎？**會州白藥**拾遺。【藏器曰】主金瘡，生膚止血，碎末傅之。出會州，葉如白斂。**衝洞根**拾遺。【藏器曰】味苦，平，無毒。主熱毒，蛇犬蟲癰瘡等毒。出嶺南恩州。取根，陰乾。功用同陳家白藥，而苗蔓不相似。【珣曰】苗蔓如土瓜，根亦相似。味辛，溫。主一切〔二〕毒氣及蛇傷，取根磨水服之，諸毒悉皆吐出也。**突厥白**宋開寶。【藏器曰】味苦。主金瘡，生血止血，補腰續筋。出突厥國。色白如灰，乃云石灰共〔三〕諸藥合成者。【志曰】今所用者，出潞州。其根黃白色，狀似伏苓而虛軟。苗高三四尺，春夏葉如薄荷，花似牽牛而紫，上有白稜。二月、八月采根，暴乾。

威靈仙宋開寶

【釋名】【時珍曰】威，言其性猛也。靈仙，言其功神也。

〔一〕半夏：證類（元刊）卷六甘家白藥此下無「其汁飲之如蜜」六字。此乃時珍所據證類底本錯入此六字。
〔二〕一切：原作「平完」。今據證類卷十四衝洞根改。
〔三〕共：原脱。今據證類卷十四突厥白補。

【集解】志曰出商州上洛山及華山并平澤以不聞水聲者良生先衆草方莖數葉相對冬月丙丁戊己日采根用斅曰九月末至十二月采根陰乾餘月並不堪采頌曰今陝西及河東河北汴東江湖州郡皆有之初生作蔓莖如釵股四稜葉如柳葉作層每層六七葉如車輪有六層至七層者七月內生花六出淺紫或碧白色作穗似莆臺子亦有似菊花頭者實青色根稠密多鬚似穀每年朽敗九月采根時珍曰其根每年亦引年深轉茂一根叢鬚數百條長者二尺許初時黃黑色乾則深黑俗稱鐵脚威靈仙以此別有數種根鬚一樣但色或黃或白皆不可用

根

【氣味】苦溫無毒元素曰味甘純陽入太陽經杲曰可升可降陰中陽也時珍曰味微辛鹹不苦忌茗麪湯

【主治】諸風宣通五臟去腹內冷滯心膈痰水久積癥瘕痃癖氣塊膀胱宿膿惡水腰膝冷疼療折傷久服無有溫疾瘧開寶推新舊積滯消胸中痰唾散皮膚大腸風邪李杲

【發明】頌曰唐貞元中嵩陽子周君巢作威靈仙傳云威靈仙去衆風通十二經脈朝服暮效疏宣五臟冷膿宿水變病微利不瀉人服此四肢輕健手足微暖並得清涼時商州有人病手足不遂不履地者數十年良醫殫技莫能療所親置之道旁以求救者遇一新羅僧見之告曰此疾一藥可活但不知此土有否因為之入山求索果得乃威靈仙也使

【集解】【志曰】出商州上洛山及華山并平澤，以不聞水聲者良。生先于衆草，方莖，數葉相對。冬月丙丁戊己日采根用。【恭曰】九月末至十二月，采根陰乾。餘月並不堪采。【頌曰】今陝西及河東、河北、汴東、江、湖州郡皆有之。初生作蔓，莖如釵股[一]，四稜。葉如柳葉，作層，每層六七葉，如車輪，有六層至七層者。七月内生花六出，淺紫或碧白色，作穗似莆臺子，亦有似菊花頭者。實青色。根稠密多鬚似穀，每年朽敗。九月采根。【時珍曰】其根每年旁引，年深轉茂。一根叢鬚數百條，長者二尺許。初時黄黑色，乾則深黑，俗稱鐵脚威靈仙以此。别有數種，根鬚一樣，但色或黄或白，皆不可用。

根。【氣味】苦，温，無毒。【元素曰】味甘純陽，入太陽經。【杲曰】可升可降，陰中陽也。【時珍曰】味微辛、鹹，不苦。忌茗、麪湯。【主治】諸風，宣通五臟，去腹内冷滯，心膈痰水，久積癥瘕，痃癖氣塊，膀胱宿膿惡水，腰膝冷疼，療折傷。久服無有温疾瘧。開寶。推新舊積滯，消胸中痰唾，散皮膚大腸風邪。李杲。

【發明】【頌曰】唐貞元中，嵩陽子周君巢作威靈仙傳云：威靈仙去衆風，通十二經脉，朝服暮效。疏宣五臟冷膿宿水變病，微利，不瀉人。服此四肢輕健，手足微暖，並得清凉。先時，商州有人病手足不遂，不履地者數十年。良醫殫技莫能療。所親置之道旁以求救者。遇一新羅僧見之，告曰：此疾一藥可活，但不知此土有否？因爲之入山求索，果得，乃威靈仙也。使

[一] 如釵股：三字漫漶。今據證類卷十一威靈仙補正。

服之數日能步履其後山人鄧思齊知之遂傳其事此藥治丈夫婦人中風不語手足不遂口眼喎斜言語謇滯筋骨節風遶臍風胎風頭風暗風心風風狂大風皮膚風痒白癜風熱毒風瘡頭旋目眩手足頑痺腰膝疼痛久立不得曾經損墜臂腰痛腎臟風壅傷寒瘴氣憎寒壯熱頭痛流涕黃疸黑疸頭面浮腫腹內宿滯心頭痰水膀胱宿膿口中涎水冷熱氣壅肚腹脹滿好喫茶滓心痛注氣膈氣冷氣攻衝腎肺諸氣痰熱欬嗽氣急坐臥不安氣衝眼赤攻耳成膿陰汗盜汗大小腸秘服此立通氣痢痔疾瘰癧疥癬婦人月水不來動經多日氣血衝心產後祕塞孩子無辜並皆治之其法采得根陰乾月餘擣末溫酒調一錢匕空腹服之如人本性殺藥可加及六錢利過兩行則減之病除乃停服其性甚善不觸諸藥但惡茶及麪湯以甘草梔子代飲可也又以一味洗焙為末以好酒和令微濕入竹筒內緊塞口九蒸九暴如乾添酒重洒之以白蜜和丸如梧子大每服二十至三十丸溫酒下崔元亮海上集驗方著其詳如此蔡曰腰腎脚膝積聚腸內諸冷病積年不瘥者服之無不立效宗奭曰其性快多服疏人五臟真氣震亨曰威靈仙屬木治痛風之要藥也在上下者皆宜服之尤效其性好走亦可橫行故崔元亮言其去衆風通十二經脈朝服暮效凡采得聞流水聲者知其性好走也須不聞水聲者乃佳時珍曰威靈仙氣溫味微辛鹹辛泄氣鹹泄水故風濕痰飲之病氣壯者服之有捷效其性大抵疏利久服恐損真氣氣弱者亦不可服之

服之，數日能步履。其後山人鄧思齊知之，遂傳其事。此藥治丈夫婦人中風不語，手足不遂，口眼喎斜，言語蹇滯，筋骨節風，繞臍風，胎風，頭風，暗風，心風，風狂，大風，皮膚風痒，白癜風，熱毒風瘡，頭旋目眩，手足頑痺，腰膝疼痛，久立不得，曾經損墜，臂腰痛，腎臟風壅，傷寒瘴氣，憎寒壯熱，頭痛流涕，黄疸黑疸，頭面浮腫，腹内宿滯，心頭痰水，膀胱宿膿，口中涎水，冷熱氣壅，肚腹脹滿，好喫茶滓，心痛，注氣，膈氣，冷氣攻衝，脾肺諸氣，痰熱欬嗽，氣急，坐卧不安，氣衝眼赤，攻耳成膿，陰汗盜汗，大小腸秘，服此立通，氣痢痔疾，瘰癧疥癬，婦人月水不來，動經多日，氣血衝心，産後秘塞，孩子無辜，並皆治之。其法：采得根，陰乾月餘，擣末。温酒調一錢匕，空腹服之。如人本性殺藥，可加及六錢。利過兩行則減之，病除乃停服。其性甚善，不觸諸藥，但惡茶及麪湯，以甘草、巵子代飲可也。又以一味洗，焙爲末，以好酒和令微濕〔一〕，入在竹筒内緊塞，九蒸九暴。如乾，添酒灑之。以白蜜和丸梧子大。每服二十至三十丸，温酒下。崔元亮海上集驗方著其詳如此。【恭曰】腰腎脚膝積聚，腸内諸冷病，積年不瘥者，服之無不立效。【宗奭曰】其性快，多服疏人五臟真氣。【震亨曰】威靈仙屬木，治痛風之要藥也，在上下者皆宜，服之尤效。其性好走，亦可横行，故崔元亮言其去衆風，通十二經脉，朝服暮效。凡采得聞流水聲者，知其性好走也，須不聞水聲者乃佳。【時珍曰】威靈仙氣温，味微辛鹹。辛泄氣，鹹泄水。故風濕痰飲之病，氣壯者服之有捷效。其性大抵疏利，久服恐損真氣，氣弱者亦不可服之。

〔一〕濕：原字似「湿」又似「温」。今據證類（元刊）確認爲「濕」。

附方舊四新十六

脚氣入腹 脹悶喘急。用威靈仙末，每服二錢，酒下。痛減一分，則藥亦減一分。簡便方

腰脚諸痛 千金方：用威靈仙末，空心温酒服一錢，逐日以微利為度。○經驗方：用威靈仙一斤，洗乾，好酒浸七日，為末，麪糊丸梧子大。以浸藥酒每服二十丸。

腎臟風壅 腰膝沉重。威靈仙末，蜜丸梧子大。温酒服八十丸。平明微利惡物，如青膿膠，即是風毒積滯。如未利，再服一百丸。取下後，食粥補之。一月仍常服温補藥。孫兆方名放杖丸。集驗方

筋骨毒痛 因患楊梅瘡，服輕粉毒藥，年久不愈者。威靈仙三斤，水酒十觔，瓶封煮一炷香，出火毒，逐日飲之，以愈為度。集簡方

破傷風病 威靈仙半兩，獨頭蒜一個，香油一錢，同搗爛，熱酒衝服，汗出即愈。衛生易簡方

手足麻痺 時發疼痛，或打撲傷損，痛不可忍，或癱瘓等證。威靈仙炒五兩，生川烏頭、五靈脂各四兩，為末，醋糊丸梧子大。每服七丸，用鹽湯下。忌茶。普濟方

男婦氣痛 不拘久近。威靈仙五兩，生韭根二錢半，烏藥五分，好酒一盞，雞子一個，灰火煨一宿，五更視雞子殼軟為度，去滓温服，以乾物壓之，側臥向塊邊。渣再煎，次日服。覺塊刺痛，是其驗也。摘玄方

噎塞膈氣 威靈仙一把，醋、蜜各半盞，煎五分，服之。吐出宿痰愈。唐瑤經驗方

【附方】舊四，新一十六。脚氣入腹，脹悶喘急。用威靈仙末，每服二錢，酒下。痛減一分，則藥亦減一分。簡便方。腰脚諸痛。千金方用威靈仙末空心温酒服一錢。逐日以微利爲度。○經驗方用威靈仙一斤，洗乾，好酒浸七日，爲末，麪糊丸梧子大。以浸藥酒，每服二十丸。

腎臟風壅，腰膝沉重。威靈仙末，蜜丸梧子大。温酒服八十丸。平明微利惡物如青膿膠[一]，即是風毒積滯。如未利，再服一百丸。取下後，食粥補之。一月仍常服温補藥。孫兆方名放杖丸。集驗方。

筋骨毒痛。因患楊梅瘡，服輕粉毒藥，年久不愈者。威靈仙三斤，水酒十瓶，封煮一炷香，出火毒。逐日飲之，以愈爲度。集簡方。

破傷風病。威靈仙半兩，獨頭蒜一個，香油一錢，同搗爛，熱酒衝服。汗出即愈。衛生易簡方。

手足麻痺，時發疼痛，或打撲傷損，痛不可忍，或癱瘓等證。威靈仙炒五兩，生川烏頭、五靈脂各四兩，爲末，醋糊丸梧子大。每服七丸，用鹽湯下。忌茶。普濟方。

男婦氣痛，不拘久近。威靈仙五兩，生韭根二錢半，烏藥五分，好酒一盞，雞子一個，灰火煨一宿，五更視雞子殼軟爲度。去渣温服，以乾物壓之，側睡向塊邊。渣再煎，次日服。覺塊刺痛，是其驗也。摘玄方。

噎塞膈氣。威靈仙一把，醋、蜜各半盌，煎五分，服之。吐出宿痰，愈。唐瑶經驗方。

〔一〕青膿膠：證類（大觀）卷十一威靈仙引集驗方作「青濃桃膠」，義長。

停痰宿飲喘欬嘔逆全不入食威灵仙焙半夏薑汁浸焙為末用皂角水熬膏丸綠豆大每服七丸至十丸薑湯下一日三服一月為驗忌茶麪

腹中痞積威灵仙楮桃兒各一兩為末每溫酒服三錢名化鐵丸普濟方

大腸冷積威灵仙末蜜丸梧子大一更時生薑湯下十丸至二十丸經驗良方

腸風瀉血久者威灵仙雞冠花各二兩米醋二升煮乾炒為末以雞子白和作小餅炙乾再研每服二錢陳米飲下日二服聖濟

痔瘡腫痛威灵仙一兩水一斗煎湯先熏後洗冷再溫之外科精義

諸骨哽咽威灵仙一兩二錢砂仁一兩砂糖一盞水二鍾煎一鍾溫服○乾坤生意用威灵仙米醋浸二日曬研末醋糊丸梧子大每服二三丸半茶半湯下如欲吐以銅青末半匙入油一二點茶服探吐○聖濟錄治雞鵝骨哽赤莖威灵仙五錢井華水煎服即軟如綿吞下也甚效

飛絲纏陰腫痛欲斷以威灵仙搗汁浸洗一人病此得效李樓怪證方

痘瘡黑陷鐵腳威灵仙炒研一錢腦子一分溫水調服取下瘡痂為效意同有得九儒門事親

茜草本經上品

校正併入有名未用別錄苗根

釋名蒨音倩茅蒐音搜茹藘音如閭地血別錄染緋草蜀本血見愁土宿風車草土宿過山龍補遺牛蔓時珍曰按陸佃云許氏說文言蒐乃人血所化則草鬼為蒐以此也陶隱

停痰宿飲。喘欬嘔逆，全不入食。威靈仙焙，半夏薑汁浸焙，爲末，用皂角水熬膏，丸緑豆大。每服七丸至十丸，薑湯下，一日三服，一月爲驗。忌茶、麪。腹中痞積。威靈仙、楮桃兒各一兩，爲末。每温酒服三錢。名化鐵丸。普濟。

大腸冷積。威靈仙末，蜜丸梧子大。一更時生薑湯下十丸至二十丸。經驗良〔一〕方。

腸風瀉血久者。威靈仙、雞冠花各二兩，米醋二升，煮乾，炒爲末，以雞子白和作小餅，炙乾再研。每服二錢，陳米飲下，日二服。聖濟。痔瘡腫痛。威靈仙三兩，水一斗，煎湯，先熏後洗，冷再温之。外科精義。

諸骨哽咽。威靈仙一兩二錢，砂仁一兩，沙糖一盞，水二鍾，煎一鍾〔二〕。温服。○乾坤生意用威靈仙米醋浸二日，晒，研末，醋糊丸梧子大。每服二三丸，半茶半湯下。如欲吐，以銅青末半匙，入油一二點，茶服，探吐。○聖濟録治雞鵝骨哽，赤莖威靈仙五錢，井華水煎服，即軟如綿吞下也，甚效。飛絲纏陰，腫痛欲斷。以威靈仙搗汁，浸洗。一人病此得效。李樓怪證方。痘瘡黑陷。鐵脚威靈仙炒研一錢，腦子一分，温水調服，取下瘡痂爲效。意同百祥丸。儒〔三〕門事親。

茜草本經上品

【校正】併入有名未用別録苗根。

【釋名】蒨音茜、茅蒐音搜、茹藘音如間、地血別録、染緋草蜀本、血見愁土宿、風車草土宿、過山龍補遺、牛蔓。【時珍曰】按陸佃云：許氏説文言蒐乃人血所化，則草鬼爲蒐，以此也。陶隱

〔一〕良：證類卷十一威靈仙無此字。
〔二〕鍾：原作「中」。江西本同。今從錢本改。
〔三〕儒：原作「需」。今據卷一引據古今醫家書目改。

畦

居本草言東方有而少不如西方多則西草爲茜又以此也陸機云齊人謂之茜徐人謂之牛蔓又草之盛者爲蒨牽引爲茹連覆爲藘則蒨茹藘之名又取此義也人血所化之說恐亦俗傳耳七寶真君本草云四補草其根茜草也一名西天王草一名四岳近陽草一名鐵塔草風車兒草藏器曰有名未用苗根即茜根也茜苗二字但似傳寫之訛爾宜併之

集解 別錄曰茜根生喬山山谷二月三月采根暴乾又曰苗根生山陰谷中蔓草木上莖有刺實如椒弘景曰此即今染絳茜草也東間諸處乃有而少不如西多詩云茹藘在阪者是也保昇曰染緋草葉似棗葉頭尖下闊莖葉俱澀四五葉對生節間蔓延草木上根紫赤色所在皆有八月采頌曰今圃人亦作[illegible]種蒔故史記云千畝卮茜其人與千戶侯等言其利厚也時珍曰茜草十二月生苗蔓延數尺方莖中空有筋外有細刺數寸一節每節五葉葉如烏藥葉而糙澀面青背綠七八月開花結實如小椒大中有細子

根 修治 斅曰凡使用銅刀於槐砧上剉日乾勿犯鉛鐵氣勿用赤柳草根真相似只是味酸澀誤服令人患內障眼速服甘草水止之即毒氣散

氣味 苦寒無毒 權曰甘大明曰酸入藥炒用震亨曰熱元素曰微酸鹹溫陰中之陰別錄曰茜根鹹平無毒之才曰畏鼠姑汁制雄黃

主治 寒濕風痺黃疸補中本經止血內崩下血膀胱不足踒跌蠱毒久服益精氣輕身可以

居本草言東方有而少，不如西方多，則西草爲茜，又以此也。陸機云：齊人謂之茜，徐人謂之牛蔓。又草之盛者爲蒨，牽引爲茹，連覆爲藘，則蒨、茹藘之名，又取此義也。人血所化之説，恐亦俗傳耳。土宿真君本草云：四補草，其根茜草也。一名西天王草，一名四岳近陽草，一名鐵塔草、風車兒草。【藏器曰】有名未用苗根即茜根也。茜、苗二字相似，傳寫之誤爾。宜併之。

【集解】【别録曰】茜根生喬山山谷。二月、三月采根，暴乾。又曰：苗根生山陰谷中，蔓草木上，莖有刺，實如椒。【弘景曰】此即今染絳茜草也。東間諸處乃有而少，不如西多。詩云「茹藘在阪」者，是也。【保昇曰】染緋草，葉似棗葉，頭尖下闊，莖葉俱濇，四五葉對生節間，蔓延草木上。根紫赤色，所在皆有，八月采。【頌曰】今圃人亦作畦〔一〕種蒔。故史記云「千畝巵、茜，其人與千户侯」等，言其利厚也。【時珍曰】茜草十二月生苗，蔓延數尺。方莖中空有筋，外有細刺，數寸一節。每節五葉，葉如烏藥葉而糙澀，面青背緑。七八月開花，結實如小椒大，中有細子。

根。【脩治】【斅〔二〕曰】凡使，用銅刀於槐砧上剉，日乾，勿犯鉛、鐵器。勿用赤柳草根，真相似，只是味酸濇。誤服令人患内障眼，速服甘草水解〔三〕之，即毒氣散。【氣味】苦，寒，無毒。【權曰】甘。【大明曰】酸。入藥炒用。【震亨曰】熱。【元素曰】微酸、鹹，温。陰中之陰。【别録曰】苗根：鹹，平，無毒。【之才曰】畏鼠姑。汁，制雄黄。【主治】寒濕風痺，黄疸，補中。本經。止血，内崩下血，膀胱不足，踒跌，蠱毒。久服益精氣，輕身。可以

〔一〕畦：原字漫漶似墨丁。今據證類卷七茜根補正。
〔二〕斅：原作「斈」。今據卷一歷代諸家本草引雷公炮炙論改。下同此誤，徑改不注。
〔三〕解：原作「止」。今據改同上。

氐一作民

渫絳。又茜根：主痺及熱中傷跌折（別錄）。治六極傷心肺，吐血瀉血（甄權）。止鼻洪尿血，產後血運，月經不止，帶下，撲損淤血，泄精，痔瘻瘡癤排膿，酒煎服（大明）。通經脉，治骨節風痛，活血行血（時珍）。

發明（藏器曰）茜草主蠱毒，煮汁服。周禮庶氏掌除蠱毒，以嘉草攻之。嘉草者，蘘荷與茜也，主蠱爲最。（震亨曰）俗人治痛風，用草藥取速效，如石絲爲君，過山龍等佐之，皆性熱而燥，不能養陰，却能燥濕病之淺者，濕痰得燥而開，淤血得熱而行，故亦暫效。若病深而血少者，則愈劫愈虛而病愈深矣。（時珍曰）茜根色赤而氣溫，味微酸而帶鹹。色赤入營，氣溫行滯，味酸入肝而鹹走血，手足厥陰血分之藥也，專于行血活血。俗方用治女子經水不通，以一兩煎酒服之，一日即通，甚效。名醫別錄言其久服益精氣輕身，日華子言其泄精，殊不相合，恐未可憑。

附方（舊三，新八）吐血不定：茜根一兩，搗末。每服二錢，水煎冷服。亦可水和二錢服（周應簡要濟衆方）。

吐血躁渴及解毒：用茜根、雄黑豆去皮、甘草炙等分，爲末，井水丸彈子大。每溫水化服一丸（聖濟錄）。

鼻血不止：茜根、艾葉各一兩，烏梅肉二錢半，爲末，煉蜜丸梧子大。每烏梅湯下五十丸（本事方）。

五旬行經：婦人五十後經水不止者，作敗血論。用茜根一名過山龍一兩，阿膠、側柏葉、炙黃芩各五錢，生地黃一兩，小兒胎髮

染絳。又苗根：主痺及熱中，傷跌折。別録。治六極傷心肺，吐血瀉血。甄權。止鼻洪尿血，産後血運，月經不止，帶下，撲損淤血，泄精，痔瘻瘡癤，排膿。酒煎服。大明。通經脉，治骨節風痛，活血行血。時珍。

【發明】【藏器曰】茜草主蠱毒，煮汁服。周禮：庶氏掌除蠱毒，以嘉草攻之。嘉草者，蘘荷與茜也，主蠱爲最。【震亨曰】俗人治痛風，用草藥取速效。如石絲爲君，過山龍等佐之。皆性熱而燥，不能養陰，却能燥濕病之淺者。濕痰得燥而開，淤血得熱而行，故亦暫效。若病深而血少者，則愈劫愈虚而病愈深矣。【時珍曰】茜根赤色而氣温，味微酸而帶鹹。色赤入營，氣温行滯，味酸入肝而鹹走血，手足厥陰血分之藥也，專于行血活血。俗方用治女子經水不通，以一兩煎酒服之，一日即通，甚效。名醫別録言其久服益精氣輕身，日華子言其泄精，殊不相合，恐未可憑。

【附方】舊三，新八。吐血不定。茜根一兩搗末。每服二錢，水煎冷服。亦可水和二錢服。周應簡要濟衆方。吐血躁渴及解毒。用茜根、雄黑豆去皮、甘草炙，等分爲末，井水丸彈子大。每温水化服一丸。聖濟録。鼻血不止。茜根、艾葉各一兩，烏梅肉二錢半，爲末，煉蜜丸梧子大。每烏梅湯下五十丸。本事方。五旬行經。婦人五十後，經水不止者，作敗血論。用茜根一名過山蕫一兩，阿膠、側柏葉、炙黄芩各五錢，生地黄一兩，小兒胎髮

蔄字云蔄藥草

冬久尤岐利

一枚燒灰分作六帖每帖水一盞半煎七分入髮灰服之唐瑤經驗方女子經閉方見前發明心痺心煩內熱茜根煮汁服傷寒類要解中蠱毒吐下血如豬肝茜草根蘘荷葉各三分水四升煮二升服即愈自當呼蠱主姓名也陳延之小品方黑髭烏髮茜草一斤生地黃三斤取汁以水五大盞煎茜絞汁將滓再煎三度以汁同地黃汁微火煎如膏以瓶盛之每日空心溫酒服半匙一月髭髮如漆也忌蘿蔔五辛聖濟錄螻蛄漏瘡茜根燒灰千年石灰等分爲末油調傅之儒門事親方脫肛不收茜根石榴皮各一握酒一盞煎七分溫服聖惠方預解瘡疹時行瘡疹正發服此則可無患茜根煎汁入少酒飲之奇効良方

附錄血藤宋圖經頌曰生信州葉如蔞葉根如人拇指其色黃彼人五月采用攻血治氣塊時珍曰按虞摶云血藤即過山龍理亦相近未知的否姑附之

剪草日華

集解藏器曰剪草生山澤間葉如茗而細江東用之頌曰生潤州二月三月采暴乾用時珍曰按許叔微本事方言剪草狀如茜草又如細辛婺台二州皆有之惟婺州者可用其說殊詳今遍詢訪無識者或云即茜草也未有的據

根氣味苦涼無毒頌曰平主治諸惡瘡疥癬風瘙瘻蝕有蟲浸

一枚燒灰，分作六帖。每帖水一盞半，煎七分，入髮灰服之。唐瑶經驗方。女子經閉。方見前「發明」。心痺[一]心煩內熱。茜根煮汁服。傷寒類要。解中蠱毒，吐下血如猪肝。茜草根、蘘荷葉各三分，水四升，煮二升，服即愈。自當呼蠱主姓名也。陳延之小品方。黑髭烏髮。茜草一斤，生地黄三斤，取汁。以水五大盌，煎茜絞汁，將滓再煎三度。以汁同地黄汁，微火煎如膏，以瓶盛之。每日空心温酒服半匙，一月髭髮如漆也。忌蘿蔔、五辛。聖濟録。螻蛄漏瘡。茜根燒灰、千年石灰等分爲末。油調傅之。儒門事親方。脱肛不收。茜根、石榴皮各一握，酒一盞，煎七分，温服。聖惠方。預解瘡疹。時行瘡疹正發，服此則可無患。茜根煎汁，入少酒飲之。奇效良方。

【附録】血藤宋圖經。【頌曰】生信州。葉如蔢蕳葉，根如大拇指，其色黄。彼人五月采用，攻血治氣塊。【時珍曰】按虞摶云，血藤即過山龍，理亦相近，未知的否。姑附之。

剪草日華

【集解】【藏器曰】剪草生山澤間，葉如茗而細，江東用之。【頌曰】生潤州。二月、三月采，暴乾用。【時珍曰】按許叔微本事方言：剪草狀如茜草，又如細辛。婺、台二州皆有之，惟婺州者可用。其説殊詳，今遍詢訪無識者。或云即茜草也，未有的據。

根。【氣味】苦，涼，無毒。【頌曰】平。【主治】諸惡瘡，疥癬風瘙，瘻蝕有蟲，浸

〔一〕痺：證類卷七茜根載傷寒類要作「癉」。

何吟豆豆羅

酒服大明主一切失血時珍

發明元素曰上部血須用剪草牡丹皮天門冬麥門冬時珍曰許學士本事方云剪草治勞瘵吐血損肺及血妄行爲名曰神傳膏其法每用一斤淨洗曬爲末入生蜜二斤和爲膏以器盛之不得犯鐵器一日一蒸九蒸九暴乃止病人五更起面東坐不得語言以匙抄藥四匙食之良久以稀粟米飲壓之藥只冷服米飲亦勿大熱或吐或否不妨如久病肺損咯血只一服愈尋常嗽血妄行每服一匙可也有一貴婦病瘵得此方九日藥成前一夕病者夢人戒令翌日勿亂服藥次日將服藥屋上土墜器中不可用再合成將服爲籍覆器又不得食再合未就而夫人卒矣此藥之異有如此若小小血妄行只一啜而愈也此藥絕妙若此而世失傳惜哉

附方新二

風蟲牙痛剪草細辛藁本等分煎水熱漱少頃自止中藏經

風瘡瘙痒滑肌散治風邪客于肌中渾身瘙痒致生瘡疥及脾肺風毒攻衝生瘡乾濕日久不瘥用剪草七兩不見火輕粉一錢爲末摻之乾者麻油調摻和劑局方

防巳 本經中品

釋名 解離本經 石解時珍曰按東垣李杲云防巳如險健之人幸災樂禍能首爲亂階若善用之亦可御

酒服。大明。主一切失血。時珍。

【發明】【元素曰】上部血，須用剪草、牡丹皮、天門冬、麥門冬。【時珍曰】許學士本事方云：剪草治勞瘵吐血損肺及血妄行，名曰神傳膏。其法：每用一斤浄洗，晒爲末，入生蜜二斤和爲膏，以器盛之，不得犯鐵器，一日一蒸，九蒸九暴乃止。病人五更起，面東坐，不得語言，以匙抄藥四匙食之。良久，以稀粟米飲壓之。藥只冷服，米飲亦勿大熱，或吐或否〔一〕不妨。如久病肺損咯血，只一服愈。尋常嗽血妄行，每服一匙可也。有一貴婦病瘵，得此方，九日藥成。前一夕，病者夢人戒令翌日勿亂服藥。次日將服藥，屋上土墜器中，不可用。再合成，將服，爲籍〔二〕覆器，又不得食。再合未就，而夫人卒矣。此藥之異有如此。若小小血妄行，只一啜而愈也。此藥絶妙若此而世失傳，惜哉。

【附方】新二。風蟲牙痛。剪草、細辛、藁本等分，煎水熱漱，少頃自止。中藏經。風瘡瘙痒。滑肌散：治風邪客于肌中，渾身瘙痒，致生瘡疥，及脾肺風毒攻衝，生瘡乾濕，日久不瘥。用剪草七兩不見火，輕粉一錢，爲末，摻之。乾者麻油調摻。和劑局方。

防己本經中品

【釋名】解離本經、石解。【時珍曰】按東垣李杲云：防己如險健之人，幸灾樂禍，能首爲亂階，若善用之，亦可禦

〔一〕下：原作「否」。今據證類卷九翦草改。
〔二〕籍：本事方卷五衄血癆瘵吐血咯血「神傳膏」作「貓」。

敵其名或取此義解離因其紋解也

【集解】別錄曰防己生漢中川谷二月八月采根陰乾當之曰其莖如葛蔓延其根外白內黃如桔梗內有黑紋如車輻解者良弘景曰今出宜都建平大而青白色虛軟者好黑點木強者不佳服食亦須之頌曰今黔中亦有之但漢中出者破之文作車輻解黃實而香莖梗甚嫩苗葉小類牽牛折其莖一頭吹之氣從中貫如木通然他處者青白虛軟又有腥氣皮皺上有丁足子名木防己蘇恭言木防己不任用而古方張仲景治傷寒有增減木防己湯及防己地黃湯五物防己湯黃芪六物等湯孫思邈治遺尿小便澀亦有三物木防己湯藏器曰如陶所說漢木二防己即是根苗為名

【修治】斅曰凡使勿用木條色黃腥皮皺上有丁足子不堪用惟要心有花文黃色者細剉以車前草根相對蒸半日晒乾用時珍曰今人多去皮剉酒洗晒乾用

【氣味】辛平無毒別錄曰苦溫普曰神農辛黃帝岐伯桐君苦無毒李當之大寒權曰苦有小毒元素曰大苦辛寒陰也泄也之才曰殷孽為之使殺雄黃毒惡細辛畏萆薢女菀鹵鹼伏硝石

【主治】風寒溫瘧熱氣諸癇除邪利大小便本經療水腫風腫去膀胱熱傷寒熱邪氣中風手腳攣急通腠理利九竅止洩散癰腫惡結諸瘑疥癬蟲瘡別錄治濕風口面喎斜手足拘

敵。其名或取此義。解離，因其紋解也。

【集解】【別録曰】防己生漢中川谷。二月、八月采根，陰乾。【當之曰】其莖如葛蔓延。其根外白内黄如桔梗，内有黑紋如車輻解者良。【弘景曰】今出宜都、建平。大而青白色、虚軟者好，黑點冰〔一〕强者不佳。服食亦須之。【頌曰】今黔中亦有之。但漢中出者，破之文作車輻解，黄實而香，莖梗甚嫩，苗葉小類牽牛。折其莖，一頭吹之，氣從中貫，如木通然。他處者青白虚軟，又有腥氣，皮皺，上有丁足子，名木防己。蘇恭言木防己不任用。而古方張仲景治傷寒有增減木防己湯，及防己地黄湯、五物防己湯、黄芪六物等湯。孫思邈治遺尿小便澀，亦有三物木防己湯。【藏器曰】如陶所説，漢、木二防己，即是根苗爲名。

【修治】【斅曰】凡使勿用木條，色黄，腥，皮皺，上有丁足子，不堪用。惟要心有花文黄色者，細剉，以車前草根相對蒸半日，晒乾取用。【時珍曰】今人多去皮剉，酒洗，晒乾用。【氣味】辛，平，無毒。【別録曰】苦，温。【普曰】神農：辛。黄帝、岐伯、桐君：苦，無毒。李當之：大寒。【權曰】苦，有小毒。【元素曰】大苦、辛，寒。陰也，泄也。【之才曰】殷孽爲之使。殺雄黄毒。惡細辛。畏萆薢、女菀、鹵鹹。伏消石。【主治】風寒温瘧，熱氣諸癇，除邪，利大小便。本經。療水腫風腫，去膀胱熱，傷寒熱邪氣，中風手脚攣急，通腠理，利九竅，止洩，散癰腫惡結，諸瘑疥癬蟲瘡。別録。治濕風，口面喎斜，手足拘

〔一〕冰：原作「木」。今據證類卷九防己改。

痛散留痰肺氣喘嗽甄權治中下濕熱腫洩脚氣行十二經元素

本防巳主治男子肢節中風毒風不語散結氣擁腫溫瘧風

水腫去膀胱熱甄權

【發明】弘景曰防巳是療風水要藥藏器曰治風用木防巳治水用漢防巳元素曰去下焦濕腫及痛并泄膀胱火邪必用漢防巳草龍膽為君黃蘗知母甘草佐之防巳乃太陽本經藥也杲曰本草十劑云通可去滯通草防巳之屬是也夫防巳大苦寒能瀉血中濕熱通其滯塞亦能瀉大便補陰瀉陽助秋冬瀉春夏之藥也比之於人則險而健者也幸災樂禍能首為亂階若善用之亦可敵凶突險此瞑眩之藥也故聖人存而不廢大抵聞其臭則可惡下咽則令人身心煩亂飲食減少至於十二經有濕熱壅塞不通及下注脚氣除膀胱積熱而庇其基本非此藥不可真行經之仙藥無可代之者若夫飲食勞倦陰虛生內熱元氣穀食已虧以防巳泄大便則重亡其血此不可用一也如人大渴引飲是熱在上焦肺經氣分宜滲泄而防巳乃下焦血分藥此不可用二也外傷風寒邪傳肺經氣分濕熱而小便黃赤乃至不通此上焦氣病禁用血藥此不可用三也大抵上焦濕熱者皆不可用下焦濕熱流入十二經致二陰不通者然後審而用之

【附方】舊三新九

皮水胕腫按之沒指不惡風水氣在皮膚中四肢聶聶動者防巳茯苓湯主之防巳黃芪

痛，散留痰，肺氣喘嗽。甄權。治中下濕熱腫，洩脚氣，行十二經。元素。木防己：主治男子肢節中風，毒風不語，散結氣擁腫，温瘧，風水腫，去膀胱熱。甄權。

【發明】【弘景曰】防己是療風水要藥。【藏器曰】治風用木防己，治水用漢防己。【元素曰】去下焦濕腫及痛，并泄膀胱火邪，必用漢防己、草龍膽爲君，黄蘗、知母、甘草佐之。防己乃太陽本經藥也。【杲曰】本草十劑云：通可去滯，通草、防己之屬是也。夫防己大苦寒，能瀉血中濕熱，通其滯塞，亦能瀉大便，補陰瀉陽，助秋冬、瀉春夏之藥也。比之於人，則險而健者也。幸災樂禍，能首爲亂階。然善用之，亦可敵兇突險。此瞑眩之藥也，故聖人存而不廢。大抵聞其臭則可惡，下咽則令人身心煩亂，飲食減少。至于十二經有濕熱壅塞不通，及下注脚氣，除膀胱積熱而庇其基本，非此藥不可，真行經之仙藥，無可代之者。若夫飲食勞倦，陰虚生内熱，元氣穀食已虧，以防己泄大便，則重亡其血，此不可用一也。如人大渴引飲，是熱在上焦肺經氣分，宜滲泄，而防己乃下焦血分藥，此不可用二也。外傷風寒，邪傳肺經，氣分濕熱，而小便黄赤，乃至不通，此上焦氣病，禁用血藥，此不可用三也。大抵上焦濕熱者皆不可用。下焦濕熱流入十二經，致二陰不通者，然後審而用之。

【附方】舊三，新九。皮水胕腫，按之没指，不惡風，水氣在皮膚中，四肢聶聶動者，防己伏苓湯主之。防己、黄芪、桂枝各三兩茯苓六兩甘草二兩每服一兩水一升煎半升服日二服張仲景方　風水惡風汗出身重脈浮防己黃芪湯主之防己一兩黃芪二兩二錢半白朮七錢半炙甘草半兩剉散每服五錢生薑四片棗一枚水一盞半煎八分溫服良久再服痛加芍藥仲景方　風濕相搏關節沉痛微腫惡風方同上　小便淋澀三物木防己湯用木防己防風葵子各二兩㕮咀水五升煮二升半分三服千金方　膈間支飲其人喘滿心下痞堅面黎黑其脈沉緊得之數十日醫吐下之不愈木防己湯主之虛者即愈實者三日復與之不愈去石膏加茯苓芒硝主之用木防己三兩人參四兩桂枝二兩石膏雞子大十二枚水六升煮二升分服張仲景方　傷寒喘急防己人參等分為末桑白湯服二錢不拘老小　肺痿喘嗽漢防己末二錢漿水一盞煎七分細呷儒門事親　肺痿咯血多痰者漢防己葶藶等分為末糯米飲每服一錢古今錄驗　鼻衄不止生防己末新汲水服二錢仍以少許㗜之聖惠方　霍亂吐利防己白芷等分為末新汲水服一錢聖惠　目睛暴痛防己酒浸三次為末每一服一錢溫酒下摘玄方　解雄黃毒防己煎汁服之

實　主治　脫肛焙研煎飲代茶時珍

通草　中品　木通

桂枝各三兩，伏苓六兩，甘草二兩，每服一兩，水一升，煎半升服，日二服。張仲景方。**風水惡風**，汗出身重，脉浮，防己黄芪湯主之。防己一兩，黄芪二兩二錢半，白术七錢半，炙甘草半兩，剉散。每服五錢，生薑四片，棗一枚，水一盞半，煎八分，温服。良久再服。腹痛加芍藥。仲景方。**風濕相搏**，關節沉痛，微腫惡風。方同上。**小便淋澀**。三物木防己湯：用木防己、防風、葵子各二兩，㕮咀，水五升，煮二升半，分三服。千金方。**膈間支飲**，其人喘滿，心下痞堅，面黎黑，其脉沉緊，得之數十日，醫吐下之不愈，木防己湯主之。虚者即愈，實者三日復發[一]，復與之不愈，去石膏，加伏苓、芒消主之。用木防己三兩，人參四兩，桂枝二兩，石膏雞子大十二枚，水六升，煮一升，分服。張仲景方。**傷寒喘急**。防己、人參等分，爲末。桑白湯服二錢，不拘老小。**肺痿喘嗽**。漢防己末二錢，漿水一琖，煎七分，細呷。儒門事親。**肺痿咯血**，多痰者。漢防己、葶藶等分，爲末。糯米飲每服一錢。古今録驗。**鼻衄不止**。生防己末，新汲水服二錢，仍以少許嗃之。聖惠。**霍亂吐利**。防己、白芷等分，爲末。新汲水服二錢。聖惠。**目睛暴痛**。防己酒浸三次，爲末。每一服二錢，温酒下。摘玄方。**解雄黄毒**。防己煎汁服之。肘後方[二]。

實。【主治】脱肛。焙，研，煎飲代茶。肘後。

通草 本經中品

[一] 復發：原脱。今據金匱卷中痰飲欬嗽病脉證并治補。
[二] 肘後方：原脱。今據證類卷九防己補。

【釋名】木通（士良）附支（本經）丁翁（吳普）萬年藤（甄權）子名燕覆（時珍曰）有細細孔兩頭皆通故名通草即今所謂木通也今之通草乃古之通脫木也宋本草混注為一名實相亂今分出之

【集解】（別錄曰）通草生石城山谷及山陽正月二月采枝陰乾（弘景曰）今出近道繞樹藤生汁白莖有細孔兩頭皆通含一頭吹之則氣出彼頭者良或云即葍藤莖也恭曰此物大者徑三寸每節有二三枝枝頭有五葉子長三四寸核黑瓤白食之甘美南人謂為燕覆子或名烏覆子遇七八月采之藏器曰江東人呼為畜葍子北人呼為拏子如拳大代衣數黃子黑食之去皮安燕云色白者乃從尚也頌曰今澤潞漢中江淮湖南州郡亦有之藤生蔓大如指其莖幹大者徑三寸一枝五葉頗類石韋又似芍藥三葉相對夏秋開紫花亦有白花者結實如小木瓜食之甘美即陳士良本草所謂桴棪子也其枝今人謂之木通而俗間所謂通草乃通脫木也古方所用通草皆今之木通其通脫稀有用者或以木通為葡萄苗者非矣按張氏燕吳行紀載揚州甘泉水際兩旁有通草其形如竹葉子垂猶紫如石楝血色人所說不同別一物也時珍曰今之木通有紫白二色紫者皮厚味辛白者皮薄味淡本經言味辛別錄言味甘是二者皆能通利也

【氣味】辛平無毒（別錄曰甘權曰微寒普曰神農黃帝辛雷公苦元素曰味甘而淡氣平味薄降也陽中陰也）

【主治】除脾胃寒熱通利九竅血脈關節令人不忘去惡蟲（本經）

【釋名】木通士良、附支本經、丁翁吴普、萬年藤甄權。子名燕覆。【時珍曰】有細細孔，兩頭皆通。故名通草，即今所謂木通也。今之通草，乃古之通脱木也。宋本草混注爲一，名實相亂，今分出之。

【集解】【別録曰】通草生石城山谷及山陽。正月、二月采枝，陰乾。【弘景曰】今出近道。遶樹藤生，汁白。莖有細孔，兩頭皆通。含一頭吹之，則氣出彼頭者良。或云即葍藤莖也。【恭曰】此物大者徑三寸，每節有二三枝，枝頭有五葉。子長三四寸，核黑瓤白，食之甘美，南人謂爲燕覆子。或名烏[一]覆子。遇七八月采之。【藏器曰】江東人呼爲畜葍子，江西人呼爲拏子，如算袋。瓤黄子黑，食之去皮。蘇云色白者，乃猴葍也。【頌曰】今澤、潞、漢中、江淮、湖南州郡亦有之。藤生，蔓大如指，其莖幹大者徑三寸。一枝五葉，頗類石韋，又似芍藥。三葉相對。夏秋開紫花，亦有白花者。結實如小木瓜，食之甘美，即陳士良本草所謂桴棪子也。其枝今人謂之木通，而俗間所謂通草乃通脱木也。古方所用通草，皆今之木通，其通脱木稀有用者。或以木通爲葡萄苗者，非矣。按張氏燕吴行紀載：揚州甘泉東院兩廊前有通草，其形如椿，少葉，子垂梢際，如苦楝。與今所説不同，或別一物也。【時珍曰】今之木通，有紫、白二色，紫者皮厚味辛，白者皮薄味淡。本經言味辛，別録言味甘，是二者皆能通利也。

【氣味】辛，平，無毒。【別録曰】甘。【權曰】微寒。【普曰】神農、黄帝：辛。雷公：苦。【杲曰】味甘而淡，氣平味薄。降也，陽中陰也。

【主治】除脾胃寒熱，通利九竅、血脉、關節，令人不忘。去惡蟲。本經。

[一] 烏：原作「鳥」。今據證類卷八通草改。

痹脾疸常欲眠心煩噦出音聲治耳聾散癰腫諸結不消及金瘡惡瘡鼠瘻踒折齆鼻息肉墮胎去三蟲（別錄）治五淋利小便開關格治人多睡主水腫浮大（甄權）利諸經脉寒熱不通之氣（詵）理風熱小便數急疼小腹虛滿宜煎湯并葱飲有效（士良）安心除煩止渴退熱明耳目治鼻塞通小腸下水破積聚血塊排膿治瘡癤止痛催生下胞女人血閉月候不匀天行時疾頭痛目眩羸劣乳結及下乳（大明）利大小便令人心寬下氣（藏器）主諸瘻瘡喉痺咽痛濃煎含嚥（甄權）通經利竅導小腸火（杲）

【發明】杲曰本草十劑通可去滯通草防己之屬是也夫防己大苦寒能瀉血中濕熱之滯又通大便通草甘淡能助西方秋氣下降利小便專瀉氣滯也肺受熱邪津液氣化之原絕則寒水斷流膀胱受濕熱癃閉約縮小便不通宜此治之其症胸中煩熱口燥舌乾咽乾大渴引飲小便淋瀝或閉塞不通脛酸脚熱並宜通草主之凡氣味與之同者茯苓澤瀉燈草猪苓琥珀瞿麥車前子之類皆可以滲濕利小便泄其滯氣也（又曰）木通下行泄小腸火利小便與琥珀同功無

療脾疸，常欲眠，心煩，噦出音聲，治耳聾，散癰腫諸結不消，及金瘡惡瘡，鼠瘻踒折。齆鼻瘜肉，墮胎，去三蟲。別録。治五淋，利小便，開關格，治人多睡，主水腫浮大。甄權。利諸經脉寒熱不通之氣。詵。理風熱，小便數急疼，小腹虚滿，宜煎湯并葱飲之有效。士良。安心除煩，止渴退熱，明耳目，治鼻塞，通小腸，下水，破積聚血塊，排膿，治瘡癤，止痛，催生下胞，女人血閉，月候不匀，天行時疾，頭痛目眩，羸劣乳結，及下乳。大明。利大小便，令人心寛，下氣。藏器。主諸瘻瘡，喉痺咽痛，濃煎含嚥。珣。通經利竅，導小腸火。杲。

【發明】【杲曰】本草十劑，通可去滯，通草、防己之屬是也。夫防己大苦寒，能瀉血中濕熱之滯，又通大便。通草甘淡，能助西方秋氣下降，利小便，專瀉氣滯也。肺受熱邪，津液氣化之原絶，則寒水斷流。膀胱受濕熱，癃閉約縮，小便不通，宜此治之。其症胸中煩熱，口燥舌乾，咽乾，大渴引飲，小便淋瀝，或閉塞不通，脛痠脚熱，並宜通草主之。凡氣味與之同者，伏苓、澤瀉、燈草、猪苓、琥珀、瞿麥、車前子之類，皆可以滲[一]濕利小便，泄其滯氣也。又曰：木通下行，泄小腸火，利小便，與琥珀同功，無

〔一〕滲：原作「參」。今從江西本改。

他藥可比【時珍曰】木通手厥陰心包絡手足太陽小腸膀胱之藥也故上能通心清肺治頭痛利九竅下能泄濕熱利小便通大腸治遍身拘痛本經及別録皆不言及利小便治淋之功甄權日華子輩始發揚之蓋其能泄丙丁之火則肺不受邪能通水道水源既清則津液自化而諸經之濕與熱皆由小便泄去故古方導赤散用之亦瀉南補北扶西抑東之意楊仁齋直指方言人遍身胸背隱熱疼痛拘急足冷皆是伏熱傷血血屬于心宜木通以通心竅則經絡流行也

附方舊二新一

心熱尿赤面赤唇乾咬牙口渴導赤散用木通生地黃炙甘草等分入水竹葉七片水煎服錢氏方

婦人血氣木通濃煎三五盞飲之即通孟詵本草

金瘡踒折通草煮汁釀酒日飲

鼠瘻不消方同上

根【主治】項下癭瘤時珍

子【氣味】甘寒無毒【詵曰】平南人多食之北人不知其功【主治】厚腸胃令人能食下三焦惡氣續五臟斷絕氣使語聲足氣通十二經脈和核食之孟詵除三焦客熱胃口熱閉胃不下食士良止渴利小便時珍

通脫木法象

他藥可比。【時珍曰】木通，手厥陰心包絡、手足太陽小腸膀胱之藥也。故上能通心清肺，治頭痛，利九竅；下能泄濕熱，利小便，通大腸，治遍身拘痛。本經及别録皆不言及利小便治淋之功，甄權、日華子輩始發揚之。蓋其能泄丙丁之火，則肺不受邪，能通水道。水源既清，則津液自化，而諸經之濕與熱，皆由小便泄去。故古方導赤散用之，亦瀉南補北、扶西抑東之意。楊仁齋直指方言：人遍身胸腹隱熱，疼痛拘急，足冷，皆是伏熱傷血。血屬于心，宜木通以通心竅，則經絡流行也。

【附方】舊二，新一。心熱尿赤，面赤唇乾，咬牙口渴。導赤散：用木通、生地黄、炙甘草等分，入水竹葉七片，水煎服。錢氏方。

婦人血氣。木通濃煎三五盞，飲之即通。孟詵本草。金瘡踒折。通草煮汁，釀酒，日飲。鼠瘻不消。方同上。

根。【主治】項下癭瘤。甄權。

子。【氣味】甘，寒，無毒。【詵曰】平。南人多食之，北人不知其功。【主治】厚腸胃，令人能食，下三焦惡氣，續五臟斷絶氣，使語聲足氣，通十二經脉。和核食之。孟詵。除三焦客熱，胃口熱閉，反〔一〕胃不下食。士良。止渴，利小便。時珍。

通脱木 法象

〔一〕反：原脱。今據證類卷八通草補。

【釋名】通草（綱目）活莌（音奪）離南〔頌曰〕爾雅離南活莌即通脫也山海經名寇脫又名倚商〔宗奭曰〕陰竅濇而不利水液閉而不行用之立通因有通草之名與木通同功〔嘉謨曰〕白瓤中藏脫木得之故名通脫

【集解】〔藏器曰〕通脫木生山側葉似萆麻其莖空心中有白瓤輕白可愛女人取以飾物俗名通草〔頌曰〕郭璞言生江南高丈許大葉似荷而肥莖中瓤正白今園圃亦有種蒔者或作蜜煎充果食之甘美〔時珍曰〕蔓生山中莖大者圍數寸

【氣味】甘淡寒無毒〔杲曰〕甘平降也陽中陰也【主治】利陰竅治五淋除水腫癃閉瀉肺（李杲）解諸毒蟲痛（蘇頌）明目退熱下乳催生（汪機）

【發明】〔杲曰〕通草瀉肺利小便甘平以緩陰血也與燈草同功〔時珍曰〕通草色白而氣寒味淡而體輕故入太陰肺經引熱下降而利小便入陽明胃經通氣上達而下乳汁其氣寒降也其味淡升也

【附方】新一洗頭風痛新通草瓦上燒存性研末二錢熱酒下牙關緊者斡口灌之（王璆百一選方）

花上粉【主治】諸蟲瘻惡瘡痔疾納之（藏器）療瘰癧及胸中伏氣攻胃咽（蘇頌）

【附錄】天壽根（圖經）〔頌曰〕出台州每歲土貢其性涼治胸膈煩熱土人常用有效

【釋名】通草綱目、活莌音奪、離南。【頌曰】爾雅：離南，活莌，即通脱也。山海經名寇脱。又名倚商〔一〕。【杲曰】陰竅澀而不利，水腫閉而不行，用之立通，因有通草之名。與木通同功。【嘉謨曰】白瓤中藏，脱木得之，故名通脱。

【集解】【藏器曰】通脱木生山側。葉似蓖麻。其莖空心，中有白瓤，輕白可愛，女人取以飾物，俗名通草。【頌曰】郭璞言：生江南，高丈許，大葉似荷而肥，莖中瓤正白。今園圃亦有種蒔者，或作蜜煎充果，食之甘美。【時珍曰】蔓生山中，莖大者圍數寸。

【氣味】甘、淡，寒，無毒。【杲曰】甘，平。降也，陽中陰也。【主治】利陰竅，治五淋，除水腫癃閉，瀉肺。李杲。解諸毒蟲痛。蘇頌。明目退熱，下乳催生。汪機。

【發明】【杲曰】通草瀉肺利小便，甘平以緩陰血也。與燈草同功。宜生用之。【時珍曰】通草色白而氣寒，味淡而體輕，故入太陰肺經，引熱下降而利小便；入陽明胃經，通氣上達而下乳汁。其氣寒，降也；其味淡，升也。

【附方】新一。洗頭風痛。新通草瓦上燒存性，研末二錢，熱酒下。牙關緊者，斡〔二〕口灌之。王璆百一選方。

花上粉。【主治】諸蟲瘻惡瘡痔疾，納之。藏器。療瘰癧，及胸中伏氣攻胃咽。蘇頌。

【附録】天壽根圖經。【頌曰】出台州，每歲土貢。其性凉，治胸膈煩熱，土人常用有效。

〔一〕商：原作「啇」。今據證類卷八通草改。下同此誤，徑改不注。
〔二〕斡：原作「幹」。今據百一選方卷九第十二門「治洗頭風」改。

釣藤（別錄下品）【校正】自木部移入此。

【釋名】弘景曰：出建平。亦作弔藤。療小兒，不入餘方。時珍曰：其刺曲如釣鈎，故名。或作弔，從簡耳。

【集解】恭曰：釣藤出梁州。葉細長，其莖間有刺，若釣鈎。頌曰：今秦中興元府有之。三月采。宗奭曰：湖南、湖北、江南、江西山中皆有之。藤長八九尺或一二丈，大如拇指，其中空。小人用致酒甕中，盜取酒，以氣吸之，涓涓不斷。時珍曰：狀如葡萄藤而有鈎，紫色。古方多用皮，后世多用鈎，取其力銳爾。

【氣味】甘，微寒，無毒。保昇曰：苦。權曰：甘，平。時珍曰：初微甘，後微苦，平。

【主治】小兒寒熱，十二驚癎。別錄。小兒驚啼，瘈瘲熱擁，客忤胎風。權。大人頭旋目眩，平肝風，除心熱，小兒內釣腹痛，發斑疹。時珍。

【發明】時珍曰：釣藤，手足厥陰藥也。足厥陰主風，手厥陰主火。驚癎眩運，皆肝風相火之病。釣藤通心包于肝木，風靜火息，則諸證自除。或云：入數寸于小麥中，蒸熟，喂馬易肥。

【附方】新三。

小兒驚熱：釣藤一兩，消石半兩，甘草炙一分，爲散。每服半錢，溫水服，日三服。名延齡散。聖濟錄。

卒得癎疾：釣藤、甘草炙各二錢，水五合，煎二合。每服棗許，日五夜三度。聖惠方。

鉤藤別録下品　【校正】自木部移入此。

【釋名】【弘景曰】出建平。亦作弔藤。療小兒，不入餘方。【時珍曰】其刺曲如釣鉤，故名。或作弔，從簡耳。

【集解】【恭曰】鉤藤出梁州。葉細長，其莖間有刺若釣鉤。【頌曰】今秦中興元府有之。三月采。【宗奭曰】湖南、湖北、江南、江西山中皆有之。藤長八九尺或一二丈，大如拇[一]指，其中空。小人用致酒甕中，盜取酒，以氣吸之，涓涓不斷。【時珍曰】狀如葡萄藤而有鉤，紫色。古方多用皮，後世多用鉤，取其力鋭爾。

【氣味】甘，微寒，無毒。【保昇曰】苦。【權曰】甘，平。【時珍曰】初微甘，後微苦，平。

【主治】小兒寒熱，十二驚癇。別録。小兒驚啼，瘈瘲熱擁，客忤胎風。權。大人頭旋目眩，平肝風，除心熱，小兒内釣腹痛，發班疹。時珍。

【發明】【時珍曰】鉤藤，手足厥陰藥也。足厥陰主風，手厥陰主火。驚癇眩運，皆肝風相火之病。鉤藤通心包，平肝木，風静火息則諸證自除。或云：入數寸于小麥中蒸熟，喂馬易肥。

【附方】新三。小兒驚熱。鉤藤一兩，消石半兩，甘草炙一分，爲散。每服半錢，温水服，日三服。名延齡散。聖濟録。

卒得癇疾。鉤藤、甘草炙各二錢。水五合，煎二合。每服棗許，日五、夜三度。聖惠方。

[一] 拇：原作「苺」。衍義卷十五鉤藤無「大如苺指」四字。今從張本改。

斑疹不快。以藤蔓子、茶芽、荳等分為末，每服一字，或半錢，溫酒調服。錢氏方。

〔附錄〕倒掛藤（拾遺）藏器曰：味苦，無毒。主一切老血及產後諸疾結痛，血上欲死，煮汁服之。生深山，有逆刺如懸鉤，倒掛于樹。葉尖而長。

黃藤（綱目）

〔集解〕時珍曰：黃藤生嶺南，狀若防己。俚人常服此藤，縱飲食有毒，亦自然不發。席辨刺史云：甚有效。

〔氣味〕甘，苦，平，無毒。〔主治〕飲食中毒，利小便，煮汁頻服即解。（時珍）

白兔藿（本經上品）

〔釋名〕白葛（普）

〔集解〕別錄曰：生交州山谷。弘景曰：此藥解毒，莫之與敵，而人不復用，不聞識之。恭曰：荊襄山谷大有之，蔓生，山南人謂之白葛，苗似蘿摩，葉圓厚，莖有白毛，與衆草異，用蓋療毒有效。而交廣又有白花藤，亦解毒，用根不用苗。保昇曰：蔓生，葉圓若蓴，今襄州北、汝州南岡上有之，五月、六月采苗，日乾。

〔氣味〕苦，平，無毒。〔主治〕蛇虺蜂蠆猘狗菜肉蠱毒，鬼疰風疰，諸

斑疹不快。釣藤鉤子、紫草茸等分，爲末。每服一字或半錢，温酒服。錢氏方。

【附録】倒掛藤拾遺。【藏器曰】味苦，無毒。主一切老血及産後諸疾，結痛，血上欲死，煮汁服之。生深山，有逆刺如懸鉤，倒掛于樹，葉尖而長。

黄藤綱目

【集解】【時珍曰】黄藤生嶺南，狀若防己。俚人常服此藤，縱飲食有毒，亦自然不發，席辨刺史云甚有效。

【氣味】甘、苦，平，無毒。【主治】飲食中毒，利小便，煮汁頻服即解。時珍。

白兔藿本經上品

【釋名】白葛普。

【集解】【别録曰】生交州山谷。【弘景曰】此藥解毒，莫之與敵，而人不復用，不聞識者。【恭曰】荆襄山谷大〔一〕有之。蔓生，山南人謂之白葛。苗似蘿藦，葉圓厚，莖有白毛，與衆草異，用藿療毒有效。而交廣又有白花藤，亦解毒，用根不用苗。【保昇曰】蔓生，葉圓若蓴。今襄州北、汝州南岡上有。五月、六月采苗，日乾。

【氣味】苦，平，無毒。【主治】蛇虺、蜂蠆、猘狗、菜肉、蠱毒，鬼疰風疰，諸

〔一〕大：底本經描改似「今」，餘金陵諸本作「人」。今據證類卷七白兔藿改。

一清作消

一寒作塞

保昇之文云至久為葯前伊比林

大毒不可入口者皆消除之又去血可末着瘡上立清毒入腹者煮汁飲即解新本風邪熱極煮汁飲搗末傅諸毒妙以解

白花藤唐本草

【集解】恭曰生嶺南交州廣州平澤苗似野葛葉似女貞莖葉俱無毛而白花其根似葛而骨柔皮厚肉白大療毒用根不用苗保昇曰蔓生白花葉有細毛根似牡丹骨柔皮白而厚凌冬不凋斅曰凡使勿用菜花藤真相似只是味酸澀山花藤味甘采得去根細剉陰乾用

【氣味】苦寒無毒【主治】解諸藥菜肉中毒漬酒主虛勞風熱唐本

【發明】時珍曰蘇言用根雷言用苗皆可用按葛洪肘後方云席辯刺史在嶺南日久俚人皆因飲食入毒多不所覺漸不能食或心中漸脹先寒似瘴急含白銀一宿變色者即是也銀青是藍藥銀黃赤是蕳藥蕳音混草名也但取白花藤四兩出嵩州者為上不得取近野葛生者洗切同乾藍實四兩水七升煮取半空腹頓服少悶勿怪其毒即解

白英上品本經【校正】併入別錄鬼目

【釋名】穀菜別錄白草同上白幕拾遺排風同上子名鬼目【時珍曰白英謂其花色

大毒不可入口者，皆消除之。又去血，可末着痛上，立消〔一〕。毒入腹者，煮汁飲即解。本經。風邪熱極，煮汁飲。擣末，傅諸毒妙。李珣。

白花藤唐本草

【集解】【恭曰】生嶺南交州、廣州平澤。苗似野葛，葉似女貞，莖葉俱無毛而白花。其根似葛，而骨柔〔二〕皮厚肉白，大療毒，用根不用苗。【保昇曰】蔓生，白花，葉有細毛，根似牡丹，骨柔皮白而厚，凌冬不凋。【斅曰】凡使勿用菜花藤，真相似，只是味酸澀。白花藤味甘。采得去根細剉，陰乾用。

【氣味】苦，寒，無毒。【主治】解諸藥、菜、肉中毒。漬酒，主虚勞風熱。唐本。

【發明】【時珍曰】蘇言用根，雷言用苗，都可用爾。按葛洪肘後方云：席辨刺史在嶺南日久，言俚人皆因飲食入毒，多不即覺，漸不能食，或心中漸脹，先寒似瘴。急含白銀，一宿變色者即是也。銀青是藍藥，銀黄赤是菌藥。菌，音混，草名也。但取白花藤四兩，出嶲州者爲上，不得取近野葛生者，洗切，同乾藍實四兩，水七升，煮取半，空腹頓服。少悶勿怪，其毒即解。

白英本經上品

【校正】併入别録鬼目。

【釋名】縠菜别録、白草同上、白幕拾遺、排風同上。子名鬼目。【時珍曰】白英謂其花色，縠

〔一〕消：原作「清」。今據證類卷七白兔藿改。
〔二〕柔：原作「桑」。今據證類卷七白花藤改。

菜象其葉文排風言其功用鬼目象其子形別錄有名未用復出鬼目雖兩字不同實一物也故併之

【集解】別錄曰白英生益州山谷春采葉夏采莖秋采花冬采根又云鬼目一名來甘實赤如五味十月采【弘景曰】鬼目俗人呼為白草子是矣又曰白英方藥不復用今有斛菜生水中可蒸食非是此類有白草作羹飲甚療勞而不用根花益州乃有苦菜土人專食之充健無病疑或是此【恭曰】白英鬼目草也蔓生葉似王瓜小長而五椏實圓若龍葵子生青熟紫黑東人謂之白草陶云白草似識之而不力辨【藏器曰】白英鬼目菜也蔓生三月延長爾雅名苻郭璞云似葛葉有毛子赤色如耳璫珠若云子黑誤矣江東夏月取其莖葉煮粥食極解熱毒【時珍曰】此俗名排風子是也正月生苗白色可食秋開小白花子如龍葵子熟時紫赤色吳志云孫皓時有鬼目草緣桑樹長丈餘葉廣四寸厚三分人皆異之即此物也又羊蹄草一名鬼目嶺南有木果亦名鬼目葉似楮子大如鴨子七八月熟黃色味酸可食皆與此同名異物也

根苗【氣味】甘寒無毒

【主治】寒熱八疸消渴補中益氣久服輕身延年本經葉作羹飲甚療勞弘景煩熱風疹丹毒瘴瘧寒熱小兒結熱煮汁飲之藏器

鬼目別錄【氣味】酸平無毒【主治】明目別錄

菜象其葉文，排風言其功用，鬼目象其子形。别録有名未〔一〕用復出鬼目，雖苗子不同，實一物也。故併之。

【集解】【别録曰】白英生益州山谷。春采葉，夏采莖，秋采花，冬采根。【又曰】鬼目一名來甘。實赤如五味，十月采。【弘景曰】鬼目俗人呼爲白草子是矣。又曰白英方藥不復用。此有斛菜，生水中，可蒸食，非是此類。有白草，作羹飲，甚療勞，而不用根花。益州乃有苦菜，土人專食之，充健無病，疑或是此。【恭曰】白英，鬼目草也。蔓生，葉似王瓜，小長而五椏，實圓，若龍葵子，生青，熟紫黑。東人謂之白草。陶云白草，似識之，而不力辨。【藏器曰】白英，鬼目菜也。蔓生，三月延長。爾雅名苻〔二〕。郭璞云：似葛，葉有毛，子赤色如耳璫珠。若云子熟〔三〕黑，誤矣。江東夏月取其莖葉煮粥食，極解熱毒。【時珍曰】此俗名排風子是也。正月生苗，白色，可食。秋開小白花。子如龍葵子，熟時紫赤色。吴志云：孫皓時有鬼目菜，緣棗樹，長丈餘，葉廣四寸，厚三分，人皆異之。即此物也。又羊蹄草一名鬼目。嶺南有木果亦名鬼目，葉似楮，子大如鴨子，七八月熟，黄色，味酸可食。皆與此同名異物也。

根、苗。【氣味】甘，寒，無毒。

【主治】寒熱八疸，消渴，補中益氣。久服輕身延年。本經。葉：作羹飲，甚療勞。弘景。煩熱，風瘮丹毒，瘴瘧寒熱，小兒結熱，煮汁飲之。藏器。

鬼目子也。【氣味】酸，平，無毒。【主治】明目。别録。

〔一〕未：原作「采」。今據證類卷三十有名未用鬼目改。

〔二〕苻：原作「荷」。今據證類卷六白英改。

〔三〕熟：原脱。今據補同上。

乃之何波衍久尼 今俗言可伊毛

【附方】一新 目赤頭旋眼花面腫風熱上攻用排風子焙甘草炙菊花焙各一兩為末每服二錢臥時溫水下聖濟錄

蘿藦唐本草

【校正】併入拾遺斫合子

【釋名】雚音貫芄蘭詩疏白環藤拾遺實名雀瓢陸璣斫合子拾遺羊婆奶綱目婆婆鍼線包藏器曰漢高帝用子傅軍士金瘡故名斫合子時珍曰白環即芄字之訛也其實嫩時有漿裂時如瓢故有雀瓢羊婆奶之稱其中一子有一條白絨長二寸許故俗呼婆婆鍼線包又名婆婆鍼袋兒也

【集解】弘景曰蘿藦作藤生摘之有白乳汁人家多種之葉厚而大可生啖亦蒸煑食之諺云去家千里勿食蘿藦枸杞言其補益精氣強盛陰道與枸杞葉同也恭曰按陸璣詩疏云雚蘿藦一名芄蘭幽州謂之雀瓢然雀瓢是女青別名蘿藦葉似女青故亦名雀瓢女青葉似蘿藦兩葉相對子似瓠形大如棗許故名雀瓢根似白薇莖葉並臭生平澤別錄云葉嫩時似蘿藦圓端大莖實黑藏器曰蘿藦東人呼為白環藤生籬落間折之有白汁一名雀瓢其女青終非白環二物相似不能分別又曰斫合子作藤生蔓延籬落間至秋霜合子如柳絮一名雞腸一名薰桑時珍曰斫合子即蘿藦子也三月生苗蔓延籬垣極易繁衍其根白軟其葉長而後大前尖根與莖葉斷之皆有白乳如構汁六七月開小長花如

【附方】新一。目赤頭旋，眼花面腫，風熱上攻。用排風子焙、甘草炙、菊花焙各一兩，爲末。每服二錢，卧時温水下。聖濟録。

蘿藦 唐本草

【校正】併入拾遺斫合子。

【釋名】雚音貫、芄蘭詩疏、白環藤拾遺。實名雀瓢陸機、斫合子拾遺、羊婆奶綱目、婆婆鍼線包。【藏器曰】漢高帝用子傅軍士金瘡，故名斫合子。【時珍曰】白環，即芄字之訛也。其實嫩時有漿，裂時如瓢。故有雀瓢、羊婆奶之稱。其中一子有一條白絨，長二寸許，故俗呼婆婆鍼線包，又名婆婆鍼袋兒也。

【集解】【弘景曰】蘿藦作藤生，摘之有白乳汁，人家多種之，葉厚而大。可生啖，亦蒸煮食之。諺云：去家千里，勿食蘿藦、枸杞。言其補益精氣，强盛陰道，與枸杞葉同也。【恭曰】按陸機詩疏云：蘿藦，一名芄蘭，幽州謂之雀瓢。然雀瓢是女青别名也。蘿藦葉似女青，故亦名雀瓢。女青葉似蘿藦，兩葉相對。子似瓢形，大如棗許，故名雀瓢。根似白薇，莖葉並臭。生平澤。别録云：葉嫩時似蘿藦，圓端，大莖，實黑。【藏器曰】蘿藦，東人呼爲白環，藤生籬落間，折之有白汁，一名雀瓢。其女青終非白環，二物相似，不能分别。【又曰】斫合子作藤生，蔓延籬落間。至秋霜合，子如柳絮。一名雞腸，一名薫桑。【時珍曰】斫合子即蘿藦子也。三月生苗，蔓延籬垣，極易繁衍。其根白軟。其葉長而後大前尖。根與莖葉斷之皆有白乳如構汁。六七月開小長花，如鈴狀，紫白色。結實長二三寸，大如馬兜鈴，一頭尖。其殼青軟，中有白絨及漿。霜後枯裂則子飛，其子輕薄，亦如兜鈴子。商人取其絨作坐褥代綿，云甚輕暖。詩云：芄蘭之支，童子佩觿。芄蘭之葉，童子佩韘。觿音畦，解結角錐也。此物實尖，垂于支間似之。韘音涉，張弓指彄也。此葉後彎似之。故以比興也。一種莖葉及花皆似蘿藦，但氣臭根紫，結子圓大如豆，生青熟赤爲異。此則蘇恭所謂女青似蘿藦，陳藏器所謂二物相似者也。蘇恭言其根似白微，子似瓢形，則誤矣。當從陳說。此乃藤生女青，與蛇銜根之女青，名同物異，宜互攷之。

子【氣味】甘辛溫無毒。葉同。時珍曰：微辛。

【主治】虛勞，補益精氣，強陰道。葉煮食，功同子。唐本　搗子，傅金瘡，生膚止血。搗葉，傅腫毒。藏器　取汁傅丹毒赤腫，及蛇蟲毒，即消。蜘蛛傷，頻治不愈者，搗封二三度，能爛絲毒，即化作膿也。時珍

【附方】新二。補益虛損　極益房勞。用蘿藦四兩，枸杞根皮、五味子、柏子仁、酸棗仁、乾地黃各三兩，爲末。每服三錢，酒下，日三服。千金方　損傷血出　痛不可忍。用籬上婆婆鍼袋兒，擂水服，渣罨瘡口，立效。袖珍

赤地利　唐本草

【校正】併入拾遺五毒草。

鈴狀，紫白色。結實長二三寸，大如馬兜鈴，一頭尖。其殼青軟，中有白絨及漿。霜後枯裂則子飛，其子輕薄，亦如兜鈴子。商人取其絨作坐褥代綿，云甚輕暖。詩云：芄蘭之支，童子佩觿。芄蘭之葉，童子佩韘。觿，音畦，解結角錐也。此物實尖，垂于支間似之。韘，音涉，張弓指彄也。此葉後彎似之，故以比興也。一種莖葉及花皆似蘿藦，但氣臭根紫，結子圓大如豆，生青熟赤爲異，此則蘇恭所謂女青似蘿藦，陳藏器所謂二物相似者也。蘇恭言其根似白微，子似瓢形，則誤矣。當從陳說。此乃藤生女青，與蛇銜根之女青，名同物異，宜互攷之。

子 葉同。【氣味】甘、辛，温，無毒。【時珍曰】甘、微辛。

【主治】虚勞，補益精氣，强陰道。葉煮食，功同子。唐本。擣子，傅金瘡，生膚止血。擣葉，傅腫毒。藏器。取汁，傅丹毒赤腫，及蛇蟲毒，即消。蜘蛛傷，頻治不愈者，擣封二三度，能爛絲毒，即化作膿也。時珍。

【附方】新二。補益虚損，極益房勞。用蘿藦四兩，枸杞根皮、五味子、柏子仁、酸棗仁、乾地黄各三兩，爲末。每服方寸匕，酒下，日三服。千金方。損傷血出，痛不可忍。用籬上婆婆鍼袋兒，擂水服，渣罨瘡口，立效。袖〔一〕珍。

赤地利 唐本草

【校正】併入拾遺五毒草。

〔一〕袖：原作「神」。今從錢本改。

惠比可豆良

【釋名】赤薜荔（綱目）五毒草（拾遺）五蕺（拾遺）蛇罔（拾遺）山蕎麥（圖經）時珍曰並未詳

【集解】恭曰所在山谷有之蔓生葉似蘿摩根皮赤黑肉黄赤二月八月采根日乾頌曰所在皆有今惟華山上之春夏生苗作蔓繞草木上莖赤葉青似蕎麥葉七月開白花亦如蕎麥結子青色根若菝葜皮紫赤肉黄赤八月采根曬乾收藏器曰五毒草生江東平地花葉並如蕎麥根緊硬似狗脊亦名蛇苘名同物異時珍曰五毒草即赤地利今所為一物

根【修治】斅曰凡采得細剉用藍葉并根同入生絹袋盛之蒸一伏時去藍晒用

【氣味】苦平無毒藏器曰酸平伏丹砂【主治】赤白冷熱諸痢斷血破血帶下赤白生肌肉（恭）主癰疽惡瘡毒腫赤白遊疹蟲蠶蛇犬咬並醋摩傅之亦擣莖葉傅之恐毒入腹煮汁飲（藏器）

【發明】時珍曰唐張仲文備急方治青赤黄白等痢鹿角丸方中用之則其功長于涼血解毒可知矣

【附方】新二　小兒熱瘡身面皆有如火燒者赤地利末粉之　火瘡滅瘢赤地利末油調塗（聖惠）

紫葛（唐本草）

【集解】恭曰生山谷中苗似葡萄長丈許根紫色大者徑二三寸頌曰所在有今出雍州葉似蘡薁其根皮俱

【釋名】赤薜荔綱目、五毒草拾遺、五蕺拾遺、蛇苪拾遺、山蕎麥圖經。【時珍曰】並未詳。

【集解】【恭曰】所在山谷有之。蔓生，葉似蘿藦。根皮赤黑，肉黄赤。二月、八月采根，日乾。【頌曰】所在皆有，今惟華山出〔一〕之。春夏生苗，作蔓繞草木上，莖赤。葉青，似蕎麥葉。七月開白花，亦如蕎麥。結子青色。根若菝葜，皮紫赤，肉黄赤。八月采根，晒乾收。【藏器曰】五毒草生江東平地。花葉並如蕎麥。根緊硬似狗脊。亦名蛇苪，名同物異。【時珍曰】五毒草即赤地利，今併爲一。

根。【修治】【斅曰】凡采得細剉，用藍葉并根，同入生絹袋盛之，蒸一伏時，去藍晒用。

【氣味】苦，平，無毒。【藏器曰】酸，平。伏丹砂。【主治】赤白冷熱諸痢，斷血破血，帶下赤白，生肌肉。唐本。主癰疽惡瘡毒腫，赤白遊瘮，蟲蠶蛇犬咬，並醋摩傅之。亦擣莖葉傅之。恐毒入腹，煮汁飲。藏器。

【發明】【時珍曰】唐張文仲備急方，治青赤黄白等痢，鹿茸丸方中用之。則其功長于凉血解毒，可知矣。

【附方】舊二。小兒熱瘡。身面皆有，如火燒者。赤地利末，粉之。外臺秘要〔二〕。火瘡滅瘢。赤地利末，油調塗。聖惠。

紫葛唐本草

【集解】【恭曰】生〔三〕山谷中。苗似葡萄，長丈許。根紫色，大者徑二三寸。【保昇曰】所在皆有，今出雍州。葉似蘡薁，其根皮肉俱

〔一〕出：原作「上」。今據證類卷十一赤地利改。
〔二〕外臺秘要：原脱。今據補同上。
〔三〕生：原作「主」。今據證類卷十一紫葛改。

此瓜古豆流今存豆多

紫色三八月采根皮日乾〔大明曰〕紫葛有二種此是懷生者〔頌曰〕今惟江寧府及台州有之春生冬枯似葡萄而紫色

根皮【氣味】甘苦寒無毒〔大明曰〕苦滑冷【主治】癰腫惡瘡擣末醋和封之蘇恭主癱緩攣急并熱毒風通小腸大明生肌散血時珍

【附方】舊二產後煩渴血氣上衝也紫葛二兩水二升煎一升去滓呷之

金瘡傷損生肌破血用紫葛二兩順流水三盞煎一盞半分三服酒煎亦妙經效方

烏蘞莓《唐本草》

【釋名】五葉苺弘景蘢草同拔爾雅龍葛同赤葛綱目五爪龍同赤潑藤〔時珍曰〕五葉如白蘞故曰烏蘞俗名五爪龍江東呼龍尾亦呼虎葛並取蔓形赤斑也虎葛以音相近

【集解】〔弘景曰〕五葉莓生籬落間作藤擣根敷癰癤有效〔恭曰〕蔓生平澤葉似白蘞四月五月采之〔保昇曰〕蔓端五葉開花青白色所在有之夏采苗用〔時珍曰〕塹間甚多其藤柔而有稜一枝一鬚凡五葉葉長而光有疏齒面青背淡七八月結苞成簇青白色花大如粟黃色四出結實大如龍葵子生青熟紫內有細子其根白色大者如指長一二尺擣之多涎滑醫學集成謂即紫葛楊起簡便方謂即老鴉眼睛草斗門方謂即何首烏並誤矣

紫色。三、八月采根皮，日乾。【大明曰】紫葛有二種，此是藤生者。【頌曰】今惟江寧府及台州上〔一〕之。春生冬枯，似葡萄而紫色。

根皮。【氣味】甘、苦，寒，無毒。【大明曰】苦、滑，冷。燒灰，制消石。【主治】癰腫惡瘡，擣末醋和封之。恭。主癱緩攣急，并熱毒風，通小腸。大明。生肌散血。時珍。

【附方】舊二。產後煩渴。血氣上沖也。紫葛三兩，水二升，煎一升，去滓呷之。金瘡傷損。生肌破血。用紫葛二兩，順流水三盞，煎一盞半，分三服。酒煎亦妙。並經效方。

烏蘞苺唐本草

【釋名】五葉苺弘景、龍草同、拔爾雅、龍葛同、赤葛綱目、五爪龍同、赤潑藤。【時珍曰】五葉如白蘞，故曰烏蘞，俗名五爪龍。江東呼龍尾，亦曰虎葛。曰龍、曰葛，並取蔓形。赤潑與〔二〕赤葛及拔音相近。

【集解】【弘景曰】五葉苺生籬牆〔三〕間，作藤。擣根傅癰癤有效。【恭曰】蔓生平澤，葉似白蘞，四月、五月采之。【保昇曰】莖端五葉，開花青白色，所在有之，夏采苗用。【時珍曰】塍塹間甚多。其藤柔而有棱，一枝一鬚，凡五葉。葉長而光，有疏齒，面青背淡。七八月結苞成簇，青白色。花大如粟，黃色四出。結實大如龍葵子，生青熟紫，內有細子。其根白色，大者如指，長一二尺，擣之多涎滑。傅滋醫學集成謂即紫葛，楊起簡便方謂即老鴉眼睛草，斗門方謂即何首烏，並誤矣。

〔一〕上：證類卷十一紫葛作「有」字。
〔二〕與：原字缺損。今從江西本補正。
〔三〕牆：原作「援」。今據證類卷十一烏蘞苺改。

毛久羅 又云加那无久良

【氣味】酸苦寒無毒

【主治】癰癤瘡腫蟲咬擣根傅之弘景 風毒熱腫遊丹擣傅并飲汁恭 涼血解毒利小便根擂酒服消癤腫神效時珍

【附方】新五 小便尿血五葉藤陰乾為末每服二錢白湯下衛生易簡方 喉痺腫痛五爪龍草車前草馬蘭菊各一握擣汁徐咽祖傳方也醫學正傳 項下熱腫俗名蝦蟆瘟五葉藤擣傅之丹溪纂要 一切腫毒發背乳癰便毒惡瘡初起者並用五葉藤或根一握生薑一塊擣爛入好酒一盞絞汁熱服取汗以渣傅之即散一方用大蒜代薑亦可壽域神方 跌撲損傷五爪龍擣汁和童尿熱酒服之取汗簡便方

葎草 唐本草

【校正】併入有名未用勒草

【釋名】勒草別錄 葛勒蔓蜀圖經 來莓草別錄 時珍曰此草莖有細刺善勒人膚故名勒草訛為葎草又訛為來莓皆方音也別錄勒草即此今併為一

【集解】恭曰葎草生故墟道旁葉似蓖麻而小而薄蔓生有細刺亦名葛葎蔓古方亦時用之保昇曰所在多有之葉似大麻花黃白色子若大麻子俗名葛勒蔓夏采莖葉暴乾用別錄曰勒草生山谷如栝樓時珍曰二月生苗莖有細刺

【氣味】酸、苦，寒，無毒。

【主治】癰癤瘡腫，蟲咬，擣根傅之。弘景。風毒熱腫遊丹，擣傅并飲汁。恭。涼血解毒，利小便。根擂酒服，消癤腫，神效。時珍。

【附方】新五。小便尿血。五葉藤陰乾爲末。每服二錢，白湯下。衛生易簡方。喉痺腫痛。五爪龍草、車前草、馬蘭菊各一握，擣汁，徐嚥。祖傳方也。醫學正傳。項下熱腫。俗名蝦蟆瘟。五葉藤擣，傅之。丹溪纂要。一切腫毒，發背乳癰，便毒惡瘡初起者。並用五葉藤或根一握，生薑一塊，擣爛，入好酒一盌，絞汁，熱服取汗。以渣傅之，即散。一用大蒜代薑，亦可。壽域神方。跌撲損傷。五爪龍擣汁，和童尿、熱酒服之。取汗。簡便方。

葎草唐本草

【校正】併入有名未用勒草。

【釋名】勒草別録、葛勒蔓蜀圖經、來莓草別本。【時珍曰】此草莖有細刺，善勒人膚，故名勒草。訛爲葎草，又訛爲來莓，皆方音也。別録勒草即此。今併爲一。

【集解】【恭曰】葎草生故墟道旁。葉似蓖麻而小且薄，蔓生，有細刺。亦名葛葎蔓。古方亦時用之。【保昇曰】野處多有之。葉似大麻，花黄白色，子若大麻子。俗名葛勒蔓。夏采莖葉，暴乾用。【別録曰】勒草生山谷，如栝樓。【時珍曰】二月生苗，莖有細刺

勒人葉對節生一葉五尖微似蓖麻而有細齒八九月開細紫花成簇結子狀如黃麻子

【氣味】甘苦寒無毒【主治】勒草主瘀血止精益盛氣別錄葎草主五淋利小便止水痢除瘧虛熱渴煮汁或生擣汁服恭生汁一合服治傷寒汗後虛熱宗奭療膏淋久痢疥癩頌潤三焦消五穀益五臟除九蟲辟溫疫傅蛇蠍傷時珍

【附方】舊三新六小便石淋葛葎掘出根挽斷以瓷器承取汁服一升石當出不出更服范汪方小便膏淋葎草擣生汁三升酢二合和頓服當尿下白汁尿血淋瀝同上產婦汗血汚衣赤色同上久痢成疳葛勒蔓末以管吹入肛門中不過數次如神新久瘧疾用葛葎草一握一名勒蔓去兩頭秋冬用乾者恒山末等分以淡漿水二大盞浸藥星露一宿五更煎一盞分二服當吐痰愈遍體癬瘡葎草一擔以水二石煮取一石漬之不過三作愈韋宙獨行方烏癩風瘡葛葎草三秤切洗益母草一秤切以水二石五斗煮取一石五斗去滓入瓮中浸浴一時方出坐密室中又暖湯浴一時乃出暖臥取汗勿令見風明日又浴如浴時瘙痒不可忍切勿搔動少頃漸定後隔三日一作以愈為度聖濟錄

勒人。葉對節生，一葉五尖。微似蓖麻而有細齒。八九月開細紫花成簇。結子狀如黄麻子。

【氣味】甘、苦，寒，無毒。【主治】勒草：主瘀血，止精溢〔一〕盛氣。别録。葎草：主五淋，利小便，止水痢，除瘧虚熱渴。煮汁或生擣汁服。恭。生汁一合服，治傷寒汗後虚熱。宗奭。療膏淋，久痢，疥癩。頌。潤三焦，消五穀，益五臟，除九蟲，辟温疫，傅蛇蠍傷。時珍。

【附方】舊三，新六。小便石淋。葛葎掘出根，挽斷，以盃于坎中承取汁。服一升，石當出。不出更服。范汪方。小便膏淋。葎草擣生汁三升，酢二合，合和頓服，當尿下白汁。尿血淋瀝。同上。産婦汗血，污衣赤色。方同上。久痢成疳。葛勒蔓末以管吹入肛門中，不過數次，如神。新久瘧疾。用葛葎草一握，一名勒蔓，去兩頭，秋冬用乾者，恒山末等分，以淡漿水二大盞，浸藥，星月下露一宿，五更煎一盞，分二服。當吐痰愈。遍體癩瘡。葎草一擔，以水二石，煮取一石，漬之。不過三作愈。並韋宙獨行方。烏癩風瘡。葛葎草三秤切洗，益母草一秤切，以水二石五斗，煮取一石五斗，去滓。入瓮中浸浴，一時方出，坐密室中。又暖湯浴一時，乃出。暖卧取汗，勿令見風。明日又浴。如浴時瘙痒不可忍，切勿搔動，少頃漸定。後隔三日一作，以愈爲度。聖濟録。

〔一〕溢：原作「益」。今據證類卷三十勒草改。

伊良良久尼

羊桃（本經下品）

【釋名】鬼桃（本經）羊腸（同）萇楚（爾雅）銚芅（音姚弋或作御弋）細子（許慎）

【集解】別錄曰羊桃生山林川谷及田野二月采陰乾　弘景曰山野多有甚似家桃又非山桃花甚赤子小細而苦不堪食詩云隰有萇楚即此方藥不復用　保昇曰生平澤中處處有之苗長而弱不能為樹葉花皆似桃子細如棗核今人呼為細子其根似牡丹郭璞云羊桃葉似桃其花白色子如小麥亦似桃形陸璣詩疏云葉長而狹花紫赤色其枝莖弱過一尺引蔓於草上今人以為汲灌重而善沒不如楊柳也近下根刀切其皮著熱灰中脫之可韜筆管也　時珍曰羊桃莖大如指似樹而弱如蔓春長嫩條柔軟葉大如掌上綠下白有毛狀似苧麻而團其條浸水有涎滑

莖根【氣味】苦寒有毒　藏器曰甘無毒【主治】熛熱身暴赤色除小兒熱風水積聚惡瘍（本經）去五臟五水大腹利小便益氣可作浴湯（別錄）煮汁洗風癢及諸瘡腫極效（恭）根浸酒服治風熱羸老（藏器）

【附方】舊一新三　傷寒變䘌（四肢煩疼不食多睡羊桃十斤搗熟浸熱湯三斗日正午時入坐一炊久不過三次愈千金）傷寒毒攻（手足腫痛羊桃煮汁入少鹽漬之肘後）水氣鼓脹（大小便澀羊桃根桑

羊桃本經下品

【釋名】鬼桃本經、羊腸同、萇楚爾雅、銚芅音姚弋，或作御弋、細子。並未詳。

【集解】【别録曰】羊桃生山林川谷及田野。二月采，陰乾。【弘景曰】山野多有。甚[一]似家桃，又非山桃。花甚赤。子小細而苦，不堪食。詩云「隰有萇楚」，即此。方藥不復用。【保昇曰】生平澤中，處處有之。苗長而弱，不能爲樹。葉花皆似桃，子細如棗核，今人呼爲細子。其根似牡丹。郭璞云：羊桃葉似桃，其花白色，子如小麥，亦似桃形。陸機詩疏云：葉長而狹，花紫赤色，其枝莖弱，過一尺引蔓于草上。今人以爲汲灌，重而善没，不如楊柳也。近下根，刀切其皮，着熱灰中脱之，可韜筆管也。【時珍曰】羊桃莖大如指，似樹而弱如蔓，春長嫩條柔軟。葉大如掌，上緑下白，有毛，狀似苧麻而團。其條浸水有涎滑。

莖、根。【氣味】苦，寒，有毒。【藏器曰】甘，無毒。【主治】熛熱，身暴赤色，除小兒熱，風水積聚，惡瘍。本經。去五臟五水，大腹，利小便，益氣，可作浴湯。别録。煮汁，洗風痒及諸瘡腫，極效。恭。

根：浸酒服，治風熱羸老。藏器。

【附方】舊一，新三。傷寒變䘌，四支煩疼，不食多睡。羊桃十斤擣熟，浸熱湯三斗，日正午時，入坐一炊久。不過三次愈。千金。

傷寒毒攻，手足腫痛。羊桃煮汁，入少鹽豉[二]漬之。肘後。水氣鼓脹，大小便濇。羊桃根、桑

[一] 甚：原作「勝」。今據證類卷十一羊桃改。

[二] 豉：原脱。今據補同上。

白朮、黃大豆各半斤，以水一斗，煮至五升，熬如餳，每空心茶服一匙，二便利，食粥補之。李惠

立效。藥譜傳之。備急方

絡石本經上品

【釋名】石鯪吳普　石蹉作石龍藤別錄　懸石同　耐冬恭　雲花普　雲英普　雲丹普　石血恭　雲珠別錄又名略石、領石、明石、石蹉。恭曰：俗名耐冬，以其包絡石木而生，故名絡石。山南人謂之石血，療產後血結，大良也。

【集解】別錄曰：絡石生太山川谷，或石山之陰，或高山巖石上，或生人間。五月采。弘景曰：不識此藥，方法無用者。或云是石類，既生人間，則非石，猶如石斛，繫石為名耳。恭曰：此物生陰濕處，冬夏常青，實黑而圓，其莖蔓延繞樹石側。若在石間者，葉細厚而圓短；繞樹生者，葉大而薄。人家亦種之，為飾。保昇曰：所在有之，生木石間，凌冬不凋，葉似細橘葉，莖節著處即生根鬚，包絡石旁，花白子黑，六月七月采莖葉日乾。藏器曰：在石者良，在木者隨木性有功，與薜荔相似。更有木蓮、石血、地錦等十餘種藤，並是其類。大略皆主風血，暖腰腳，變白不老。蘇恭言石血與絡石同，非也。絡石葉圓正青，石血葉尖，一頭赤色。時珍曰：絡石貼石而生，其蔓折之有白汁。其葉小于指頭，厚實木強，面青背淡，澀而不光。有尖葉、圓葉二種，功用

白皮、木通、大戟炒各半斤剉，水一斗，煮五升，熬如稀餳。每空心茶服一匙。二便利，食粥補之。聖惠。**蜘蛛咬毒**〔一〕。羊桃葉擣，傅之，立愈。備急方。

絡石本經上品

【釋名】石鯪吴普作鯪石、石龍藤別録、懸石同、耐冬恭、雲花普、雲英普、雲丹普、石血恭、雲珠別録。又名略石、領石、明石、石磋。【恭曰】俗名耐冬。以其包絡石木而生，故名絡石。山南人謂之石血，療産後血結，大良也。

【集解】【別録曰】絡石生太山川谷，或石山之陰，或高山巖石上。或生人間。正〔二〕月采。【弘景曰】不識此藥，方法無用者。或云是石類，既生人間，則非石，猶如石斛，繫石爲名耳。【恭曰】此物生陰濕處。冬夏常青，實黑而圓，其莖蔓延繞樹石側，若在石間者，葉細厚而圓短。繞樹生者，葉大而薄。人家亦種之爲飾。【保昇曰】所在有之，生木石間，凌冬不凋，葉似細橘葉。莖節着處，即生根鬚，包絡石旁。花白子黑。六月、七月采莖葉，日乾。【藏器曰】在石者良，在木者隨木性有功，與薜荔相似。更有石血、地錦等十餘種藤，並是其類。大略皆主風血，暖腰脚，變白不老。蘇恭言石血即絡石，殊誤矣。絡石葉圓正青。石血葉尖，一頭赤色。【時珍曰】絡石貼石而生。其蔓折之有白汁。其葉小于指頭，厚實木强，面青背淡，濇而不光。有尖葉、圓葉二種，功用

〔一〕咬毒：底本二字漫漶。内閣本及美國國會本清晰，今據補正。
〔二〕正：原字缺損似「王」。今據證類卷七絡石補正。

同若一物也蘇恭所說不誤但欠詳耳

【修治】斆曰：凡采得，用粗布揩去毛了，以熟甘草水浸一伏時，切，曬用。

【氣味】苦，溫，無毒。別錄曰：微寒。普曰：神農：苦，小溫。雷公：苦，平，無毒。扁鵲、桐君：甘，無毒。當之曰：大寒。藥中君也。采無時。時珍曰：味甘、微酸，不苦。之才曰：杜仲、牡丹為之使。惡鐵落，畏貝母、菖蒲，殺殷孽毒。

【主治】風熱死肌癰傷，口乾舌焦，癰腫不消，喉舌腫閉，水漿不下。本經。大驚入腹，除邪氣，養腎，主腰髖痛，堅筋骨，利關節。久服輕身明目，潤澤好顏色，不老延年，通神。別錄。主一切風，變白宜老。藏器。蝮蛇瘡毒心悶，服汁并洗之。刀斧傷瘡，傅之立瘥。恭。

【發明】時珍曰：絡石性質耐久，氣味平和。神農列之上品，李當之稱為藥中之君。其功主筋骨關節風熱癰腫，變白耐老。而醫家鮮知用者，豈以其近賤而忽之耶？服之當浸酒耳。仁存堂方云：小便白濁，緣心腎不濟，或由酒色，遂至已甚，謂之上淫。蓋有虛熱而腎不足，故土邪干水。史載之言：夏則土燥水濁，冬則土堅水清，即此理也。醫者往往峻補，其疾反甚。惟服博金散，則水火既濟，源潔而流清矣。用絡石、人參、茯苓各二兩，龍骨煅一兩，為末。每服二錢，空心米飲下，日二服。

相同，蓋一物也。蘇恭所説不誤，但欠詳耳。

莖、葉。【修治】【雷曰】凡采得，用粗布揩去毛了，以熟甘草水浸一伏時，切晒用。

【氣味】苦，温，無毒。【別録曰】微寒。【普曰】神農：苦，小温。雷公：苦，平，無毒。扁鵲、桐君：甘，無毒。【當之曰】大寒。藥中君也。采無時。【時珍曰】味甘，微酸，不苦。【之才曰】杜仲、牡丹爲之使。惡鐵落。畏貝母、昌蒲。殺殷孼毒。

【主治】風熱死肌癰傷，口乾舌焦，癰腫不消，喉舌腫閉，水漿不下。本經。大驚入腹，除邪氣，養腎，主腰髖痛，堅筋骨，利關節。久服輕身明目，潤澤好顏色，不老延年，通神。別録。主一切風，變白宜老。藏器。蝮蛇瘡毒，心悶，服汁并洗之。刀斧傷瘡，傅之立瘥。恭。

【發明】【時珍曰】絡石性質耐久，氣味平和。神農列之上品，李當之稱爲藥中之君。其功主筋骨關節風熱癰腫，變白耐老。而醫家鮮知用者，豈以其近賤而忽之耶？服之當浸酒耳。仁存堂方云：小便白濁，緣心腎不濟，或由酒色，遂至已甚，謂之上淫。蓋有虛熱而腎不足，故土邪干〔一〕水。史載之言夏則土燥水濁，冬則土堅水清，即此理也。醫者往往峻補，其疾反甚。惟服博金散，則水火既〔二〕濟，源潔而流清矣。用絡石、人參、伏苓各二兩，龍骨煆一兩，爲末。每服二錢，空心米飲下，日二服。

〔一〕邪干：原二字缺損且不規範。今從江西本補正。
〔二〕既：原字漫漶。今從補正同上。

【附方】舊一，新二。

小便白濁 方見〔上〕。

喉痺腫塞 喘息不通，須臾欲絕，神驗方：用絡石草一兩，水一升，煎一大盞，細細呷之，少頃即通。外臺秘要。

癰疽焮痛 止痛靈寶散：用鬼繫腰生竹籬陰濕石岸間，絡石而生者好，絡木者無用。其藤柔細，兩葉相對，形生三角。用莖葉一兩，洗晒，勿見火，皂莢刺一兩，新瓦炒黃，甘草節半兩，大瓜蔞一個，取仁炒香，乳香、沒藥各三錢，每服二錢，水一盞，酒半盞，慢火煎至一盞，溫服。外科精要。

木蓮 拾遺

【釋名】薜荔拾遺　木饅頭綱目　鬼饅頭。時珍曰：木蓮、饅頭，象其實形也。薜荔音壁利。山海經作草荔。

【集解】藏器曰：薜荔夤緣樹木，三五十年漸大，枝葉繁茂。葉長二三寸，厚若石韋。生子似蓮房，打破有白汁，停久如漆。中有細子，一年一熟。子亦入藥，采無時。頌曰：薜荔、絡石極相類，莖葉粗大如藤狀。木蓮更大于絡石，其實若蓮房。時珍曰：木蓮延樹木垣墻而生，四時不凋，厚葉堅強，大于絡石。不花而實，實大如杯，微似蓮蓬而稍長，正如無花果之生者。六七月實內空而紅。八月後則滿腹細子，大如稗子，一子一鬚。其味微澀，其殼虛輕，烏鳥童兒皆食之。

【附方】舊二，新二。小便白濁：方見上。喉痺腫塞，喘息不通，須臾欲絶，神驗。方用絡石草一兩，水一升，煎一大盞，細細呷之。少頃即通。外臺秘要。癰疽焮痛。止痛靈寶散：用鬼繫腰，生竹籬陰濕石岸間，絡石而生者好，絡木者無用，其藤柔細，兩葉相對，形生三角，用莖葉一兩，洗晒，勿見火，皂莢刺一兩，新瓦炒黄，甘草節半兩，大瓜蔞一個，取仁炒香，乳香、没藥各三錢。每服二錢，水一盞，酒半盞，慢火煎至一盞，温服。外科精要。

木蓮拾遺

【釋名】薜荔拾遺、木饅頭綱目、鬼饅頭。【時珍曰】木蓮、饅頭，象其實形也。薜荔音壁利，未詳。山海經作草荔。

【集解】【藏器曰】薜荔夤緣樹木，三五十年漸大，枝葉繁茂。葉圓〔一〕長二三寸，厚若石韋。生子似蓮房，打破有白汁，停久如漆。中有細子，一年一熟。子亦入藥，采無時。【頌曰】薜荔、絡石極相類，莖葉粗大如藤狀。木蓮更大于絡石，其實若蓮房。【時珍曰】木蓮延樹木垣牆而生，四時不凋，厚葉堅强，大于絡石。不花而實，實大如盃，微似蓮蓬而稍長，正如無花果之生者。六七月實内空而紅。八月後則滿腹細子，大如稗子，一子一鬚。其味微濇，其殼虚輕，烏鳥童兒皆食之。

〔一〕圓：原脱。今據證類卷七絡石補。

葉【氣味】酸平無毒

【主治】背癰，乾末服之，下利即愈（頌）。主風血，暖腰脚，變白不衰（時珍）。

治血淋痛澀：藤葉一握，甘草炙一分，日煎服之（時珍）。

【發明】頌曰：圖經言薜荔治背瘡。近見宜興縣一老舉人，年七十餘，患發背，村中無醫藥，急取薜荔葉爛研絞汁，和蜜飲數升，以滓傅之，後用他藥傅貼遂愈。其功實在薜荔，乃知圖經之言不妄。

藤汁【主治】白癜風，癧瘍風，惡瘡疥癬，塗之（大明）。

木蓮【氣味】甘平澀無毒。時珍曰：嶺南人言食之發瘴。【主治】壯陽道，尤勝（頌）。

固精消腫，散毒止血，下乳，治久痢腸痔，心痛陰㿉（時珍）。

【附方】新八。

驚悸遺精：木饅頭炒、白牽牛等分，為末。每服二錢，用米飲調下。（乾坤秘韞）

陰㿉囊腫：木蓮即木饅頭，燒研，酒服二錢。○又方：木饅頭子、小茴香等分，為末。每空心酒服二錢，取效。（集簡方）

酒痢腸風：黑散子，治風入臟，或食毒積熱，大便鮮血，疼痛肛出，或久患酒痢。木饅頭燒存性、棕櫚皮燒存性、烏梅去核、粉草炙等分，為末。每服二錢，水一盞煎服。（惠民和劑局方）

腸風血下：大便更澀。木饅頭燒、枳殼炒等

葉。【氣味】酸，平，無毒。

【主治】背癰，乾末服之，下利即愈。頌。主風血，暖腰脚，變白不衰。器。治血淋痛濇。藤葉一握，甘草炙一分，日煎服之。時珍。

【發明】【慎微〔一〕曰】圖經言薜荔治背瘡。近見宜興縣一老舉人，年七十餘，患發背。村中無醫藥。急取薜荔葉爛研絞汁，和蜜飲數升，以滓傅之。後用他藥傅帖遂愈。其功實在薜荔，乃知圖經之言不妄。

藤汁。【主治】白癜風，癧瘍風，惡瘡疥癬，塗之。大明。

木蓮。【氣味】甘，平，濇，無毒。【時珍曰】嶺南人言：食之發瘴。【主治】壯陽道，尤勝。頌。固精消腫，散毒止血，下乳，治久痢，腸痔，心痛，陰癩。時珍。

【附方】新八。驚悸遺精。木饅頭炒、白牽牛等分，爲末。每服二錢，用米飲調下。乾坤秘韞。陰癀囊腫。木蓮即木饅頭，燒研，酒服二錢。○又方：木饅頭子、小茴香等分，爲末。每空心酒服二錢，取效。集簡。酒痢腸風。黑散子：治風入臟，或食毒積熱，大便鮮血，疼痛肛出，或久患酒痢。木饅頭燒存性、椶櫚皮燒存性、烏梅去核、粉草炙等分，爲末。每服二錢，水一盞，煎服。惠民和劑局方。腸風血下，大便更濇。木饅頭燒、枳殼炒，等

〔一〕慎微：此下文以「背癰」爲題，不以書名爲題，乃宋艾晟所添。時珍不明，誤作慎微所引。

分爲末每服二錢槐花酒下。楊倓家藏方

大腸脫下木饅頭連皮子切炒、茯苓、猪苓等分爲末每服二錢米飲下。亦治夢遺。名頻陽丹。普濟方

一切癰疽初起不問發於何處用木蓮四十九個揩去毛研細酒解開溫服功與忍冬草相上下。陳自明外科精要

乳汁不通木蓮二個猪前蹄一個爛煮食之并飲汁盡一日即通。無子婦人食之亦有乳也。集簡方

【附錄】地錦拾遺藏器曰味甘溫無毒主破老血產後血結婦人瘦損不能飲食腹中有塊淋瀝不盡赤白帶下天行心悶並煎服之亦浸酒生淮南林下葉如鴨掌藤蔓著地節處有根亦緣樹石冬月不死山人產後用之一名地噤時珍曰別有地錦草與此不同見草之六

扶芳藤拾遺

【釋名】滂藤

【集解】藏器曰生吳郡藤苗小時如絡石蔓延樹木山人取楓樹上者用亦如桑上寄生之意忌采冢墓間者隋朝稠禪師作青飲進煬帝止渴者即此

莖葉【氣味】苦小溫無毒【主治】一切血一切氣一切冷大主風

分爲末。每服二錢，槐花酒下。楊倓家藏方。大腸脱下。木饅頭連皮子切炒、茯苓、猪苓等分，爲末。每服二錢，米飲下。亦治夢遺，名鎖陽丹。普濟方。一切癰疽初起，不問發於何處。用木蓮四十九個，揩去毛，研細，酒解開，温服。功與忍冬草相上下。陳自明外科精要。乳汁不通。木蓮二個，猪前蹄一個，爛煮食之，并飲汁盡，一日即通。無子婦人食之亦有乳也。集簡方。

【附録】地錦拾遺。【藏器曰】味甘，温，無毒。主破老血，産後血結，婦人瘦損，不能飲食，腹中有塊，淋瀝不盡，赤白帶下，天行心悶。並煎服之，亦浸酒。生淮南林下，葉如鴨掌，藤蔓着地，節處有根，亦緣樹石，冬月不死。山人産後用之。一名地噤。【時珍曰】別有地錦草，與此不同。見草之六。

扶芳藤拾遺

【釋名】滂藤。

【集解】【藏器曰】生吴郡。藤苗小時如絡石，蔓延樹木。山人取楓樹上者用，亦如桑上寄生之意。忌采塚墓間者。隋朝稠禪師作青飲進煬帝止渴者，即此。

莖、葉。【氣味】苦，小温，無毒。【主治】一切血，一切氣，一切冷，大主風

血腰脚去百病久服延年變白不老剉細浸酒飲藏器

常春藤 拾遺

〔釋名〕土鼓藤 拾遺 龍鱗薜荔 日華 藏器曰小兒取其藤於地打作鼓聲故名土鼓李邕改爲常春藤

〔集解〕藏器曰生林薄間作蔓繞草木上其葉頭尖結子正圓熟時如珠碧色

〔氣味〕莖葉苦子甘温無毒〔主治〕風血羸老腹内諸冷血閉強腰脚變白煮服浸酒皆宜藏器 凡一切癰疽腫毒初起取莖葉一握研汁和酒温服利下惡物去其根本時珍 ○外科精要

〔附方〕新二 丁瘡黑凹 用髮繩劄住將尖葉薜荔擣汁和蜜一盞服之外以葱蜜擣傅四圍 聖惠方 血不止 龍鱗薜荔研水飲之 聖濟録

千歲虆 別録 上品

校正 併入有名未用別録虆根

〔釋名〕虆蕪 別録 苣瓜 拾遺 藏器曰此藤冬只凋葉大者盤薄故曰千歲虆

〔集解〕別録曰千歲虆生太山山谷 弘景曰藤生如葡萄葉似鬼桃蔓延木上汁白今俗人方藥都不識用仙經數

血腰脚，去百病。久服延年，變白不老。剉細，浸酒飲。藏器。

常春藤拾遺

【釋名】土鼓藤拾遺、龍鱗薜荔日華。【藏器曰】小兒取其藤於地打作鼓聲，故名土鼓。李邕改爲常春藤。

【集解】【藏器曰】生林薄間，作蔓繞草木上。其葉頭尖。結子正圓，熟時如珠，碧色。

【氣味】莖、葉：苦。子：甘，温，無毒。【主治】風血羸老，腹内諸冷血閉，强腰脚，變白。煮服、浸酒皆宜。藏器。凡一切癰疽腫毒初起，取莖葉一握，研汁和酒温服，利下惡物，去其根本。時珍。○外科精要。

【附方】新二。丁瘡黑凹。用髮繩劄住。將尖葉薜荔擣汁，和蜜一盞服之。外以葱、蜜擣傅四圍。聖惠方。衄血不止。龍鱗薜荔研水飲之。聖濟録。

千歲虆別録上品

【校正】併入有名未用別録虆根。

【釋名】虆蕪別録、苣瓜拾遺。【藏器曰】此藤冬只凋葉，大者盤薄，故曰千歲虆。

【集解】【別録曰】千歲虆生太山山谷。【弘景曰】藤生，如葡萄，葉似鬼桃，蔓延木上，汁白。今俗人方藥都不識用，仙經數處〔一〕

〔一〕數處：原字漫漶。今據證類卷七千歲虆補正。

顛之。藏器曰：蔓似葛，葉下白，其子赤，條中有白汁。陸機草木疏云：一名苣瓜，連蔓而生，蔓白，子赤可食，酢而不美，幽州人謂之推藥。毛詩云：葛藟。注云：似葛之草。蘇恭謂為蘡薁，深是妄言。〔頌曰〕處處有之。藤生，蔓延木上，葉如葡萄而小。四月摘其莖，汁白而味甘。五月開花，七月結實，八月采子，青黑微赤。冬惟凋葉。春夏間取汁用。陶陳二氏所說得之。○〔宗奭曰〕唐開元末，訪隱民姜撫，年幾百歲。召至集賢院，言服常春藤使白髮還黑，長生可致。藤生太湖、終南。帝遣使多取以賜老臣，詔天下使自求之。擢撫銀青光祿大夫，號冲和先生。又言終南山有旱藕，餌之延年，狀類葛粉。帝取之作湯餅，賜大臣。右驍騎將軍甘守誠云：常春藤乃千歲藥也；旱藕乃牡蒙也。方家久不用，故撫易名以神之。民以酒漬藤飲之，多暴死，乃止。撫內慚，乃請求藥牢山，遂逃去。今書此以備世疑。〔時珍曰〕按千歲藥原無常春之名。惟陳藏器本草土鼓藤下言李邕名為常春藤，浸酒服，蘼老變白，則撫所用乃土鼓藤也。其葉與千歲蘽不同，或名同耳。

【正誤】見果部蘡薁下

【氣味】甘，平，無毒。【主治】補五臟，益氣，續筋骨，長肌肉，去諸痺。久服輕身不饑，耐老，通神明。別錄

蘽根【主治】緩筋，令不痛。別錄

須之。【藏器曰】蔓似葛，葉下白，其子赤，條中有白汁。陸機草木疏云：一名苣瓜。連蔓而生，蔓白，子赤可食，酢而不美。幽州人謂之推虆。毛詩云「葛虆」，注云「似葛之草」。蘇恭謂爲蘡薁，深是妄言。【頌曰】處處有之。藤生，蔓延木上，葉如葡萄而小。四月摘其莖，汁白而味甘。五月開花。七月結實。八月采子，青黑微赤。冬惟凋葉。春夏間取汁用。陶、陳二氏所説得之。○【宗奭曰】唐開元末，訪隱民姜撫，年幾百歲。召至集賢院，言服常春藤使白髮還黑，長生可致。藤生太湖、終南。帝遣使多取，以賜老臣。詔天下使自求之。擢撫銀青光禄大夫，號冲和先生。又言終南山有旱藕，餌之延年，狀類葛粉。帝取之作湯餅，賜大臣。右驍騎將軍甘守誠云：常春藤乃千歲虆也。旱藕乃牡蒙也。方家久不用，故撫易名以神之。民以酒漬藤飲之，多暴死，乃止。撫内慙，乃請求藥牢山，遂逃去。今書此以備世疑。【時珍曰】按千歲虆，原無常春之名。惟陳藏器本草土鼓藤下言：李邕名爲常春藤，浸酒服，羸老變白。則撫所用乃土鼓藤也。其葉與千歲虆不同，或名同耳。

【正誤】見果部「蘡薁」下。

【氣味】甘，平，無毒。【主治】補五臟，益氣，續筋骨，長肌肉，去諸痺。久服輕身不飢，耐老，通神明。別録。

虆根。【主治】緩筋，令不痛。別録。

忍冬別錄上品

【釋名】金銀藤綱目 鴛鴦藤綱目 鷺鷥藤綱目 老翁鬚綱目 左纏藤綱目 金釵股綱目 通靈草土宿 蜜桶藤。弘景曰：處處有之。藤生，凌冬不凋，故名忍冬。時珍曰：其花長瓣垂鬚，黃白相半，而藤左纏，故有金銀、鴛鴦以下諸名。金釵股，貴其功也。土宿真君云：蜜桶藤，陰草也。取汁能伏硫制汞，故有通靈之稱。

【集解】別錄曰：忍冬，十二月采，陰乾。恭曰：藤生，繞覆草木上。莖苗紫赤色，宿蔓有薄皮膜之，其嫩蔓有毛。葉似胡豆，亦上下有毛。花白蕊紫。今人或以絡石當之，非矣。時珍曰：忍冬在處有之。附樹延蔓，莖微紫色，對節生葉。葉似薜荔而青，有澀毛。三四月開花，長寸許，一蒂兩花二瓣，一大一小，如半邊狀，長蕊。花初開者，蕊瓣俱色白；經二三日，則色變黃。新舊相參，黃白相映，故呼金銀花，氣甚芬芳。四月采花，陰乾；藤葉不拘時采，陰乾。

【氣味】甘，溫，無毒。權曰：辛。藏器曰：小寒。云溫者，非也。

【主治】寒熱身腫。久服輕身長年益壽別錄。治腹脹滿，能止氣下澼甄權。熱毒血痢水痢，濃煎服藏器。治飛尸遁尸，風尸沉尸，尸注鬼擊，一切風濕氣，及諸腫

忍冬別録上品

【釋名】金銀藤綱目、鴛鴦藤綱目、鷺鷥藤綱目、老翁鬚綱目、左纏藤綱目、金釵股綱目、通靈草土宿、蜜桶藤。【弘景曰】處處有之。藤生，凌冬不凋，故名忍冬。【時珍曰】其花長瓣垂鬚，黄白相半，而藤左纏，故有金銀、鴛鴦以下諸名。金釵股，貴其功也。土宿真君云：蜜桶藤，陰草也。取汁能伏硫制汞，故有通靈之稱。

【集解】【別録曰】忍冬，十二月采，陰乾。【恭曰】藤生，繞覆草木上。莖苗紫赤色，宿蔓有薄皮膜之，其嫩蔓有毛。葉似胡豆，亦上下有毛。花白蕊紫。今人或以絡石當之，非矣。【時珍曰】忍冬在處有之。附樹延蔓，莖微紫色，對節生葉。葉似薜荔而青，有澁毛。三四月開花，長寸許，一蒂兩花二瓣，一大一小，如半邊狀，長蕊。花初開者，蕊瓣俱色白，經二三日，則色變黄。新舊相參，黄白相映，故呼金銀花，氣甚芬芳。四月采花，陰乾。藤葉不拘時采，陰乾。

【氣味】甘，温，無毒。【權曰】辛。【藏器曰】小寒。云温者非也。【主治】寒熱身腫。久服輕身，長年益壽。別録。治腹脹滿，能止氣下澼。甄權。熱毒血痢水痢，濃煎服。藏器。治飛尸遁尸，風尸沉尸，尸注鬼擊，一切風濕氣，及諸腫

毒癰疽疥癬楊梅諸惡瘡散熱解毒時珍

發明 弘景曰忍冬煮汁釀酒飲補虛療風此既長年益壽可常采服而仙經少用凡易得之草人多不肯為之更求難得者貴遠賤近庸人之情也時珍曰忍冬莖葉及花功用皆同昔人稱其治風除脹解痢逐尸為要藥而後世不復知用後世稱其消腫散毒治瘡為要藥而昔人並未言及乃知古今之理萬變不同未可一轍論也按陳自明外科精要云忍冬酒治癰疽發背初發便當服此其效甚奇勝于紅內消洪內翰邁沈內翰括諸方所載甚詳如瘍醫丹陽僧江西僧鑒清金陵王琪王尉子駿海州劉秀才純臣等所載療癰疽發背經效奇方皆是此物故張相公云誰知至賤之中乃有殊常之效正此類也

附方 舊十七 新

忍冬酒 治癰疽發背不問發在何處發眉發頤或頭或項或背或腰或脇或乳或手足皆有奇效鄉落之間僻陋之所貧乏之中藥材難得但虔心服之俟其疽破仍以神異膏貼之其效甚妙用忍冬藤生取一把以葉入沙盆研爛入生餅子酒少許稀稠得所塗于四圍中留一口洩氣其藤只用五兩木槌槌損不可犯鐵大甘草節生用一兩同入沙瓶內以水二盌文武火慢煎至一盌入無灰好酒一大盌再煎十數沸去滓分為三服一日一夜喫盡病勢重者一日二劑服至大小腸通利則藥力到沈內翰云如無生者只用乾者然力終不及生者效速 陳自明

毒癰疽，疥癬，楊梅諸惡瘡，散熱解毒。時珍。

【發明】【弘景曰】忍冬，煮汁釀酒飲，補虚療風。此既長年益壽，可常采服，而仙經少用。凡易得之草，人多不肯爲之，更求難得者，貴遠賤近，庸人之情也。【時珍曰】忍冬莖葉及花，功用皆同。昔人稱其治風除脹，解痢逐尸爲要藥，而後世不復知用。後世稱其消腫散毒治瘡爲要藥，而昔人並未言及。乃知古今之理，萬變不同，未可一轍論也。按陳自明外科精要云：忍冬酒治癰疽發背，初發便當服此，其效甚奇，勝于紅内消。洪内翰邁、沈内翰括諸方，所載甚詳。如瘍醫丹陽僧、江西僧鑒清、金陵王琪、王尉子駿〔一〕、海州劉秀才純臣等，所載療癰疽發背經效奇方，皆是此物。故張相公云，誰知至賤之中，乃有殊常之效。正此類也。

【附方】舊一，新十七。忍冬酒。治癰疽發背，不問發在何處，發眉發頤，或頭或項，或背或腰，或脇或乳，或手足，皆有奇效。鄉落之間，僻陋之所，貧乏之中，藥材難得，但虔心服之，俟其疽破，仍以神異膏貼之，其效甚妙。用忍冬藤生取一把，以葉入砂盆研爛，入生餅子酒少許，稀稠得所，塗于四圍，中留一口洩氣。其藤只用五兩，木槌槌損，不可犯鐵，大甘草節生用一兩，同入沙瓶内，以水二盌，文武火慢煎至一盌，入無灰好酒一大盌，再煎十數沸，去滓分爲三服，一日一夜喫盡。病勢重者，一日二劑。服至大小腸通利則藥力到。沈内翰云：如無生者，只用乾者，然力終不及生者效速。陳自明

〔一〕駿：蘇沈良方卷七治癰疽方作「駁」。

外科精要

忍冬圓治消渴愈後預防發癰疽先宜服此用忍冬草根莖花葉皆可不拘多少入瓶內以無灰好酒浸以糠火煨一宿取出曬乾入甘草少許碾為細末以浸藥酒打麪糊丸梧子大每服五十丸至百丸湯酒任下此藥不特治癰疽大能止渴　外科精要

五痔諸瘻方同上

一切腫毒不問已潰未潰或初起發熱用金銀花俗名甜藤采花連莖自然汁半盌煎八分服之以滓傅上敗毒托裏散氣和血其功獨勝　萬表積善堂方

丁瘡便毒方同上

喉痺乳蛾方同上

敷腫拔毒金銀藤大者燒存性葉焙乾為末各三錢大黃焙為末四錢凡腫毒初發以水酒調搽四圍留心洩氣　楊誠經驗方

癰疽托裏治癰疽發背腸癰奶癰無名腫毒焮痛實熱狀類傷寒不問老幼虛實服之未成者內消已成者即潰忍冬葉黃芪各五兩當歸一兩甘草八錢為細末每服二錢酒一盞半煎一盞隨病上下服日再服以滓傅之　和劑局方

惡瘡不愈左纏藤一把搗爛入雄黃五分水二升瓦罐煎之以紙封七重穿一孔待氣出以瘡對孔熏之三時久大出黃水後用生肌藥取效　選奇方

輕粉毒癰方同上

瘡久成漏忍冬草浸酒日日常飲之　戴原禮要訣

熱毒血痢忍冬藤濃煎飲　聖惠方

五種尸注飛尸者遊走皮膚洞穿臟腑每發刺痛變動不常也遁尸者附骨入肉攻鑿血脈每發不可見死尸聞哀哭便作也風尸者淫躍四末不知痛之所在每發恍惚得風雪便作也沉尸者纏結

外科精要。**忍冬圓**。治消渴愈後，預防發癰疽，先宜服此。用忍冬草根莖花葉皆可，不拘多少，入瓶内，以無灰好酒浸，以糠火煨一宿，取出晒乾，入甘草少許，碾爲細末。以浸藥酒打麪糊丸梧子大。每服五十丸至百丸，湯酒任下。此藥不特治癰疽，大能止渴。外科精要。**五痔諸瘻**。方同上。**一切腫毒**，不問已潰未潰，或初起發熱。用金銀花俗名甜藤，采花連莖葉自然汁半盌，煎八分，服之，以渣傅上。敗毒托裏，散氣和血，其功獨勝。萬表積善堂方。**丁瘡便毒**。方同上。**喉痺乳蛾**。方同上。**敷腫拔毒**。金銀藤大者燒存性、葉焙乾爲末各三錢，大黄焙爲末四錢。凡腫毒初發，以水酒調搽四圍，留心洩氣。楊誠經驗方。**癰疽托裏**。治癰疽發背，腸癰奶癰，無名腫毒，焮痛實熱[一]，狀類傷寒，不問老幼虚實服之，未成者内消，已成者即潰。忍冬葉、黄芪各五兩，當歸一兩，甘草八錢。爲細末，每服二錢，酒一盞半，煎一盞，隨病上下服，日再服，以渣傅之。和劑局方。**惡瘡不愈**。左纏藤一把[二]搗爛，入雄黄五分，水二升，瓦罐煎之。以紙封七重，穿一孔，待氣出，以瘡對孔熏之三時久，大出黄水後，用生肌藥取效。選奇方。**輕粉毒癰**。方同上。**瘡久成漏**。忍冬草浸酒，日日常飲之。戴原禮要訣。**熱毒血痢**。忍冬藤濃煎飲。聖惠方。**五種尸注**。飛尸者，遊走皮膚，洞穿臟腑，每發刺痛，變動不常也。遁尸者，附骨入肉，攻鑿血脉，每發不可見死尸，聞哀哭便作也。風尸者，淫躍四末，不知痛之所在，每發恍惚，得風雪便作也。沉尸者，纏結

〔一〕焮痛實熱：局方卷八治瘡腫傷折「神效托裏散」作「焮作疼痛憎寒壯熱」。

〔二〕把：原作「挹」。今從江西本改。

今梅阿末豆良

臟腑中引心脇每發絞切遇寒冷便作也尸注者舉身沉重精神錯雜常覺昏廢每節氣至則大作也並是身中尸鬼引接外邪宜用忍冬莖葉剉數斛煮取濃汁煎稠每服雞子大許溫酒化下一日二三服 肘後方 鬼擊身青作痛 用金銀花一兩水煎飲之 李樓怪病奇方 脚氣作痛 筋骨引痛鷺鷥藤即金銀花為末每服二錢熱酒調下 衛生易簡方 中野菌毒 急采鴛鴦草啖之即今忍冬草也 洪邁夷堅志 口舌生瘡 赤梗蜜桶藤高脚地銅盤馬蹄香等分以酒擣汁雞毛刷上取涎出即愈 普濟方 忍冬膏 治諸般腫痛金刃傷瘡惡瘡用金銀藤四兩吸鐵石三錢香油一斤熬枯去滓入黃丹八兩待熬至滴水不散如常攤用 乾坤秘韞

甘藤 宋嘉祐

【校正】自木部移入此

【釋名】甜藤 嘉祐 感藤 時珍曰甘感音相近也又有甜藤甘露藤皆此類並附之忍冬一名甜藤與此不同

【集解】藏器曰生江南山谷其藤大如雞卵狀如木防己所斷吹之氣出一頭其汁甘美如蜜

汁【氣味】甘平無毒【主治】調中益氣通血氣解諸熱止渴 藏器 除煩悶利五臟治腎鈎氣其葉研傅蛇蟲咬 大明 解熱痢及膝腫

時珍

臟腑，冲引心脇，每發絞切，遇寒冷便作也。尸注者，舉身沉重，精神錯雜，常覺昏廢，每節氣至則大作也。並是身中尸鬼，引接外邪。宜用忍冬莖葉剉數斛，煮取濃汁煎稠。每服雞子大許，温酒化下，一日二三服。肘後方。鬼擊身青，作痛。用金銀花一兩，水煎飲之。李樓怪病奇方。脚氣作痛，筋骨引痛。鷺鷥藤即金銀花爲末。每服二錢，熱酒調下。衛生易簡方。中野菌毒。急采鴛鴦藤啖之，即今忍冬草也。洪邁夷堅志。口舌生瘡。赤梗蜜桶藤、高脚地銅盤、馬蹄香等分，以酒擣汁，雞毛刷上，取涎出即愈。普濟方。忍冬膏。治諸般腫痛，金刃傷瘡，惡瘡。用金銀藤四兩，吸鐵石三錢，香油一斤，熬枯去滓，入黄丹八兩，待熬至滴水不散，如常攤用。乾坤秘韞。

甘藤 宋嘉祐

【校正】自木部移入此。

【釋名】甜藤嘉祐、感藤。【時珍曰】甘、感音相近也。又有甜藤、甘露藤，皆此類，並附之。忍冬一名甜藤，與此不同。

【集解】【藏器曰】生江南山谷。其藤大如雞卵，狀如木防己。斫斷吹之，氣出一頭。其汁甘美如蜜。

汁。【氣味】甘，平，無毒。【主治】調中益氣，通血氣，解諸熱，止渴。藏器。除煩悶，利五臟，治腎鈞氣。其葉研傅蛇蟲咬。大明。解熱痢及膝腫。時珍。

今俗名豆布知

附録耳露藤〔嘉祐〕〔藏器曰〕生嶺南。藤蔓如筋。人服之得肥。一名肥藤。味甘温無毒。主風血氣諸病。久服調中温補。令人肥健好顏色〔大明〕。

甜藤〔拾遺〕〔藏器曰〕生江南山林下。蔓如葛。味甘寒無毒。止消渴。潤五臟。除腹内諸熱毒。主熱煩。解毒調中氣。令人肥健。擣汁和米粉作糗餌食甜美。止洩。又治剝馬血毒入肉及狂犬牛馬熱黄。傅蛇咬瘡。又有小葉尖長氣辛臭者。擣傅小兒腹中閃癖。

含水藤〔海藥〕

〔校正〕自木部移入此。併入拾遺大瓠藤。

〔釋名〕大瓠藤

〔集解〕〔珣曰〕按劉欣期交州記云：含水藤生嶺南及北海邊山谷。狀若葛。葉似枸杞。多在路旁。行人乏水處便喫此藤。故以爲名。〔藏器曰〕安南朱崖儋耳無水處。皆種大瓠藤。取汁用之。藤狀如瓠。斷之水出。飲之清美。〔時珍曰〕顧微廣州記云：水藤去地一丈。斷之更生。根至地水不絶。山行口渴。斷取汁飲之。陳氏所謂大瓠藤。蓋即此物也。

藤中水〔氣味〕甘平無毒。〔藏器曰〕寒。〔主治〕解煩渴心躁。瘴癘丹石發動亦宜服之〔李珣〕。止渴潤五臟。去濕痺天行時氣。利小便〔藏器〕。

其葉擣傅中水爛瘡皮皺〔藏器〕。治人體有損痛。沐髮令長〔時珍〕。○出廣州記。

【附録】甘露藤嘉祐。【藏器曰】生嶺南。藤蔓如筯。人服之得肥，一名肥藤。味甘，温，無毒。主風血氣諸病。久服，調中温補，令人肥健，好顔色。【大明曰】止消渴，潤五臟，除腹内諸冷。甜藤拾遺。【藏器曰】生江南山林下。蔓如葛。味甘，寒，無毒。主熱煩，解毒，調中氣，令人肥健。擣汁和米粉作糗餌食，甜美，止洩。又治剥馬血毒入肉，及狂犬，牛馬熱黄。傅蛇咬瘡。又有小葉尖長，氣辛臭者，擣傅小兒腹中閃癖。

含水藤海藥

【校正】自木部移入此。併入拾遺大瓠藤。

【釋名】大瓠藤。

【集解】【珣曰】按劉欣期交州記云：含水藤生嶺南及北海邊山谷。狀若葛，葉似枸杞。多在路旁，行人乏水處便喫此藤，故以爲名。【藏器曰】越南、朱厓、儋耳無水處，皆種大瓠藤，取汁用之。藤狀如瓠，斷之水出，飲之清美。【時珍曰】顧微廣州記云：水藤去地一丈，斷之更生，根至地水不絶。山行口渴，斷取汁飲之。陳氏所謂大瓠藤，蓋即此物也。

藤中水。【氣味】甘，平，無毒。【藏器曰】寒。【主治】解煩渴心躁。瘴癘，丹石發動，亦宜服之。李珣。止渴，潤五臟，去濕痺，天行時氣，利小便。其葉擣傅中水爛瘡皮皸。藏器。治人體有損痛，沐髮令長。時珍。○廣州記。

【附錄】鼠藤 拾遺　珣曰：顧微廣州記云：鼠多食此藤，故名。其交處人取爲藥。藏器曰：生南海海畔山谷，作藤繞樹。莖葉滑淨，似枸杞，花白有節，心虛，苗頭有毛，彼人食之如菜。蔓味甘溫，無毒。主丈夫五勞七傷，陰痿，益陽道，小便數白，腰腳痛冷，除風氣，壯筋骨，補衰老，好顏色。濃煮服之，取微汗。亦浸酒服。性溫，稍令人悶，無苦也。

天仙藤 宋圖經

【集解】頌曰：生江淮及浙東山中。春生苗，蔓作藤，葉似葛葉，圓而小，有白毛，四時不凋。根有鬚。夏月采取根苗。南人多用之。

【氣味】苦，溫，無毒。【主治】解風勞。同麻黃，治傷寒，發汗。同大黃，墮胎氣。蘇頌　流氣活血，治心腹痛。時珍

【附方】新六。疝氣作痛：天仙藤一兩，好酒一盌，煮至半盌，服之神效。孫天仁集效方。痰注臂痛：天仙藤、白术、羌活、白芷梢各三錢，片子薑黃六錢，半夏制五錢。每服五錢，薑五片，水煎服，仍間服千金五套丸。楊仁齋直指方。妊娠水腫：始自兩足，漸至喘悶，似水，足趾出水，謂之子氣，乃婦人素有風氣，或衝任有血風，不可作水妄投湯藥，宜天仙藤散主之。天仙藤洗微炒，香附子炒，陳皮、甘草、烏藥等分爲末。每服三錢，水一大盞，薑三片，木瓜三

【附録】鼠藤拾遺。【珣曰】顧微廣州記云：鼠愛食此藤，故名。其咬處人取爲藥。【藏器曰】生南海海畔山谷。作藤繞樹，莖葉滑浄似枸杞，花白，有節心虚，苗頭有毛。彼人食之如甘蔗。味甘，温，無毒。主丈夫五勞七傷，陰痿，益陽道，小便數白，腰脚痛冷，除風氣，壯筋骨，補衰老，好顔色。濃煮服之，取微汗。亦浸酒服。性温，稍令人悶，無苦也。

天仙藤宋圖經

【集解】【頌曰】生江淮及浙東山中。春生苗，蔓延〔一〕作藤，葉似葛葉，圓而小，有白毛，四時不凋。根有鬚。夏月采取根苗。南人多用之。

【氣味】苦，温，無毒。【主治】解風勞。同麻黄，治傷寒，發汗。同大黄，墮胎氣。蘇頌。流氣活血，治心腹痛。時珍。

【附方】新六。疝氣作痛。天仙藤一兩，好酒一盌，煮至半盌，服之神效。孫天仁集效方。痰注臂痛。天仙藤、白术、羌活、白芷稍各三錢，片子薑黄六錢，半夏制五錢。每服五錢，薑五片，水煎服。仍間服千金五套丸。楊仁齋直指方。妊娠水腫。始自兩足，漸至喘悶似水，足趾出水，謂之子氣。乃婦人素有風氣，或衝任有血風，不可作水妄投湯藥，宜天仙藤散主之。天仙藤洗微炒、香附子炒、陳皮、甘草、烏藥等分爲末。每服三錢，水一大盞，薑三片，木瓜三

〔一〕延：原脱。今據證類卷三十天仙藤補。

片紫蘇三葉煎至七分空心服一日三服小便利氣脈通腫
漸消不須多服此乃淮南名醫陳景初秘方也得于李伯時
家陳自明婦人良方產後腹痛兒枕痛天仙藤五兩炒焦為末每服炒生薑汁童子小便和細酒調服
經驗婦人方一切血氣腹痛即上方用溫酒調服肺熱鼻瘡揩油入黃連末用天仙藤燒熱油傅
之摘玄方

紫金藤宋圖經

釋名山甘草

集解頌曰生福州山中春初單生葉青色至冬凋落其藤似枯條采皮晒乾

氣味缺主治丈夫腎氣蘇頌消損傷瘀血搗傅惡瘡腫毒時珍

附方新二紫金藤丸補腎臟暖丹田興陽道減小便填精髓駐顏色潤肌肉治元氣虛面目黎黑口乾舌
澀夢想虛驚耳鳴目淚腰胯沉重百節酸疼項筋緊急背胛
勞倦陰汗盜汗及婦人子宮久冷月水不調或多或少赤白
帶下並宜服之用紫金藤巴戟天去心三兩吳茱萸高良薑
肉桂青鹽各二兩為末酒糊丸梧子大每溫酒下二十丸日
三服和劑方死胎不下紫金藤葵根各七錢土牛膝三兩土當歸四錢肉桂二錢麝香三分為末米糊丸梧

片，紫蘇三葉，煎至七分，空心服，一日三服。小便利，氣脉通，腫漸消，不須多服。此乃淮南名醫陳景初秘方也，得于李伯時家。陳自明婦人良方。**產後腹痛，**兒枕痛。天仙藤五兩，炒焦爲末。每服二錢，用〔一〕炒生薑汁、童子小便和細酒調服。經驗婦人方。**一切血氣，**腹痛。即上方，用溫酒調服。**肺熱鼻齇。**桐油入黄連末，用天仙藤燒熱油傅之。摘玄方。

紫金藤 宋圖經

【釋名】山甘草。

【集解】【頌曰】生福州山中。春初單生葉青色，至冬凋落。其藤似枯條，采皮晒乾。

【氣味】缺。【主治】丈夫腎氣。蘇頌。消損傷淤血。擣傅惡瘡腫毒。時珍。

【附方】新二。**紫金藤丸。**補腎臟，暖丹田，興陽道，減小便，填精髓，駐顔色，潤肌肉，治元氣虚，面目黎黑，口乾舌濇，夢想虚驚，耳鳴目淚，腰胯沉重，百節酸疼，項筋緊急，背胛勞倦，陰汗盜汗，及婦人子宫久冷，月水不調，或多或少，赤白帶下，並宜服之。用紫金藤十六兩〔二〕，巴戟天去心三兩，吴茱萸、高良薑、肉桂、青鹽各二兩，爲末，酒糊丸梧子大。每溫酒下二十丸，日三服。和劑方。**死胎不下。**紫金藤、葵根各七錢，土牛膝三兩，土當歸四錢，肉桂二錢，麝香三分，爲末。米糊丸梧

〔一〕二錢用：原脱。今據婦人良方卷二十產後兒枕心腹刺痛方引經驗婦人方補。

〔二〕十六兩：原脱。今據局方卷五「巴戟圓」補。

仝式曰久知之依誤也

子大硃砂爲衣，每服五十丸，乳香湯下。極驗。葛靜觀方。

南藤宋開寶

【校正】自木部移入此。併入有名未用別錄丁公寄、圖經石南藤。

【釋名】石南藤圖經　丁公藤開寶　丁公寄別錄　丁父別錄　風藤志曰：生依南樹，故號南藤。藏器曰：丁公寄，即丁公藤也。始因丁公用有效，因以得名。

【集解】別錄曰：丁公寄生石間，蔓延木上，葉細大枝赤莖，母大如磧黃，有汁。七月七日采。【頌曰】南藤即丁公藤也。生南山山谷，今泉州、榮州有之。生依南木，莖如馬鞭，有節紫褐色，葉如杏葉而尖。采無時。又曰：天台石南藤，四時不凋，土人采葉治腰痛。【時珍曰】今江南、湖南諸大山有之。細藤圓腻，紫綠色，一節一葉。葉深綠色，似杏葉而微短厚。其莖貼樹處有小紫瘤疣，中有小孔。四時不凋。莖葉皆臭而極辣，白花蛇食其葉。

【氣味】辛，溫，無毒。別錄曰：甘。

【主治】金瘡痛，延年。別錄。主風血，補衰老，起陽，強腰脚，除痹，變白，逐冷氣，排風邪。煑汁服，冬月浸酒服。藏器。煑汁服，治上氣欬嗽。時珍。

【發明】志曰：按南史云：解叔謙，鴈門人。母有疾，夜禱，聞空中語云：得丁公藤治之即瘥。訪醫及本草皆無此藥，至宜都

子大，硃砂爲衣。每服五十丸，乳香湯下。極驗。葛静觀方。

南藤宋開寶

【校正】自木部移入此。併入有名未用別録丁公寄、圖經石南藤。

【釋名】石南藤圖經、丁公藤開寶、丁公寄別録、丁父別録、風藤。【志曰】生依南樹，故號南藤。【藏器曰】丁公寄即丁公藤也。始因丁公用有效[一]，因以得名。

【集解】【別録曰】丁公寄生石間，蔓延木上，葉細，大枝赤莖，母大如磧黄，有汁，七月七日采。【頌曰】南藤，即丁公藤也。生南山山谷，今泉州、榮州有之。生依南木，莖如馬鞭，有節紫褐色，葉如杏葉而尖。采無時。又曰：天台石南藤，四時不凋。土人采葉治腰痛。【時珍曰】今江南、湖南諸大山有之，細藤圓膩，紫緑色，一節一葉。葉深緑色，似杏葉而微短厚。其莖貼樹處，有小紫瘤疣，中有小孔。四時不凋，莖葉皆臭而極辣。白花蛇食其葉。

【氣味】辛，温，無毒。【別録曰】甘。【主治】金瘡痛。延年。別録。主風血，補衰老，起陽，强腰脚，除痺，變白，逐冷氣，排風邪。煮汁服，冬月浸酒服。藏器。煮汁服，治上氣欬嗽。時珍。

【發明】【志曰】按南史云：解叔謙，雁門人。母有疾，夜禱，聞空中語云：得丁公藤治之即瘥。訪醫及本草皆無此藥。至宜都

〔一〕效：原作「効」。江西本同。證類卷十四南藤無此語。今從錢本改。

烈節今宋亡久知之矣

山中見一翁伐木云是丁公藤療風乃拜泣求翁指示以漬酒法受畢失翁所在母服之遂愈也【時珍曰】近俗醫治諸風以南藤和諸藥熬膏市之號南藤膏白花蛇喜食其葉故治諸風猶捷

附錄 烈節（宋圖經）【頌曰】生榮州多在林箐中春生蔓苗莖葉似丁公藤而纖細無花實九月采莖暴乾味辛溫無毒主肢節風冷筋脈急痛作湯浴之佳【時珍曰】楊倓家藏經驗方有烈節酒治歷節風痛用烈節松節牛膝熟地黃當歸各一兩爲粗末絹袋盛之以無灰酒二百盞浸三日每用一盞入生酒一盞溫服表弟武東叔年二十餘患此痛不可忍諸藥不效馬東之以此治之而步

清風藤（宋圖經）

【釋名】青藤（綱目）尋風藤（綱目）

【集解】【頌曰】生台州天台山中其苗蔓延木上四時常青土人采莖用

【氣味】缺

【主治】風疾（頌）治風濕流注歷節鶴膝麻痺瘙痒損傷瘡腫入酒藥中用（時珍）

【附方】新二 風濕痺痛 青藤根三兩防己一兩㕮咀入酒一瓶煮飲（普濟方）一切諸風 青藤

山中，見一翁伐木，云是丁公藤，療風。乃拜泣求。翁并示以漬酒法。受畢，失翁所在。母服之遂愈也。【時珍曰】近俗醫治諸風，以南藤和諸藥熬膏市之，號南藤膏。白花蛇喜食其葉，故治諸風猶〔一〕捷。

【附録】列節宋圖經。【頌曰】生榮州，多在林箐中。春生蔓苗，莖葉俱似丁公藤而纖細，無花實。九月采莖，暴乾。味辛，温，無毒。主肢節風冷，筋脉急痛。作湯浴之佳。【時珍曰】楊倓家藏經驗方有列節酒，治歷節風痛。用烈節、松節、牛膝、熟地黄、當歸各一兩，爲粗末，絹袋盛之，以無灰酒二百盞，浸三日。每用一盞，入生酒一盞，温服。表弟武東叔，年二十餘，患此痛不可忍。涪城馬東之，以此治之而安。

清風藤宋圖經

【釋名】青藤綱目、尋風藤綱目。

【集解】【頌曰】生台州天台山中。其苗蔓延木上，四時常青。土人采莖用。

【氣味】缺。【主治】風疾。蘇頌。治風濕流注，歷節鶴膝，麻痺瘙痒，損傷瘡腫，入酒藥中用。時珍。

【附方】新二。風濕痺痛。青藤根三兩，防己一兩，㕮咀，入酒一瓶，煮飲。普濟方。一切諸風。青藤

〔一〕猶：江西本、錢本、張本均同。據文義，或爲「尤」之误。

膏用青藤出太平荻港上者二三月采之不拘多少入釜内微火熬七日夜成膏收入瓷器内用時先備梳三五把量人虚實以酒服一茶匙畢將患人身上拍一掌其後遍身發痒不可當急以梳梳之要痒止即飲冷水一口便解風病皆愈也避風數日良集簡方

百稜藤宋圖經

【釋名】百靈藤綱目

【集解】頌曰生台州山中春生苗蔓延木上無花葉冬采皮入藥土人用

【氣味】缺

【主治】盜汗蘇頌治一切風痛風瘡以五斤剉水三斗煮汁五升熬膏每酒服一匙日三服時珍

【附方】新三

頭風腦痛百靈藤十斤水一石煎汁三斗入糯米三斗作飯候冷拌神麯末九兩同入甕中如常醸酒經三五日更炊糯米冷投之待熟澄清每温飲一小盞服後渾身汗出爲效聖惠方

一切風痺不拘久近百靈藤五斤水三斗煎一斗濾汁再煎至三升入牛膝附子仙靈脾赤箭何首烏乳香鹿角膠各二兩爲末同煎別入白蜜五合熬如餳狀瓷瓶收之每服一匙温酒下一日二服忌毒物滑物聖惠方

大風瘡疾百靈

膏：用青藤，出太平荻港上者，二三月采之。不拘多少，入釜内，微火熬七日夜成膏，收入瓷器内。用時先備梳三五把，量人虚實，以酒服一茶匙畢，將患人身上拍一掌，其後遍身發痒，不可當，急以梳梳之。要痒止，即飲冷水一口便解，風病皆愈也。避風數日良。集簡方。

百稜藤宋圖經

【釋名】百靈藤綱目。

【集解】【頌曰】生台州山中。春生苗蔓，延木上，無花葉。冬采皮入藥，土人用。

【氣味】缺。【主治】盗汗。蘇頌。治一切風痛風瘡。以五斤剉，水三斗，煮汁五升，熬膏。每酒服一匙，日三服。時珍。

【附方】新三。頭風腦痛。百靈藤十斤，水一石，煎汁三斗，入糯米三斗作飯。候冷，拌神麴炒末九兩，同入甕中，如常釀酒。經三五日，更炊一斗糯米飯〔一〕，冷投之，待熟澄清。每温飲一小盞，服後渾身汗出爲效。聖惠方。一切風痺，不拘久近。百靈藤五斤，水三斗，煎一斗，濾汁再煎至三升。入牛膝、附子、仙靈脾、赤箭、何首烏、乳香、鹿角膠各二兩爲末同煎。别入白蜜五合，熬如餳狀，瓷瓶收之。每服一匙，温酒下，一日二服。忌毒物、滑物。聖惠方。大風瘡疾。百靈

〔一〕一斗糯米飯：原脱「一斗」「飯」三字。今據聖惠方卷二十五治一切風通用浸酒藥諸方補。

藤四兩，水一斗，煮三升，去滓，入粳米四合，煮粥，於密室中浴畢乃食，覆取汗。汗後皮膚起如麩片。每隔日一作，五六十日後漸愈，毛髮即生。聖惠方

省藤 拾遺

【校正】自木部移入此。

【釋名】赤藤綱目 紅藤綱目

【集解】藏器曰：生南地深山。皮赤，大如指，堪縛物，片片自解也。

【氣味】苦，平，無毒。【主治】蚘蟲，煮汁服之。齒痛，打碎含之。煮粥飼狗，去瘑。藏器。治諸風，通五淋，殺蟲。時珍

【發明】時珍曰：赤藤善殺蟲，利小便。洪邁夷堅志云：趙子山苦寸白蟲病，醫令戒酒，而素性耽之。一日寓居邵武天王寺，夜半醉歸，口渴甚，見廡間瓮水，映月瑩然，即連酌飲之，其甘如飴。迨曉蟲出盈席，心腹頓寬，宿疾遂愈。皆驚異之，視所飲水，乃寺僕織草屨浸紅藤根水也。

【附方】新一。五淋澀痛：赤藤即做草鞋者、白茯苓、苧麻根等分，為末。百沸湯下，每服一錢，如神。究原方

紫藤 宋開寶

藤四兩，水一斗，煮三升，去滓，入粳米四合煮粥。於密室中浴畢乃食，暖〔一〕卧取汗。汗後，皮膚起如麩片。每隔日一作，五六十日後漸愈，毛髮即生。聖惠方。

省藤拾遺

【校正】自木部移入此。

【釋名】赤藤綱目、紅藤綱目。

【集解】【藏器曰】生南地深山。皮赤，大如指，堪縛物，片片自解也。

【氣味】苦，平，無毒。【主治】蚘蟲，煮汁服之。齒痛，打碎含之。煮粥飼狗，去瘑。藏器。治諸風，通五淋，殺蟲。時珍。

【發明】【時珍曰】赤藤善殺蟲，利小便，洪邁夷堅志云：趙子山苦寸白蟲病。醫令戒酒而素性耽之。一日寓居邵武天王寺，夜半醉歸，口渴甚，見廡間甕水，映月瑩然，即連酌飲之，其甘如飴。迨曉蟲出盈席，心腹頓寬，宿疾遂愈。皆驚異之，視所飲水，乃寺僕織草履浸紅藤根水也。

【附方】新一。五淋澀痛。赤藤即做草鞋者、白伏苓、苧麻根等分，爲末。百沸湯下，每服一錢，如神。究原〔二〕方。

紫藤宋開寶

〔一〕暖：原作「援」。今從錢本改。
〔二〕原：原作「厚」。今據卷一引據古今醫家書目改。

【集解】藏器曰：藤皮着樹，從心重重有皮。四月生紫花可愛，長安人亦種飾庭池。江東呼為招豆藤。其子作角，角中仁熬香着酒中，令酒不敗。敗酒中用之，亦正。其花挼碎拭酒醋白腐壞。

【氣味】甘，微溫，有小毒。【主治】作煎如糖服，下水癊病。藏器

落鴈木 海藥【校正】自木部移入此。

【釋名】珣曰：藤蘿高丈餘，鴈過皆綴其中，或云鴈銜至代州鴈門而生，以此為名。

【集解】珣曰：按徐表南州記云：落鴈木生南海山野中，蔓生，四邊如刀削。代州鴈門亦有之。蜀中雅州亦有。頌曰：雅州出者，苗作蔓纏繞大木，苗葉形色大都似茶，無花實。彼人四月采苗入藥用。

【氣味】甘，平，溫，無毒。【主治】風痛傷折，脚氣腫，腹滿虛脹，以粉木皮同煮汁洗之，立效。又婦人陰瘡浮泡，以椿木皮同煮汁洗之。李珣　產後血氣痛，并折傷內損諸疾，煮汁服。蘇頌

【附錄】折傷木 唐本草 恭曰：生資州山谷，藤繞樹木上，葉似茶葉而光澤。八月、九月采莖，日乾。味甘鹹，平，無毒。主傷折，筋骨疼痛，散血補血，產後血悶，止痛。酒、水各半，煮濃汁飲。

每始王木 唐本草 恭曰：生資州，藤繞樹木

【集解】【藏器曰】藤皮着樹，從心重重有皮。四月生紫花可愛，長安人亦種飾庭池〔一〕，江東呼爲招豆藤。其子作角，角中仁熬香着酒中，令酒不敗。敗酒中用之亦正。其花挼碎，拭酒、醋白腐壞。

【氣味】甘，微温，有小毒。【主治】作煎如糖服，下水癊病。藏器。

落雁木 海藥

【校正】自木部移入此。

【釋名】【珣曰】藤蘿高丈餘，雁過皆綴其中，或云雁銜至代州雁门而生，以此爲名。

【集解】【珣曰】按徐表南州記云：落雁木生南海山野中。蔓生，四邊如刀削。代州雁門亦有之，蜀中雅州亦有。【頌曰】雅州出者，苗作蔓，纏繞大木，苗葉形色大都似茶，無花實。彼人四月采苗，入藥用。

莖、葉。【氣味】甘，平、温，無毒。【主治】風痛傷折，脚氣腫，腹滿虚脹。以枌木皮同煮汁洗之，立效。又婦人陰瘡浮泡，以椿木皮同煮汁洗之。李珣。產後血氣痛，并折傷内損諸疾，煮汁服。蘇頌。

【附録】折傷木唐本草。【恭曰】生資州山谷。藤繞樹木上，葉似莽草葉而光厚。八月、九月采莖，日乾。味甘、鹹，平，無毒。主傷折，筋骨疼痛，散血補血，產後血悶，止痛。酒水各半，煮濃汁飲。每始王木唐本草。【恭曰】生資州。藤繞樹木

〔一〕池：原作「也」。今據證類卷十三紫藤改。

已葉似蘿摩葉二月八月采莖陰乾味苦平無毒主傷風延
折跌筋骨生肌破血止痛以酒水各半煎濃汁飲之
拾遺藏器曰生南海山野中他處無有也蔓繞草木上細
葉頌說都淋藤云風延母蔓延于衡華是也味苦寒無毒主小兒
發熱發癇驚癇寒熱熱淋利小便解煩明目並煎服之珣曰
主三消五淋下痰小兒赤白毒痢蛇毒瘴溪毒一切瘡腫並
宜煎藏器

千里及拾遺【校正】併入圖經千里光
【集解】藏器曰千里及藤生道旁籬落間葉細而厚宣湖間有
之頌曰千里急生天台山中春生苗秋有花土人采花
葉入眼藥又筠州有千里光生淺山及路旁葉似菊而長背
有毛枝幹圓而青春生苗秋有黃花不結實采莖葉入眼藥
名黃花演
蓋一物也
【氣味】苦平有小毒頌曰苦甘寒無毒【主治】天下疫氣結黃瘧瘴蠱毒
煮汁服取吐下亦搗傅蛇犬咬藏器同甘草煮汁飲退熱明目
不入衆藥蘇頌同小青煎服治赤痢腹痛時珍
【附方】新爛弦風眼九里光草以笋殼包煨熟捻汁點入目中經驗良方

上，葉似蘿藦葉。二月、八月采莖，陰乾。味苦，平，無毒。主傷折跌筋骨，生肌破血止痛。以酒水各半，煮濃汁飲之。風延莓[一]拾遺。

【藏器曰】生南海山野中，他處無有也。蔓繞草木上，細葉。南都賦云「風衍蔓延于衡皋」，是也。味苦，寒，無毒。主小兒發熱發强，驚癇寒熱，熱淋，利小便，解煩明目，並煮服之。【珣曰】主三消五淋，下痰，小兒赤白毒痢，蛇毒瘴溪毒，一切瘡腫，並宜煎服。

千里及拾遺

【校正】併入圖經千里光。

【集解】【藏器曰】千里及，藤生道旁籬落間，葉細而厚。宣、湖間有之。【頌曰】千里急，生天台山中。春生苗，秋有花。土人采花、葉入眼[二]藥。又筠州有千里光，生淺山及路旁。葉似菊而長，背有毛。枝幹圓而青。春生苗，秋有黄花，不結實。采莖葉入眼藥，名黄花演。蓋一物也。

【氣味】苦，平，有小毒。【頌曰】苦、甘，寒，無毒。【主治】天下疫氣結黄，瘴瘧蠱毒，煮汁服，取吐下。亦擣傅蛇犬咬。藏器。同甘草煮汁飲，退熱明目，不入衆藥。蘇頌。同小青煎服，治赤痢腹痛。時珍。

【附方】新一。爛弦風眼。九[三]里光草，以笋殼葉包，煨熟，捻汁滴入目中。經驗良方。

〔一〕莓：本卷分目録作「母」，證類卷八風延母亦作「母」。疑時珍有意改之。

〔二〕眼：原作「服」。今據證類卷三十千里急改。

〔三〕九：錢本改作「千」，然未必妥。

藤黃 海藥 校正 自木部移入此

釋名 樹名海藤 珣曰按郭義恭廣志云出岳鄂等州諸山崖樹名海藤花有蕊散落石上彼人收之謂之沙黃就樹采者輕妙謂之臘黃今人訛為銅黃銅黃謬也此與石淚采之無異畫家及丹竈家時用之時珍曰今畫家所用藤黃皆經煎煉成者舐之麻人按周達觀真臘記云國有畫黃乃樹脂番人以刀斫樹枝滴下次年收之似與郭氏說微不同不知即一物否也

氣味 酸濇有毒 主治 蚛牙蛀齒點之便落 李珣

附錄諸藤一十九種

地龍藤 拾遺 藏器曰生天目山繞樹蟠屈如龍故名吳中亦有而小異味苦無毒主風血羸老腹內脹滿諸冷食不消不作肌膚浸酒服之

龍手藤 藏器曰出安南洲石上向陽者葉如龍手采無時味甘溫無毒主偏風口喎手足癱緩補虛益陽去冷氣風痺以醑酒浸近火令溫空心服之取微汗

牛領藤 藏器曰生嶺南高山形倚如牛領收之陰乾味甘溫無毒主腹內冷腰膝痛弱小便白數陽道乏煮汁或浸酒服

牛妳藤 藏器曰生深山大如樹牛好食之其中有粉味甘溫無毒主救荒令人不飢其根食之令人髮落

鬼膊藤 藏器曰生江南林澗邊葉

藤黄海藥　【校正】自木部移入此。

【釋名】樹名海藤。【珣曰】按郭義恭廣志云：出岳、鄂等州諸山崖〔一〕。樹名海藤。花有蕊，散落石上，彼人收之，謂之沙黄。就樹采者輕妙，謂之臘黄。今人訛爲銅黄，銅、藤音謬也。此與石淚采之無異。畫家及丹竈家時用之。【時珍曰】今畫家所用藤黄皆經煎煉成者，舐之麻人。按周達觀真臘記云：國有畫黄，乃樹脂，番人以刀斫樹枝滴下，次年收之。似與郭氏説微不同，不知即一物否也。

【氣味】酸、濇，有毒。【主治】蚛牙蛀齒，點之便落。李珣。

附録諸藤一十九種

地龍藤拾遺。【藏器曰】生天目山。繞樹蟠屈如龍，故名。吴中亦有而小異。味苦，無毒。主風血羸老，腹内腰脚諸冷，食不調，不作肌膚。浸酒服之。**龍手藤**【藏器曰】出安茘浦石上向陽者。葉如龍手。采無時。味甘，温，無毒。主偏風口喎，手足癱緩，補虚益陽，去冷氣風痺，以醇酒浸，近火令温，空心服之，取微汗。**牛領藤**【藏器曰】生嶺南高山。形褊如牛領。取之陰乾。味甘，温，無毒。主腹内冷，腰膝痛弱，小便白數，陽道乏，煮汁或浸酒服。**牛奶藤**【藏器曰】生深山，大如樹，牛好食之，其中有粉。味甘，温，無毒，主救荒，令人不飢。其根食之，令人髮落。**鬼膊藤**【藏器曰】生江南林澗邊。葉

〔一〕崖：原作「厓」。今據證類卷十二藤黄改。

如刺蒂子如棋子藤味苦溫無毒浸酒服去風血同菜搗傳毒腫

斑珠藤 藏器曰生山谷中不凋子如珠而斑冬月和之味甘溫無毒浸酒服主風血羸瘦婦人諸疾

息王藤 藏器曰生嶺南山谷冬月不凋味苦溫無毒主產後腹痛血露下盡濃煮汁服

萬一藤 藏器曰生嶺南蔓如小豆一名萬吉主蛇咬竹木水和傳之

曼遊藤 藏器曰生犍為西門山谷狀如寄生著大樹葉如柳春花白紫蜀人謂之沂鷓藤味甘溫無毒久服長生延年去久嗽治痔

百丈青 藏器曰生江南林澤藤蔓緊硬葉如薯蕷對生味苦平無毒解諸毒物天行瘴瘧疫毒並煮汁服亦生搗汁服其根令人下利

溫藤 藏器曰生江南山谷著樹不凋莖葉味甘溫無毒浸酒服主風血積冷

藍藤 藏器曰生新羅國根如細辛味辛溫無毒主冷氣欬嗽煮汁服

瓜藤 宋圖經曰生施州四時有葉無花采皮無時味甘涼無毒主諸熱毒惡瘡同刺猪苓洗去油皮焙乾等分搗羅用甘草水調貼之

金稜藤 頌曰生施州四時有葉無花采無時味辛溫無毒主筋骨疼痛與續筋根馬接脚同洗去粗皮焙乾等分為末酒服二錢無所忌

含春藤 頌曰生台州其苗延木冬夏常青采葉治諸風有功

獨用藤 頌曰生施州四時有葉無花葉上有倒刺采皮無時味苦辛熱無毒主心氣痛和小赤沿葉焙等分為末酒服一錢

祁婆藤 頌曰生天台山中蔓延木上四時常有土人采葉治諸風有功

野猪尾 頌曰生施州藤纏大木四時有葉無花味苦澀涼無毒主心氣痛解熱清

如梨葉，子如櫨子。藤：味苦，温，無毒。浸酒服，去風血。同葉搗，傅癰腫。**斑珠藤**。【藏器曰】生山谷中，不凋。子如珠而斑，冬月取之。味甘，温，無毒。浸酒服，主風血羸瘦，婦人諸疾。**息王藤**。【藏器曰】生嶺南山谷。冬月不凋。味苦，温，無毒。主産後腹痛，血露不盡。濃煮汁服。**萬一藤**。【藏器曰】生嶺南。蔓如小豆。一名萬吉。主蛇咬。杵末，水和傅之。**曼遊藤**。【藏器曰】生犍为牙〔一〕門山谷。狀如寄生着大樹。葉如柳，春花色紫，蜀人謂之沉藒藤。味甘，温，無毒。久服長生延年，去久嗽，治癬。**百丈青**。【藏器曰】生江南林澤。藤蔓緊硬。葉如薯蕷，對生。味苦，平，無毒，解諸毒物，天行瘴瘧疫毒。並煮汁服，亦生搗汁服。其根令人下痢。**温藤**。【藏器曰】生江南山谷，着樹不凋。莖葉味甘，温，無毒。浸酒服，主風血積冷。**藍藤**。【藏器曰】生新羅國。根如細辛。味辛，温，無毒。主冷氣咳欬嗽。煮汁服。**瓜藤**宋圖經。【頌曰】生施州。四時有葉無花。采皮無時。味甘，涼，無毒。主諸熱毒惡瘡。同刺猪苓洗，去粗皮，焙乾，等分，搗羅，用甘草水調貼之。**金稜藤**。【頌曰】生施州。四時有葉無花，采無時。味辛，温，無毒。主筋骨疼痛。與續筋根、馬接脚同洗，去粗皮，焙乾，等分爲末。酒服二錢。無所忌。**含春藤**。【頌曰】生台州。其苗延木，冬夏常青。采葉，治諸風有效。**獨用藤**。【頌曰】生施州。四時有葉無花，葉上有倒刺。采皮無時。味苦、辛，熱，無毒。主心氣痛。和小赤藥〔二〕頭葉焙，等分，研末。酒服一錢。**祁婆藤**。【頌曰】生天台山中。蔓延木上。四時常有。土人采葉，治諸風，有效。**野猪尾**。【頌曰】生施州。藤纏大木，四時有葉無花。味苦，濇，涼，無毒。主心氣痛，解熱毒。

〔一〕牙：原字缺損。今據證類卷十二曼遊藤補。
〔二〕藥：原脱。今據證類卷三十獨用藤補。

同百藥煎等分焙研爲末每酒服二錢

石合草（頌曰）生施州旋繞木上四時有葉無花土人采葉味甘凉無毒主一切惡瘡斂瘡口焙研溫水調貼

骨路支拾遺藏器曰味辛平無毒主上氣浮腫水氣嘔逆婦人崩中餘血癥瘕殺三虫生崑崙國苗似萋蒿藤根如青木香安南亦有之名飛藤○此條原附録紫葳之后今移書遺落附于此也

同百〔一〕藥頭等分，焙研爲末。每酒服二錢。石合草。【頌曰】生施州。藤纏木上，四時有葉無花。土人采葉。味甘，凉，無毒。主一切惡瘡，斂瘡口。焙研，温水調貼。

骨路支拾遺。【藏器曰】味辛，平，無毒。主上氣浮腫，水氣嘔逆，婦人崩中，餘血癥瘕，殺三蟲。生崑崙國。苗似凌霄藤，根如青木香。安南亦有之，名飛藤。○此條原附録紫葳之後，鈔書遺落，附于此也。

〔一〕百：大觀證類卷三十一野豬尾作「白」。又證類卷九白藥載圖經提及相同之白藥與野豬尾治方，故「白」字義長。

本草綱目草部目録第十九

草之八　水草類二十二種

澤瀉本經　酸惡附　蔛草唐本　羊蹄本經　酸模日華　[illegible]本經　酸[illegible]舌[illegible]附

龍舌草綱目　菖蒲本經　白菖別錄　香蒲蒲黃本經

菰別錄　水萍本經　蘋吳普　萍蓬草拾遺　即水粟

莕唐本　蓴別錄　水藻綱目　海藻本經

海藴拾遺　海帶嘉祐　昆布別錄　越王餘算拾遺

石帆日華　水松綱目

本草綱目草部目録第十九卷

草之八　水草類二十二種

〔一〕牛舌：正文本藥正名作「牛舌實」。
〔二〕蛇舌：正文酸模條下無此附録。
〔三〕菖：正文本藥正名作「昌」。
〔四〕水萍：正文此前尚有「苦草」一味。
〔五〕莕：正文作「莕菜」。
〔六〕越王餘算：正文此藥後附「沙箸」。

草之八 水草類二十二種

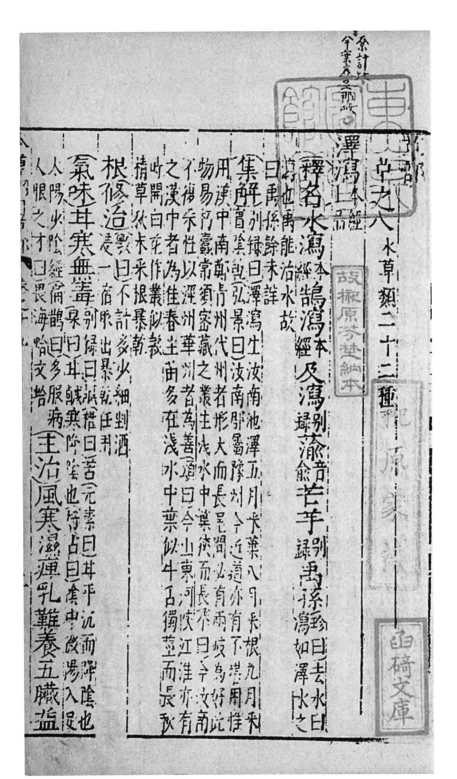

澤瀉（本經上品）

【釋名】水瀉（本經）鵠瀉（本經）及瀉（別錄）藚（音俞）芒芋（別錄）禹孫（時珍曰：去水曰瀉，如澤水之瀉也。禹能治水，故曰禹孫。餘未詳。）

【集解】別錄曰：澤瀉生汝南池澤。五月采葉，八月采根，九月采實，陰乾。弘景曰：汝南郡屬豫州。今近道亦有，不堪用。惟用漢中、南鄭、青州、代州者，形大而長，尾間必有兩岐為好。此物易朽蠹，常須密藏之。叢生淺水中，葉狹而長。恭曰：今汝南不復采，惟以涇州、華州者為善。頌曰：今山東、河、陝、江、淮亦有之，漢中者為佳。春生苗，多在淺水中。葉似牛舌，獨莖而長。秋時開白花，作叢似穀精草。秋末采根暴乾。

根【修治】斅曰：不計多少，細剉，酒浸一宿，取出暴乾，任用。

【氣味】甘，寒，無毒。（別錄曰：鹹。權曰：苦。元素曰：甘平，沉而降，陰也。杲曰：甘鹹寒，降，陰也。好古曰：陰中微陽，入足太陽、少陰經。扁鵲曰：多服病人眼。之才曰：畏海蛤、文蛤。）

【主治】風寒濕痹，乳難，養五臟，益

本草綱目草部第十九卷

草之八　水草類二十二種

澤瀉本經上品

【釋名】水瀉本經、鵠瀉本經、及瀉别録、藚音俞、芒芋本經、禹孫。【珍曰】去水曰瀉，如澤水之瀉也。禹能治水，故曰禹孫。餘未詳。

【集解】【别録曰】澤瀉生汝南池澤。五月采葉，八月采根，九月采實，陰乾。【弘景曰】汝南郡屬豫州。今近道亦有，不堪用。惟用漢中、南鄭、青州、代州者，形大而長，尾間必有兩岐爲好。此物易朽蠹，常須密藏之。叢生淺水中，葉狹而長。【恭曰】今汝南不復采，惟[一]以涇州、華州者爲善。【頌曰】今山東、河、陜、江淮亦有之，漢中者爲佳。春生苗，多在淺水中。葉似牛舌，獨莖而長。秋時開白花，作叢似穀精草。秋末采根暴乾。

根。【修治】【斅曰】不計多少，細剉，酒浸一宿，取出暴乾，任用。

【氣味】甘，寒，無毒。【别録曰】鹹。【權曰】苦。【元素曰】甘，平，沉而降，陰也。【杲曰】甘、鹹，寒，降，陰也。【好古曰】陰中微陽。入足太陽、少陰經。【扁鵲曰】多服，病人眼。【之才曰】畏海蛤、文蛤。【主治】風寒濕痹，乳難，養五臟，益

[一] 惟：原作「性」。今據證類卷六澤瀉改。

氣力肥健消水久服耳目聰明不饑延年輕身面生光能行水上（本經）補虛損五臟痞滿起陰氣止洩精消渴淋瀝逐膀胱三焦停水（別錄）主腎虛精自出治五淋宣通水道（甄權）主頭旋耳虛鳴筋骨攣縮通小腸止尿血主難產補女人血海令人有子（大明）入腎經去舊水養新水利小便消腫脹滲洩止渴（元素）去脬中留垢心下水痞（時珍）滲濕熱行痰飲止嘔吐瀉痢疝痛脚氣（時珍）

【發明】頌曰素問治酒風身熱汗出用澤瀉朮深師方治支飲亦用澤瀉朮但煮法小別張仲景治雜病心下有支飲苦冒有澤瀉湯治傷寒有大小澤瀉湯五苓散輩皆用澤瀉行利停水為最要藥元素曰澤瀉乃除濕之聖藥入腎經治小便淋瀝去陰間汗無此疾服之令人目盲宗奭曰澤瀉之功長於行水張仲景治水畜渴煩小便不利或吐或瀉五苓散主之方用澤瀉故知其長於行水本草引扁鵲云多服病人眼誠為行去其水也凡服澤瀉散人未有不小便多者小便既多腎氣焉得復實今人止洩精多不敢用之仲景八味丸用之者亦不過引接桂附等歸就腎經別無他意好古

氣力，肥健，消水。久服耳目聰明，不饑延年，輕身面生光，能行水上。本經。補虚損五勞，除〔一〕五臟痞滿，起陰氣，止洩精，消渴，淋瀝，逐膀胱三膲停水。别録。主腎虚精自出，治五淋，宣通水道。甄權。主頭旋耳虚鳴，筋骨攣縮，通小腸，止尿血，主難産，補女人血海，令人有子。大明。入腎經，去舊水，養新水，利小便，消腫脹，滲洩止渴。元素。去脬中留垢，心下水痞。李杲。滲濕熱，行痰飲，止嘔吐瀉痢，疝痛脚氣。時珍。

【發明】【頌曰】素問治酒風身熱汗出用澤瀉、朮，深師方治支飲亦用澤瀉、朮，但煮法小别爾。張仲景治雜病，心下有支飲苦冒，有澤瀉湯，治傷寒有大小澤瀉湯、五苓散輩，皆用澤瀉，行利停水，爲最要藥。【元素曰】澤瀉乃除濕之聖藥，入腎經，治小便淋瀝，去陰間汗。無此疾服之，令人目盲。【宗奭曰】澤瀉之功長於行水。張仲景治水蓄渴煩，小便不利，或吐或瀉，五苓散主之，方用澤瀉，故知其長於行水。本草引扁鵲云多服病人眼。誠爲行去其水也。凡服澤瀉散人，未有不小便多者。小便既多，腎氣焉得復實？今人止洩精，多不敢用之。仲景八味丸用之者，亦不過引接桂、附等，歸就腎經，别無他意。【好古

〔一〕五勞除：原脱。今據證類卷六澤瀉補。

目本經云久服明目扁鵲云多服昏目何也易老云去脬中留垢以其味鹹能瀉伏水故也瀉伏水去留垢故明目小便利腎氣虛故昏目（王履曰）寇宗奭之說王好古譏之切謂八味丸以地黃為君餘藥佐之非止補血兼補氣也所謂陽旺則能生陰血也地黃山茱萸伏苓牡丹皮皆腎經之藥附子官桂乃右腎命門之藥皆不待澤瀉之接引而后至也則八味丸之用此蓋取其瀉腎邪養五臟益氣力起陰氣補虛損五勞之功而已雖能瀉腎從于諸補藥群眾之中則亦不能瀉矣（時珍曰）澤瀉氣平味甘而淡淡能滲泄氣味俱薄所以利水而泄下脾胃有濕熱則頭重而目昏耳鳴澤瀉滲去其濕則熱亦隨去而土氣得令清氣上行天氣明爽故澤瀉有養五臟益氣力治頭旋聰明耳目之功若久服則降令太過清氣不升真陰潛耗安得不目昏耶仲景地黃丸用茯苓澤瀉者乃取其瀉膀胱之邪非引接也古人用補藥必兼瀉邪邪去則補藥得力一闢一闔此乃玄妙后世不知此理專一于補所以久服必致偏勝之害也

【正誤】（弘景曰）仙經服食斷穀皆用之亦云身輕能步行水上（頌曰）仙方亦單服澤瀉一物擣篩取末水調日分服六兩百日體輕而健行（時珍曰）神農書列澤瀉于上品復云久服輕身面生光能行水上典術云澤瀉久服令人身輕日行五百里走水上一名澤芝陶蘇皆以為信然愚切疑之澤瀉行水瀉腎久服且不可又安有此神功耶其謬可知

【附方】舊一新五

酒風汗出（方見麋銜下）

曰】本經云久服明目，扁鵲云多服昏目，何也？易老云：去脬中留垢，以其味鹹能瀉伏水故也。瀉伏水，去留垢，故明目；小便利，腎氣虚，故昏目。【王履曰】寇宗奭之説，王好古韙之。切〔一〕謂八味丸以地黄爲君，餘藥佐之，非止補血，兼補氣也，所謂陽旺則能生陰血也。地黄、山茱萸、伏苓、牡丹皮皆腎經之藥，附子、官桂乃右腎命門之藥，皆不待澤瀉之接引而後至也。則八味丸之用此，蓋取其瀉腎邪，養五臟，益氣力，起陰氣，補虚損五勞之功而已。雖能瀉腎，從于諸補藥群衆之中，則亦不能瀉矣。【時珍曰】澤瀉氣平，味甘而淡。淡能滲洩，氣味俱薄，所以利水而洩下。脾胃有濕熱，則頭重而目昏耳鳴。澤瀉滲去其濕，則熱亦隨去，而土氣得令，清氣上行，天氣明爽，故澤瀉有養五臟、益氣力、治頭旋、聰明耳目之功。若久服，則降令太過，清氣不升，真陰潛耗，安得不目昏耶？仲景地黄丸用伏苓、澤瀉者，乃取其瀉膀胱之邪氣，非引接也。古人用補藥必兼瀉邪，邪去則補藥得力，一闢一闔，此乃玄妙。後世不知此理，專一于補，所以久服必致偏勝之害也。

【正誤】【弘景曰】仙經服食斷穀皆用之。亦云身輕，能步行水上。【頌曰】仙方亦單服澤瀉一物，擣篩取末，水調，日分服六兩，百日體輕而健行。【時珍曰】神農書列澤瀉于上品，復云久服輕身，面生光，能行水上。典術云：澤瀉久服，令人身輕，日行五百里，走水上。一名澤芝。陶、蘇皆以爲信然。愚切疑之。澤瀉行水瀉腎，久服且不可，又安有此神功耶？其謬可知。

【附方】舊一，新五。**酒風汗出。**方見「麋銜」下。

〔一〕切：張本作「竊」。「切」通「竊」，按例不改不注。下同。

水溼腫脹白术澤瀉各一兩為末或為丸每服三錢伏苓湯下保命集

冒暑霍亂小便不利頭運引飲三白散用澤瀉白术白伏苓各三錢水一盞薑五片灯心十莖煎入分溫服

支飲苦冒仲景澤瀉湯用澤瀉五兩术二兩水二升煮一升分二服○深師方先以水二升煮二物取一升又以水一升煮澤瀉取五合二汁分再服病甚欲眩者服之必瘥

腎臟風瘡澤瀉皁莢水煮爛焙研煉蜜丸如梧子大空心溫酒下十五丸至二十丸經驗方

瘧後怪症口鼻中氣出盤旋不散凝如黑盖色過十日漸至肩與肉相連堅勝金石无由飲食煎澤瀉湯日飲三盞連服五日愈夏子益奇疾方

葉【氣味】鹹平無毒主治大風乳汁不出產難強陰氣久服輕身別録壯水臟通血脉大明

實【氣味】甘平無毒主治風痺消渴益腎氣強陰補不足除邪溼久服面生光令人無子別録

【發明】時珍曰別録言澤瀉葉及實強陰氣久服令人無子而日華子言澤瀉催生補女人血海令人有子似有不同

水濕腫脹。白朮、澤瀉各一兩，爲末，或爲丸。每服三錢，伏苓湯下。保命集。

冒暑霍亂。小便不利，頭運引飲。三白散：用澤瀉、白朮、白伏苓各三錢，水一盞，薑五片，燈心十莖，煎八分，温服。局方〔一〕。

支飲苦冒。仲景澤瀉湯：用澤瀉五兩，朮二兩，水二升，煮一升，分二服。○深師方：先以水二升，煮二物，取一升，又以水一升煮澤瀉取五合，合此〔二〕二汁分再服。病甚欲眩者，服之必瘥。

腎臟風瘡。澤瀉，皂莢水煮爛，焙研，煉蜜丸如梧子大。空心温酒下十五丸至二十丸。經驗方。

瘧後怪症，口鼻中氣出，盤旋不散，凝如黑蓋色，過十日漸至肩，與肉相連，堅勝金石，無由飲食。煎澤瀉湯，日飲三盞，連服五日愈。夏子益奇疾方。

葉。【氣味】鹹，平，無毒。【主治】大風，乳汁不出，産難，强陰氣。久服輕身。別録。壯水臟，通血脉。大明。

實。【氣味】甘，平，無毒。【主治】風痺消渴，益腎氣，强陰，補不足，除邪濕。久服面生光，令人無子。別録。

【發明】【時珍曰】別録言澤瀉葉及實，强陰氣，久服令人無子。而日華子言澤瀉催生，補女人血海，令人有子，似有不同。

〔一〕局方：原脱。此方出局方卷二治傷寒，今據補書名。

〔二〕合此：原脱。今據外臺卷八支飲方引深師方補。

惡 伊良奈岐 豈令宋

三志乃禰

然云流陰何以令人无子既能催生何以令人有子答云
因膩藥推逐下焦濕熱邪垢一作氣既去陰強海藻謂之有
可也若久服則腎氣大洩而痿反一矣
藥之理乎可也所以讀書不可執一

【附錄】酸惡（別錄有名未用）曰主惡瘡去白虫生水旁狀如澤瀉

蔛草（唐本草）

【釋名】蔛菜（恭）蔛榮

【集解】恭曰蔛菜所在有之生水旁葉圓似澤瀉而小花青白色亦堪啖江南人用蒸魚食甚美五六月采莖葉暴乾用

【氣味】甘寒無毒【主治】暴熱喘息小兒丹腫（恭）

羊蹄（本經下品）

【釋名】蓄（本經）禿菜（弘景）敗毒菜（綱目）牛舌菜 羊蹄大黃（庚辛玉冊）鬼目（本經）東方宿（同）連蟲陸（同）水黃芹（俗）子名金蕎麥（時珍曰）羊蹄以根名牛舌以葉形名禿菜以治禿瘡名也詩小雅云言采其蓫（音逐）陸機注云蓫即蓄字今之羊蹄也幽州人謂之蓫根似長蘆菔而莖赤亦可瀹為茹滑美鄭樵通志指蓫為小雅之菲及葍者誤矣金蕎麥以相似名

既云强陰，何以令人無子？既能催生，何以令人有子？蓋澤瀉〔一〕同補藥能逐下焦濕熱邪垢，邪氣既去，陰强海浄，謂之有子可也。若久服則腎氣大洩，血海反寒，謂之無子可也。所以讀書不可執一。

【附録】酸惡。【别録有名未用曰】主惡瘡，去白蟲。生水旁，狀如澤瀉。

蘇草唐本草

【釋名】蘇菜恭、蘇菜。

【集解】【恭曰】蘇菜所在有之，生水旁。葉似澤瀉而小。花青白色。亦堪蒸啖，江南人用蒸魚食甚美。五六月采莖葉〔二〕，暴乾用。

【氣味】甘，寒，無毒。【主治】暴熱喘息，小兒丹腫。恭。

羊蹄本經下品

【釋名】蓄别録〔三〕、秃菜弘景、敗毒菜綱目、牛舌菜同、羊蹄大黄庚辛玉册、鬼目本經、東方宿同、連蟲陸同、水黄芹俗。子名金蕎麥。【弘景曰】今人呼爲秃菜，即蓄字音訛也。【時珍曰】羊蹄以根名，牛舌以葉形，名秃菜以治秃瘡名也。詩小雅云：言采其蓫。陸機注云：蓫即蓄字，今之羊蹄也。幽州人謂之蓫。根似長蘆菔而莖赤。亦可瀹爲茹，滑美。鄭樵通志指蓫爲爾雅之菲及蕢者，誤矣。金蕎麥以相似名。

〔一〕澤瀉：原字漫漶。今從江西本補正。
〔二〕葉：原脱。今據證類卷九蘇草補。
〔三〕别録：原作「經」。今據證類卷十一羊蹄改。

〔集解〕〔別録〕曰羊蹄生陳留川澤〔頌〕曰所在有之生下濕地春生苗高者三四尺葉狹長頗似萵苣而色深莖節間紫赤開青白花成穗結子三稜夏中即枯根似牛蒡而堅實〔宗奭〕曰葉如菜中菠稜但無歧而色差青白葉厚花與子亦相似葉可潔擦鍮石名金蕎麥燒煉家用以制鉛汞〔時珍〕曰近水及濕地極多葉長尺餘似牛舌之形不似波稜入夏起薹開花結子花葉一色夏至即枯秋深即生凌冬不死根長近尺赤黄色如大黄胡蘿蔔形

根〔氣味〕苦寒無毒〔恭〕曰辛苦有小毒〔時珍〕曰能制三黄砒石丹砂水銀

〔主治〕頭禿疥瘙除熱女子陰蝕本經浸淫疽痔殺蟲別録療蠱毒恭治癬殺一切蟲醋磨貼腫毒大明擣汁二三匙入水半盞煎之空腹温服治産後風秘殊驗宗奭

〔發明〕〔震亨〕曰羊蹄根屬水走血分〔頌〕曰新采者磨醋塗癬速效亦煎作丸服采根不限多少擣絞汁一大升白蜜半升同熬如稠餳更用防風末六兩搜和令可丸丸如梧子大用栝樓甘草煎酒下三二十丸日二三服

〔附方〕新七

大便卒結羊蹄根一兩水一大盞煎六分温服聖惠方

腸風下血敗毒菜根洗切用連皮老薑各半盞同炒赤以無灰酒淬之盌蓋少頃去滓任意飲永類方

【集解】【别録曰】羊蹄生陳留川澤。【保昇曰】所在有之，生下濕地。春生苗，高者三四尺。葉狹長，頗似萵苣而色深。莖節間紫赤。開青白花成穗，結子三棱，夏中即枯。根似牛蒡而堅實。【宗奭曰】葉如菜中波棱，但無岐而色差青白，葉厚，花與子亦相似。葉可潔擦鍮石。子名金蕎麥，燒煉家用以制鉛、汞。【時珍曰】近水及濕地極多。葉長尺餘，似牛舌之形，不似波棱。入夏起臺，開花結子，花葉一色。夏至即枯，秋深即生，凌冬不死。根長近尺，赤黄色，如大黄、胡蘿蔔形。

根。【氣味】苦，寒，無毒。【恭曰】辛、苦，有小毒。【時珍曰】能制三黄、砒石、丹砂、水銀。

【主治】頭禿疥瘙，除熱，女子陰蝕。本經。浸淫疽痔，殺蟲。别録。療蠱毒。恭。治癬，殺一切蟲。醋磨，貼腫毒。大明。擣汁二三匙，入水半盞煎之，空腹温服，治産後風秘殊驗。宗奭。

【發明】【震亨曰】羊蹄根屬水，走血分。【頌曰】新采者，磨醋塗癬速效。亦煎作丸服。采根不限多少，擣絞汁一大升，白蜜半升，同熬如稠餳，更用防風末六兩，搜和令可丸，丸如梧子大。用栝樓、甘草煎酒下三二十丸，日二三服。

【附方】舊六，新七。大便卒結。羊蹄根一兩，水一大盞，煎六分，温服。聖惠方。

腸風下血。敗毒菜根洗切，用連皮老薑各半盞，同炒赤，以無灰酒淬之，盌蓋少頃，去滓，任意飲。永類方。

喉痺不語　羊蹄獨根者，勿見風日及婦人雞犬，以三年醋研如泥，生布拭喉外令赤，塗之。千金方

面上紫塊　如錢大，或滿面俱有。野大黃四兩取汁，穿山甲十片燒存性，川椒末五錢，生薑三兩取汁和研，生絹包擦。如乾，入醋潤濕。數次如初，累效。陸氏積德堂方

癜瘍風駁　羊蹄草根，於生鐵上磨好醋，旋旋刮塗。入流黃少許，更妙。日日用之。聖惠方

汗斑癜風　羊蹄根二兩，獨帚頭一兩，枯礬五錢，輕粉一錢，生薑半兩，同杵如泥。以湯澡浴，用手抓患處起粗皮，以布包藥，着力擦之，暖臥取汗，即愈也。乃鹽山劉氏方。比用流黃者更妙。藺氏經驗方

頭風白屑　羊蹄草根杵，同羊膽汁塗之，永除。聖惠方

頭上白禿　獨根羊蹄，勿見婦女雞犬風日，以陳醋研如泥，生布擦赤傅之，日一次。肘后方

癬久不瘥　簡要濟衆方用羊蹄根杵絞汁，入輕粉少許，和如膏塗之，三五次即愈。○永類方治癬經年青敢毒菜根獨生者，即羊蹄根，搗三錢，入川百藥煎二錢，白梅肉擂勻，以井華水一盞濾汁澄清，天明空心服之。不宜食熱物。其滓抓破搽之，三次即愈。○千金方治細癬，用羊蹄根五升，桑柴灰煮四五沸，取汁洗之，仍以羊蹄汁和礬末塗之。

瘑瘡淫癬　浸淫日久，癢不可忍，愈后復發，出黃水。羊蹄根搗，和大醋，洗淨塗上，一時以冷水洗之，日一次。

喉痺不語。羊蹄獨根者，勿見風日及婦人雞犬，以三[一]年醋研如泥，生布拭喉外令赤，塗之。千金方。

面上紫塊如錢大，或滿面俱有。野大黄四兩取汁，穿山甲十片燒存性，川椒末五錢，生薑四兩取汁和研，生絹包擦。如乾，入醋潤濕。數次如初，累效。陸氏積德堂方。

癧瘍風駮。羊蹄草根，于生鐵上磨好醋，旋旋刮塗。入[二]流黄少許，更妙。日日用之。聖惠。

汗斑癜風。羊蹄根二兩，獨科掃帚頭一兩，枯礬五錢，輕粉一錢，生薑半兩，同杵如泥。以湯澡浴，用手抓患處起粗皮。以布包藥，著力擦之。暖卧取汗，即愈也。乃鹽山劉氏方，比用流黄者更妙。藺氏經驗方。

頭風白屑。羊蹄草根杵，同羊膽汁塗之，永除。聖惠方。

頭上白禿。獨根羊蹄，勿見婦女、雞犬、風日，以陳醋研如泥，生布擦赤傅之，日一次。肘後方。

癬久不瘥。簡要濟衆方用羊蹄根杵，絞汁，入輕粉少許，和如膏，塗之。三五次即愈。○永類方治癬經年者，敗毒菜根獨生者，即羊蹄根，擣三錢，入川百藥煎二錢，白梅肉擂匀，以井華水一盞，濾汁澄清。天明空心服之。不宜食熱物。其滓抓破擦之。三次即愈。○千金方治細癬，用羊蹄根五升，桑柴灰汁[三]煮三五沸，取汁洗之。仍以羊蹄汁和礬末塗之。

漏瘤濕癬。浸淫日廣，痒不可忍，愈後復發，出黄水。羊蹄根擣，和大醋，洗浄，塗上一時，以冷水洗之，日一次。千金翼[四]。

〔一〕三：原字缺損似「一」。今據證類卷十一羊蹄補正。
〔二〕入：原脱。今據聖惠方卷二十四治癧瘍風諸方補。
〔三〕汁：原脱。今據千金方卷二十三疥癬補。
〔四〕千金翼：原脱。今據證類卷十一羊蹄補。

蘋之今宋俗之
蘋但不守之佐

疥瘡有虫 羊蹄根擣和臘豬脂入鹽少許日塗之 外臺秘要

菜氣味甘滑寒無毒

主治小兒疳虫殺胡夷魚鮭魚檀胡魚毒作菜多食滑大腑 大明 時珍曰胡夷鮭魚皆河豚名檀胡未詳 作菜止痒不宜多食令人下氣 詵

根爛蒸一盌食治腸痔瀉血甚效 時珍

附方 舊一 懸癰舌腫 咽生息肉舌腫羊蹄草煮汁熱含冷即吐之 聖惠

實氣味苦濇平無毒 主治赤白雜痢 恭 婦人血氣 時珍

酸模 日華

釋名山羊蹄 綱目 山大黃 拾遺 蓨蕪 爾雅 酸母 綱目 蓚 同 當藥 時珍曰蓨蕪乃酸模之音轉酸模又酸母之轉皆以味而名與三葉酸母草同名掌禹錫以蓨蕪為蔓菁菜誤矣

集解 弘景曰一種極似羊蹄而味醋呼為酸模亦療疥也 大明曰所在有之生山岡上狀似羊蹄葉而小黃莖葉俱細節間生子若茺蔚子 藏器曰即是山大黃一名當藥其葉酸美人亦采食其英爾雅須蓨蕪郭注云似羊蹄而稍細

疥瘡有蟲。羊蹄根擣，和猪脂，入鹽少許，日塗之。外臺秘要。

葉。【氣味】甘，滑，寒，無毒。

【主治】小兒疳蟲，殺胡夷魚、鮭魚、檀胡魚毒。作菜多食，滑大腑。大明。【時珍曰】胡夷、鮭魚皆河豚名。檀胡未詳。作菜，止痒。不宜多食，令人下氣。詵。連根爛蒸一盌食，治腸痔瀉血甚效。時珍。

【附方】舊一。縣癰舌腫，咽生息肉。羊蹄草煮汁，熱含，冷即吐之。聖惠。

實。【氣味】苦，濇，平，無毒。【主治】赤白雜痢。恭。婦人血氣。時珍。

酸模日華

【釋名】山羊蹄綱目、山大黄拾遺、蘋蕪爾雅、酸母綱目、蓚同、當藥。【時珍曰】蘋蕪乃酸模之音轉，酸模又酸母之轉，皆以味而名，與三葉酸母草同名。掌禹錫以蘋蕪爲蔓菁菜，誤矣。

【集解】【弘景曰】一種極似羊蹄而味醋，呼爲酸模，亦療疥也。【大明曰】所在有之，生山岡上。狀似羊蹄葉而小黄。莖葉俱細。節間生子，若茺蔚子。【藏器曰】即是山大黄，一名當藥。其葉酸美，人亦采食其英。爾雅：須，蘋蕪。郭璞注云：似羊蹄而稍細，

今案多豆乃之名

味微可食一名蓚蕪時珍曰[illegible]亦有根葉花形並同羊蹄但葉小味酸為異其根赤黄[illegible]根葉取汁煉霜可制雄汞

【氣味】酸寒無毒時珍曰[illegible]苦

【主治】暴熱腹脹生擣汁服當下利殺皮膚小蟲藏器治疥弘景療痢乃佳保升去汗斑同紫萍擣擦數日即沒時珍

【附方】新瘭疽毒瘡肉中忽生黯子如粟豆大者如梅李或赤或黑或青或白其中有核核有深根應心腫泡紫黑色能爛筋骨毒入臟腑殺人宜灸黯上百壯以酸模葉薄其四面防其長也內服葵根汁其毒自愈千金方

【附錄】牛舌實別錄有名未用曰味鹹溫無毒主輕身益氣生水中澤旁大葉長尺五月采實一名彖首器曰江東上人呼田水中大葉如牛耳者為牛耳菜時珍曰今人呼羊蹄為牛舌菜恐羊蹄是根此是其實否則是羊蹄之生水中者也

麢舌別錄曰味辛微溫無毒主霍亂腹痛吐逆心煩生水中五月采之弘景曰生小小水中今人五月五日采乾以治霍亂甚良

龍舌草綱目

【集解】時珍曰龍舌生南方池澤湖泊中葉如大葉菘及芣苢狀根生水底抽莖出水開白花根似胡蘿蔔根而香

味酸可食。一名蓨也。【時珍曰】平地亦有。根葉花形並同羊蹄，但葉小味酸爲異。其根赤黄色。連根葉取汁煉霜，可制雄、汞。

【氣味】酸，寒，無毒。【時珍曰】葉酸，根微苦〔一〕。

【主治】暴熱腹脹，生擣汁服，當下利。殺皮膚小蟲。藏器。治疥。弘景。療痢乃佳。保昇。去汗斑，同紫萍擣擦，數日即没。時珍。

【附方】新。瘭疽毒瘡。肉中忽生黯子如粟豆，大者如梅李，或赤或黑，或青或白，其中有核，核有深根應心。腫泡紫黑色，能爛筋骨，毒入臟腑殺人。宜灸黯上百壯。以酸模葉薄其四面，防其長也。内服葵根汁，其毒自愈。千金方。

【附録】牛舌實。【别録有名未用曰】味鹹，温，無毒。主輕身益氣。生水中澤旁。實〔二〕大葉長尺，五月采實。一名豕首〔三〕。【器曰】今東土人呼田水中大葉如牛耳者，爲牛耳菜。【時珍曰】今人呼羊蹄爲牛舌菜，恐羊蹄是根，此是其實。否則是羊蹄之生水中者也。麕舌。【别録曰】味辛，微温，無毒。主霍亂腹痛，吐逆心煩。生水中，五月采之。【弘景曰】生小水中。今人五月五日采，乾，以治霍亂，甚良〔四〕。

龍舌草 綱目

【集解】【時珍曰】龍舌生南方池澤湖泊中。葉如大葉菘菜及芣苢狀。根生水底，抽莖出水，開白花。根似胡蘿蔔根而香，

〔一〕蓨……根微苦：凡五十四字，金陵諸本或漫漶不清。今從江西本補。
〔二〕實：原脱。今據證類卷三十牛舌實補。
〔三〕豕首：證類卷三十牛舌實作「彖尸」。「彖」即「豕」之異體。
〔四〕良：據本卷分目録，此下當脱「蛇舌」一藥。

伊和安也莽俗云
世沉忘也寧一 ○

時汁能死大蟲[illegible]方家用
貰丹砂煆白[illegible]三黃

【氣味】甘鹹寒無毒【主治】瘡腫湯火灼傷擣塗之時珍

【附方】新 乳癰[illegible]草名[illegible]研蠟蜜[illegible]之[illegible]能[illegible]事

菖蒲 本經上品

【釋名】昌陽別錄 堯韭普 水劍草[illegible] 時珍曰菖蒲乃蒲類之昌盛者故曰菖蒲又呂氏春秋云冬至後五十七日菖始生菖者百草之先生者於是始耕則菖蒲昌陽又取此義也典術云堯時天降精于庭為韭感百陰之氣為菖蒲故曰堯韭方士隱為水劍因葉形也

【集解】別錄曰菖蒲生上洛池澤及蜀郡嚴道一寸九節者良露根不可用五月十二月采根陰乾弘景曰上洛郡屬梁州嚴道縣在蜀郡今乃處處有生石磧上概節為好在下濕地大根者名昌陽不堪服食真菖蒲葉有脊一如劍刃四月五月亦作小釐花也東間溪澤又有名溪蓀者根形氣色極似石上菖蒲而葉正如蒲無脊俗人多呼此為石上菖蒲者謬矣此止主欬逆斷蚤蝨不入服食用詩詠多云蘭蓀正謂此也大明曰菖蒲石澗所生堅小一寸九節者上出宣州二月八月采頌曰處處有之而池州戎州者佳春生青葉長[illegible]花實今以五月五日收

杵汁〔一〕能耎鵝鴨卵，方家用煮丹砂，煅白礬，制三黄。

【氣味】甘，鹹，寒，無毒。【主治】癰疽，湯火灼傷，擣塗之。時珍。

【附方】新一。乳癰腫毒。龍舌草、忍冬藤研爛，蜜和傅之。多能鄙事。

菖蒲本經上品

【釋名】昌陽別録、堯韭普、水劍草。【時珍曰】菖蒲，乃蒲類之昌盛者，故曰菖蒲。又呂氏春秋云：冬至後五十七日，菖始生。菖者，百草之先生者，於是始耕。則菖蒲、昌陽又取此義也。典術云：堯時天降精于庭爲韭，感百陰之氣爲菖蒲，故曰堯韭。方士隱爲水劍，因葉形也。

【集解】【別録曰】菖蒲生上洛池澤及蜀郡嚴道。一寸九節者良，露根不可用。五月、十二月采根，陰乾。【弘景曰】上洛郡屬〔二〕梁州，嚴道縣在蜀郡，今乃處處有。生石磧上，概節爲好。在下濕地，大根者名昌陽，不堪服食。真菖蒲葉有脊，一如劍刃，四月、五月亦作小釐花也。東間溪澤又有名溪蓀者，根形氣色極似石上菖蒲，而葉正如蒲，無脊。俗人多呼此爲石上菖蒲者，謬矣。此止主欬逆，斷蚤虱，不入服食用。詩詠多云蘭蓀，正〔三〕謂此也。【大明曰】菖蒲，石澗所生堅小，一寸九節者上，出宣州。二月、八月采。【頌曰】處處有之，而池州、戎州者佳。春生青葉，長一二尺許，其莖中心有脊，狀如劍。無〔四〕花實。今以五月五日收

〔一〕杵汁：本頁書影多處漫漶補寫。今從江西本核實，不再逐一出注。

〔二〕屬：原作「蜀」。今據證類卷六昌蒲改。

〔三〕正：原作「芷」。今據改同上。

〔四〕一二……無：凡十四字，金陵諸本原字均缺損漫漶，無法辨認。今據補同上。

之其根盤屈有節狀如馬鞭大一根旁引三四根旁根節尤密亦有一寸十二節者采之初虛軟曝乾方堅實折之中心色微赤嚼之辛香少滓人多植於乾燥沙石土中臘月移之尤易活黔蜀蠻人常將隨行以治卒患心痛其生蠻谷中者尤佳人家移種者亦堪用但乾後辛香堅實不及蠻人持來者此皆醫方所用石菖蒲也又有水菖蒲生溪澗水澤中不堪入藥今藥肆所貨多以二種相雜尤難辨也（承曰）今陽羨山中生水石間者其葉逆水而生根鬚絡石累無少泥土根葉極緊細一寸不啻九節入藥極佳二浙人家以瓦石器種之旦暮易水則茂水濁及有泥滓則萎近方多用石菖蒲必此類也其池澤所生肥大節踈粗慢恐不可入藥唯可作果盤氣味不烈而和淡爾時珍曰菖蒲凡五種生於池澤蒲葉肥根高二三尺者泥菖蒲白菖也生於溪澗蒲葉瘦根高二三尺者水菖蒲溪蓀也生於水石之間葉有劍脊瘦根密節高尺餘者石菖蒲也人家以砂栽之一年至春剪洗愈剪愈細高四五寸葉如韭根如匙柄粗者亦石菖蒲也甚則根長二三分葉長寸許謂之錢蒲是矣服食入藥須用二種石菖蒲餘皆不堪此草新舊相代四時常青羅浮山記言山中菖蒲一寸二十節抱朴子言服食以一寸九節紫花者尤善蘇頌言無花實然今菖蒲二三月間抽莖開細黃花成穗而昔人言菖蒲難得見花非無花也應劭風俗通云菖蒲放花人得食之長年是矣

根【修治】（斅曰）凡使勿用泥菖夏菖二件如竹根鞭形黑氣穢味腥惟石上生者根條嫩黃緊硬節稠一寸九節者

之。其根盤屈有節，狀如馬鞭大。一根旁引三四根，旁根節尤密，亦有一寸十二節者。采之初虚軟，曝乾方堅實。折之中心色微赤，嚼之辛香少滓。人多植於乾燥沙石土中，臘月移之尤易活。黔、蜀蠻人常將隨行，以治卒患心痛。其生蠻谷中者尤佳。人家移種者亦堪用，但乾後辛香堅實不及蠻人持來者。此皆醫方所用石菖蒲也。又有水菖蒲，生溪澗水澤中，不堪入藥。今藥肆所貨，多以二種相雜，尤難辨也。

【承曰】今陽羨山中水石間者，其葉逆水而生，根鬚絡石，略無少泥土，根葉極緊細，一寸不啻九節，入藥極佳。二浙人家以瓦石器種之，旦暮易水則茂，水濁及有泥滓則萎。近方多用石菖蒲，必此類也。其池澤所生，肥大節疏粗慢，恐不可入藥。唯可作果盤，氣味不烈而和淡爾。【時珍曰】菖蒲凡五種。生於池澤，蒲葉肥，根高二三尺者，泥菖蒲，白菖也。生於溪澗，蒲葉瘦，根高二三尺者，水菖蒲，溪蓀也。生於水石之間，葉有劍脊，瘦根密節，高尺餘者，石菖蒲也。人家以砂栽之一年，至春剪洗，愈剪愈細，高四五寸，葉如韭，根如匙柄粗者，亦石菖蒲也。甚則根長二三分，葉長寸許，謂之錢蒲是矣。服食入藥須用二種石菖蒲，餘皆不堪。此草新舊相代，四時常青。羅浮山記言：山中菖蒲一寸二十節。抱朴子言：服食以一寸九節紫花者尤善。蘇頌言：無花實。然今菖蒲，二三月間抽莖開細黄花成穗，而昔人言菖蒲難得見花，非無花也。應劭風俗通云：菖蒲放花，人得食之長年。是矣。

根。【修治】【斅曰】凡使，勿用泥菖、夏菖二件，如竹根鞭，形黑氣穢味腥。惟石上生者，根條嫩黄，緊硬節稠，一寸九節者，

足真也采得以銅刀刮去黃黑硬節皮一重以嫩桑枝條拌蒸熟暴乾用【時珍曰】服食須如上法制若常用但去毛微炒耳

【氣味】辛溫無毒【權曰】苦辛平【之才曰】秦皮秦艽爲之使惡地膽麻黃【大明曰】忌飴糖羊肉勿犯鐵器令人吐逆

【主治】風寒濕痺欬逆上氣開心孔補五臟通九竅明耳目出音聲主耳聾癰瘡溫腸胃止小便利久服輕身不忘不迷惑延年益心智高志不老本經

四肢濕痺不得屈伸小兒溫瘧身積熱不解可作浴湯別錄

治耳鳴頭風淚下鬼氣殺諸蟲惡瘡疥瘙甄權

除風下氣丈夫水臟女人血海冷敗多忘除煩悶止心腹痛霍亂轉筋及耳痛者作末炒乘熱裹署甚驗大明

心積伏梁好古

治中惡卒死客忤癲癇下血崩中安胎漏散癰腫擣汁服解巴豆大戟毒時珍

【發明】【頌曰】古方有單服菖蒲法蜀人治心腹冷氣㨖痛者取一二寸捶碎同吳茱萸煎湯飲之亦將隨行卒患心痛

腹

是真也。采得以銅刀刮去黄黑硬節皮一重，以嫩桑枝條相拌蒸熟，暴乾剉用。【時珍曰】服食須如上法制。若常用，但去毛微炒耳。

【氣味】辛，温，無毒。【權曰】苦、辛，平。【之才曰】秦皮、秦艽爲之使。惡地膽、麻黄。【大明曰】忌飴糖、羊肉。勿犯鐵器，令人吐逆。【主治】風寒濕痺，欬逆上氣，開心孔，補五臟，通九竅，明耳目，出音聲。主耳聾癰瘡，温腸胃，止小便利。久服輕身，不忘不迷惑，延年。益心智，高志不老。本經。四肢濕痺，不得屈伸，小兒温瘧，身積熱不解，可作浴湯。别録。治耳鳴，頭風淚下，鬼氣，殺諸蟲，惡瘡疥瘙。甄權。除風下氣，丈夫水臟、女人血海冷敗，多忘，除煩悶，止心腹痛。霍亂轉筋，及耳痛者，作末炒，乘熱裹署甚驗。大明。心積伏梁。好古。治中惡卒死，客忤癲癇，下血崩中，安胎漏，散癰腫。擣汁服，解巴豆、大戟毒。時珍。

【發明】【頌曰】古方有單服菖蒲法。蜀人治心腹冷氣搊痛者，取一二寸搥碎，同吴茱萸煎湯飲之。亦將隨行，卒患心痛，

嚼一二寸熱湯或酒送下亦效時珍曰國初周顛仙對
太祖高皇帝常嚼菖蒲飲水問其故云服之無腹痛之疾
高皇御製碑中載之菖蒲氣溫味辛乃手少陰足厥陰之藥心
氣不足者用之虛則補其母也肝苦急以辛補之是矣道藏
經有菖蒲傳一卷其語粗陋今略節其要云菖蒲者水草之
精英神仙之靈藥也其法采緊小似魚鱗者一斤以水及米
泔浸各一宿刮去皮切暴乾擣篩以糯米粥和勻更入熱蜜
搜和丸如梧子大稀葛袋盛置當風處令乾每旦酒飲任下
三十丸臨臥更服三十丸服至一月消食二月痰除服至五
年骨髓充顏色澤白髮黑落齒更生其藥以五德配五行葉
青花赤節白心黃根黑能治一切諸風手足頑痺癱緩不遂
五勞七傷填血補腦堅骨髓長精神潤五臟裨六腑開胃口
和血脈益口齒明耳目澤皮膚去寒熱除三尸九蟲天行時
疾瘴疫瘦病瀉痢痔漏婦人帶下產後血運並以酒服河內
葉敬母中風服之一年而百病愈寇天師服之得道至今廟
前猶生菖蒲鄭魚曾原等皆以服此得道也又按葛洪抱朴
子云韓衆服菖蒲十三年身上生毛冬袒不寒日記萬言商
丘子不娶惟食菖蒲根不飢不老不知所終神仙傳云咸陽
王典食菖蒲得長生安期生采一寸九節菖蒲服仙去又按
臞仙神隱書云石菖蒲置一盆於几上夜間觀書則收烟無
害目之患或置星露之下至旦取葉尖露水洗目大能明視
久則白晝見星端午日以服酒尤妙蘇東坡云凡草生石上
必須微土以附其根惟石菖蒲濯去泥土漬以清水置盆中
可數十年不枯節葉堅瘦根鬚連絡蒼然於几案間久更可

嚼一二寸，熱湯或酒送下，亦效。【時珍曰】國初周顛仙對太祖〔一〕高皇帝常嚼菖蒲飲水。問其故，云服之無腹痛之疾。高皇御製碑中載之。菖蒲氣温味辛，乃手少陰、足厥陰之藥。心氣不足者用之，虚則補其母也。肝苦急以辛補之是矣。道藏經有菖蒲傳一卷，其語粗陋。今略節其要云：菖蒲者，水草之精英，神仙之靈藥也。其法采緊小似魚鱗者一斤，以水及米泔浸各一宿，刮去皮切，暴乾擣篩，以糯米粥和匀，更入熟蜜搜和，丸如梧子大，稀葛袋盛，置當風處令乾。每旦酒、飲任下三十丸，臨卧更服三十丸。服至一月，消食。二月，痰除。服至五年，骨髓充，顔色澤，白髮黑，落齒更生。其藥以五德配五行：葉青，花赤，節白，心黄，根黑。能治一切諸風，手足頑痺，癱緩不遂，五勞七傷，填血補腦，堅骨髓，長精神，潤五臟，裨六腑，開胃口，和血脉，益口齒，明耳目，澤皮膚，去寒熱，除三尸九蟲，天行時疾，瘴疫瘦病，瀉痢痔漏，婦人帶下，産後血運。並以酒服。河内葉敬母中風，服之一年而百病愈。寇天師服之得道，至今廟前猶生菖蒲。鄭魚、曾原等皆以服此得道也。又按葛洪抱朴子云：韓衆服菖蒲十三年，身上生毛，冬袒不寒，日記萬言。商丘子不娶，惟食菖蒲根，不飢不老，不知所終。神仙傳云：咸陽王典食菖蒲得長生。安期生采一寸九節菖蒲服，仙去。又按臞仙神隱書云：石菖蒲置一盆於几上，夜間觀書則收烟無害目之患。或置星露之下，至旦取葉尖露水洗目，大能明視，久則白晝見星。端午日以酒服，尤妙。蘇東坡云：凡草生石上，必須微土以附其根。惟石菖蒲濯去泥土，漬以清水，置盆中，可數十年不枯。節葉堅瘦，根鬚連絡，蒼然於几案間，久更可

〔一〕祖：原作「阻」。今從江西本改。

喜其延年終身之功既非昌陽可比至於恐寒淡泊不待泥土而生又豈昌陽所能彷彿哉揚士瀛曰下痢禁口雖是脾虛亦然氣閉隔心胷所致俗用木香失之溫用山藥失之閉惟參苓白术散加石菖蒲粳米飲調下或用參苓石蓮肉少入菖蒲服胷次一開自然思食

附方舊九新一十八

服食法甲子日取菖蒲一寸九節者陰乾百日為末每酒服方寸匕日三服久服耳目聰明益智不忘千金方

健忘益智七月七日取菖蒲為末酒服方寸匕飲酒不醉好事者服而驗之久服聰明忌鐵器千金方

三十六風有不治者服之悉效菖蒲薄切日乾三斤盛以絹袋玄水一斛即清酒也懸浸之密封一百日視之如菜綠色以一斗熟黍米納中封十四日取出日飲　夏禹神仙經

癲癇風疾九節菖蒲不聞雞犬聲者去毛木臼擣末以黑豶豬心一箇批開砂罐煑湯調服三錢日服　醫學正傳

尸厥魘死尸厥之病卒死脉猶動聽其耳目中如微語聲股間暖者是也魘死之病臥忽不寤勿以火照但痛齧其踵及足拇趾甲際唾其面即甦仍以菖蒲末吹鼻中桂末納舌下并以菖蒲根汁灌之　肘后方

卒中客忤菖蒲根擣汁含之立止　肘后方

除一切惡端午日切菖蒲漬酒飲之或加雄黃少許　洞天保生錄

喉痺腫痛菖蒲根嚼汁燒鐵秤錘淬酒一盃飲之　聖濟總錄

霍亂脹痛生菖蒲剉四兩水和擣汁分溫四服　聖惠方

諸

喜。其延年輕〔一〕身之功，既非昌陽可比。至於忍寒淡泊，不待泥土而生，又豈昌陽所能仿佛哉！【楊士瀛曰】下痢禁口，雖是脾虛，亦熱氣閉隔心胸所致。俗用木香失之温，用山藥失之閉。惟參苓白术散加石菖蒲，粳米飲調下。或用參、苓、石蓮肉，少入菖蒲服。胸次一開，自然思食。

【附方】舊九，新一十八。**服食法。**甲子日，取菖蒲一寸九節者，陰乾百日，爲末。每酒服方寸匕，日三服。久服耳目聰明，益智不忘。千金方。**健忘益智。**七月七日取菖蒲爲末，酒服方寸匕，飲酒不醉，好事者服而驗之。久服聰明。忌鐵器。千金方。**三十六風。**有不治者，服之悉效。菖蒲薄切日乾三斤，盛以絹袋，玄水一斛，即清酒也，懸浸之，密封一百日，視之如菜緑色，以一斗熟黍米納中，封十四日，取出日飲。夏禹神仙經。**癲癇風疾。**九節菖蒲不聞雞犬聲者，去毛，木臼擣末。以黑豶豬心一箇批開，砂罐煮湯，調服三錢，日一服。醫學正傳。**尸厥魘死。**尸厥之病，卒死脉猶動，聽其耳目中如微語聲，股間暖者是也。魘死之病，卧忽不寤。勿以火照，但痛嚙其踵及足拇趾甲際，唾其面即甦。仍以菖蒲末吹鼻中，桂末納舌下，并以菖蒲根汁灌之。肘後方。**卒中客忤。**菖蒲生〔二〕根擣汁灌〔三〕之，立止。肘後方。**除一切惡。**端午日切菖蒲漬酒飲之。或加雄黄少許。洞天保生録。**喉痺腫痛。**菖蒲根嚼汁，燒鐵秤錘淬酒一盃，飲之。聖濟總録。**霍亂脹痛。**生菖蒲剉四兩，水和擣汁，分温四服。聖惠方。**諸**

〔一〕輕：原作「終」。今據東坡養生集卷二方藥石菖蒲贊改。
〔二〕生：原脱。今據證類卷六昌蒲補。
〔三〕灌：原作「含」。今據改同上。

積鼓脹 食積氣積血積之類。石菖蒲八兩剉，斑蝥四兩去翅足，同炒黃，去斑蝥不用，以布袋盛，搖去蝥末，爲末，醋糊丸梧子大。每服三五十丸，溫白湯下。治腫脹尤妙。或入香附末二錢。奇效方

肺損吐血 九節菖蒲末、白麪等分。每服三錢，新汲水下，一日一服。聖濟錄

解一切毒 石菖蒲、白礬等分，爲末，新汲水下。事林廣記

赤白帶下 石菖蒲、破故紙等分，炒爲末。每服二錢，更以菖蒲浸酒調服，日一。婦人良方

胎動半產 卒動不安，或腰痛胎轉搶心，下血不止，或日月未足而欲產。並以菖蒲根搗汁一二升服之。千金方

產後崩中 下血不止。菖蒲一兩半，酒二盞，煎取一盞，去滓分三服，食前溫服。千金方

耳卒聾閉 菖蒲根一寸，巴豆一粒去心，同搗作七丸。綿裹一丸，塞耳，日一換。一方不用巴豆，用蓖麻仁。肘后方

病後耳聾 生菖蒲汁滴之。聖惠方

蚤虱入耳 菖蒲末炒熱，袋盛枕之，即愈。聖濟錄

諸般赤眼 攀睛雲翳。菖蒲擂自然汁，文武火熬作膏，日點之效。聖濟錄

眼瞼挑鍼 獨生菖蒲根同鹽研傅。壽域神方

飛絲入目 石菖蒲搥碎，左目塞右鼻，右目塞左鼻，百發百中。危氏得效方

頭瘡不瘥 菖蒲末，油調傅之，日三夜二次。法天生意

癰疽發背 生菖蒲搗貼之。瘡乾者爲末，水調塗之。孫用和秘寶方

露岐便毒 生菖蒲根搗傅之。證治治要訣

熱毒濕瘡 宗奭曰：有人遍身生瘡，痛而不痒，手足尤甚，粘着衣被，曉夕不得睡。有人

積鼓脹。食積氣積血積之類。石菖蒲八兩剉，班蝥四兩去翅[一]足，同炒黃，去斑蝥不用。以布袋盛，拽去蝥末，爲末，醋糊丸梧子大。每服三五十丸，温白湯下。治腫脹尤妙。或入香附末二錢。奇效方。**肺損吐血**。九節菖蒲末、白麪等分。每服三錢，新汲水下，一日一服。聖濟録。**解一切毒**。石菖蒲、白礬等分爲末，新汲水下。事林廣記。**赤白帶下**。石菖蒲、破故紙等分，炒爲末。每服二錢，更以菖蒲浸酒調服，日一。婦人良方。**胎動半産**。卒動不安，或腰痛胎轉搶心，下血不止，或日月未足而欲産。並以菖蒲根搗汁一二升服之。千金方。**産後崩中，**下血不止。菖蒲一兩半，酒二盞，煎取一盞，去滓分三服，食前温服。千金方。**耳卒聾閉**。菖蒲根一寸，巴豆一粒去心，同搗作七丸。綿裹一丸，塞耳，日一换。一方不用巴豆，用蓖麻仁。肘後方。**病後耳聾**。生菖蒲汁滴之。聖惠方。**蚤虱入耳**。菖蒲末炒熱，袋盛，枕之即愈。聖濟録。**諸般赤眼，**攀睛雲翳。菖蒲擂自然汁，文武火熬作膏，日點之效。聖濟録。**眼瞼挑鍼**。獨生菖蒲根同鹽研，傅。壽域神方。**飛絲入目**。石菖蒲搥碎。左目塞右鼻，右目塞左鼻。百發百中。危氏得效方。**頭瘡不瘥**。菖蒲末，油調傅之，日三、夜二次。法天生意。**癰疽發背**。生菖蒲搗貼之。瘡乾者，爲末，水調塗之。孫用和秘寶方。**露岐[二]便毒**。生菖蒲根搗傅之。證[三]治要訣。**熱毒濕瘡**。宗奭曰：有人遍身生瘡，痛而不痒，手足尤甚，粘着衣被，曉夕不得睡。有人

〔一〕翅：原字缺損。今據奇效良方卷四十一脹滿門補正。

〔二〕露岐：證治要訣卷之十一瘡毒門作「露瘨」。

〔三〕證：此後原衍一「治」字。今據卷一引據古今醫家書目删。

安也茶久尤

教以菖蒲三斗日乾爲末布席上卧之仍以衣被覆之既不粘衣又復得睡不五七日其瘡如失後以治人應手神驗衍義本草

風癬有蟲　菖蒲末五斤酒漬釜中蒸之使味出先絶酒一日每服一升或半升千金方

隂汗濕痒　石菖蒲蛇牀子等分爲末日搽二三次濟急仙方

葉　主治　洗疥大風瘡時珍

白昌　別録有名未用

釋名　水昌蒲別録　水宿別録　莖蒲別録　昌陽拾遺　溪蓀拾遺　蘭蓀弘景時珍曰此即今池澤所生昌蒲葉無劍脊根肥白而節疏慢故謂之白昌古人以根爲葅食謂之昌本亦曰昌歜文王好食之其生溪澗者名溪蓀

集解　別録曰白昌十月采　藏器曰即今之溪蓀也一名昌陽生水畔人亦呼爲菖蒲與石上昌蒲都別根大而臭色正白　頌曰水昌蒲生溪澗水澤中甚多失水則枯葉似石昌但中心無脊其根乾後輕虛多滓不堪入藥　時珍曰此有二種一種根大而肥白節疏者白昌也俗謂之泥昌蒲一種根瘦而赤節稍密者溪蓀也俗謂之水昌蒲葉俱無劍脊溪蓀氣味勝似白昌並可殺蟲不甚服食

氣味　甘無毒別録曰甘辛温汁制雌黄雄黄砒石　主治　食諸蟲別録　主風濕欬逆

教以菖蒲三斗，日乾爲末，布席上卧之，仍以衣被覆之。既不粘衣，又復得睡，不五七日，其瘡如失。後以治人，應手神驗。本草衍義〔一〕。風癬有蟲。菖蒲末五斤，酒三升〔二〕漬，釜中蒸之，使味出。先絶酒一日，每服一升或半升。千金方。陰汗濕痒。石菖蒲、蛇牀子等分，爲末。日搽二三次。濟急仙方。

葉。【主治】洗疥、大風瘡。時珍。

白昌 別録有名未用

【釋名】水昌蒲別録、水宿別録、莖蒲別録、昌陽拾遺、溪孫〔三〕拾遺、蘭孫〔四〕弘景。【時珍曰】此即今池澤所生昌蒲，葉無劍脊，根肥白而節疏慢，故謂之白昌。古人以根爲菹食，謂之昌本，亦曰昌歜，文王好食之。其生溪澗者，名溪蓀。

【集解】【別録曰】白昌十月采。【藏器曰】即今之溪蓀也。一名昌陽。生水畔。人亦呼爲菖蒲，與石上昌蒲都别。根大而臭，色正白。【頌曰】水昌蒲生溪澗水澤中甚多，失水則枯。葉似石昌，但中心無脊。其根乾後，輕虚多滓，不堪入藥。【時珍曰】此有二種。一種根大而肥白節疏者，白昌也，俗謂之泥昌蒲。一種根瘦而赤節稍密者，溪蓀也，俗謂之水昌蒲。葉俱無劍脊。溪蓀氣味勝似白昌，並可殺蟲，不堪服食。

【氣味】甘，無毒。【別録曰】甘、辛，温。汁制雄黄、雌黄、砒石。【主治】食諸蟲。別録。主風濕欬逆，

〔一〕本草衍義：原作「衍義本草」。今據卷一歷代諸家本草乙正。
〔二〕三升：原脱。今據千金方卷二十三疥癬補。
〔三〕溪孫：下文「集解」及證類卷三十白昌均作「溪蓀」。
〔四〕蘭孫：同上均作「蘭蓀」。

加麻、

去黶斷疵風（弘景）研末油調塗疥癬（蘇頌）

香蒲（本經上品）蒲黃（本經上品）

釋名 甘蒲（蘇恭）醮石（吳普）花上黃粉名蒲黃

恭曰香蒲即甘蒲可作薦者春初生取白為葅亦堪蒸食山南人謂之香蒲以菖蒲為臭蒲也蒲黃即此蒲之花也

集解 別錄曰香蒲生南海池澤蒲黃生河東池澤四月采之 頌曰香蒲蒲黃苗也處處有之以泰州者為良春初生嫩葉出水時紅白色茸茸然取其中心入地白蒻大如匕柄者生噉之甘脆又以醋浸如食筍大美周禮謂之蒲葅今人罕有食之者至夏抽梗於叢葉中花抱梗端如武士棒杵故俚俗謂之蒲槌亦曰蒲蕚花其蒲黃即花中蕊屑也細若金粉當欲開時便取之市廛以蜜搜作果食貨賣 時珍曰蒲叢生水際似莞而褊有脊而柔二三月苗采其嫩根瀹過作鮓一宿可食亦可煠食蒸食及曬乾磨粉作餅食詩云其蔌伊何惟筍及蒲是矣八九月收葉以為席亦可作扇軟滑而溫

正誤 弘景曰香蒲方藥不復用人無采者南海人亦不復識江南貢菁茅一名香茅以供宗廟縮酒或云是薰草又云是燕麥此蒲亦相類耳○恭曰陶氏所引菁茅乃三脊茅也香茅燕麥薰草野俗皆識都非香蒲類也

蒲蒻 一名蒲筍（食物）蒲兒根（野菜譜）

去蟲，斷蚤虱。弘景。研末，油調，塗疥瘙。蘇頌。

香蒲本經上品　蒲黄本經上品

【釋名】甘蒲蘇恭、醮石吴普。花上黄粉名蒲黄。【恭曰】香蒲即甘蒲，可作薦者。春初生，取白爲菹，亦堪蒸食。山南人謂之香蒲，以菖蒲爲臭蒲也。蒲黄即此蒲之花也。

【集解】【别録曰】香蒲生南海池澤。蒲黄生河東池澤，四月采之。【頌曰】香蒲，蒲黄苗也。處處有之，以泰〔一〕州者爲良。春初生嫩葉，出水時紅白色茸茸然。取其中心入地白蒻，大如匕柄者，生啖之甘脆。又以醋浸，如食筍，大美。周禮謂之蒲菹，今人罕有食之者。至夏抽梗於叢葉中，花抱梗端，如武士棒杵，故俚俗謂之蒲槌，亦曰蒲蕚花〔二〕。其蒲黄，即花中蕊屑也，細若金粉，當欲開時便取之。市廛以蜜搜作果食貨賣。【時珍曰】蒲叢生水際，似莞而褊。有脊而柔，二三月苗。采其嫩根，瀹過作鮓，一宿可食。亦可煠食、蒸食及晒乾磨粉作餅食。詩云「其蔌伊何，惟筍及蒲」是矣。八九月收葉以爲席，亦可作扇，軟滑而温。

【正誤】【弘景曰】香蒲方藥不復用，人無采者，南海人亦不復識。江南貢菁茅，一名香茅，以供宗廟縮酒。或云是薰草，又云是燕麥，此蒲亦相類耳。○【恭曰】陶氏所引菁茅，乃三脊茅也。香茅、燕麥〔三〕、薰草，野俗皆識，都非香蒲類也。

蒲蒻，一名蒲筍食物、蒲兒根野菜譜。

〔一〕泰：原作「秦」。今據證類卷七蒲黄改。
〔二〕蒲蕚花：同上作「蒲蘁」。
〔三〕麥：原作「香」。今據證類卷七香蒲改。

氣味甘平無毒 時珍曰寒 主治五臟心下邪氣口中爛臭堅齒明目聰耳久服輕身耐老 本經 去熱燥利小便 甯原 生啖止消渴 汪穎 補中益氣和血脉 正要 擣汁服治妊婦勞熱煩躁胎動下血 時珍

○出産乳

附方 舊二 妬乳乳癰 蒲黃草根擣封之并煎汁飲及食之 昝殷産寶 熱毒下痢 蒲根二兩粟米二合水煎服日二次 聖濟總錄

蒲黃 本經上品

修治 斅曰凡使勿用松黃并黃蒿其二件全似只是味跙及吐人真蒲黃須隔三重紙焙令色黃蒸半日却再焙乾用之妙 大明曰破血消腫者生用之補血止血者須炒用

氣味甘平無毒 主治心腹膀胱寒熱利小便止血消瘀血久服輕身益氣力延年神仙 本經 治痢血鼻衄吐血尿血瀉血利水道通經脉止女子崩中 甄權 婦人帶下月候不勻血氣心腹痛妊婦下血墜胎血運血癥兒枕氣痛顛撲血悶排膿瘡癤遊風腫毒下乳汁止洩精 大明 凉血活血止心腹諸痛 時珍

【氣味】甘，平，無毒。【時珍曰】寒。【主治】五臟心下邪氣，口中爛臭，堅齒明目聰耳。久服輕身耐老。本經。去熱燥，利小便。甯原。生啖止消渴。汪穎。補中益氣，和血脉。正要。擣汁服，治妊婦勞熱煩躁，胎動下血。時珍。○出産乳。

【附方】舊二。妬乳乳癰。蒲黄草根擣封之，并煎汁飲及食之。昝殷産寶。熱毒下痢。蒲根二兩，粟米二合，水煎服，日二次。聖濟總録。

蒲黄本經上品。【修治】【斅曰】凡使勿用松黄并黄蒿。其二件全似，只是味跙及吐人。真蒲黄須隔三重紙焙令色黄，蒸半日，却再焙乾用之妙。【大明曰】破血消腫者生用之，補血止血者須炒用。

【氣味】甘，平，無毒。【主治】心腹膀胱寒熱，利小便，止血，消瘀血。久服輕身益氣力，延年神仙。本經。治痢血，鼻衄吐血，尿血瀉血，利水道，通經脉，止女子崩中。甄權。婦人帶下，月候不匀，血氣心腹痛，妊婦下血墜胎，血運血癥，兒枕氣〔一〕痛，顛撲血悶，排膿，瘡癤，遊風腫毒，下乳汁，止洩精。大明。涼血活血，止心腹諸痛。時珍。

〔一〕氣：證類卷七蒲黄載日華子作「急」。張本同。

發明【弘景曰】蒲黃即蒲釐花上黃粉也。甚療血。仙經亦用之。
【宗奭曰】汴人初得，羅去滓，以水調為膏，擘為塊。人多食之，
以解心臟虛熱，小兒尤嗜之。過月則燥，色味皆淡，須蜜水
和。不可多食，令人自利，極能虛人。【時珍曰】蒲黃，手足厥陰血
分藥也。故能治血治痛。生則能行，熟則能止。與五靈脂同用，
能治一切心腹諸痛，詳見禽部寒號蟲下。按許叔微本事方
云：有士人妻舌忽脹滿口，不能出聲。一老叟教以蒲黃頻摻，
比曉乃愈。又芝隱方云：宋度宗欲賞花，一夜忽舌腫滿口。蔡
御醫用蒲黃、乾薑末等分，乾搽而愈。據此二說，則蒲黃之涼
血活血可證矣。蓋舌乃心之外候，而手厥陰相火乃心之臣，
使得乾薑，是
陰陽相濟也。

附方舊十四，新十一。舌脹滿口上方見。重舌生瘡蒲黃末傅之，不過三上瘥。千金方。肺
熱衄血蒲黃、青黛各一錢，新汲水服之。或去青黛，入油髮灰等分，生地黃汁調下。簡便單方。吐血唾
血蒲黃末二兩，每日溫酒或冷水服三錢，妙。簡要濟眾方。老幼吐血蒲黃末，每服半錢，生地黃汁調下，量
人加減。或入髮灰等分。聖濟總錄。小便出血方同上。小便轉胞以布包蒲黃裹腰腎，令頭致地，
數次取通。肘後方。金瘡出血悶絕，蒲黃半兩，熱酒灌下。危氏方。瘀血內漏蒲黃末二兩，每服方
寸匕，水調下，服盡止。肘後方。腸痔出血蒲黃末方寸匕，水服之，日三服。肘後方。小兒嬭痔蒲黃、

【發明】【弘景曰】蒲黄即蒲釐，花上黄粉也。甚療血。仙經亦用之。【宗奭曰】汴人初得，羅去滓，以水調爲膏，擘爲塊。人多食之，以解心臟虚熱，小兒尤嗜之。過月則燥，色味皆淡，須蜜水和。不可多食，令人自利，極能虚人。【時珍曰】蒲黄，手、足厥陰血分藥也，故能治血治痛。生則能行，熟則能止。與五靈脂同用，能治一切心腹諸痛，詳見禽部「寒號蟲」下。按許叔微本事方云：有士人妻舌忽脹滿口，不能出聲。一老叟教以蒲黄頻摻，比曉乃愈。又芝隱方云：宋度宗欲賞花，一夜忽舌腫滿口。蔡御醫用蒲黄、乾薑末等分，乾搽而愈。據此二説，則蒲黄之涼血活血可證矣。蓋舌乃心之外候，而手厥陰相火乃心之臣使，得乾薑是陰陽相濟也。

【附方】舊十四，新十一。舌脹滿口。方見上。重舌生瘡。蒲黄末傅之。不過三上瘥。千金方。肺熱衄血。蒲黄、青黛各一錢，新汲水服之。或去青黛，入油髮灰等分，生地黄汁調下。簡便單方。吐血唾血。蒲黄末二兩，每日温酒或冷水服三錢，妙。簡要濟衆方。老幼吐血。蒲黄末，每服半錢，生地黄汁調下，量人加減。或入髮灰等分。聖濟總録。小便出血。方同上。小便轉胞。以布包蒲黄裹腰腎，令頭致地，數次取通。肘後方。金瘡出血，悶絶。蒲黄半兩，熱酒灌下。危氏方。瘀血内漏。蒲黄末二兩，每服方寸匕，水調下，服盡止。肘後方。腸痔出血。蒲黄末方寸匕，水服之，日三服。肘後方。小兒嬭痔。蒲黄

空心温酒服方寸匕日三　塞上方

脱肛不收蒲黄和猪脂傅日三五度　子母秘録

胎動欲産日月未足者蒲黄二錢井花水服　集一方

産婦催生蒲黄地龍洗焙陳橘皮等分為末另炒臨時各抄一錢新汲水調服立産　此常親用甚妙　唐慎微方

胞衣不下蒲黄二錢井水服之　集驗方

産後下血羸瘦迨死蒲黄二兩水二升煎八合頓服　産寶方

産後血瘀蒲黄三兩水三升煎一升頓服　梅師方

兒枕血瘕蒲黄三錢米飲服　産寶

産後煩悶蒲黄方寸匕東流水服極良　産寶

墜傷撲損瘀血在内煩悶者蒲黄末空心温酒服三錢　塞上方

關節疼痛蒲黄八兩熟附子一兩為末每服一錢涼水下日一服　肘後方

陰下濕癢蒲黄末傅三四度瘥　千金方

聤耳出膿蒲黄末掺之　聖惠

口耳大衄蒲黄阿膠炙各半兩每用二錢水一盞生地黄汁一合煎至六分温服急以帛繫兩乳止乃已　聖惠方

耳中出血蒲黄炒黑研末掺入　簡便方

蒲黄滓　大明曰蒲黄中篩出赤滓名曰蒲萼也

主治炒用澀腸止瀉血血痢甚妙　大明

菰　別録下品

釋名茭草　説文　蔣草　時珍曰按許氏説文菰本作苽從瓜諧聲也有米謂之彫菰已見穀部菰米下江南

空心温酒服方寸匕，日三。塞上方。脱肛不收。蒲黄和豬脂傅，日三五度。子母秘録。胎動欲産，日月未足者。蒲黄二錢，井花水服。集一方〔一〕。産婦催生。蒲黄、地龍洗焙、陳橘皮等分，爲末，另收。臨時各抄一錢，新汲水調服，立産。此常親用，甚妙。唐慎微方〔二〕。胞衣不下。蒲黄二錢，井水服之。集驗方。産後下血，羸瘦迨死。蒲黄二兩，水二升，煎八合，頓服。産寶方。産後血瘀。蒲黄三兩，水三升，煎一升，頓服。梅師方。兒枕血瘕。蒲黄三錢，米飲服。産寶。産後煩悶。蒲黄方寸匕，東流水服，極良。産寶。墜傷撲損，瘀血在内，煩悶者。蒲黄末，空心温酒服三錢。塞上方。關節疼痛。蒲黄八兩，熟附子一兩，爲末。每服一錢，凉水下，日一。肘後方。陰下濕癢。蒲黄末，傅三四度，瘥。千金方。聤耳出膿。蒲黄末摻之。聖惠。口耳大衄。蒲黄、阿膠炙各半兩。每用二錢，水一盞，生地黄汁一合，煎至六分，温服。急以帛繫兩乳，止乃已。聖惠方。耳中出血。蒲黄炒黑研末，摻入。簡便方。

蒲黄滓。【大明曰】蒲黄中篩出赤滓，名曰蒲萼也。【主治】炒用澀腸，止瀉血、血痢甚妙。大明。

菰 別録下品

【釋名】茭草說文、蔣草。【時珍曰】按許氏説文菰本作苽，從瓜諧聲也。有米謂之彫菰，已見穀部「菰米」下。江南

〔一〕集一方：據證類卷七蒲黄，此方同出子母秘録。時珍曰「集一方」乃集于同一方之义，亦通。
〔二〕唐慎微方：此即證類卷七蒲黄題作「催生」之方。按例當爲艾晟所增。

沘

人呼菰爲茭以其根交結也蔣義未詳

【集解】保昇曰：菰根生水中，葉如蔗荻，久則根盤而厚。夏月生菌堪啖，名菰菜。三年者，中心生白薹如藕狀，似小兒臂而白軟，中有黑脉，堪啖者，名菰首也。藏器曰：菰首小者，擘之內有黑灰如墨者，名烏鬱，人亦食之。晉張翰思吳中蓴菰，即此也。頌曰：菰根，江湖陂澤中皆有之，生水中，葉如蒲葦，刈以秣馬甚肥。春末生白茅如筍，即菰菜也，又謂之茭白，生熟皆可啖，甜美。其中心如小兒臂者，名菰手。作菰首者，非矣。爾雅云：出隧，蘧蔬。註云：生菰草中，狀似土菌，江東人啖之，甜滑，即此也。故南方人至今謂菌爲菰，亦緣此義。其根亦如蘆根，冷利更甚。二浙下澤處菰草最多，其根相結而生，久則并土浮於水上，彼人謂之菰葑，刈去其葉，便可耕蒔，又名葑田。其菌有莖硬者，謂之菰蔣草，至秋結實，乃彫胡米也。歲飢，人以當糧。宗奭曰：菰乃蒲類，河朔邊人止以飼馬作薦。八月開花如葦，結青子，合粟爲粥食，甚濟飢。杜甫所謂波漂菰米連雲黑者是也。

菰筍 一名茭筍日用 茭白圖經 菰菜同

【氣味】甘，冷，滑，無毒。詵曰：滑中，不可多食。頌曰：菰之種類皆極冷，不可過食，甚不益人，惟服金石人相宜。

耳【主治】利五臟邪氣，酒皶面赤，白癩癧瘍，目赤，熱毒風氣，卒

人呼菰爲茭，以其根交結也。「蔣」義未詳。

【集解】【保昇曰】菰根生水中，葉如蔗、荻，久則根盤而厚。夏月生菌堪啖，名菰菜。三年者，中心生白薹如藕狀，似小兒臂而白軟，中有黑脉堪啖者，名菰首也。【藏器曰】菰首小者，擘之内有黑灰如墨者，名烏鬱，人亦食之。晉張翰思吳中蓴、菰，即此也。【頌曰】菰根，江湖陂澤中皆有之。生水中，葉如蒲、葦輩，刈以秣馬甚肥。春末生白茅如筍，即菰菜也，又謂之茭白，生熟皆可啖，甜美。其中心如小兒臂者，名菰手。作菰首者，非矣。爾雅云：出隧蘧蔬。註云：生菰草中，狀似土菌，江東人啖之，甜滑。即此也。故南方人至今謂菌爲菰，亦緣此義。其根亦如蘆根，冷利更甚。二浙下澤處，菰草最多。其根相結而生，久則并土浮於水上，彼人謂之菰葑。刈去其葉，便可耕蒔，又〔一〕名葑田。其苗有莖梗〔二〕者，謂之菰蔣草。至秋結實，乃彫胡米也。歲飢人以當糧。【宗奭曰】菰乃蒲類。河朔邊人止以飼馬作薦。八月開花如葦。結青子，合粟爲粥食，甚濟飢。杜甫所謂「波漂菰米連雲黑」者，是也。

菰筍，一名茭筍日用、茭白圖經、菰菜同。

【氣味】甘，冷，滑，無毒。【詵曰】滑中，不可多食。【頌曰】菰之各類皆極冷，不可過食，甚不益人，惟服金石人相宜耳。

【主治】利五臟邪氣，酒皶面赤，白癩瘧瘍，目赤。熱毒風氣，卒

〔一〕又：原闕一字，底本經描補。今從錢本補。
〔二〕梗：原作「硬」。今據證類卷十一菰根改。

心痛可𥂁醋煑食之（孟詵）去煩熱止渴除目黃利大小便止熱痢𤻲鯽魚爲羹食開胃口解酒毒壓丹石毒發（藏器）

菰手（一名菰菜（日用）茭白（通志）茭粑（俗名）蘧蔬（音毬））

（氣味）甘冷滑無毒（大明曰微毒詵曰性滑發冷氣令人下焦寒傷陽道禁蜜食發痼疾服巴豆人不可食）

（主治）心胸中浮熱風氣滋人齒（孟詵）煑食止渴及小兒水痢（藏器）

菰根（氣味）甘大寒無毒（頌曰菰根亦如蘆根冷利更甚）（主治）腸胃痼熱消渴止小便利擣汁飲之（別錄）燒灰和雞子白塗火燒瘡（藏器）

（附方）（舊一）小兒風瘡久不愈者用菰蔣節燒研傅之（子母秘錄）毒蛇傷齧（菰蔣草根燒灰傅之外臺秘要）

葉（主治）利五臟（大明）

菰米（見穀部）

心痛，可鹽、醋煮食之。孟詵。去煩熱，止渴，除目黄，利大小便，止熱痢〔一〕。雜鯽魚爲羹食，開胃口，解酒毒，壓丹石毒發。藏器。

菰手，一名菰菜日用、茭白通志、茭粑俗名、蘧蔬音毬〔二〕⿺毛叟。

【氣味】甘，冷，滑，無毒。【大明曰】微毒。【詵曰】性滑，發冷氣，令人下焦寒，傷陽道。禁〔三〕蜜食，發痼疾。服巴豆人不可食。

【主治】心胸中浮熱風氣，滋人齒。孟詵。煮食，止渴及小兒水痢。藏器。

菰根。【氣味】甘，大寒，無毒。【頌曰】菰根亦如蘆根，冷利更甚。【主治】腸胃痛熱，消渴，止小便利。擣汁飲之。别録。燒灰，和雞子白，塗火燒瘡。藏器。

【附方】舊二。小兒風瘡，久不愈者。用菰蔣節燒研，傅之。子母秘録。毒蛇傷齧。菰蔣草根燒灰，傅之。外臺秘要。

葉。【主治】利五臟。大明。

菰米見穀部。

〔一〕痢：原作「麻」。今據證類卷十一菰根改。
〔二〕毬：據證類卷十一菰根引張揖似當作「氍」。
〔三〕禁：原作「襟」。今從江西本改。

宇岐久佐

苦草　綱目

【集解】時珍曰：生湖澤中，長二三尺，狀如茅、蒲之類。

【氣味】【主治】婦人白帶，煎湯服。又主好嗜乾茶不已，面黄無力，為末，和炒脂麻不時乾嚼之。時珍

水萍　本經中品

【釋名】別錄曰：水萍生雷澤池澤，三月采，暴乾。弘景曰：此是水中大萍，非今浮萍子。藥對云五月有花，白色，即非今溝渠所生者。楚王渡江所得，乃斯實也。藏器曰：水萍有二種，大者曰蘋，葉圓，闊寸許；小萍子是溝渠間者。本經云水萍，應是小者。頌曰：爾雅云萍蓱，其大者蘋。蘇恭言有三種，大者曰蘋，中者曰荇，小者即水上浮萍。今醫家鮮用大蘋，惟用浮萍。時珍曰：本草所用水萍，乃小浮萍，非大蘋也。陶、蘇俱以大蘋註之，誤矣。萍之與蘋，音雖相近，字脚不同，形亦迥別。今釐正之。

【集解】至見蘋下浮萍浮處處池澤止水中甚多，季春始生，或云楊花所化。一葉經宿即生數葉，葉下有微鬚，即其根也。一種背面皆綠者；一種面青背紫赤若血者，謂之紫萍，入藥為良，七月采之。淮南萬畢術云：老血化為紫萍。恐自有此種，不盡然也。小雅呦呦鹿鳴，食野之苹者，乃蒿屬。陸佃指為此萍，誤矣。

苦草綱目

【集解】【時珍曰】生湖澤中，長二三尺，狀如茅、蒲之類。

【氣味】【主治】婦人白帶，煎湯服。又主好嗜乾茶不已，面黄無力，爲末，和炒脂麻不時乾嚼之。時珍。

水萍本經中品

【釋名】〔一〕【别録曰】水萍生雷澤池澤。三月采，暴乾。【弘景曰】此是水中大萍，非今浮萍子。藥録〔二〕云「五月有花白色」，即非今溝渠所生者。楚王渡江所得，乃斯實也。【藏器曰】水萍有三種。大者曰蘋，葉圓，闊寸許。小萍子是溝渠間者。本經云水萍，應是小者。【頌曰】爾雅云：萍，蓱。其大者蘋。蘇恭言有三種：大者曰蘋，中者曰荇，小者即水上浮萍。今醫家鮮用大蘋，惟用浮萍。【時珍曰】本草所用水萍，乃小浮萍，非大蘋也。陶、蘇俱以大蘋註之，誤矣。萍之與蘋，音雖相近，字脚不同，形亦迥别，今釐正之，互見「蘋」下。浮萍處處池澤止水中甚多，季春始生。或云楊花所化。一葉經宿即生數葉，葉下有微鬚，即其根也。一種背面皆緑者。一種面青背紫赤若血者，謂之紫萍，入藥爲良，七月采之。淮南萬畢術云：老血化爲紫萍。恐自有此種，不盡然也。小雅「呦呦鹿鳴，食野之苹」者，乃蒿屬。陸佃指爲此萍，誤矣。

〔一〕釋名：此後的内容當屬「集解」。
〔二〕録：原作「對」。今據證類卷九水萍改。

修治時珍曰紫背浮萍七月采之揀淨以竹篩攤晒下置水一盆映之即易乾也

氣味辛寒無毒別錄曰酸**主治**暴熱身癢下水氣勝酒長鬚髮止消渴久服輕身本經下氣以沐浴生毛髮別錄治熱毒風熱熱狂熁腫毒湯火傷風瘮大明擣汁服主水腫利小便為末酒服方寸匕治人中毒為膏傅面䵟藏器主風濕麻痺脚氣打撲傷損目赤翳膜口舌生瘡吐血衂血癜風丹毒時珍

發明震亨曰浮萍發汗勝於麻黄頌曰俗醫用治時行熱病亦堪發汗甚有功其方用浮萍一兩四月十五日采之麻黄去根節桂心附子炮裂去臍皮各半兩四物擣細篩每服一錢以水一中盞生薑半分煎至六分和滓熱服汗出乃瘥又治惡疾癘瘡遍身者濃煮汁浴半日多效此方是奇也時珍曰浮萍其性輕浮入肺經達皮膚所以能發揚邪汗也世傳宋時東京開河掘得石碑梵書大篆一詩無能曉者真人林靈素逐字辨譯乃是治中風方名去風丹也詩云天生靈草無根幹不在山間不在岸始因飛絮逐東風汎梗青青飄水面神仙一味去沉痾采時須在七月半選甚癱風與大風些小微風都不算豆淋酒化服三丸鐵鏷頭上也出汗其法以紫色浮萍晒乾為細末煉蜜和丸彈子大每服一粒

【修治】【時珍曰】紫背浮萍，七月采之，揀净，以竹篩攤晒，下置水一盆映之，即易乾也。

【氣味】辛，寒，無毒。【別録曰】酸。【主治】暴熱身癢，下水氣，勝酒，長鬚髮，止消渴。久服輕身。本經。下氣。以沐浴，生毛髮。別録。治熱毒、風熱、熱狂，熁腫毒、湯火傷、風瘮。大明。擣汁服，主水腫，利小便。爲末酒服方寸匕，治人中毒。爲膏傅面皯。藏器。主風濕麻痺，脚氣，打撲傷損，目赤翳膜，口舌生瘡，吐血衄血，癜風丹毒。時珍。

【發明】【震亨曰】浮萍發汗，勝於麻黄。【頌曰】俗醫用治時行熱病，亦堪發汗，甚有功。其方用浮萍一兩，四月十五日采之，麻黄去根節，桂心，附子炮裂去臍[一]皮，各半兩，四物搗細篩。每服一錢，以水一中盞，生薑半分，煎至六分，和滓熱服，汗出乃瘥。又治惡疾癘瘡遍身者，濃煮汁浴半日，多效。此方甚奇古也。【時珍曰】浮萍其性輕浮，入肺經，達皮膚，所以能發揚邪汗也。世傳宋時東京開河，掘得石碑，梵書大篆一詩，無能曉者。真人林靈素逐字辨譯，乃是治中風方，名去風丹也。詩云：「天生靈草無根幹，不在山間不在岸。始因飛絮逐東風，汎梗青青飄水面。神仙一味去沉疴，采時須在七月半。選甚癱風與大風，些小微風都不算。豆淋酒化服三丸，鐵鏷[二]頭上也出汗。」其法：以紫色浮萍晒乾爲細末，煉蜜和丸彈子大。每服一粒，

〔一〕臍：原作「濟」。今據證類卷九水萍引圖經改。
〔二〕鏷：證類卷九水萍引「高供奉」作「幞」。

以豆淋酒化下治左癱右瘓三十六種風偏正頭風口喎斜大風癩風一切無名風及脚氣并打撲傷折及胎孕有傷服過百粒即爲全人此方後人易名紫萍一粒丹

附方舊七新十八

夾驚傷寒 紫背浮萍一錢犀角屑半錢釣藤鈎三七箇爲末每服半錢蜜水調下連進三服出汗爲度 聖濟錄

消渴飲水 日至一石者浮萍搗汁服之○又方用乾浮萍栝蔞根等分爲末人乳汁和丸梧子大空腹飲服二十丸三年者數日愈 千金方

小便不利 膀胱水氣流滯浮萍日乾爲末飲服方寸匕日二服 千金翼

水氣洪腫 小便不利浮萍日乾爲末每服方寸匕白湯下日二服 聖惠方

霍亂心煩 蘆根炙一兩半水萍焙人參枇杷葉炙各一兩每服五錢入薤白四寸水煎溫服 聖惠方

吐血不止 紫背浮萍焙半兩黃芪炙二錢半爲末每服一錢薑蜜水調下 聖濟總錄

鼻衄不止 浮萍末吹之 聖惠方

中水毒病 手足指冷至膝肘即是以浮萍日乾爲末飲服方寸匕良 姚僧坦集驗方

大腸脫肛 水聖散用紫浮萍爲末乾貼之 危氏得效方

身上虛癢 浮萍末一錢以黃芩一錢同四物湯煎湯調下 丹溪纂要

風熱癮疹 浮萍蒸過焙乾牛蒡子酒煮曬乾炒各一兩爲末每薄荷湯服一二錢日二次 古今錄驗

風熱丹毒 浮萍搗汁遍塗之 子母秘錄

汗斑癜風 端午日收紫背浮萍曬乾每以四兩

以豆淋酒化下。治左癱右瘓，三十六種風，偏正頭風，口眼喎斜，大風癩風，一切無名風及脚氣，并打撲傷折，及胎孕有傷。服過百粒，即爲全人。此方後人易名紫萍一粒丹。

【附方】舊七，新十八。夾驚傷寒。紫背浮萍一錢，犀角屑半錢，釣藤鉤三七箇，爲末。每服半錢，蜜水調下，連進三服，出汗爲度。聖濟録。消渴飲水，日至一石者。浮萍搗汁服之。○又方：用乾浮萍、栝蔞根等分，爲末，人乳汁和丸梧子大。空腹飲服二十丸。三年者，數日愈。千金方。小便不利，膀胱水氣流滯。浮萍日乾爲末。飲服方寸匕，日二服。千金翼。水氣洪腫，小便不利。浮萍日乾爲末。每服方寸匕，白湯下，日二服。聖惠方。霍亂心煩。蘆根炙一兩半，水萍焙、人參、枇杷葉炙各一兩。每服五錢，入薤白四寸，水煎温服。聖惠方。吐血不止。紫背浮萍焙半兩，黄芪炙二錢半，爲末。每服一錢，薑蜜水調下。聖濟總録。鼻衄不止。浮萍末，吹之。聖惠方。中水毒病。手足指冷至膝肘，即是。以浮萍日乾爲末。飲服方寸匕良。姚僧坦集驗方。大腸脱肛。水聖散：用紫浮萍爲末，乾貼之。危氏得效方。身上虚癢。浮萍末一錢，以黄芩一錢，同四物湯煎湯調下。丹溪纂要。風熱癮疹。浮萍蒸過焙乾，牛蒡子酒煮晒乾炒，各一兩，爲末。每薄荷湯服一二錢，日二次。古今録驗。風熱丹毒。浮萍搗汁，遍塗之。子母秘録。汗斑癜風。端午日收紫背浮萍晒乾。每以四兩

煎水浴，并以萍挼之。或入漢防己二錢亦可。袖珍方

少年面皰。外臺用浮萍日挼盦之，并飲汁少許。○普濟方用紫背萍四兩，防己一兩，煎濃汁洗之，仍以萍於斑䵟上熟挼，日三五次。物雖微末，其功甚大，不可小看。普濟方

粉滓面䵟。溝渠小萍爲末，日傅之。聖惠方

大風癘疾。浮萍草三月采，淘三五次，窨三五日，焙爲末，不得見日，每服三錢，食前温酒下，常持觀音聖號。忌豬魚雞蒜。○又方：七月七日取紫背浮萍，日乾爲末，半升入好消風散五兩，每服五錢，水煎頻飲，仍以煎湯洗浴之。十便良方

癍瘡入目。浮萍陰乾爲末，以生羊子肝半個，同水半盞煮熟，搗爛絞汁，調末服。甚者不過一服，已傷者十服見效。危氏得效方

弩肉攀睛。青萍少許，研爛，入片腦少許，貼眼上效。危氏得效方

毒腫初起。水中浮子草，搗傅之。肘后方

發背初起，腫焮赤熱。浮萍搗和雞子清貼之。聖惠方

楊梅瘡癬。水萍煎汁，浸洗半日，數日一作。集簡方

燒烟去蚊。五月取浮萍陰乾用之。孫真人方

蘋 吳普本草

釋名 苹菜拾遺、四葉菜卮言、田字草。時珍曰：蘋本作薲。左傳：蘋蘩蘊藻之菜，可薦於鬼神，可羞於王公。則薲有賓之之義，故字從賓。其草四葉相合，中折十字，故俗呼爲四葉菜、田字草、破銅錢，皆象形也。諸家本草皆

煎水浴，并以萍擦之。或入漢防己二錢亦可。袖珍方。少年面皰。外臺用浮萍日挼盦之，并飲汁少許。○普濟方用紫背萍四兩，防己一兩，煎濃汁洗之。仍以萍於斑䵟上熱擦，日三五次。物雖微末，其功甚大，不可小看。普濟方〔一〕。粉滓面䵟。溝渠小萍爲末。日傅之。聖惠方。大風癘疾。浮萍草三月采，淘三五次，窨三五日，焙爲末，不得見日。每服三錢，食前温酒下。常持觀音聖號。忌豬、魚、雞、蒜。○又方：七月七日取紫背浮萍日乾爲末，半升，入好消風散五兩。每服五錢，水煎頻飲，仍以煎湯洗浴之。十便〔二〕良方。癍瘡入目。浮萍陰乾爲末，以生羊子肝半個，同水半盞煮熟，擣爛絞汁，調末服。甚者不過一服，已傷者十服見效〔三〕。危氏得效方。弩肉攀睛。青萍少許，研爛，入片腦少許，貼眼上，效。危氏得效方。毒腫初起。水中萍子草擣傅之。肘後方。發背初起，腫焮赤熱。浮萍擣，和雞子清貼之。聖惠方。楊梅瘡癬。水萍煎汁，浸洗半日。數日一作。集簡方。燒烟去蚊。五月取浮萍陰乾用之。孫真人方。

蘋吴普本草

【釋名】芣菜拾遺、四葉菜卮言、田字草。【時珍曰】蘋本作薲。左傳蘋蘩蕰藻之菜，可薦於鬼神，可羞於王公。則薲有「賓之」之義，故字從賓。其草四葉相合，中折十字，故俗呼爲四葉菜、田字草、破銅錢，皆象形也。諸家本草皆

〔一〕普濟方：與本方前出處重復。
〔二〕便：原作「更」。今據卷一引據古今醫家書目改。
〔三〕效：下原衍「六」字。按例當爲一字空，今删。

以蘋註水萍蓋由蘋萍二字音相近也按韻書蘋在眞韻眞切萍在庚韻薄經切切脚不同爲物亦異今依吳普本草別出於此

【集解】普曰水萍一名水廉生池澤水上葉圓小一莖一葉根入水底五月花白三月采日乾之弘景曰水中大萍五月有花白色非溝渠所生之萍乃楚王渡江所得即斯實也恭曰萍有三種大者名蘋中者名荇葉皆相似而圓其小者即水上浮萍也藏器曰蘋葉圓闊寸許葉下有一點如水沫一名芣菜曝乾可入藥用小萍是溝渠間者爾雅云萍蓱也其大者曰蘋又詩云于以采蘋于澗之濱陸璣云其粗大者謂之蘋小者爲萍季春始生可糝蒸爲茹又可以苦酒淹之按酒今醫家少用此蘋惟用小萍耳時珍曰四葉菜也葉浮水面根連水底其莖細於蓴莕其葉大如指頭面青背紫有細紋頗似馬蹄決明之葉四葉合成中折十字夏秋開小白花故稱白蘋其葉攢簇如萍故爾雅謂大者爲蘋也呂氏春秋云菜之美者有崑崙之蘋即此韓詩外傳謂浮者爲薸沉者爲蘋臞仙謂白花者爲蘋黃花者爲莕即金蓮也蘇恭謂大者爲蘋小者爲荇楊愼卮言謂四葉菜爲莕陶弘景謂楚王所得者爲蘋皆無一定之言蓋未深加體審惟據紙上猜度而已時珍一一采視頗得其眞云其葉徑一二寸有一缺而形圓如馬蹄者蓴也似蓴而稍尖長者莕也其花並有黃白二色葉徑四五寸如小荷葉而黃花結實如小角黍者萍蓬草也楚王所得萍實乃此萍之實也四葉

以蘋註水萍，蓋由蘋、萍二字，音相近也。按韻書，蘋在真韻，蒲真切；萍在庚韻，薄[一]經切。切脚不同，爲物亦異。今依吴普本草别出於此。

【集解】【普曰】水萍一名水廉，生池澤水上。葉圓小，一莖一葉，根入水底，五月花白。三月采，日乾之。【弘景曰】水中大萍，五月有花白色，非溝渠所生之萍。乃楚王渡江所得，即斯實也。【恭曰】萍有三種。大者名蘋，中者名荇，葉皆相似而圓。其小者，即水上浮萍也。【藏器曰】蘋葉圓，闊寸許。葉下有一點如水沫。一名芣菜。曝乾可入藥用。小萍是溝渠間者。【禹錫曰】按爾雅云：萍，蓱也。其大者曰蘋。又詩云：于以采蘋，于澗之濱。陸機注云：其粗大者謂之蘋，小者爲萍。季春始生。可糝蒸爲茹，又可以苦酒淹之按酒。今醫家少用此蘋，惟用小萍耳。【時珍曰】蘋乃四葉菜也。葉浮水面，根連水底。其莖細於蓴、莕。其葉大如指頂，面青背紫，有細紋，頗似馬蹄决明之葉，四葉合成，中折十字。夏秋開小白花，故稱白蘋。其葉攢簇如萍，故爾雅謂大者爲蘋也。吕氏春秋云：菜之美者，有崑崙之蘋，即此。韓詩外傳謂：浮者爲薸[二]，沉者爲蘋。臞仙謂：白花者爲蘋，黄花者爲莕，即金蓮也。蘇恭謂：大者爲蘋，小者爲莕。楊慎巵言謂：四葉菜爲莕。陶弘景謂楚王所得者爲蘋。皆無一定之言。蓋未深加體審，惟據紙上猜度而已。時珍一一采視，頗得其真云。其葉徑一二寸，有一缺而形圓如馬蹄者，蓴也。似蓴而稍尖長者，莕也。其花並有黄白二色。葉徑四五寸如小荷葉而黄花，結實如小角黍者，萍蓬草也。楚王所得萍實，乃此萍之實也。四葉

[一] 薄：江西本同。錢本作「蒲」。
[二] 薸：此與經典釋文卷五采蘋引韓詩、一切經音義卷七十五引韓詩同。然爾雅翼卷六蘋、詩考補遺等引韓詩作「薸」。後世或考「薸」字義長。

合成一葉如田字形者蘋也如此分別自然明白又項氏言白蘋生水中青蘋生陸地按今之田字草有水陸二種陸生者多在稻田沮洳之處其葉四片合一與白蘋一樣但莖生地上高三四寸不可食方士取以煅硫結砂煮汞謂之水田翁項氏所謂青蘋即此也或以青蘋爲水草誤矣

【氣味】甘寒滑無毒【主治】暴熱下水氣利小便吳普擣塗熱瘡擣汁飲治蛇傷毒入腹内曝乾栝樓等分爲末人乳和丸服止消渴藏器食之已勞山海經

萍蓬草拾遺

【釋名】水粟綱目水粟子時珍曰陳藏器拾遺萍蓬草即今水粟也其子如粟如蓬子也俗人呼水粟包又云水粟子言其根味也或作水笠

【集解】藏器曰萍蓬草生南方池澤葉大似荇花亦黄未開時狀如算袋其根如藕飢年可以當穀時珍曰水粟三月出水莖大如指葉似荇葉而大徑四五寸初生如荷葉六七月開黄花結實狀如角黍長二寸許内有細子一包如罌粟澤農采之洗擦去皮蒸曝舂取米作粥飯食之其根大如栗亦如雞頭子根儉年人亦食之作藕香味如栗子昔楚王渡

合成一葉，如田字形者，蘋也。如此分別，自然明白。又項氏言：白蘋生水中，青蘋生陸地。按今之田字草，有水陸二種。陸生者多在稻田沮洳之處，其葉四片合一，與白蘋一樣。但莖生地上，高三四寸，不可食。方士取以煅硫結砂煮汞，謂之水田翁。項氏所謂青蘋，蓋即此也。或以青蘋爲水草，誤矣。

【氣味】甘，寒，滑，無毒。【主治】暴熱，下水氣，利小便。吴普。擣塗熱瘡。擣汁飲，治蛇傷毒入腹内。曝乾，栝樓等分爲末，人乳和丸服，止消渴。藏器。食之已勞。山海經。

萍蓬草拾遺

【釋名】水粟綱目、水粟子。【時珍曰】陳藏器拾遺萍蓬草，即今水粟也。其子如粟，如蓬子也，俗呼水粟包。又云水粟子，言其根味也。或作水笠。

【集解】【藏器曰】萍蓬草生南方池澤。葉大似荇。花亦黄，未開時狀如筭袋。其根如藕，飢年可以當穀。【時珍曰】水粟三月出水。莖大如指，葉似荇葉而大，徑四五寸，初生如荷葉。六七月開黄花，結實狀如角黍，長二寸許，内有細子一包，如罌粟。澤農采之，洗擦去皮，蒸曝，舂取米，作粥飯食之。其根大如栗，亦如雞頭子根，儉年人亦食之，作藕香，味如栗子。昔楚王渡

阿尼尼 今案俗云
加波保袮

江得萍實大如斗赤如日食之甜如蜜者蓋此類也若水萍
安得有實耶四月采莖葉取汁煑硫黃能拒火又段公路
北戶錄云睡蓮亦此類也其葉如荇而大其花
布葉數重當夏晝開花夜縮入水晝復出也

子（氣味）甘澀平無毒（主治）助脾厚腸令人不饑時珍

根（氣味）甘寒無毒（主治）煑食補虛益氣力久食不饑厚腸胃藏器

莕菜唐本草

（釋名）鳧葵唐本 水葵馬融傳 水鏡草土宿本草 靨子菜野菜譜 金蓮子 接
余（時珍曰）按爾雅云莕接余也其葉苻則鳧葵當作苻葵古
文通用耳或云鳧喜食之故稱鳧葵亦通其性滑如葵其
葉頗似杏故曰葵曰莕詩經作荇俗呼荇絲菜池人謂之莕
公鬚淮人謂之靨子菜江東謂之金蓮子許氏說文謂之菨
音戀楚詞謂之屏風云
紫莖屏風文綠波是矣

（集解）（恭曰）鳧葵即莕菜也生水中（頌曰）處處池澤有之葉似
蓴而莖澀根甚長花黃色郭璞注爾雅云叢生水中葉
圓在莖端長短隨水深淺江東人食之陸璣詩疏云莕莖白
而葉紫赤色正圓徑寸餘浮在水上根在水底大如釵股上

江得萍實，大如斗，赤如日，食之甜如蜜者，蓋此類也。若水萍，安得有實耶？三四月采莖葉取汁，煮硫黃能拒火。又段公路北户録有睡蓮，亦此類也。其葉如荇而大。其花布葉數重，當夏晝開花，夜縮入水，晝復出也。

子。【氣味】甘，澀，平，無毒。【主治】助脾厚腸，令人不饑。時珍。

根。【氣味】甘，寒，無毒。【主治】煮食，補虚，益氣力。久食不饑，厚腸胃。藏器。

莕菜唐本草

【釋名】鳧葵唐本、水葵馬融傳、水鏡草土宿本草、靨子菜野菜譜、金蓮子、接余。【時珍曰】按爾雅云：莕，接余也。其葉苻。則鳧葵當作苻葵，古文通用耳。或云，鳧喜食之，故稱鳧葵，亦通。其性滑如葵，其葉頗似杏，故曰葵，曰莕。詩經作荇，俗呼荇絲菜。池人謂之莕公鬚，淮人謂之靨子菜，江東謂之金蓮子。許氏説文謂之虊，音戀。楚詞謂之屏風，云「紫莖屏風文緑波」，是矣。

【集解】【恭曰】鳧葵即莕菜也。生水中。【頌曰】處處池澤有之。葉似蓴而莖澀，根甚長，花黃色。郭璞註爾雅云：叢生水中。葉圓在莖端，長短隨水深淺。江東人食之。陸機詩疏云：荇莖白，而葉紫赤色，正圓，徑寸餘，浮在水上。根在水底，大如釵股，上青下白可以按酒用苦酒浸其白莖肥美今人不食醫方亦鮮用之〔時珍曰〕莕與蓴一類二種也並根連水底葉浮水上其葉似馬蹄而圓者蓴也葉似蓴而微尖長者莕也夏月俱開黃花亦有白花者結實大如棠梨中有細子按寧獻王庚辛玉冊云鳧葵黃花者是莕菜白花者是白蘋即水鏡草一種泡子名水鼈鏁有數種其用一也其莖葉根花並可伏硫煮砂制礬此以花色分別蘋莕似亦未穩詳見蘋下

正誤〔恭曰〕鳧葵南人名豬蓴堪食有名未用條中載也〔志曰〕鳧葵即莕菜葉似蓴根極長江南人多食之今云是豬蓴誤矣今以春夏細長肥滑者爲絲蓴至冬粗短者爲豬蓴亦呼爲龜蓴與鳧葵殊不相似也而有名未用類即無鳧葵豬蓴之名蓋後人刪去也〔時珍曰〕楊倞言以四葉菜爲莕者亦非也四葉菜乃蘋也

氣味甘冷無毒主治消渴去熱利小便唐本擣汁服療寒熱開寶擣傅諸腫毒火丹遊腫時珍

附方新四

一切癰疽及瘑瘡用莕絲菜或根馬蹄草莖或子卽蓴也各取半碗同苧麻根五寸去皮以石器擣爛傅毒四圍春夏秋日換四五次冬換一二次換時以虀水洗之甚效保生餘錄

穀道生瘡荇葉擣爛綿裹納之下部日三次范汪方

毒蛇螫傷牙入肉中痛不可堪者勿令人知私以荇葉覆其上穿以

青下白，可以按酒。用苦酒浸其白莖，肥美。今人不食，醫方亦鮮用之。【時珍曰】莕與蓴，一類二種也。並根連水底，葉浮水上。其葉似馬蹄而圓者，蓴也；葉似蓴而微尖長者，莕也。夏月俱開黄花，亦有白花者。結實大如棠梨，中有細子。按寧獻王庚辛玉册云：鳬葵，黄花者是莕菜，白花者是白蘋，即水鏡草。一種泡子名水鼈。雖有數種，其用一也。其莖、葉、根、花，並可伏硫，煮砂，制礬。此以花色分别蘋、莕，似亦未穩。詳見蘋下。

【正誤】【恭曰】鳬葵，南人名豬蓴，堪食，有名未用條中載也。【志曰】鳬葵即莕菜，葉似蓴，根極長。江南人多食之。今云是豬蓴，誤矣。今以春夏細長肥滑者爲絲蓴，至冬粗短者爲豬蓴，亦呼爲龜蓴，與鳬葵殊不相似也。而有名未用類即無鳬葵、豬蓴之名，蓋後人删去也。【時珍曰】杨慎〔一〕卮言以四葉菜爲莕者，亦非也。四葉菜乃蘋也。

【氣味】甘，冷，無毒。【主治】消渴，去熱淋〔二〕，利小便。唐本。擣汁服，療寒熱。開寶。擣傅諸腫毒，火丹游腫。時珍。

【附方】新四。一切癰疽及瘡癤。用莕絲菜或根，馬蹄草莖或子，即蓴也，各取半碗，同苧麻根五寸去皮，以石器擣爛，傅毒四圍。春、夏、秋日換四五次，冬換二三次，換時以虀水洗之，甚效。保生餘録。轂道生瘡。荇葉擣爛，綿裹納之下部，日三次。范汪方。毒蛇螫傷，牙入肉中，痛不可堪者。勿令人知，私以荇葉覆其上穿，以

〔一〕慎：原作「偵」。據卷三藥對歲物藥品時珍引「楊慎卮言」改。
〔二〕淋：原脱。今據證類卷九鳬葵改。

物包之一時折牙自出也肘后方點眼去瞖莕絲菜根一錢半擣爛即葉如馬蹄開黃花者川練子十五个膽礬七分石決明五錢皂莢一兩海螵蛸二錢各爲末同菜一根以水一鍾浸二宿去滓一日點數次七日見效也孫氏集效方

蓴（別錄下品）

【釋名】茆（卯柳二音）水葵（詩經）露葵（綱目）馬蹄草（時珍曰蓴字本作蒓從純純乃絲名其莖似之故也齊民要術云蒓性純而易生種以淺深爲候水深則莖肥而葉少水淺則莖瘦而葉多其性逐水而滑故謂之蒓菜并得葵名顔之推家訓云蔡朗父諱純改蒓爲露葵北人不知以綠葵爲之詩云薄采其茆即蒓也或諱其名謂之錦帶）

【集解】保昇曰蓴葉似鳧葵浮在水上采莖堪噉花黃白色子紫色二月至八月莖細如釵股黃赤色短長隨水深淺名爲絲蓴味甜體軟九月至十月漸折硬十一月萌在泥中粗短名瑰蓴味苦體澀人惟取汁作羹猶勝雜菜時珍曰蓴生南方湖澤中惟吳越人善食之葉如荇菜而差圓形似馬蹄其莖紫色大如箸柔滑可羹夏月開黃花結實青紫色大如棠梨中有細子春夏嫩莖未葉者名稚蓴稚者小也葉稍舒長者名絲蓴其莖如絲也至秋老則名葵蓴或作猪蓴言可飼猪也又訛爲瑰蓴龜蓴焉餘見鳧葵下

物包之，一時折牙自出也。肘後方。點眼去瞖。萕絲菜根一錢半，擣爛，即葉如馬蹄開黄花者，川楝子十五個，膽礬七分，石决明五錢，皂莢一兩，海螵蛸二錢，各爲末，同菜根以水一鍾浸二宿，去滓。一日點數次，七日見效也。孫氏集效方。

蓴別録下品

【釋名】茆卯、柳二音、水葵詩疏、露葵綱目、馬蹄草。【時珍曰】蓴字本作蒓，從純。純乃絲名，其莖似之故也。齊民要術云：蒓性純而易生。種以淺深爲候，水深則莖肥而葉少，水淺則莖瘦而葉多。其性逐水而滑，故謂之蒓菜，并得葵名。顔之推家訓云：蔡朗父諱純，改蒓爲露葵。北人不知，以緑葵爲之。詩云「薄采其茆」，即蒓也。或諱其名，謂之錦帶。

【集解】【保昇曰】蓴葉似鳧葵，浮在水上。采莖堪啖。花黄白色，子紫色。三月至八月，莖細如釵股，黄赤色，短長隨水深淺，名爲絲蓴，味甜體軟。九月至十月漸粗硬。十一月萌在泥中，粗短，名瑰蓴，味苦體澀。人惟取汁作羹，猶勝雜菜。【時珍曰】蓴生南方湖澤中，惟吴、越人善食之。葉如荇菜而差圓，形似馬蹄。其莖紫色，大如筯，柔滑可羹。夏月開黄花。結實青紫色，大如棠梨，中有細子。春夏嫩莖未葉者名稚蓴，稚者小也。葉稍舒長者名絲蓴，其莖如絲也。至秋老則名葵蓴，或作豬蓴，言可飼豬也。又訛爲瑰蓴、龜蓴焉。餘見「鳧葵」下。

氣味甘寒無毒藏器曰蓴雖水草而性熱擁詵曰蓴雖冷補熱食及多食亦擁氣不下甚損人胃及齒令人顏色惡損毛髮和醋食令人骨痿李廷飛曰多食性滑發痔七月有蟲着上食之令人霍亂

主治消渴熱痺別錄和鯽魚作羹食下氣止嘔多食壓丹石補大小腸虛氣不宜過多孟詵治熱疸厚腸胃安下焦逐水解百藥毒并蠱氣大明

發明弘景曰蓴性冷而補下氣雜鱧魚作羹食亦逐水而性滑服食家不可多用恭曰蓴久食大宜人合鮒魚作羹食主胃弱不下食者至效又宜老人應入上品故張翰臨秋風思之鱸魚蓴羹也藏器曰蓴體滑常食發氣令關節急嗜睡鄭氣論中令人食之此誤極深也溫病後脾弱不能磨化食者多死予所居近湖湖中有蓴藕年中疫甚饑人取蓴食之雖病瘧者亦死至秋大旱人多血痢湖中水竭盡掘藕食之閤境無他蓴藕之功於斯見矣

附方新三

一切癰疽馬蹄草即蓴菜春夏用莖冬月用子就於根側尋取擣爛傅之未成即消已成即毒散用菜亦可保生餘錄

頭上惡瘡以黃泥包豆豉煨熟取出爲末以蓴菜油調傅之保幼大全數種

疔瘡馬蹄草又名缺盆草大青葉臭紫草各等分擂爛以酒一碗浸之去滓溫服三服立愈經驗良方

【氣味】甘，寒，無毒。【藏器曰】蓴雖水草，而性熱擁。【詵曰】蓴雖冷補，熱食及多食亦擁氣不下，甚損人胃及齒，令人顔色惡，損毛髮。和醋食，令人骨痿。【李廷〔一〕飛曰】多食性滑發痔。七月有蟲着上，食之令人霍亂。【主治】消渴熱痺。別録。和鯽魚作羹食，下氣止嘔。多食壓丹石。補大小腸虚氣，不宜過多。孟詵。治熱疸，厚腸胃，安下焦，逐水，解百藥毒并蠱氣。大明。

【發明】【弘景曰】蓴性冷而補，下氣。雜鱧魚作羹食亦逐水而性滑，服食家不可多用。【恭曰】蓴久食大宜人。合鮒魚作羹食，主胃弱不〔二〕下食者，至效。又宜老人，應入上品。故張翰臨秋風，思吴中之鱸〔三〕魚蓴羹也。【藏器曰】蓴體滑，常食發氣，令關節急，嗜睡。脚氣論中令人食之，此誤極深也。温病後脾弱不能磨化，食者多死。予所居近湖，湖中有蓴、藕。年中疫甚，飢人取蓴食之，雖病瘥者亦死。至秋大旱，人多血痢，湖中水竭，掘藕食之，闔境無他。蓴、藕之功，於斯見矣。

【附方】新三。一切癰疽。馬蹄草即蓴菜，春夏用莖，冬月用子，就於根側尋取，搗爛傅之。未成即消，已成即毒散。用菜〔四〕亦可。保生餘録。頭上惡瘡。以黄泥包豆豉煨熟，取出爲末，以蓴菜油調傅之。保幼大全。數種疔瘡。馬蹄草又名缺盆草、大青葉、臭紫草各等分，擂爛，以酒一碗浸之，去滓温服，三服立愈。經驗良方。

〔一〕廷：據元史卷一百九十七李鵬飛傳，「廷」當爲「鵬」之誤。

〔二〕不：原作「鱸」。今據證類卷二十九蓴改。

〔三〕鱸：原脱。今據補同上。

〔四〕菜：據保生餘録外科瘡腫「治癰疽方」作「帶葉連根」，故云「菜」可也。

水藻（綱目）

【釋名】時珍曰：藻乃水草之有文者，潔淨如澡浴，故謂之藻。

【集解】頌曰：藻生水中，處處有之。周南詩云：于以采藻，于沼于沚，于彼行潦是也。陸璣注云：藻生水底，有二種：葉如雞蘇，莖如箸，長四五尺；一種莖如釵股，葉如蓬蒿，謂之聚藻。二藻皆可食，熟挼去腥氣，米麪糝蒸爲茹，甚滑美。荊揚人飢荒以當穀食。藏器曰：馬藻生水中，如馬齒相連。時珍曰：藻有二種，水中甚多。水藻葉長二三寸，兩兩對生，即馬藻也。聚藻葉細如絲及魚鰓狀，節節連生，即水蘊也，俗名鰓草，又名牛尾蘊是矣。爾雅云：莙，牛藻也。郭璞注云：細葉蓬茸，如絲可愛，一節長數寸，長者二三十節，即蘊也。二藻皆可食。入藥以馬藻爲勝。左傳云：蘋蘩蘊藻之菜，即此。

【氣味】甘，大寒，滑，無毒。【主治】去暴熱熱痢，止渴。擣汁服之。小兒赤白游疹，火焱熱瘡，擣爛封之。（藏器）

【發明】思邈曰：凡天下極冷，無過藻菜。但有患熱毒腫并丹毒者，取渠中藻菜切搗傅之，厚三分，乾即易，其效無比。

海藻（本經中品）

【釋名】藫（音覃，出爾雅）　落首（本經）　海蘿（爾雅注）

水藻綱目

【釋名】【時珍曰】藻乃水草之有文者，潔净如澡浴，故謂之藻。

【集解】【頌曰】藻生水中，處處有之。周南詩云：于以采藻，于沼于沚，于彼行潦，是也。陸機註云：藻生水底，有二種。一種〔一〕葉如雞蘇，莖如筯，長四五尺。一種葉如蓬蒿，莖如釵股，謂之聚藻。二藻皆可食，熟挼去腥氣，米麪糝蒸爲茹，甚滑美。荆、揚人飢荒以當穀食。【藏器曰】馬藻生水中，如馬齒相連。【時珍曰】藻有二種，水中甚多。水藻，葉長二三寸，兩兩對生，即馬藻也。聚藻，葉細如絲及魚鰓狀，節節連生，即水蘊也，俗名鰓草，又名牛尾蘊是矣。爾雅云：莙，牛藻也。郭璞注云：細葉蓬茸，如絲可愛，一節長數寸，長者二三十節，即蘊也。二藻皆可食，入藥以馬藻爲勝。左傳云「蘋蘩蘊藻」之菜，即此。

【氣味】甘，大寒，滑，無毒。【主治】去暴熱熱痢，止渴，擣汁服之。小兒赤白遊瘮，火焱熱瘡，擣爛封之。藏器。

【發明】【思邈曰】凡天下極冷，無過藻菜。但有患熱毒腫并丹毒者，取渠中藻菜，切擣傅之，厚三分，乾即易，其效無比。

海藻本經中品

【釋名】藫音單，出爾雅，別録作藫、落首本經、海蘿爾雅注。

〔一〕一種：原脱。今據證類卷九海藻補。

集解〔別錄曰〕海藻生東海池澤七月七日采暴乾〔弘景曰〕生海島上黑色如亂髮而大少許葉大都似藻葉〔藏器曰〕此有二種馬尾藻生淺水中如短馬尾細黑色用之當浸去鹹味大葉藻生深海中新羅國葉如水藻而大海人以繩繫腰沒水取之五月以後有大魚傷人不可取也爾雅云綸似綸組似組東海有之正為二藻也〔頌曰〕此即水藻生於海中者今登萊諸州有之陶隱居引爾雅綸組註昆布謂昆布似組青苔紫菜似綸而陳藏器以綸組為二藻陶說似近之〔時珍曰〕海藻近海諸地采取亦作海菜乃立名目貨之四方云

修治〔斅曰〕凡使須用生烏豆并紫背天葵三件同蒸伏時日乾用〔時珍曰〕近人但洗淨鹹味焙乾用

氣味苦鹹寒無毒〔權曰〕鹹有小毒〔之才曰〕反甘草〔時珍曰〕按東垣李氏治瘰癧馬刀散腫潰堅湯海藻甘草兩用之蓋以堅積之病非平和之藥所能取捷必令反奪以成其功也

主治瘿瘤結氣散頸下硬核痛癰腫癥瘕堅氣腹中上下雷鳴下十二水腫〔本經〕療皮間積聚暴㿉瘤氣結熱利小便〔別錄〕辟百邪鬼魅治氣急心下滿疝氣下墜疼痛卵腫去腹中幽幽作聲〔甄權〕治奔豚氣腳氣水氣浮腫宿食不消五膈痰壅〔李珣〕

【集解】【别録曰】海藻生東海池澤，七月七日采，暴乾。【弘景曰】生海島上，黑色如亂髪而大少許，葉大都似藻葉。【藏器曰】此有二種。馬尾藻生淺水中，如短馬尾細，黑色，用之當浸去鹹味。大葉藻生深海中及〔一〕新羅國，葉如水藻而大。海人以繩繫腰没水取之。五月以後有大魚傷人，不可取也。爾雅云，綸似綸，組似組，東海有之。正爲二藻也。【頌曰】此即水藻生於海中者，今登、萊諸州有之。陶隱居引爾雅綸、組註昆布，謂昆布似組，青苔、紫菜似綸。而陳藏器以綸、組爲二藻。陶説似近之。【時珍曰】海藻近海諸地采取，亦作海菜，乃立名目，貨之四方云。

【修治】【斅曰】凡使須用生烏豆，并紫背天葵，三件同蒸伏時，日乾用。【時珍曰】近人但洗净鹹味，焙乾用。

【氣味】苦、鹹，寒，無毒。【權曰】鹹，有小毒。【之才曰】反甘草。【時珍曰】按東垣李氏治瘰癧馬刀散腫潰堅湯，海藻、甘草兩用之。蓋以堅積之病，非平和之藥所能取捷，必令反奪以成其功也。【主治】癭瘤結氣，散頸下硬核痛，癰腫，癥瘕堅氣，腹中上下雷鳴，下十二水腫。本經。療皮間積聚，暴㿉，瘤氣，結熱，利小便。别録。辟百邪鬼魅，治氣急心下滿，疝氣下墜，疼痛卵腫，去腹中幽幽作聲。甄權。治奔豚氣脚氣，水氣浮腫，宿食不消，五膈痰壅。李珣。

〔一〕及：原脱。今據證類卷九海藻補。

〔發明〕元素曰海藻氣味俱厚純陰沉也治瘿瘤馬刀諸瘡堅而不潰者經云鹹能軟堅營氣不從外爲浮腫隨各引經藥治之腫無不消成無己曰鹹味涌泄故海藻之鹹以泄水氣也詵曰海藻起男子陰消男子癀疾宜常食之南方人多食北方人效之倍生諸疾更不宜矣時珍曰海藻鹹能潤下寒能泄熱引水故能消瘿瘤結核陰癀之堅聚而除浮腫脚氣留飲痰氣之濕熱使邪氣自小便出也

〔附方〕舊二新三海藻酒治瘿氣用海藻一斤絹袋盛之以清酒二升浸之春夏二日秋冬三日每服兩合日三酒盡再作其滓曝乾爲末每服方寸匕日三服不過兩劑即瘥范汪方瘿氣初起海藻一兩黃連二兩爲末時時舐嚥先斷一切厚味丹溪方項下瘰癧如梅李狀宜連服前方海藻酒消之肘後方蛇盤瘰癧頭項交接者海藻菜以蕎麵炒過白殭蠶炒等分爲末以白梅泡湯和丸梧子大每服六十丸米飲下必泄出毒氣危氏得效方

海藴

音醖○拾遺〔校正〕自草部移入此

〔釋名〕時珍曰藴亂絲也其葉似之故名

〔氣味〕鹹寒無毒〔主治〕瘿瘤結氣在喉間下水藏器主水癃蘇頌

【發明】【元素曰】海藻氣味俱厚，純陰，沉也。治癭瘤馬刀諸瘡，堅而不潰者。經云：鹹能軟堅。營氣不從，外爲浮腫。隨各引經藥治之，腫無不消。【成無己曰】鹹味涌泄。故海藻之鹹，以泄水氣也。【詵曰】海藻起男子陰，消男子㿗疾，宜常食之。南方人多食，北方人效之，倍生諸疾，更不宜矣。【時珍曰】海藻鹹能潤下，寒能洩熱引水，故能消癭瘤、結核、陰㿗之堅聚，而除浮腫、脚氣、留飲、痰氣之濕熱，使邪氣自小便出也。

【附方】舊二，新二。海藻酒。治癭氣。用海藻一斤，絹袋盛之，以清酒二升浸之，春夏二日，秋冬三日。每服兩合，日三。酒盡再作。其滓曝乾爲末。每服方寸匕，日三服。不過兩劑即瘥。范汪方。癭氣初起。海藻一兩，黄連二兩，爲末。時時舐嚥。先斷一切厚味。丹溪方。項下瘰癧，如梅李狀。宜連服前方海藻酒消之。肘後方。蛇盤瘰癧，頭項交接者。海藻菜以蕎麪炒過，白殭蠶炒，等分爲末，以白梅泡湯和丸梧子大。每服六十丸，米飲下，必泄出毒氣。危氏得效方。

海蘊

温、縕、醞三音○拾遺

【校正】自草部移入此。

【釋名】【時珍曰】縕，亂絲也。其葉似之，故名。

【氣味】鹹，寒，無毒。【主治】癭瘤結氣在喉間，下水。藏器。主水陰。蘇頌。

海帶宋嘉祐

【集解】禹錫曰海帶出東海水中石上似海藻而粗柔韌而長今登州人乾之以束器物醫家用以下水勝於海藻昆布

【氣味】鹹寒無毒【主治】催生治婦人病及療風下水嘉祐治水病瘿瘤功同海藻時珍

昆布別錄中品

【釋名】綸布時珍曰按吳普本草綸布一名昆布則爾雅所謂綸似綸東海有之者即昆布也綸音關青絲綬也訛而為昆耳陶弘景以綸為青苔紫菜輩謂組為昆布陳藏器又謂綸組是二種藻不同如此

【集解】別錄曰昆布生東海弘景曰今惟出高麗繩把索之如卷麻作黃黑色柔韌可食爾雅云綸似綸組似組東海有之今青苔紫菜皆似綸而昆布亦似組恐即是也藏器曰昆布生南海葉如手大似薄葦紫赤色其細葉者海藻也珣曰其草順流而生出新羅者葉細黃黑色胡人搓之為索陰乾從舶上來中國時珍曰昆布生登萊者搓如繩索之狀出閩浙者大葉似菜蓋海中諸菜性味相近主療一致雖稍有不同亦無大異也

海帶 宋嘉祐

【集解】【禹錫曰】海帶出東海水中石上，似海藻而粗，柔韌而長。今登州人乾之以束器物。醫家用以下水，勝於海藻、昆布。

【氣味】鹹，寒，無毒。【主治】催生，治婦人病，及療風下水。嘉祐。治水病癭瘤，功同海藻。時珍。

昆布 別録中品

【釋名】綸布。【時珍曰】按吴普本草，綸布一名昆布，則爾雅所謂「綸似綸」，東海有之者，即昆布也。綸，音關，青絲綬也，訛而爲昆耳。陶弘景〔一〕以「綸」爲青苔、紫菜輩，謂「組」爲昆布。陳藏器又謂「綸」、「組」是二種藻。不同如此。

【集解】【別録曰】昆布生東海。【弘景曰】今惟出高麗。繩把索之如卷麻，作黄黑色，柔韌可食。爾雅云：綸似綸，組似組，東海有之。今青苔、紫菜皆似綸，而昆布亦似組，恐即是也。【藏器曰】昆布生南海，葉如手大，似薄葦，紫赤色。其細葉者，海藻也。【珣曰】其草順流而生。出新羅者葉細，黄黑色。胡人搓之爲索，陰乾，從舶上來中國。【時珍曰】昆布生登、萊〔二〕者，搓如繩索之狀。出閩、浙者，大葉似菜。蓋海中諸菜性味相近，主療一致。雖稍有不同，亦無大異也。

〔一〕弘景：原作「景弘」。今從江西本乙正。

〔二〕萊：原作「來」。沿海地名無「來州」，有萊州。今從江西本改。

修治　斅曰：凡使昆布，每一斤，用甑箄大小十個，同剉細，以東流水煮之，從巳至亥，待鹹味去，乃晒焙用。

氣味　鹹，寒，滑，無毒。普曰：酸，鹹，寒，無毒。權曰：溫，有小毒。

主治　十二種水腫，癭瘤聚結氣，瘻瘡。別錄　破積聚。思邈　治陰㿉腫，含之嚥汁。藏器　利水道，去面腫，治惡瘡鼠瘻。甄權

發明　杲曰：鹹能軟堅，故癭堅如石者非此不除，與海藻同功。詵曰：昆布下氣，久服瘦人。無此疾者不可食。海島之人愛食之，為無好菜，只食此物，服久相習，病亦不生，遂傳說其功於北人。北人食之，皆生病，是水土不宜耳。凡是海中菜，皆損人，不可多食。

附方　舊四。昆布臛：治膀胱結氣，急宜下氣。用高麗昆布一斤，白米泔浸一宿，洗去鹹味。以水一斛，煮熟劈細，入葱白一握，寸斷之。更煮極爛，乃下鹽酢糝薑橘椒末調和食之。仍宜食粱米、粳米飯。極能下氣。無所忌。海藻亦可依此法作之。廣濟方　癭氣結核，𤻍𤻍腫硬：以昆布一兩，洗去鹹，晒乾為散。每以一錢綿裹，好醋中浸過，含之嚥汁，味盡再易之。聖惠方　項下五癭：方同上。項下卒腫，其囊漸大，欲成癭者：昆布、海藻等分，為末，蜜丸杏核大。時時含之，嚥汁。外臺

【修治】【斅曰】凡使昆布，每一斤，用甑箅大小十箇，同剉細，以東流水煮之，從巳至亥，待鹹味去，乃晒焙用。

【氣味】鹹，寒，滑，無毒。【普曰】酸、鹹，寒，無毒。【權曰】温，有小毒。【主治】十二種水腫，瘿瘤聚結氣，瘻瘡。別録。破積聚。思邈。治陰㿉腫，含之嚥汁。藏器。利水道，去面腫，治惡瘡鼠瘻。甄權。

【發明】【杲曰】鹹能軟堅，故瘿堅如石者非此不除，此海藻同功。【詵曰】昆布下氣，久服瘦人，無此疾者不可食。海島之人愛食之，爲無好菜，只食此物，服久相習，病亦不生，遂傳説其功於北人。北人食之皆生病，是水土不宜〔一〕耳。凡是海中菜，皆損人，不可多食。

【附方】舊四。昆布臛。治膀胱結氣，急宜下氣。用高麗昆布一斤，白米泔浸一宿，洗去鹹味。以水一斛，煮熟劈細。入葱白一握，寸斷之。更煮極爛，乃下鹽、酢、糝、薑、橘、椒末調和食之。仍宜食粱米、粳米飯。極能下氣。無所忌。海藻亦可依此法作之。廣濟方。項下五瘿。瘿氣結核，㿗㿗腫硬。以昆布一兩，洗去鹹，晒乾爲散。每以一錢綿裹，好醋中浸過，含之嚥汁，味盡再易之。聖惠方。項下卒腫，其囊漸大，欲成瘿者。昆布、海藻等分，爲末，蜜丸杏核大。時時含之，嚥汁。外臺。方同上。

〔一〕宜：原作「直」。今據證類卷九昆布改。

越王餘算（海藥）

【釋名集解】珣曰越王餘算生南海水中如竹算子長尺許劉敬叔異苑云昔晉安越王渡南海將黑角白骨作算籌其有餘者棄於水中而生此故葉白者似骨黑者似角遂以名之相傳可食

【附録】沙箸（時珍曰）按劉恂嶺表録有沙箸似是餘算之類今附於此云海岸沙中生沙箸春吐苗其心若骨白而且勁可爲酒籌用欲采者須輕步向前拔之不然聞行聲遽縮入沙中不可得也

【氣味】鹹溫無毒【主治】水腫浮氣結聚宿滯不消腹中虚鳴並煑服之（李珣）

石帆（拾遺）

【集解】（弘景曰）石帆狀如柏水松狀如松（藏器曰）石帆生海底高尺餘根如漆色至梢上漸軟作交羅紋（大明曰）石帆紫色梗大者如筋見風漸硬色如漆人以飾作珊瑚裝（頌曰）左思吳都賦草則石帆水松劉淵林注云石帆生海嶼石上草類也無葉高尺許其花離樓相貫連若死則浮水中人於海邊得之稀有見其生者

【氣味】甘鹹平無毒【主治】石淋（弘景）煑汁服主婦人血結月閉（藏器）

越王餘算海藥[一]

【釋名、集解】【珣[二]曰】越王餘算生南海水中，如竹算子，長尺許。劉敬叔異苑云：昔晉安越王渡南海，將黑角白骨作算籌，其有餘者，棄於水中而生此。故葉白者似骨，黑者似角，遂以名之。相傳可食。

【附録】沙箸。【時珍曰】按劉恂嶺表録異有沙箸，似是餘算之類，今附於此。云海岸沙中生沙箸，春吐苗，其心若[三]骨，白而且勁，可爲酒籌。凡欲采者，須輕步向前拔之。不然，聞行聲遽縮入沙中，不可得也。

【氣味】鹹，温，無毒。【主治】水腫，浮氣結聚，宿滯不消，腹中虛鳴，並煮服之。李珣。

石帆日華

【集解】【弘景曰】石帆狀如柏，水松狀如松。【藏器曰】石帆生海底，高尺餘。根如漆色，至稍上漸軟，作交羅紋。【大明曰】石帆紫色，梗大者如筯，見風漸硬，色如漆，人以飾作珊瑚裝。【頌曰】左思吴都賦：草則石帆、水松。劉淵林註云：石帆生海嶼石上，草類也。無葉，高尺許，其花離樓相貫連。若死則浮水中，人於海邊得之，稀有見其生者。

【氣味】甜、鹹，平，無毒。【主治】石淋。弘景。煮汁服，主婦人血結月閉。藏器。

〔一〕海藥：據證類卷七一十種陳藏器餘越王餘筭當出拾遺。
〔二〕珣：據同上當作「藏器」。
〔三〕若：原作「茗」。今據四庫全書輯本嶺表録異卷下沙箸改。

水松〈綱目〉

【集解】弘景曰水松狀如松可食 頌曰出南海及交趾生海水中

【氣味】甘鹹寒無毒【主治】溪毒弘景 水腫催生藏器

本草綱目卷之十九終

本草綱目草部卷之十九

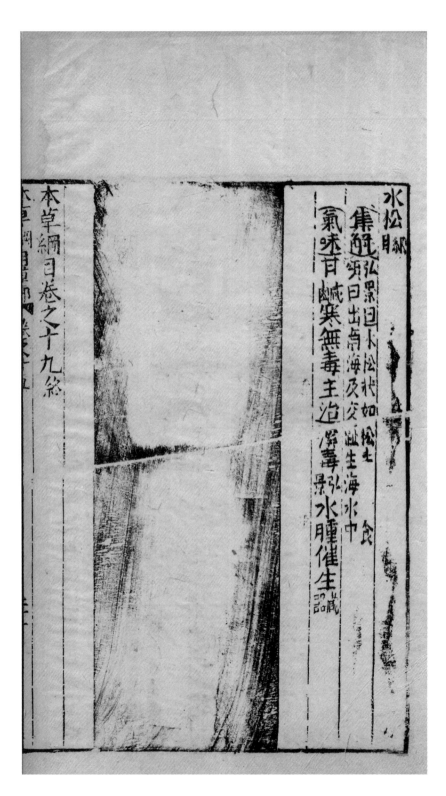

水松〔一〕綱目

【集解】【弘景曰】水松狀如松。【頌曰】出南海及交趾，生海水中。

【氣味】甘、鹹，寒，無毒。【主治】溪毒。弘景。水腫，催生。藏器。

〔一〕水松：此藥金陵諸本分目録有，正文無。此頁配補製錦堂本，亦系明末補刻。其内容與江西本同。

本草綱目草部目録第二十巻

草之九　石草類一十九種

石斛本經　骨碎補開寶　石韋本經　金星草嘉祐

石長生本經紅茂草附　石莧圖經石垂附　景天本經

佛甲草圖經　虎耳草綱目　石胡荽四聲　螺厴草拾遺即鏡面草

酢漿草唐本酸草　三葉附　地錦嘉祐即血見愁金瘡小草附

離鬲草拾遺　仙人草拾遺　仙人掌草圖經

崖椶圖經野蘭　半天回雞翁藤附　紫背金盤圖經　白龍鬚綱目

右附方舊十新四十七

本草綱目草部目録第二十卷

草之九石草類一十九種

石斛本經　骨碎補開寶　石韋本經　金星草嘉祐

石長生本經○紅茂草附　石莧圖經○石垂附　景天本經

佛甲草圖經　虎耳草綱目　石胡荽四聲　螺厴草拾遺○即鏡面草

酢漿草唐本○酸草、三葉附　地錦嘉祐○即血見愁○金瘡小草附

離鬲草拾遺　仙人草拾遺　仙人掌草圖經

崖椶圖經○半天回、野蘭[一]、雞翁藤[二]附　紫背金盤圖經　白龍鬚綱目

右附方舊十，新四十七。

〔一〕野蘭：正文本藥正名作「野蘭根」。

〔二〕雞翁藤：正文此藥在「半天回」之前。

須久那伊古乃
久須祢

草部

草之九　石草類一十九種

石斛（本經上品）

【釋名】石蓫（別錄）金釵（綱目）禁生（本經）林蘭（本經）杜蘭（別錄）時珍曰石斛名義未詳其莖狀如金釵之股故古有金釵石斛之稱今蜀人栽之呼爲金釵花盛弘之荊州記云耒陽龍石山多石斛精好如金釵是矣林蘭杜蘭與木部木蘭同名恐誤

【集解】別錄曰石斛生六安山谷水旁石上七月八月采莖陰乾弘景曰今用石斛出始興生石上細實以桑灰沃之色如金形如蚱蜢髀者爲佳近道亦有次下宣城者其生櫟木上者名木斛其莖至虛長大而色淺不入丸散惟可爲酒漬煮之用俗方最以補虛療腳膝恭曰今荊襄及漢中江左又有二種一種似大麥累累相連頭生一葉而性冷名麥斛一種莖大如雀髀葉在莖頭名雀髀斛其他斛如竹而節間生葉也作乾石斛法以酒洗蒸暴成不用灰湯或言生者漬酒勝干乾者頌曰今荊州光州壽州廬州江州溫州台州亦有之以賓南者爲佳多在山谷中五月生苗莖似小竹節節間出碎葉七月開花十月結實其根細長黃色惟生石上者爲勝宗奭曰石斛細若小草長三四寸柔韌折之如肉而實今

本草綱目草部第二十卷

草之九　石草類一十九種

石斛本經上品

【釋名】石蓫別録、金釵綱目、禁生本經、林蘭同、杜蘭別録。【時珍曰】石斛名義未詳。其莖狀如金釵之股，故古有金釵石斛之稱。今蜀人栽之，呼爲金釵花。盛弘之荆州記云，耒陽龍石山多石斛，精好如金釵，是矣。林蘭、杜蘭，與木部木蘭同名，恐誤。

【集解】【別録曰】石斛生六安山谷水旁石上。七月、八月采莖，陰乾。【弘景曰】今用石斛出始興。生石上，細實，以桑灰湯〔一〕沃之，色如金，形如蚱蜢髀者佳。近道亦有，次于宣城者。其生櫟木上者，名木斛。其莖至虛，長大而色淺。不入丸散，惟可爲酒漬煮之用。俗方最以補虛，療脚膝。【恭曰】今荆襄及漢中、江左又有二種。一種似大麥，累累相連，頭生一葉而性冷，名麥斛。一種莖大如雀髀，葉在莖頭，名雀髀斛。其他斛如竹，而節間生葉也。作乾石斛法：以酒洗蒸暴成，不用灰湯。或言生者漬酒，勝于乾者。【頌曰】今荆州、光州、壽州、廬州、江州、温州、台州亦有之，以廣南者爲佳。多在山谷中。五月生苗，莖似小竹節，節間出碎葉。七月開花，十月結實。其根細長，黄色。惟生石上者爲勝。【宗奭曰】石斛細若小草，長三四寸，柔韌，折之如肉而實。今

〔一〕湯：原脱。今據證類卷六石斛補。

人多以木斛混之亦不能明木斛中虛如木長尺餘但色深黃光澤耳時珍曰石斛叢生石上其根糾結甚繁乾則白軟其莖葉生皆青色乾則黃色開紅花節上自生根鬚人亦折下以砂石栽之或以物盛挂屋下頻澆以水經年不死俗稱為千年潤石斛短而中實木斛長而中虛甚易分別處處有之以蜀中者為勝

【修治】斅曰凡使去根頭用酒浸一宿暴乾以酥拌蒸之從巳至酉徐徐焙乾用入補藥乃效

【氣味】甘平無毒普曰神農甘平扁鵲酸李當之寒時珍曰甘淡微鹹之才曰陸英為之使惡凝水石巴豆畏雷丸僵蠶

【主治】傷中除痺下氣補五臟虛勞羸瘦強陰益精久服厚腸胃本經補內絕不足平胃氣長肌肉逐皮膚邪熱痱氣腳膝疼冷痺弱定志除驚輕身延年別錄益氣除熱治男子腰腳軟弱健陽逐皮肌風痺骨中久冷補腎益力權壯筋骨煖水臟益智清氣日華治發熱自汗癰疽排膿內塞時珍

【發明】斅曰石斛鎖涎澀丈夫元氣酒浸酥蒸服滿一鎰永不骨痛也宗奭曰石斛治胃中虛熱有功時珍曰石斛氣平味甘淡微鹹陰中之陽降也乃足太陰脾足少陰右腎之[illegible]藥深師云囊濕精少小便餘瀝者宜加之一法每以二錢入[illegible]

人多以木斛混之，亦不能明。木斛中虚如禾草〔一〕，長尺餘，但色深黄光澤耳。【時珍曰】石斛叢生石上。其根紏〔二〕結甚繁，乾則白軟。其莖葉生皆青色，乾則黄色。開紅花。節上自生根鬚。人亦折下，以砂石栽之，或以物盛挂屋下，頻澆以水，經年不死，俗稱爲千年潤。石斛短而中實，木斛長而中虚，甚易分別。處處有之，以蜀中者爲勝。

【修治】【斆〔三〕曰】凡使，去根頭，用酒浸一宿，暴乾，以酥拌蒸之，從巳至酉，徐徐焙乾，用入補藥乃效。

【氣味】甘，平，無毒。【普曰】神農：甘，平。扁鵲：酸。李當之：寒。【時珍曰】甘、淡、微鹹。【之才曰】陸英爲之使。惡凝水石、巴豆。畏雷丸、僵蠶。【主治】傷中，除痺下氣，補五臟虚勞羸瘦，强陰益精。久服厚腸胃。本經。補内絶不足，平胃氣，長肌肉，逐皮膚邪熱痱氣，脚膝疼冷痺弱，定志除驚。輕身延年。别録。益氣除熱，治男子腰脚軟弱，健陽，逐皮肌風痺，骨中久冷，補腎益力。權。壯筋骨，煖水臟，益智清氣。日華。治發熱自汗，癰疽排膿内塞。時珍。

【發明】【斆曰】石斛鎖涎，澀丈夫元氣。酒浸酥蒸，服滿一鎰，永不骨痛也。【宗奭曰】石斛治胃中虚熱有功。【時珍曰】石斛氣平，味甘、淡、微鹹，陰中之陽，降也。乃足太陰脾、足少陰右腎之藥。深師云：囊濕精少，小便餘瀝者，宜加之。一法：每以二錢入

〔一〕禾草：原作「木」。今據證類卷六石斛改。
〔二〕紏：諸本皆同。人衛本、華夏本均徑改「纠」。「紏」，絲黄色，見集韻，非「糾」之異寫。
〔三〕斆：原作「效」。今據卷一歷代諸家本草引雷公炮炙論改。

生薑一片，水煎代茶飲。此清時論明也。

〔附方〕新二。

睫毛倒入：川石斛、川芎藭等分，為末，口內含水，隨左右㗜鼻，日二次。袖珍方。

飛蟲入耳：石斛數條，去根如筒子，一邊紝入耳中，四畔以蠟封閉，用火燒石斛，盡則止。熏右耳則蟲從左出。未出更作。聖濟。

骨碎補（宋開寶）

〔釋名〕猴薑（拾遺）、胡猻薑（志）、石毛薑（日華）、石菴藺。〔藏器〕曰：骨碎補本名猴薑。開元皇帝以其主傷折，補骨碎，故命此名。或作骨碎布，訛矣。江西人呼為胡猻薑，象形也。〔時珍〕曰：菴藺主折傷破血，此物功同，故有菴藺之名。

〔集解〕〔志〕曰：骨碎補生江南。根寄樹石上，有毛。葉如菴藺。〔藏器〕曰：嶺南虔、吉州亦有之。葉似石韋而一根，餘葉生于木。〔大明〕曰：是樹上寄生草，根似薑而細長。〔頌〕曰：今淮、浙、陝西、夔路州郡皆有之。生木或石上，多在背陰處，引根成條，上有黃赤毛及短葉附之。又抽大葉成枝。葉面青綠色，有青黃點；背青白色，有赤紫點。春生葉，至冬乾黃。無花實。采根入藥。〔宗奭〕曰：此苗不似薑，亦不似菴藺。每一大葉兩旁，小葉叉牙，兩兩相對，葉長有尖瓣也。〔時珍〕曰：其根扁長，略似薑形。其葉有椏缺，頗似貫眾葉。謂葉如菴藺者，殊謬；如石韋者，亦差。

生薑一片，水煎代茶飲，甚清肺補脾也。

【附方】新二。睫毛倒入。川石斛、川芎藭等分，爲末。口〔一〕内含水，隨左右𠻳鼻，日二次。袖〔二〕珍方。飛蟲入耳：石斛數條，去根如筒子，一邊紝入耳中，四畔〔三〕以蠟封閉，用火燒石斛，盡則止。熏右耳，則蟲從左出。未出〔四〕更作。聖濟。

骨碎補 宋開寶

【釋名】猴薑拾遺、胡猻薑志、石毛薑日華、石菴䕡。【藏器曰】骨碎補本名猴薑。開元皇帝以其主傷折，補骨碎，故命此名。或作骨碎布，訛矣。江西人呼爲胡孫薑，象形也。【時珍曰】菴䕡主折傷破血。此物功同，故有菴䕡之名。

【集解】【志曰】骨碎補生江南。根寄樹石上，有毛。葉如菴䕡。【藏器曰】嶺南虔、吉州亦有之。葉似石韋而一根，餘葉生于木。【大明曰】是樹上寄生草，根似薑而細長。【頌曰】今淮、浙、陝西、夔路州郡皆有之。生木或石上。多在背陰處，引根成條，上有黄赤毛及短葉附之。又抽大葉成枝，葉面青緑色，有青黄點，背青白色，有赤紫點。春生葉，至冬乾黄。無花實。采根入藥。【宗奭曰】此苗不似薑，亦不似菴䕡。每一〔五〕大葉兩旁，小葉叉牙，兩兩相對，葉長有尖瓣也。【時珍曰】其根扁長，略似薑形。其葉有椏缺，頗似貫衆葉。謂葉如菴䕡者殊謬，如石韋者亦差。

〔一〕口：原字缺損。今據魁本袖珍方大全卷三眼目補正。
〔二〕袖：原字缺損。今據補正同上。
〔三〕四畔：原字缺損。今據聖濟總録卷一百一十五百蟲入耳補正。
〔四〕未出：原字缺損。今據補正同上。
〔五〕一：原闕一字。底本描補。今據證類卷十一骨碎補補。

根【修治】斅曰凡采得用銅刀刮去黄赤毛細切蜜拌潤甑蒸一日晒乾用急用只焙乾不蒸亦得也

【氣味】苦温無毒大明曰平【主治】破血止血補傷折開寶主骨中毒氣風血疼痛五勞六極足手不收上熱下冷權惡瘡蝕爛肉殺蟲大明研末豬腎夾煨空心食治耳鳴及腎虚久泄牙疼時珍

【發明】頌曰骨碎補入婦人血氣藥蜀人治閃折筋骨傷損取根擣篩煮黄米粥和裹傷處有效時珍曰骨碎補足少陰藥也故能入骨治牙及久泄痢昔有魏刺史子久泄諸醫不効垂殆予用此藥末入豬腎中煨熟與食頓住蓋腎主大小便久泄屬腎虚不可專從脾胃也雷公炮炙論用此方治耳鳴耳亦腎之竅也案戴原禮證治要訣云痢後下虚不善調養或遠行或房勞或外感致兩足痿軟或痛或痺遂成痢風宜用獨活寄生湯吞虎骨四斤丸仍以骨碎補三分之一同研取汁酒解服之外用杜牛膝杉木節萆薢白芷南星煎湯頻頻熏洗此亦從腎虚骨痿而治也

【附方】舊二新三

虚氣攻牙齒痛血出或痒痛骨碎補二兩銅刀細剉瓦鍋慢火炒黑爲末如常揩齒良久吐之嚥下亦可劉松石云此法出靈苑方不獨治牙痛極能堅骨固牙益精髓去骨中毒氣疼痛牙動將落者數擦立住再不復動經用有神

風蟲牙痛骨碎補乳香等分爲末糊丸塞孔中名金針丸聖濟總録

根【修治】【斅曰】凡采得，用銅刀刮去黄赤毛，細切，蜜拌潤，甑蒸一日，晒乾用。急用只焙乾，不蒸亦得也。

【氣味】苦，温，無毒。【大明曰】平。【主治】破血止血，補傷折。開寶。主骨中毒氣，風血疼痛，五勞六極，足〔一〕手不收，上熱下冷。權。惡疾，蝕爛肉，殺蟲。大明。研末，猪腎夾煨，空心食，治耳鳴，及腎虚久泄，牙疼。時珍。

【發明】【頌曰】骨碎補入婦人血氣藥。蜀人治閃折筋骨傷損，取根擣篩，煮黄米粥和裹傷處，有效。【時珍曰】骨碎補足少陰藥也。故能入骨，治牙，及久泄痢。昔有魏刺史子久泄，諸醫不效，垂殆。予用此藥末入猪腎中煨熟與食，頓住。蓋腎主大小便，久泄屬腎虚，不可專從脾胃也。雷公炮炙論用此方治耳鳴，耳亦腎之竅也。案戴原禮症治要訣云：痢后下虚，不善調養，或遠行，或房勞，或外感，致兩足痿軟，或痛或痺，遂成痢風。宜用獨活寄生湯吞虎骨四斤丸，仍以骨碎補三分之一，同研取汁，酒解服之。外用杜牛膝〔二〕、杉木節、萆薢、白芷、南星煎湯，頻頻熏洗。此亦從腎虚骨痿而治也。

【附方】舊二，新三。虚氣攻牙，齒痛血出，或痒痛。骨碎補二兩，銅刀細剉，瓦鍋慢火炒黑，爲末。如常揩齒，良久吐之，嚥下亦可。劉松石云：此法出靈苑方，不獨治牙痛，極能堅骨固牙，益精髓，去骨中毒氣疼痛。牙動將落者，數擦立住〔三〕，再不復動，經用有神。風蟲牙痛。骨碎補、乳香等分，爲末糊丸，塞孔中。名金針丸。聖濟總録。

〔一〕足：證類卷十一骨碎補作「口」。
〔二〕杜牛膝：藥名。證治要訣卷八大小腑門痢作「杜仲牛膝」。
〔三〕住：底本原字漫漶。今據美國國會本補正。

以波智…… 又云比登豆波

耳鳴耳閉骨碎補削作細條火炮乘熱塞之蘇氏圖經 病後髮落胡孫薑野薔薇嫩枝煎汁刷之

腸風失血胡孫薑燒存性五錢酒或米飲服 仁存方

石韋 本經中品

【釋名】石䩾音蔗 石皮別錄 石蘭弘景曰蔓延石上生葉如皮故名石韋時珍曰柔皮曰韋䩾亦皮也

【集解】別錄曰石韋生華陰山谷石上不聞水聲及人聲者良二月采葉陰乾弘景曰處處有之出建平者葉長大而厚恭曰此物叢生石旁陰處亦不作蔓其生古瓦屋上者名瓦韋用療淋亦好頌曰今晉絳滁海福州江寧皆有之叢生石上葉如柳背有毛而斑點如皮福州別有一種石皮三月有花其葉作浴湯治風時珍曰多生陰崖險罅處其葉長者近尺闊寸餘柔韌如皮背有黃毛亦有金星者名金星草葉凌冬不凋又一種如杏葉者亦生石上其性相同

【修治】別錄曰凡用去黃毛射人肺令人欬不可療大明曰入藥去梗須微炙用一法以羊脂炒乾用

【氣味】苦平無毒別錄曰甘權曰微寒之才曰滑石杏仁為之使得菖蒲良制丹砂礬石

【主治】勞熱邪氣五癃閉不通利小便水道本經 止煩下氣通膀胱滿補五勞安五臟去惡風益精氣別錄 治淋瀝遺溺日華 炒末

耳鳴耳閉。骨碎〔一〕補削作細條，火炮，乘熱塞之。蘇氏圖經。病後髮落。胡孫薑、野薔薇嫩枝煎汁，刷之。腸風失血。胡孫薑燒存性五錢，酒或米飲服。仁存方。

石韋本經中品

【釋名】石韀音蔗、石皮別録、石蘭。【弘景曰】蔓延石上，生葉如皮，故名石韋。【時珍曰】柔皮曰韋，韀〔二〕亦皮也。

【集解】【別録曰】石韋生華陰山谷石上，不聞水聲及人聲者良。二月采葉，陰乾。【弘景曰】處處有之。出建平者，葉長大而厚。【恭曰】此物叢生石旁陰處，亦不作蔓。其生古瓦屋上者名瓦韋，療淋亦好。【頌曰】今晉、絳、滁、海、福州、江寧皆有之。叢生石上，葉如柳，背有毛而斑點如皮。福州別有一種石皮，三月有毛〔三〕，采葉〔四〕作浴湯，治風。【時珍曰】多生陰厓險罅處。其葉長者近尺，闊寸餘，柔韌如皮，背有黄毛。亦有金星者，名金星草，並凌冬不凋。又一種如杏葉者，亦生石上，其性相同。

【修治】【別録曰】凡用去黄毛。毛〔五〕射人肺，令人欬，不可療。【大明曰】入藥去梗，須微炙用。一法：以羊脂炒乾用。

【氣味】苦，平，無毒。【別録曰】甘。【權曰】微寒。【之才曰】滑石、杏仁、射干爲之使。得菖蒲良。制丹砂、礬石。

【主治】勞熱邪氣，五癃閉不通，利小便水道。本經。止煩下氣，通膀胱滿，補五勞，安五臟，去惡風，益精氣。別録。治淋瀝遺溺。日華。炒末，

〔一〕骨碎：二字漫漶。今據證類卷十一骨碎補引圖經補正。
〔二〕韀：底本原字漫漶。今據美國國會本補正。
〔三〕毛：證類卷八石韋引圖經作「花」。
〔四〕葉：原脱。今據證類卷八石韋補。
〔五〕毛：原脱。今據補同上。

今案 加良比金豆波

冷酒調服治發背頌主崩漏金瘡清肺氣時珍

附方新小便淋痛石韋滑石等分為末每飲服刀圭最快聖惠小便轉脬石韋去毛車前子各二錢半水二盞煎一盞食前服指迷方崩中漏下石韋為末每服三錢溫酒服甚効便前有血石韋為末茄子枝煎湯下二錢普濟方氣熱欬嗽石韋檳榔等分為末薑湯服二錢聖濟錄

金星草宋嘉祐

釋名金釧草圖經鳳尾草綱目七星草時珍曰作石韋之有金星嘉圖經重出七星草并入

集解禹錫曰金星草西南州郡多有之以戎州者為上喜生陰石上淨處及竹箐中少日色處或生大木下及背陰古瓦屋上初出深綠色葉長一二尺至深冬背生黃星點子兩兩相對色如金因得金星之名無花實凌冬不凋其根盤屈如竹根而細折之有筋如猪馬騣五月和根采之風乾用頌曰七星草生江州山谷石上葉如柳而長作蔓延長二三尺其葉堅硬背上有黃點如七星采無時

氣味苦寒無毒頌曰微酸崔昉曰制三黃砂汞礬石

主治發背癰瘡結核解流黃丹石毒連根半斤酒五升銀器

冷酒調服，治發背。頌。主崩漏金瘡，清肺氣。時珍。

【附方】新五。小便淋痛。石韋、滑石等分，爲末。每飲服刀圭，最駚[一]。聖惠。小便轉脬。石韋去毛、車前子各二錢半，水二琖，煎一琖，食前服。指迷方。崩中漏下。石韋爲末。每服三錢，温酒服，甚效。便前有血。石皮爲末。茄子枝煎湯下二錢。普濟方。氣熱欬嗽。石韋、檳榔等分，爲末。薑湯服二錢。聖濟録。

金星草宋嘉祐

【釋名】金釧草圖經、鳳尾草綱目、七星草。【時珍曰】即石韋之有金星者。圖經重出七星草，併入。

【集解】【禹錫曰】金星草，西南州郡多有之，以戎州者爲上。喜生背陰石上淨處，及竹箐中少日色處，或生大木下，及背陰古瓦屋上。初出深緑色，葉長一二尺，至深冬背生黄星點子，兩兩相對，色如金，因得金星之名。無花實，凌冬不凋。其根盤屈如竹根而細，折之有筋，如豬馬鬃。五月和根采之，風乾用。【頌曰】七星草生江州山谷石上。葉如柳而長，作蔓延，長二三尺。其葉堅硬，背上有黄點如七星。采無時。

【氣味】苦，寒，無毒。【頌曰】微酸。【崔昉曰】制三黄、砂、汞、礬石。

【主治】發背癰瘡，結核。解流黄丹石毒，連根半斤，酒五升，銀器

[一]駚：聖惠方卷五十八治石淋諸方云「頻下砂石」，故「駚」當爲「駃」之形誤。「駃」同「快」。

比那和良
俗名風□草

煎服先服石藥悉下亦可作末冷水服方寸匕塗瘡腫殊效

根浸油塗頭大生毛髮嘉祐烏髭髮頌解熱通五淋涼血時珍

【發明】頌曰但是瘡毒皆可服之然性至冷服后下利須補治乃平復老年不可輒服宗奭曰丹石毒發于背及一切癰腫以其根葉二錢半酒一大盞煎服取下黑汁不惟下所服石藥兼毒去瘡愈也如不飲酒則為末以新汲水服以知為度時珍曰此藥大抵治金石發毒者若憂鬱氣血凝滯而發毒者非所宜也

【附方】舊一新二

五毒發背金星草和根淨洗慢火焙乾每四兩入生甘草一錢擣末分作四服每服用酒一升煎二三沸更以溫酒三二升相和入瓶器內封固時時飲之忌生冷油肥毒物經驗方

熱毒下血金星草陳乾薑各三兩為末每服一錢新汲水下本事方

腳膝爛瘡金星草背上星刮下傅之即乾集簡方

石長生本經下品

【釋名】丹草本經丹沙草時珍曰四時不凋故曰長生

【集解】別錄曰石長生生咸陽山谷弘景曰俗中時有采者方藥不復用近道亦有是細細草葉花紫色南中多生石巖下葉似蕨而細如龍須黑如光漆高尺餘不與餘草雜也恭曰苗高尺許五六月采莖葉用今市人用㯶筋草為之葉

煎服，先服石藥悉下。亦可作末，冷水服方寸匕。塗瘡腫殊效。根浸油塗頭，大生毛髮。嘉祐。烏髭髮。頌。解熱，通五淋，凉血。時珍。

【發明】【頌曰】但是瘡毒，皆可服之。然性至冷，服后下利，須補治乃平復。老年不可輒服。【宗奭曰】丹石毒發于背及一切癰腫。以其根葉二錢半，酒一大盞，煎服，取下黑汁。不惟下所服石藥，兼毒去瘡愈也。如不飲酒，則爲末，以新汲水服，以知爲度。【時珍曰】此藥大抵治金石發毒者。若憂鬱氣血凝滯而發毒者，非所宜也。

【附方】舊一，新二。五毒發背。金星草和根淨洗，慢火焙乾。每四兩入生甘草一錢，擣末，分作四服。每服用酒一升，煎二三沸，更以温酒三二升相和，入缾器内封固，時時飲之。忌生冷油肥毒物。經驗方。熱毒下血。金星草、陳乾薑各三兩，爲末。每服一錢，新汲水下。本事方。脚膝爛瘡。金星草背上星，刮下傅之，即乾。集簡方。

石長生本經下品

【釋名】丹草本經、丹沙草。【時珍曰】四時不凋，故曰長生。

【集解】【别録曰】石長生，生咸陽山谷。【弘景曰】俗中時有采者，方藥不復用。近道亦有，是細細草葉，花紫色。南中多生石巖下，葉似蕨而細如龍須草〔一〕，黑如光漆，高尺餘，不與餘草雜也。【恭曰】苗高尺許，五六月采莖葉用。今市人用肸筋草爲之，葉

〔一〕草：原脱。今據證類卷十一石長生引陶隱居補。

似青蒿莖細勁紫色今太常用者是也〔時珍曰〕宋祁益部方物記長生草生山陰蕨地修莖茸葉色似檜而澤經冬不凋
〔氣味〕鹹微寒有毒〔普曰〕神農苦雷公辛桐君甘〔權曰〕酸有小毒〔主治〕寒熱惡瘡大熱辟鬼氣不祥本經下三蟲別錄治疥癬逐諸風治百邪魅權
〔附錄〕紅茂草宋圖經〔頌曰〕味苦大涼無毒主癰疽瘡腫焙研為末冷水調貼一名地沒藥一名長生草生施州四季枝葉繁故有長生之名春采根葉〔時珍曰〕案庚辛玉冊云通泉草一名長生草多生古道丘壟荒蕪之地葉似地丁中心抽一莖開黃白花如雪又似麥飯摘下經年不槁根入地至泉故名通泉俗呼禿瘡花此草有長生之名不知與石長生及紅茂草亦一類否故並附之

今案 伊波也奈岐

石莧宋圖經

〔集解〕〔頌曰〕生筠州多附河岸沙石上春生苗莖青高尺以來葉如水柳而短八九月土人采之
〔氣味〕辛苦有小毒〔主治〕同甘草煎服主齁鼻合又吐風涎頌
〔附錄〕石垂〔頌曰〕生福州山中二月花四月采子生擣為末丸服治蠱毒

伊岐久爪

景天本經上品

似青葙，莖細勁紫色，今太常用者是也。【時珍曰】宋祁益部方物記：長生草生山陰蕨地，修莖茸葉，色似檜而澤，經冬不凋。

【氣味】鹹，微寒，有毒。【普曰】神農：苦。雷公：辛。桐君：甘。【權曰】酸，有小毒。【主治】寒熱，惡瘡大熱，辟鬼氣不祥。本經。下三蟲。别録。治疥癬，逐諸風，治百邪魅。權。

【附録】紅茂草圖經。【頌曰】味苦，大凉，無毒。主癰疽瘡腫。焙研爲末，冷水調貼。一名地没藥，一名長生草。生施州，四季枝葉繁，故有長生之名。春采根葉。【時珍曰】案庚辛玉册云：通泉草，一名長生草，多生古道丘壟荒蕪之地。葉似地丁，中心抽一莖，開黄白花如雪，又似麥飯，摘下經年不槁。根入地至泉，故名通泉。俗呼秃瘡花。此草有長生之名，不知與石長生及紅茂草亦一類否？故並附之。

石莧宋圖經

【集解】【頌曰】生筠州，多附河岸沙石上。春生苗，莖青，高一尺以來，葉如水柳而短。八九月土人采之。

【氣味】辛，苦，有小毒。【主治】同甘草煎服，主齁齁，又吐風涎。頌。

【附録】石垂。【頌曰】生福州山中。三月花，四月采子，生擣爲末，丸服，治蠱毒。

景天本經上品

【釋名】慎火本經　戒火同　救火別錄　據火同　護火綱目　辟火同　火母
弘景曰：衆藥之名，景天爲麗。人皆盆盛養
於屋上，云可辟火，故曰慎火。方用亦希。
【集解】別錄曰：景天生太山川谷。四月四日、七月七日采，陰乾。
頌曰：今南北皆有之。人家種於中庭，或盆置屋上。春生
苗，葉似馬齒莧而大，作層而上，莖極脆弱。夏中開紅紫碎花，
秋後枯死。亦有宿根者。苗、葉、花並可用。宗奭曰：極易種，折枝
置土中，澆溉旬日便生也。時珍曰：景天人多栽于石山上。二
月生苗，脆莖，微帶赤黄色，高一二尺，折之有汁。葉淡綠色，光
澤柔厚，狀似長匙頭及胡豆葉而不大。夏開小白花，結實如
連翹而小，中有黑子如粟粒。其葉味微甘苦，炸熟水淘可食。
【正誤】弘景曰：廣州城外有一樹，大三四圍，名慎火樹。宗奭曰：嶺
表人言並無此說，蓋錄書者篡入，誤言非陶氏語也。
【氣味】苦，平，無毒。別錄曰：酸。大明曰：寒，有小毒，可煅朱砂。
【主治】大熱火瘡，身熱煩，邪惡氣本經。諸蠱毒痂疕，寒熱風痹，諸
不足別錄。療金瘡止血，煎水浴小兒，去煩熱驚氣弘景。風疹惡痒，
小兒丹毒及發熱，權。熱狂赤眼，頭痛寒熱，遊風，女人帶下日華。
花：【主治】女人漏下赤白，輕身明目本經。

【釋名】愼火本經、戒火同、救火別録、據火同、護火綱目、辟火同、火母別録〔一〕。【弘景曰】衆藥之名，景天爲麗。人皆盆盛養于屋上，云可辟火，故曰愼火。方用亦希。

【集解】【別録曰】景天生太山川谷。四月四日、七月七日采，陰乾。【頌曰】今南北皆有之。人家種于中庭，或盆置屋上。春生苗，葉似馬齒莧而大，作層而上，莖極脆弱。夏中開紅紫碎花，秋後枯死。亦有宿根者。苗、葉、花並可用。【宗奭曰】極易種，折枝置土中，澆溉旬日便生也。【時珍曰】景天，人多栽于石山上。二月生苗，脆莖，微帶赤黄色，高一二尺，折之有汁。葉淡緑色，光澤柔厚，狀似長匙頭及胡豆葉而不尖。夏開小白花，結實如連翹而小，中有黑子如粟粒。其葉味微甘苦，煠熟水淘可食。

【正誤】【弘景曰】廣州城外有一樹，大三四圍，名愼火樹。【志曰】嶺表人言並無此説。蓋録書者篹入謬言，非陶氏語也。

【氣味】苦，平，無毒。【別録曰】酸。【大明曰】寒，有小毒。可煅朱砂。

【主治】大熱火瘡，身熱煩，邪惡氣。本經。諸蠱毒，痂疕，寒熱風痺，諸不足。別録。療金瘡止血。煎水浴小兒，去煩熱驚氣。弘景。風疹惡痒，小兒丹毒及發熱。權。熱狂赤眼，頭痛，寒熱遊風，女人帶下。日華。

花。【主治】女人漏下赤白。輕身明目。本經。

〔一〕別録：底本原字漫漶。今據其他金陵本補正。

附方 旧五新二

驚風煩熱 慎火草煎水浴之 普濟方

小兒中風 汗出中風一日頭項腰熱二日手足不屈用慎火草乾者半兩麝黃丹參白木二錢半為末每服半錢漿水調服三四歲一錢 聖濟錄

嬰孺風疹 在皮膚不出及瘡毒取慎火苗葉五大兩和鹽三大兩同研絞汁以熱手摩塗日再上之 圖經

熱毒丹瘡 千金用慎火草擣汁拭之日夜拭一二十遍一方入苦酒擣泥塗之○楊氏產乳治烟火丹毒從兩股兩脇起赤如火景天草真珠末一兩擣如泥塗之乾則易

漆瘡作癢 挼慎火草塗之 外臺

眼生花瞖 澀痛難開景天擣汁日點三五次 聖惠

產後陰脫 慎火草一斤陰乾酒五升煮汁一升分四服 子母祕錄

佛甲草 宋圖經

集解 頌曰佛甲草生筠州多附石向陽而生似馬齒莧而細小而長有花黃色不結實四季皆有時珍曰二月生苗成叢高四五寸脆莖細葉柔澤如馬齒莧尖長而小夏開黃花經霜則枯人多栽於石山瓦牆上呼為佛指甲救荒本草言高一二尺葉甚大者乃景天非此也

【附方】舊五，新二。

驚風煩熱。慎火草煎水浴之。普濟方。

小兒中風。汗出中風，一日頭項腰熱，二日手足不屈。用慎火草乾者半兩，麻黄、丹參、白术各〔一〕二錢半，爲末。每服半錢，漿水調服。三四歲服一錢。聖濟録。

嬰孺風疹在皮膚不出，及瘡毒。取慎火苗葉五大兩，和鹽三大兩，同研絞汁。以熱手摩塗，日再上之。圖經。

熱毒丹瘡。千金用慎火草擣汁拭之。日夜拭一二十徧。一方：入苦酒擣泥塗之。○楊氏産乳治烟火丹毒，從兩股兩脇起，赤如火。景天草、真珠末一兩，擣如泥。塗之，乾則易。

漆瘡作痒。挼慎火草塗之。外臺。

眼生花瞖，澀痛難開。景天擣汁，日點三五次。聖惠。

産後陰脱。慎火草一斤陰乾，酒五升，煮汁一升，分四服。子母秘録。

佛甲草 宋圖經

【集解】【頌曰】佛甲草生筠州。多附石向陽而生，似馬齒莧而細小且長，有花黄色，不結實，四季皆有。【時珍曰】二月生苗成叢，高四五寸，脆莖細葉，柔澤如馬齒莧，尖長而小。夏開黄花，經霜則枯。人多栽于石山瓦牆上，呼爲佛指甲。救荒本草言高一二尺，葉甚大者，乃景天，非此也。

〔一〕各：原脱。今據聖濟總録卷一百七十四小兒中風「慎火草散」補。

今按 金良乃於々

【氣味】甘寒微毒【主治】湯火灼瘡研貼之頌

虎耳草綱目

【釋名】石荷葉見下

【集解】時珍曰虎耳生陰溼處人亦栽于石山上莖高五六寸有細毛一莖一葉如荷蓋狀人呼為石荷葉葉大如錢狀似初生小葵葉及虎之耳形夏開小花淡紅色

【氣味】微苦辛寒有小毒獨孤滔曰汁煮砂子

【主治】瘟疫擂酒服生用吐利人熟用則止吐利又治聤耳擣汁滴之痔瘡腫痛者陰乾燒烟桶中熏之時珍

今案 俗和岐 俗云 三波那比里久佐

石胡荽四聲本草

【校正】自菜部移入此

【釋名】天胡荽綱目野園荽同鵝不食草食性雞腸草訂見下名

【集解】時珍曰石胡荽生石縫及陰溼處小草也高二三寸冬月生苗細莖小葉形狀宛如嫩胡荽其氣辛熏不堪食鵝亦不食之夏開細花黃色結細子極易繁衍僻地則鋪滿也宋孫思邈千金方云一種小草生近水渠中溼處狀類胡

【氣味】甘，寒，微毒。【主治】湯火灼瘡，研貼之。頌。

虎耳草綱目

【釋名】石荷葉見下。

【集解】【時珍曰】虎耳生陰濕處，人亦栽于石山上。莖高五六寸，有細毛，一莖一葉，如荷蓋狀。人呼爲石荷葉，葉大如錢，狀似初生小葵葉及虎之耳形。夏開小花，淡紅色。

【氣味】微苦、辛，寒，有小毒。【獨孤滔曰】汁煮砂子。

【主治】瘟疫，擂酒服。生用吐利人，熟用則止吐利。又治聤耳，擣汁滴之。痔瘡腫痛者，陰乾，燒烟桶中熏之。時珍。

石胡荽四聲本草

【校正】自菜部移入此。

【釋名】天胡荽綱目、野園荽同、鵝不食草食性、雞腸草詳見下名。

【集解】【時珍曰】石胡荽生石縫及陰濕處小草也。高二三寸，冬月生苗，細莖小葉，形狀宛如嫩胡荽。其氣辛薰不堪食，鵝亦不食之。夏開細花，黃色，結細子。極易繁衍，僻地則鋪滿也。案孫思邈千金方云：一種小草，生近水渠中濕處，狀類胡荽，名天胡荽，亦名雞腸草，即小草也，與繁縷之雞腸名同物異。

【氣味】辛，寒，無毒。時珍曰：辛，溫。汁制砒石、雄黃。

【主治】通鼻氣，利九竅，吐風痰。炳。去目翳，挼塞鼻中，翳膜自落。藏器。療痔病。詵。解毒，明目，散目赤腫雲翳，耳聾頭痛腦酸，治痰瘧齁𪖓，鼻窒不通，塞鼻瘜肉落，又散瘡腫。時珍。

【發明】時珍曰：鵝不食草氣溫而升，味辛而散，陽也，能通于天。頭與肺皆天也，故能上達頭腦，而治頂痛目病，通鼻氣而落瘜肉；內達肺經，而治齁𪖓痰瘧，散瘡腫。其除翳之功，尤顯神妙。人謂陳藏器本草惟務廣博，鄙俚之言也。若此藥之類，表而出之，功可謂務博已乎？案倪惟德原機啓微集云：治目翳嗃鼻碧雲散，用鵝不食草解毒為君，青黛去熱為佐，川芎之辛破留除邪為使，升透之藥也。大抵如開鍋蓋法，常欲邪毒不閉，令有出路。然力小而銳，宜常嗃以聚其力。日中諸病皆可用之。生挼更神。王璽集要詩云：赤眼之餘翳忽生，草中鵝不食為名。塞于鼻內頻頻換，三日之間復舊明。

【附方】新七。

寒痰齁喘：野園荽研汁，和酒服，即住。集簡方。

嗃鼻去翳：碧雲散：治目赤腫脹，羞明昏暗，隱澀疼痛，眵泪風痒，鼻塞頭痛腦酸，外翳扳睛諸病。鵝不食草曬乾

荽，名天胡荽，亦名雞腸草。即此草也。與繁縷之雞腸名同物異。

【氣味】辛，寒，無毒。【時珍曰】辛，温。汁制砒石、雄黄。

【主治】通鼻氣，利九竅，吐風痰。炳。去目翳，挼塞鼻中，翳膜自落。藏器。療痔病。詵。解毒，明目，散目赤腫雲翳，耳聾，頭痛腦酸，治痰瘧齁船，鼻窒不通，塞鼻瘜自落，又散瘡腫。時珍。

【發明】【時珍曰】鵝不食草，氣温而升，味辛而散，陽也，能通于天。頭與肺皆天也。故能上達頭腦，而治頂痛目病，通鼻氣而落瘜肉。内達肺經而治齁船痰瘧，散瘡腫。其除翳之功尤顯神妙。人謂陳藏器本草惟務廣博〔一〕，鄙俚之言也。若此藥之類，表出殊功，可謂務博已乎？案倪维〔二〕德原機啓微集云：治目翳嗃鼻碧雲散，用鵝不食草解毒爲君，青黛去熱爲佐，川芎之辛破留除邪爲使，升透之藥也。大抵如開鍋蓋法，常欲邪毒不閉，令有出路。然力小而鋭，宜常嗃以聚其力。凡目中諸病，皆可用之。生挼更神。王璽集要詩云：赤眼之餘翳忽生，草中鵝不食爲名。塞于鼻〔三〕内頻頻换，三日之間復舊明。

【附方】新七。寒痰齁喘。野園荽研汁，和酒服，即住。集簡方。

嗃鼻去翳。碧雲散：治目赤腫脹，羞明昏暗，隱澀疼痛，眵淚風痒，鼻塞，頭痛腦酸，外翳扳睛諸病。鵝不食草晒乾

〔一〕博：原作「搏」。張本作「博」，義長，今從改。下一「博」字同，不另注。

〔二〕维：原作「惟」，今據原機啓微原書卷首題名改。

〔三〕鼻：醫林集要卷十一眼目門作「耳」。下文「附方」有「塞耳治翳」，下注「詩見發明」，故當以「耳」爲正。

器瓷久凡
係称岐今作字

二錢青黛川芎各一錢爲細末噙水一口每以米許嗃入鼻內淚出爲度一方去青黛倪氏啓微集

貼目取翳鵝不食草擣汁熬膏一兩爐甘石火煆童便淬三次三錢上等瓷器末一錢半熊膽二錢硇砂少許爲極細末和作膏貼翳上一夜取下用黃連黃檗煎湯洗淨看如有再貼孫天仁集效方

塞耳治聾詩見發明

牙疼嗃鼻鵝不食草綿裹懷乾爲末含水一口隨左右嗃之亦可挼塞聖濟錄

一切腫毒野園荽一把穿山甲燒存性七分當歸尾三錢擂爛入酒一碗絞汁服以渣傅之集簡方

濕毒脛瘡磚縫中生出野園荽夏月采取曬收爲末每以五錢汞粉五分桐油調作隔紙膏周圍縫定以茶洗淨縛上膏藥黃水出五六日愈此吳竹卿方也簡便方

脾寒瘧疾石胡荽一把杵汁半盌入酒半盌和服甚效集簡方

痔瘡腫痛石胡荽擣貼之同上

螺厴草拾遺

釋名鏡面草時珍曰皆象形也

二錢，青黛、川芎各一錢，爲細末。噙水一口，每以米許嗃入鼻内，淚出爲度。一方去青黛。倪氏啓微集。

貼目取瞖。鵝不食草擣汁熬膏一兩，爐甘石火煅童便淬三次三錢，上等瓷器末一錢半，熊膽二錢，硇砂少許，爲極細末，和作膏。貼在瞖上，一夜取下。用黄連、黄蘗煎湯洗淨，看如有，再貼。孫天仁集效方。

塞耳治瞖詩。見「發明」。

牙疼嗃鼻。鵝不食草綿裹懷乾爲末。含水一口，隨左右嗃之。亦可挼塞。聖濟録。

一切腫毒。野園荽一把，穿山甲燒存性七分，當歸尾三錢，擂爛，入酒一盌，絞汁服。以渣傅之。集簡方。

濕毒脛瘡。磚縫中生出野園荽，夏月采取，晒收爲末。每以五錢，汞粉五分，桐油調作隔紙膏，周圍縫定。以茶洗淨，縛上膏藥，黄水出，五六日愈。此吴竹卿方也。簡便方。

脾寒瘧疾。石胡荽一把，杵汁半盌，入酒半盌，和服，甚效。集簡方。

痔瘡腫痛。石胡荽擣，貼之。同上。

螺靨草拾遺

【釋名】鏡面草。【時珍曰】皆象形也。

集解藏器曰蔓生石上葉狀似螺厴微帶赤色而光如鏡背有少毛小草也

氣味辛主治癰腫風疹脚氣腫擣爛傅之亦煮湯洗腫處藏器

治小便出血吐血衄血齲齒痛時珍

發明時珍曰案陳日華經驗方云年二十六忽病小便后出鮮血數點而不疼如是一月飲酒則甚市醫張康以草葉汁一器入少蜜水進兩服而愈求其方乃鏡面草也

附方新七

吐血衄血鏡面草水洗擂酒服朱氏集驗方

牙齒蟲痛乾坤生意用鏡面草不拘多少以水缸下泥同擣成膏入香油二三點研勻貼于疼處腮上○楊氏家藏方用鏡面草半握入麻油二點鹽半捻挼碎左疼塞右耳右疼塞左耳以薄泥餅貼耳門閉其氣仍仄卧泥耳一二時去泥取草放水中看有虫浮出久者黑次者褐新者白須于午前用之徐克安一乳姆苦此不能食用之出數十而安

小兒頭瘡鏡面草日乾為末和輕粉麻油傅之立効楊氏家藏方

手指腫毒又指惡瘡消毒止痛鏡面草擣爛傅之壽域神方

蛇纏惡瘡鏡面草入鹽杵爛傅之妙

解鼠莽毒鏡面草自然汁清油各一盞和服即下毒三五次以

【集解】【藏器曰】蔓生石上，葉狀似螺靨，微帶赤色而光如鏡，背有少毛，小草也。

【氣味】辛。【主治】癧腫風疹，脚氣腫，擣爛傅之。亦煮湯洗腫處。藏器。治小便出血，吐血衄血，齲齒痛。時珍。

【發明】【時珍曰】案陳日華經驗方云：年二十六，忽病小便后出鮮血數點而不疼，如是一月，飲酒則甚。市醫张康以草藥汁一器，入少蜜少進，兩服而愈。求其方，乃鏡面草也。

【附方】新七。吐血衄血。鏡面草水洗，擂酒服。朱氏集驗方。

牙齒蟲痛。乾坤生意用鏡面草不拘多少，以水缸下泥同擣成膏，入香油二三點，研勻。貼于疼處腮上。○楊氏家藏方用鏡面草半握，入麻油二點，鹽半捻，挼碎。左疼塞右耳，右疼塞左耳。以薄泥餅貼耳門閉其氣，仍仄卧。泥耳一二時，去泥取草放水中，看有蟲浮出，久者黑，次者褐，新者白。須于午前用之。徐克安一乳婢，苦此不能食，用之，出數蟲而安。

小兒頭瘡。鏡面草日乾爲末，和輕粉、麻油傅之，立效。楊氏家藏方。

手指腫毒。又指惡瘡，消毒止痛。鏡面草擣爛，傅之。壽域神方。

蛇纏惡瘡。鏡面草入鹽杵爛，傅之妙。解鼠莽毒。鏡面草自然汁、清油各一盃和服，即下毒三五次。以

内消補之不可

遂 張杲醫說

酢漿草 唐本草

〔校正〕併入圖經赤孫施

〔釋名〕酸漿圖經 三葉酸綱目 三角酸綱目 酸母綱目 醋母蘇恭 酸箕李當之 鳩酸蘇恭 雀兒酸綱目 雀林草綱目 小酸茅蘇恭 赤孫施圖經 時珍曰此小草三葉酸也其味如醋與燈籠草之酸漿名同物異唐慎微本草以此草之方收入彼下誤矣閩人鄭樵通志言福人謂之孫施則蘇頌圖經赤孫施生福州葉如浮萍者即此也孫施亦酸箕之訛耳今併爲一

〔集解〕恭曰酢漿生道旁陰濕處叢生莖頭有三葉葉如細萍四月五月采陰乾保昇曰葉似水萍兩葉并大葉同枝黃花黑實頌曰南中下濕地及人家園圃中多有之北地亦或有生者初生嫩時小兒喜食之南人用揩鍮石器令白如銀時珍曰苗高一二寸叢生布地極易繁衍一枝三葉一葉兩片至晚自合帖整整如一四月開小黃花結小角長一二分内有細子冬亦不凋方士采制砂汞硇礬砒石

〔氣味〕酸寒無毒〔主治〕殺諸小蟲惡瘡瘑瘻搗傅之食之解熱渴唐本主小便諸淋赤白帶下同地錢地龍治沙石淋煎湯洗

肉粥補之，不可遲。張杲醫說。

酢漿草唐本草

【校正】併入圖經赤孫施。

【釋名】酸漿圖經、三葉酸綱目、三角酸綱目、酸母綱目、醋母蘇恭、酸箕李當之、鳩酸蘇恭、雀兒酸綱目、雀林草綱目、小酸茅蘇恭、赤孫施圖經。【時珍曰】此小草三葉酸也，其味如醋。與燈籠草之酸漿，名同物異。唐慎微本草以此草之方收入彼下，誤矣。閩人鄭樵通志言「福人謂之孫施」，則蘇頌圖經赤孫施生福州，葉如浮萍者，即此也。孫施亦酸箕之訛耳，今併爲一。

【集解】【恭曰】酢漿生道旁陰濕處，叢生。莖頭有三葉，葉如細萍。四月、五月采，陰乾。【保昇曰】葉似水萍，兩葉並大葉同枝，黄花黑實。【頌曰】南中下濕地及人家園圃中多有之，北地亦或有生者。初生嫩時，小兒喜食之。南人用揩鍮石器，令白如銀。【時珍曰】苗高一二寸，叢生布地，極易繁衍。一枝三葉，一葉兩片，至晚自合帖，整整如一。四月開小黄花，結小角，長一二分，内有細子。冬亦不凋。方士采制砂、汞、硇、礬、砒石。

【氣味】酸，寒，無毒。【主治】殺諸小蟲。惡瘡瘑瘻，搗傅之。食之解熱渴。唐本。主小便諸淋，赤白帶下。同地錢、地龍，治沙石淋。煎湯洗

今案 仁志岐久疋

痔痛脫肛甚效搗塗湯火蛇蠍傷時珍 赤孫施治婦人血結用一搦洗煖酒服之蘇頌

〔附方〕舊一新七 小便血淋 酸草搗汁煎五苓散服之俗名醋啾啾是也王璆百一選方 諸淋赤痛 三葉酸漿草洗研取自然汁一合酒一合和勻空心溫服立通沈存中靈苑方 二便不通 酸草一大把車前草一握搗汁入砂糖一錢調服一盞不通再服摘玄方 赤白帶下 三葉酸草陰乾為末空心溫酒服三錢匕 痔瘡出血 雀林草一大握水二升煮取一升服日三次見效外臺秘要 癬瘡作痒 雀兒草即酸母草擦之數次愈永類方 蛇虺螫傷 酸草搗傅崔氏方 牙齒腫痛 酸草一把洗淨川椒四十九粒去目同搗爛絹片裹定如筯大切成豆粒大每以一塊塞痛處即止節齋醫論

〔附録〕酸草 別錄有名未用曰主輕身延年生名山醴泉上陰居莖有五葉青澤根赤黃可以消玉一名醜草 弘景曰李當之云是今酸箕草布地生者處處有之然恐非也

三葉 別錄有名未用曰味辛主寒熱蛇蜂螫人生田中莖小黑白高三尺根黑三月采陰乾一名三石一名當田一名起魚

地錦 宋嘉祐 【校正】併入有名未用別錄地朕

痔痛、脱肛甚效。搗塗湯火蛇蠍傷。時珍。赤孫施：治婦人血結，用一搦洗，細研〔一〕，煖酒服之。蘇頌。

【附方】舊一，新七。小便血淋。酸草搗汁，煎五苓散服之。俗名醋啾啾是也。王璆百一選方。諸淋赤痛。三葉酸漿草洗，研取自然汁一合，酒一合和匀。空心温服，立通。沈存中靈苑方。二便不通。酸草一大把，車前草一握，搗汁，入砂糖一錢，調服一盞。不通再服。摘玄方。赤白帶下。三葉酸草，陰乾爲末。空心温酒服三錢匕。千金方。痔瘡出血。雀林草一大握，水二升，煮一升服。日三次，見效。外臺秘要。癬瘡作痒。雀兒草即酸母草，擦之，數次愈。永類方。蛇虺螫傷。酸草搗傅。崔氏方。牙齒腫痛。酸漿草一把洗淨，川椒四十九粒去目，同搗爛，絹片裹定如筯大，切成豆粒大。每以一塊塞痛處，即止。節齋醫論。

【附録】酸草。【別録有名未用曰】主輕身延年。生名山醴泉上陰厓。莖有五葉青澤，根赤黄。可以消玉。一名醜草。【弘景曰】李當之云是今酸箕草，布地生者，處處有之。然恐非也。三葉。【別録有名未用曰】味辛。主寒熱，蛇蜂螫人。生田中，莖小黑白，高三尺，根黑。三月采，陰乾。一名三石，一名當田，一名赴魚。

地錦 宋嘉祐

【校正】併入有名未用別録地朕。

〔一〕細研：原脱。今據證類卷三十赤孫施補。

釋名 地朕吳普 地噤拾遺 夜光吳普 承夜吳普 草血竭綱目 血見愁綱目 血
風草綱目 馬蟻草綱目 雀兒臥單綱目 醬瓣草玉冊 猢猻頭草別錄曰地朕三
月采之藏器曰地朕一名地錦一名地噤蔓延着地葉光淨
露下有光時珍曰赤莖布地故曰地錦專治血病故俗稱爲
血竭血見愁馬蟻雀兒喜聚之故有馬
蟻雀單之名醬瓣猢猻頭象花葉形也
集解禹錫曰地錦草生近道田野出滁州者尤良莖葉細弱
蔓延于地莖赤葉青紫色夏中茂盛六月開紅花結細
實取苗子用之絡石註有地錦是藤蔓之類與此同名異物
時珍曰田野寺院及階砌間皆有之小草也就地而生赤莖
黄花黑實狀如蒺藜之朵斷莖有
汁方士秋月采煮雌雄丹砂硫黄
氣味辛平無毒別錄曰地朕苦平無毒 主治地朕主心氣女子陰疝血
結別錄 地錦通流血脈亦可治氣嘉祐 主癰腫惡瘡金刃撲損出
血血痢下血崩中能散血止血利小便時珍
附方舊一新十一 臟毒赤白地錦草洗暴乾爲末米飲服一錢立止經驗方 血痢不止地錦
草晒研每服二錢空心米飲下乾坤生意 大腸瀉血血見愁少許薑汁和搗米飲服之戴原礼證治要

【釋名】地朕吴普、地噤拾遺、夜光吴普、承夜吴普、草血竭綱目、血見愁綱目、血風草綱目、馬螘草綱目、雀兒卧單綱目、醬瓣草玉册、猢猻頭草。【别録曰】地朕，三月采之。【藏器曰】地朕，一名地錦，一名地噤。蔓延着地，葉光浄，露下有光。【時珍曰】赤莖布地，故曰地錦。專治血病，故俗稱爲血竭、血見愁。馬螘、雀兒喜聚之，故有馬螘、雀單之名。醬瓣、猢猻頭，象花葉形也。

【集解】【禹錫曰】地錦草生近道田野，出滁州者尤良。莖葉細弱，蔓延于地。莖赤，葉青紫色，夏中茂盛。六月開紅花，結細實。取苗子用之。絡石註有地錦，是藤蔓之類，與此同名異物。【時珍曰】田野寺院及階砌間皆有之小草也。就地而生，赤莖黄花黑實，狀如蒺藜之朵，斷莖有汁。方士秋月采，煮雌雄、丹砂、硫黄。

【氣味】辛，平，無毒。【别録曰】地朕：苦，平，無毒。【主治】地朕：主心氣，女子陰疝血結。别録。地錦：通流血脉，亦可治氣。嘉祐。主癰腫惡瘡，金办[一]撲損出血，血痢下血崩中，能散血止血，利小便。時珍。

【附方】舊一，新十一。臟毒赤白。地錦草洗，暴乾爲末。米飲服一錢，立止。經驗方。血痢不止。地錦草晒研。每服二錢，空心米飲下。乾坤生意。大腸瀉血。血見愁少許，薑汁和擣，米飲服之。戴原禮證治要

[一] 办：張本作「刃」。「办」，音義均同「創」，非「刃」也。

訣

婦人血崩草血竭嫩者蒸熟以油鹽薑淹食之飲酒一二盃送下或陰乾為末薑酒調服一二錢一服即止生于磚縫井砌間少在地上也 危亦林得效方

小便血淋血風草井水擂服三度即愈 劉長春經驗方

金瘡出血不止血見愁草研爛塗之 危氏得效方

惡瘡見血方同上

瘡瘍刺骨草血竭搗罷之自出 本草權度

癰腫背瘡血見愁一兩酸漿草半兩焙當歸二錢半焙乳香沒藥各一錢二分半為末每服七錢熱酒調下如有生者擂酒熱服以渣傅之亦效血見愁惟雄瘡用之雌瘡不用 楊清叟外科方

風瘡疥癩血見愁草同蒲江紅曲搗末傅之 乾坤秘韞

趾間雞眼割破出血以血見愁草搗傅之妙 乾坤秘韞

脾勞黃疸如聖丸用草血竭羊羶草桔梗蒼朮各一兩甘草五錢為末先以陳醋二盞入鍋下皂礬四兩煎熬良久下藥末再入白麪不拘多少和成一塊丸如小豆大每服三五十丸空腹醋湯下一日二服數日面色復舊也 乾坤秘韞

附錄金瘡小草拾遺藏器曰味甘平無毒主金瘡止血長服斷鼻中衄血取葉挼傅亦煮汁服斷血瘀及卒下血又須和石灰杵為丸日乾臨時刮傅之生江南村落田野間下濕地高一二寸許如薺而葉短春夏間有淺紫花長一粒許煩

訣。婦人血崩。草血竭嫩者蒸熟，以油、鹽、薑淹食之，飲酒一二盃送下。或陰乾爲末，薑酒調服一二錢，一服即止。生于磚縫井砌間，少在地上也。危亦林得效方。小便血淋。血風草，井水擂服，三度即愈。劉長春經驗方。金瘡出血。不止。血見愁草研爛塗之。危氏得效方。惡瘡見血。方同上。瘡瘍刺骨。草血竭擣罨之，自出。本草權度。癰腫背瘡。血見愁一兩，酸漿草半兩焙，當歸二錢半焙，乳香、没藥各一錢二分半，爲末。每服七錢，熱酒調下。如有生者，擂酒熱服，以渣傅之亦效。血見愁惟雄瘡用之，雌瘡不作。楊清叟外科方。風瘡疥癩。血見愁草同滿江紅草擣末，傅之。乾坤秘韞。趾間雞眼，割破出血。以血見愁草擣傅之，妙。乾坤秘韞。脾勞黄疸。如聖丸：用草血竭、羊羶草、桔梗、蒼术各一兩，甘草五錢，爲末。先以陳醋二盌入鍋，下皂礬四兩，煎熬良久，下藥末，再入白麪不拘多少，和成一塊，丸如小豆大。每服三五十丸，空腹醋湯下，一日二服。數日面色復舊也。乾坤秘韞。

【附録】金瘡小草拾遺。【藏器曰】味甘，平，無毒。主金瘡，止血長肌，斷鼻中衄血，取葉挼傅。亦煮汁服，斷血瘀及卒下血。又預和石灰杵爲丸，日乾，臨時刮傅之。生江南村落田野間下濕地，高一二寸許，如薺而葉短。春夏間有淺紫花，長一粳米許。

今案立多

離鬲草（拾遺）

【集解】藏器曰：生人家階庭濕處，高二三寸，蔓生，葉似幕，江東有之，北土無也。

【氣味】辛，寒，有小毒。【主治】瘰癧丹毒，小兒無辜寒熱，大腹痞滿，痰飲膈上熱。生研汁服一合，當吐出宿物，去瘧為上。藏器

仙人草（拾遺）

【集解】藏器曰：生階庭間，高二三寸，葉細有雁齒，似離鬲草，北地不生也。

【氣味】缺。【主治】小兒酢瘡，頭小而硬者，煮湯浴，并搗傅。丹毒入腹者必危，可飲冷藥，及用此洗之。又挼汁滴目，明目去膚翳。藏器

仙人掌草（宋圖經）

【集解】頌曰：生合州、筠州，多於石上貼壁而生，如人掌，故以名之。葉細而長，春生，至冬猶有。四時采之。

【氣味】苦，澀，寒，無毒。【主治】腸痔瀉血，與甘草浸酒服。蘇頌。焙末油調，摻小兒白禿瘡。時珍

離鬲草拾遺

【集解】【藏器曰】生人家階庭濕處，高三二寸，苗葉似羃䍥〔一〕。江東有之，北土無也。

【氣味】辛，寒，有小毒。【主治】瘰癧丹毒，小兒無辜寒熱，大腹痞滿，痰飲膈上熱。生研汁服一合，當吐出宿物。去瘧爲上。藏器。

仙人草拾遺

【集解】【藏器曰】生階庭間，高二三寸，葉細有雁齒，似離鬲草。北地不生。

【氣味】缺。【主治】小兒酢瘡，頭小而硬者，煮湯浴，并擣傅。丹毒入腹者必危，可飲冷藥，及用此洗之。又挼汁滴目，明目去瞖。藏器。

仙人掌草宋圖經

【集解】【頌曰】生合州、筠州，多于石上貼壁而生。如人掌形，故以名之。葉細而長，春生，至冬猶有。四時采之。

【氣味】苦、濇，寒，無毒。【主治】腸痔瀉血，與甘草浸酒服。蘇頌。焙末油調，摻小兒白秃瘡。時珍。

〔一〕羃䍥：原作「幕罨」。今據證類卷八離鬲草改。

崖椶（宋圖經）

集解 頌曰：生施州石崖上，苗高一尺以來，其狀如椶，四季有葉無花，土人采根去粗皮入藥。

氣味 甘辛溫無毒。主治 婦人血氣并五勞七傷，以根同半天回、雞翁藤、野蘭根四味洗焙為末，每服二錢，溫酒下。丈夫無所忌，婦人忌雞魚溼麪。（蘇頌）

附錄 雞翁藤 頌曰：生施州，蔓延大木上，有葉無花，味辛性溫無毒，采無時。

半天回 頌曰：生施州，春生苗，高二尺以來，赤斑色，至冬苗枯，土人夏月采根，味苦澀性溫無毒。

野蘭根 頌曰：生施州，叢生，高二尺以來，四時有葉無花，其根味微苦性溫無毒，采無時，方並見上。

紫背金盤（宋圖經）

集解 頌曰：生施州，苗高一尺以來，葉背紫無花，土人采根用。時珍曰：湖湘水石處皆有之，名金盤藤，似而筒草而葉小，背微紫，軟莖引蔓，似黃絲，捋之即斷，無汁，可取方寸匕服以湘永他處少有。□簡草葉似木芙蓉而偏尖，空而脫，味酸，開白花，黃人以鹽醃淹食之。

崖椶宋圖經

【集解】【頌曰】生施州石崖上。苗高一尺以來，其狀如椶，四季有葉無花。土人采根去粗皮，入藥。

【氣味】甘、辛，温，無毒。【主治】婦人血氣，并五勞七傷。以根同半天回、雞翁藤、野蘭根四味，洗焙爲末。每服二錢，温酒下。丈夫無所忌，婦人忌雞、魚、濕麪。蘇頌。

【附録】雞翁藤。【頌曰】生施州。蔓延大木上，有葉無花。味辛，性温，無毒。采無時。

半天回。【頌曰】生施州。春生苗，高二尺以來，赤斑色，至冬苗枯。土人夏月采根，味苦、澀，性温，無毒。

野蘭根。【頌曰】生施州。叢生，高二尺以來，四時有葉無花。其根味微苦，性温，無毒。采無時。方並見上。

紫背金盤宋圖經

【集解】【頌曰】生施州。苗高一尺以來，葉背紫，無花。土人采根用。【時珍曰】湖湘水石處皆有之，名金盤藤。似醋筒草而葉小，背微紫。軟莖引蔓似黄絲，搓之即斷，無汁可見。方士用以制汞。他處少有。○醋筒草：葉似木芙蓉而偏，莖空而脆，味酸，開白花。廣人以鹽醋淹食之。

【氣味】辛濇熱無毒【主治】婦人血氣痛洗焙研末酒服半錢孕
婦勿服能消胎氣忌雞魚羊血澀麪蘇頌

白龍鬚綱目

【集解】時珍曰劉松石保壽堂方云白龍鬚生近水旁有石処寄生搜風樹下乃樹之餘精也細如撥絲直長無枝葉最難得真者一種萬年草生于白綫樹根細絲亦類但有枝葉掛相為異誤用不效愚案所云二樹名皆隱語無從考證

【氣味】缺　平無毒【主治】男子婦人風濕腰腿疼痛左癱右瘓口
目喎斜及產後氣血流散腰骨痛頭目昏暗腰腿痛不可忍
並宜之惟虛勞癱瘓不可服研末每服一錢氣弱者七分無
灰酒下密室隨左右貼牀臥待汗出自乾勿多蓋被三日勿
下牀見風一方得病淺者用末三錢瓷缾煮酒一壺每日先
服桔梗湯少頃飲酒二盞早一服晚一服保壽堂方

【發明】時珍曰保壽方云成化十二年盧六真道士六十七歲六月偶得癱瘓服白花蛇丸并藥酒三年扶杖入山

【氣味】辛、濇，熱，無毒。【主治】婦人血氣痛，洗焙研末，酒服半錢。孕婦勿服，能消胎氣。忌雞、魚、羊血、濕麪。蘇頌。

白龍鬚綱目

【集解】【時珍曰】劉松石保壽堂方云：白龍鬚生近水旁有石處，寄生搜風樹節，乃樹之餘精也。細如棕絲，直起無枝葉，最難得真者。一種萬纏草，生于白線樹根，細絲相類，但有枝莖，梢粗爲異。誤用不效。愚案：所云二樹名皆隱語，無從攷證。

【氣味】缺。平，無毒。【主治】男子婦人風濕腰腿疼痛，左癱右瘓，口目喎斜，及産後氣血流散，脛骨痛，頭目昏暗，腰腿痛不可忍，並宜之。惟虚勞癱瘓不可服。研末，每服一錢，氣弱者七分，無灰酒下。密室隨左右貼牀卧，待汗出自乾，勿多蓋被，三日勿下牀見風。一方：得疾淺者，用末三錢，瓷瓶煮酒一壺。每日先服桔梗湯少頃，飲酒二盞。早一服，晚一服。保壽堂方。

【發明】【時珍曰】保壽方云：成化十二年，盧玄真道士六十七歲，六月偶得癱瘓，服白花蛇丸，牙齒盡落。三年扶病入山，得此方服百日復舊壽至百歲乃卒凡男婦風溼胯腿痛先服小續命湯及滲溼湯后乃服此凡女人產后腰腿腫痛先服四物湯二服次月服此有瘡癩年久膝老氣歲者服前藥出汗三日之后則日服此藥一分好酒下隔一日服二分又隔一日服三分又隔一日服四分又隔一日服五分又隔一日後從一日起如前法一周而後給至只錢爲度常愈調之升陽降氣調髓熱骨追風逐邪排血安神忌房事魚鵝雞羊韭蒜蝦蟹及寒冷動風之物又不可過飲酒及麪食只宜米粥蔬菜

附方 新一

諸風癱瘓 筋骨不收用白龍鬚根皮一兩閙羊花即老虎花二分好燒酒三斤封固煮炷香埋土中一夜能飲者三盞不能飲者一盞卧時服服至二五盞見効但痛者可治坦仰者茶方

得此方，服百日，復舊，壽至百歲乃卒。凡男婦風濕腰腿痛，先服小續命湯及滲濕湯后，乃服此。凡女人産后腰腿腫痛，先服四物湯二服，次日服此。若癱瘓年久，痰老氣微者，服前藥出汗，三日之后，則日服龍鬚末一分，好酒下。隔一日服二分，又隔一日服三分，又隔一日服四分，又隔一日服五分。又隔一日，復從一分起，如前法，周而復始。至月餘，其病漸愈。謂之升陽降氣，調髓蒸骨，追風逐邪，排血安神。忌房事、魚、鵝、雞、羊、韭、蒜、蝦、蟹，及寒冷動風之物。又不可過飲酒及麪食，只宜米粥蔬菜。

【附方】新一。諸風癱瘓，筋骨不收。用白龍鬚根皮一兩，鬧羊花即老虎花七分，好燒酒三斤，封固，煮一炷香，埋土中一夜。能飲者三盃，不能飲者一盃，卧時服。服至三五盃見效。但知痛者可治。坦仙皆效方。

本草綱目草部目錄第二十一卷

草之十　苔類一十六種

陟釐別錄　乾苔食療　井中苔別錄　船底苔食療

石蕊拾遺　地衣日華 即仰天皮　垣衣別錄　屋遊別錄

昨葉何草唐本 即瓦松 ○紫衣附　烏韭本經 百蕊草附　土馬騣嘉祐

卷柏本經 地柏 含生草附　玉柏別錄　石松拾遺　桑花日華 艾納附

馬勃別錄

右附方舊三新三十三

草之十一　雜草九種　有名未用一百五十三種

雜草拾遺四種 嘉祐二 雜綱目三種

百草　百草花　井口邊草　樹孔中草

產死婦人冢上草　燕蓐草　雞窠草

豬窠草　牛齝草

本草綱目草部目録第二十一卷

草之十　苔類一十六種

陟釐別録　乾苔食療　井中苔[一]別録　船底苔食療

石蕊拾遺　地衣[二]日華○即仰天皮　垣衣別録　屋遊別録

昨葉何草唐本○即瓦松○紫衣附　烏韭本經○百蕊草附　土馬騣嘉祐

卷柏本經○地柏、含生草附　玉柏別録　石松拾遺　桑花日華○艾納附

馬勃別録

右附方舊三，新三十三。

草之十一　雜草九種，有名未用一百五十三種

雜草：拾遺四種，嘉祐二種，綱目三種。

百草　百草花　井口邊草　樹孔中草

產死婦人冢[三]上草　燕蓐草　雞窠草

豬窠草　牛齡草

〔一〕井中苔：正文本藥正名作「井中苔及萍藍」。

〔二〕地衣：正文本藥正名作「地衣草」。

〔三〕冢：正文本藥正名作「塚」。

神農本經

屈草　别羇

名醫別録

離婁草　神護草　黃護草

雀醫草　木甘草　益決草

九熟草　兊草　異草　灌草

茈草　莘草　英草　封華

慎華　節華　讓實　羊實

桑莖實　可聚實　滿陰實　馬顛

馬逢　兔棗　鹿良　雞涅

犀洛　雀梅　燕齒　土齒

金莖　白背　青雌　白辛

赤舉　赤涅　赤赫　黃秫

黃辯　紫給　紫藍　糞藍

巴朱　柴紫　文石　路石

曠石　敗石　石劇　石芸

竹付　秘惡　盧精　唐夷

知杖　河煎　區余　王明

師系　并苦　索干　良達

弋共　船虹　姑活　白女腸

白翁根　黃白支　父陛根　疥拍腹

五母麻　五色符　救赦人者　常吏之生

載　慶　腂　芥

本草拾遺

鴆鳥漿　七仙草　吉祥草

雞腳草　兔肝草　斷罐草

神農本經

屈草　別羈

名醫別録

離婁〔一〕草　神護草　黃護草
九熟草　雀醫草　木甘草　益決草
⿱艹記草　兑草　異草　灌草
⿰阝典〔三〕華　莘草　英草華〔二〕　封華
桑莖實　節華　讓實　羊實
馬逢　可聚實　滿陰實　馬顛
犀洛　兔棗　鹿良　雞涅
金莖　雀梅　燕齒　土齒
赤舉　白背　青雌　白辛
黃辯　赤涅　赤赫　黃秫
巴朱　紫給　紫藍　糞藍
曠石　柒〔四〕紫　文石　路石
竹付　敗石　石劇　石芸
知杖　秘惡　盧精　唐夷
師系〔五〕　河煎　區余　王明
弋〔六〕共　并苦　索干　良達
白扇根　船虹　姑活　白女腸
五母麻　黃白支　父陛根　疥拍腹
五色符　救赦人者　常吏之生
載　慶　腂　芥

本草拾遺

鴆鳥漿　七仙草〔七〕　吉祥草
雞脚草　兔肝草　斷罐草

〔一〕婁：正文本藥正名作「樓」。
〔二〕英草：正文本藥正名此後有「華」字。
〔三〕⿰阝典：原作「⿰忄典」。今據證類卷三十⿰阝典華改。
〔四〕柒：原作「柴」。今據證類卷三十柒紫改。
〔五〕系：原作「絲」。今據證類卷三十師系改，与正文合。
〔六〕弋：原作「戈」。今據證類卷三十弋共改。
〔七〕七仙草：正文脱此條目。此藥見證類卷六七仙草

千金鏁　筋子根
土落草　盧藥
倚待草　無風獨搖草
藥王草

海藥本草

宜南草

開寶本草

陀得花

圖經外類

建水草　制虎
百藥祖　石逍遙
催風使　黃寮郎
黃花了　田麻
百兩金　芥心草
地芥草　苦芥子
田母草　布里草
弥質汗　撮石合草
胡堇草　露筋草
小兒群
獨脚仙

本草綱目

九龍草　透骨草
荔枝草　蛇眼草
水銀草　鵝項草
蛇魚草　劉耳草
九里香草　銅鼓草
白延草　蓬蘭草
景腸草　野芗草
織霞草　曼頭蓮
牛脂芀　猪藍子
鴨腳青　天芥菜
天仙蓮　佛掌花
郭公刺　山枇杷柴
攀篋柴　三角風
碎米柴　藥下紅
羊屎柴　滿江紅
隔山消　羊茅
石見穿　阿兒只
醉醒草　阿息兒
墓頭回　奴哥撒兒

千金鑑 土〔一〕落草 倚〔二〕待草 藥王草

筋子根 盧藥 無風獨搖草

海藥本草

宜南草

開寶本草

陀得花

圖經外類

建水草 百藥祖 催風使

刺虎 石逍遙 黃寮郎

黃花了 百兩金 地茄子〔三〕 田母草

田麻 芥心草 苦芥子 布里草

茆質汗 胡堇草 小兒群 獨脚仙

撮石合草 露筋草

本草綱目

九龍草 荔枝草 水銀草

透骨草 蛇眼草 鵝項草

蛇魚草 九里香草 白延草 環腸草

劉耳草〔四〕 銅鼓草 蠶繭草 野芀草

纖霞草 牛脂芀〔五〕 鴨脚青 天仙蓮

雙頭蓮 豬藍子 天芥菜 佛掌花

郭公刺 籩箕柴 碎米柴 羊屎柴

山枇杷柴 三角風 葉下紅 滿江紅

隔山消 石見穿 醉醒草〔六〕 墓頭回

羊茅 阿兒只〔七〕 阿息兒 奴哥撒兒

〔一〕土：此前原有一字闕。今據證類卷八土落草刪。

〔二〕倚：此後原有一字闕。今據證類卷六倚待草刪。

〔三〕地茄子：原作「地芥草」。今據證類卷三十地茄子改，与正文合。

〔四〕劉耳草：正文此後有「耳環草」。

〔五〕芀：正文此藥名作「芀」。

〔六〕醉醒草：正文同。據開元天寶遺事當作「醒醉草」。參正文該藥名注。

〔七〕阿兒只：正文同。據西使記當作「阿只兒」。參正文該藥名注。

今未詳。和名加和乃古計。

草之十　苔類一十六種

陟釐（别録中品）

【釋名】側梨（恭）水苔（開寶）石髮（同）石衣（廣雅）水衣（說文）水綿（綱目）藫（音潭）藥對云河中側梨，側梨、陟釐聲相近也。王子年拾遺記：晉武帝賜張華側理紙，乃水苔為之，後人訛陟釐為側理也。[illegible]水中粗苔作紙，青綠色，名苔紙。[illegible]水中石上生者，如毛綠色，石髮之名以此。時珍曰：[illegible]名石髮，江東食之。案石髮有[illegible]水中者為陟釐，生陸地者為[illegible]

【集解】别録曰：陟釐生江南池澤。弘景曰：此即南人用作紙者。[illegible]異。水苔性冷，浮水中[illegible]人多治之為苔脯[illegible]青苔亦可作[illegible]甚多。頌曰：石髮乾之作菜，以[illegible]苔垣衣、昔邪、屋遊[illegible]甲[illegible]澤葵[illegible]在藥曰陟釐是矣。澤葵[illegible]生故非類而云耳。時珍曰：陟釐有水中石上生者，蒙茸如髮；有水污無石而自生者，纏牽如絲綿之狀，俗名水綿。其味[illegible]

本草綱目草部第二十一卷

草之十　苔類一十六種

陟釐 別録中品

【釋名】側梨恭、水苔開寶、石髮同、石衣廣雅、水衣説文、水綿綱目、藫音覃。【恭曰】藥對云：河中側梨。側梨、陟釐，聲相近也。王子年拾遺記：晉武帝賜張華側理紙，乃水苔爲之，後人訛陟釐爲側理耳。此乃水中粗苔，作紙青緑〔一〕色，名苔紙，青〔二〕澹。范東陽方云：水中石上生者，如毛，緑色。石髮之名以此。【時珍曰】郭璞曰：藫，水草也。一名石髮。江東食之。案石髮有二：生水中者爲陟釐，生陸地者爲烏韭。

【集解】【別録曰】陟釐生江南池澤。【弘景曰】此即南人用作紙者，惟合斷下藥用之。【志曰】此即石髮也。色類苔而粗澀爲異。水苔性冷，浮水中。陟釐性温，生水中石上。【宗奭曰】陟釐，今人乾之，治爲苔脯，堪啗。青苔亦可作脯食，皆利人。汴京市中甚多。【頌曰】石髮乾之作菜，以齏臛啗之尤美。苔之類有井〔三〕中苔、垣衣、昔邪、屋遊，大抵主療略同。陸龜蒙苔賦云：高〔四〕有瓦松〔五〕，卑有澤葵。散巖竇者曰石髮，補空田者曰垣衣。在屋曰昔邪，在藥曰陟釐。是矣。澤葵，鳧葵也。雖異類而皆感瓦石之氣而生，故推類而云耳。【時珍曰】陟釐有水中石上生者，蒙茸如髮。有水污無石而自生者，纏牽如絲綿之狀，俗名水綿。其性味

〔一〕緑：證類卷九陟釐作「黄」。
〔二〕青：同上作「體」。
〔三〕臛啗……有井：凡十字，原字漫漶。今據證類卷九海藻補正。
〔四〕陸……高：凡七字，原字漫漶。今據補正同上。
〔五〕松：原作「苔」。今據改同上。

阿恰乃利

皆同述異記言苔錢謂之澤葵與鳧葵同名異物蘇氏指為水綿恐炎者誤矣苔錢所述猶未詳盡蓋苔衣之類有五在水曰陟釐在石曰石濡在瓦曰屋遊在墻曰垣衣在地曰地衣其蒙翠而長數寸者亦有五在石曰烏韭在屋曰瓦松在墻曰土馬騣在山曰卷柏在水曰藫也

【氣味】甘大溫無毒

【主治】心腹大寒溫中消穀強胃氣止泄痢別錄擣汁服治天行病心悶藏器作脯食止渴疾禁食鹽宗奭擣塗丹毒赤遊時珍

乾苔食療

【集解】藏器曰乾苔海族之流也時珍曰此海苔也彼人乾之為脯海水鹹故與陸苔不同張華博物志云石髮生海中者長尺餘大小如韭葉以肉雜蒸食極美張勃吳錄云江蘺生海水中正青似亂髮乃海苔之類也蘇恭以此為水苔者不同也苔卜其誤

【氣味】鹹寒無毒大明曰溫弘景曰柔苔寒乾苔熱詵曰苔鹹食多發瘡疥令人痿黃少血色瑞曰有飲嗽人不可食

【主治】癭瘤結氣弘景治痔殺蟲及霍亂嘔吐不止煮汁服

皆同。述異記言：苔錢謂之澤葵，與鳧葵同名異物。蘇氏指爲鳧葵者，誤矣。苔賦所述，猶未詳盡。蓋苔衣之類有五：在水曰陟釐，在石曰石濡，在瓦曰屋遊，在牆曰垣衣，在地曰地衣。其蒙翠而長數寸者亦有五：在石曰烏韭，在屋曰瓦松，在牆曰土馬騣，在山曰卷柏，在水曰蕈也。

【氣味】甘，大温，無毒。

【主治】心腹大寒，温中消穀，强胃氣，止洩痢。別録。擣汁服，治天行病心悶。日華。作脯食，止渴疾，禁食鹽。宗奭。擣塗丹毒赤遊。時珍。

乾苔食療

【集解】【藏器曰】乾苔，海族之流也。【時珍曰】此海苔也。彼人乾之爲脯。海水鹹，故與陟釐不同。張華博物志云：石髮生海中者，長尺餘，大小如韭葉，以肉雜蒸食極美。張勃吴録云：江蘺生海水中，正青似亂髮，乃海苔之類也。蘇恭以此爲水苔者不同。水苔不甚鹹。

【氣味】鹹，寒，無毒。【大明曰】温。【弘景曰】柔苔寒，乾苔熱。【詵曰】苔脯食多，發瘡疥，令人痿黄少血色。【瑞曰】有飲嗽人不可食。【主治】癭瘤結氣。弘景。治痔殺蟲，及霍亂嘔吐不止，煮汁服。

伊乃美金利　今案
伊乃宇知乃古計

今案　布那曾古乃古計
又云　阿加乃古計
或說云　末久里
今案　草飲之治虫之毒也

詳孟 心腹煩悶者，冷水研如泥，飲之即止。藏器 下一切丹石諸藥毒，納木孔中，殺蠱。華 消茶積。瑞 燒末吹鼻，止衄血，湯浸搗傅手背腫痛。時珍

【發明】時珍曰：洪氏夷堅志云，河南一寺僧盡患癭疾，有洛陽僧共寮，每食取苔脯同飡，經數月，僧項贅皆消，乃知海物皆能除是疾也。

井中苔及萍藍 別錄中品

【集解】弘景曰：廢井中多生苔萍，及磚土間多生雜草菜。藍既解毒，在井中者尤佳，非別一物也。

【氣味】甘，大寒，無毒。【主治】漆瘡熱瘡水腫。井中藍：殺野葛巴豆諸毒。別錄 療湯火傷灼瘡。弘景

船底苔 拾遺

【氣味】甘，冷，無毒。

【主治】鼻洪吐血淋疾，同炙甘草、豉汁濃煎湯呷之。孟詵 解天行

孟詵。心腹煩悶者，冷水研如泥，飲之即止。藏器。下一切丹石，殺〔一〕諸藥毒。納木孔中，殺蠹。日華。消茶積。瑞。燒末吹鼻，止衄血。湯浸擣傅手背腫痛。時珍。

【發明】【時珍曰】洪氏夷堅志云：河南一寺僧盡患癭疾。有洛陽僧共寮，每食取苔脯同飧。經數月，僧項贅皆消。乃知海物皆能除是疾也。

井中苔及萍藍 別録中品

【集解】【弘景曰】廢井中多生苔、萍，及磚土間多生雜草菜〔二〕。藍既解毒，在井中者尤佳，非別一物也。弘景。

【氣味】甘，大寒，無毒。【主治】漆瘡熱瘡水腫。井中藍：殺野葛、巴豆諸毒。别録。療湯火傷灼瘡。弘景。

船底苔 食療

【氣味】甘，冷，無毒。

【主治】鼻洪、吐血、淋疾，同炙甘草、豉汁濃煎湯呷之。孟詵。解天行

〔一〕殺：原脱。今據證類卷九乾苔補。
〔二〕菜：原字殘損。今據證類卷九井中苔及萍補正。

伊和石計

熱病伏熱頭目不清神志昏塞及諸大毒以五內和酥餅末一兩半麪糊丸梧子大每溫酒下五十丸時珍

【發明】時珍曰案方賢奇效方云水之精氣漬船板木中累見風日久則變為青色蓋因太陽晒之中感陰陽之氣故服之能分陰陽去邪熱調臟腑物之氣味所宜也

【附方】舊一

小便五淋船底苔一團雞子大水煮飲陳藏器

乳石發動小便淋澀心神悶亂船底青苔半雞子大煎汁溫服日三四次聖惠方

石蕊拾遺

【釋名】石濡別錄 石芥同 雲茶綱目 蒙頂茶時珍曰其狀如花蕊故味如茶故名石芥乃茶字之誤

【校正】併入有名未用別錄石濡

【集解】藏器曰石蕊生太山石上如花蕊為丸散服之今時無有此也王隱晉書庾褒入林慮山食木實餌石蕊遂得長年即此也又曰石濡生石之陰如屋遊垣衣之類得雨即展故名石濡早春青翠端開四葉山人名石芥時珍曰別錄石濡止言功用不言形狀陳藏器言是屋遊之類復出石蕊一條此同石濡蕊亦是一物也此物生蒙頂山石上

熱病伏熱，頭目不清，神志昏塞，及諸大毒。以五兩，和酥餅末一兩半，麪糊丸梧子大。每温酒下五十丸。時珍。

【發明】【時珍曰】案方賢奇效方云：水之精氣漬船板木中，累見風日，久則變爲青色。蓋因太陽晒之，中感陰陽之氣。故服之能分陰陽，去邪熱，調臟腑。物之氣味所宜也。

【附方】舊二。小便五淋。船底苔一團，雞子大，水煮飲。陳藏器。

乳石發動，小便淋瀝，心神悶亂。船底青苔半雞子大，煎汁温服，日三四次。聖惠方。

石蕊拾遺

【校正】併入有名未用别録石濡。

【釋名】石濡别録、石芥同、雲茶綱目、蒙頂茶。【時珍曰】其狀如花蕊，其味如茶，故名。石芥乃茶字之誤。

【集解】【藏器曰】石蕊生太山石上，如花蕊，爲丸散服之。今時無復有比也。王隱晉書：庾褒〔一〕入林慮山，食木實，餌石蕊，遂得長年。即此也。又曰：石濡生石之陰，如屋遊、垣衣之類，得雨即展，故名石濡。早春青翠，端開四葉。山人名石芥。【時珍曰】别録石濡具其功用，不言形狀。陳藏器言是屋遊之類，復出石蕊一條，功同石濡。蓋不知其即一物也。此物惟諸高山石上

〔一〕庾褒：原作「唐褒」。今據晉書卷八十八庾衮傳改「唐」爲「庾」。本節下一「唐」字同此誤，徑改不注。「庾褒」即庾衮，字叔褒。

皆爲良今人謂之蒙頂茶生兖州蒙山石上乃煙霧熏染日久結成蓋苔衣類也彼人春初刮取曝乾餽人謂之雲茶其狀白色輕薄如花蕊其氣香如蕈其味甘濇如茗不可煎飲止宜咀嚼及浸湯啜清凉有味唐褒入山餌此以代茗而已長年之道未必盡緣此物也

氣味甘溫無毒時珍曰甘濇寒

主治石淋明目益精氣令人不饑渴輕身延年別錄

石蕊主長年不飢藏器 生津潤咽解熱化痰時珍

地衣草日華

校正併入拾遺土部仰天皮

釋名仰天皮拾遺 掬天皮綱目

集解大明曰此乃陰濕地被日曬起苔蘚也 藏器曰即濕地上苔衣如草狀者耳

氣味苦冷微毒藏器曰平無毒

主治卒心痛中惡以人垢膩爲丸服七粒又主馬反花瘡生油調傅大明 明目藏器 研末新汲水服之治中暑時珍

附錄新三 身面丹腫如蛇狀者以雨滴階上苔痕水花塗蛇頭上即愈危氏得效方 雀目夜

者爲良。今人謂之蒙頂茶，生兗州蒙山石上，乃煙霧熏染，日久結成，蓋苔衣類也。彼人春初刮取曝乾餽人，謂之雲茶。其狀白色輕薄如花蕊，其氣香如蕈，其味甘濇如茗。不可煎飲，止宜咀嚼及浸湯啜，清凉有味。庾褒入山餌此，以代茗而已。長年之道，未必盡緣此物也。

【氣味】甘，温，無毒。【時珍曰】甘、濇，凉。【主治】石濡：明目益精氣。令人不饑渴，輕身延年。別録。石蕊：主長年不飢。藏器。生津潤咽，解熱化痰。時珍。

地衣草日華

【校正】併入拾遺土部仰天皮。

【釋名】仰天皮拾遺、掬天皮綱目。

【集解】【大明曰】此乃陰濕地被日晒起苔蘚也。【藏器曰】即濕地上苔衣如草狀者耳。

【氣味】苦，冷，微毒。【藏器曰】平，無毒。【主治】卒心痛，中惡，以人垢膩爲丸，服七粒。又主馬反花瘡，生油調傅。大明。明目。藏器。研末，新汲水服之，治中暑。時珍。

【附録】新三。身面丹腫如蛇狀者。以雨滴階上苔痕，水化〔一〕塗蛇頭上，即愈。危氏得效方。雀目夜

〔一〕化：原作「花」。今據得效方卷十頭痛怪疾改。

昏七月七日九月九日取地衣草陰乾爲末酒服方寸匕日三服一月愈崔知悌方陰上粟瘡取停水濕處乾卷皮爲末傅之神效外臺秘要

志乃布久左 今案 加岐乃宇倍乃古介

垣衣別錄中品

【釋名】垣嬴別錄 天韭別錄 鼠韭別錄 昔邪別錄

【集解】別錄曰垣衣生古垣墻陰或屋上三月三日采陰乾 恭曰此即古墻北陰青苔衣也其生石上者名昔邪一名烏韭生屋上者名屋遊形並相似爲療略同江南少牆故陶弘景云方不復用俗中少見也時珍曰此乃磚墻城垣上苔衣也生屋瓦上者即爲屋遊

【氣味】酸冷無毒主治黄疸心煩欬逆血氣暴熱在腸胃暴風口噤金瘡內塞酒漬服之久服補中益氣長肌肉好顏色別錄擣汁服止衄血燒灰油和傅湯火傷時珍

也乃宇倍乃古介

屋遊別錄下品

【釋名】瓦衣綱目 瓦苔嘉祐 瓦蘚綱目 博邪

昏。七月七日、九月九日取地衣草，陰乾爲末。酒服方寸匕，日三服，一月愈。崔知悌方。陰上粟瘡。取停水濕處乾卷皮，爲末。傅之，神效。外臺秘要。

垣衣別録中品

【釋名】垣嬴別録、天韭別録、鼠韭別録、昔邪別録。

【集解】【別録曰】垣衣生古垣牆陰或屋上。三月三日采，陰乾。【恭曰】此即古牆北陰青苔衣也。其生石上者名昔邪，一名烏韭。生屋上者名屋遊，形並相似，爲療略同。江南少牆[一]，故陶弘景云「方不復用，俗中少見」也。【時珍曰】此乃磚牆城垣上苔衣也。生屋瓦上者即爲屋遊。

【氣味】酸，冷，無毒。【主治】黄疸心煩，欬逆血氣，暴熱在腸胃，暴風口噤，金瘡内塞，酒漬服之。久服補中益氣，長肌肉，好顔色。別録。擣汁服，止衄血。燒灰油和，傅湯火傷。時珍。

屋遊別録下品

【釋名】瓦衣綱目、瓦苔嘉祐、瓦蘚綱目、博邪。

［一］牆：原作「牆」。今據證類卷九垣衣改。

集解 別録曰屋遊生屋上陰處八月九月采弘景曰此古瓦屋上苔衣也剝取用之時珍曰其長數寸者即是瓦松也

氣味 甘寒無毒 主治 浮熱在皮膚往來寒熱利小腸膀胱氣 別録 止消渴之小兒癇熱時氣煩悶 開寶 煎水入鹽漱口治熱毒牙齦宣露研末新汲水調服二錢止鼻衄 時珍

發明 時珍曰別録主治之證與本經烏韭文相同蓋一類性氣不甚遠也

附方 新一 犬咬 舊屋瓦上刮下青苔屑按之即止 經驗方

賀和良末豆

昨葉何草 唐本草

釋名 瓦松 唐本 瓦花 綱目 向天草 綱目 赤者名鐵腳婆羅門草 綱目 天王鐵塔草 綱目 時珍曰其名殊不可解頗以瓦松如松子作層故名

集解 恭曰昨葉何草生上黨屋上如蓬初生高尺餘遠望如松栽 志曰處處有之生年久瓦屋上六月七月采苗日乾

氣味 酸平無毒 時珍曰按庚辛玉冊云向天草即瓦松陰草也生屋瓦上及深山石縫中莖如漆圓銳莖背有白毛有大毒燒灰淋汁沐髮髮即落誤入目令人瞽擣汁能結草砂伏雌雄砂 本。白礬其說與本草無毒及生眉髮

本草綱目草部卷之二十一

【集解】【別録曰】屋遊生屋上陰處。八月、九月采。【弘景曰】此古瓦屋上苔衣也。剥取用之。【時珍曰】其長數寸者，即爲瓦松也。

【氣味】甘，寒，無毒。【主治】浮熱在皮膚，往來寒熱，利小腸膀胱氣。別録。止消渴。之才。小兒癎熱，時氣煩悶。開寶。

【發明】【時珍曰】別録主治之證，與本經烏韭文相同。蓋一類，性氣不甚遼遠也。

【附方】新一。犬咬。舊屋瓦上刮下青苔屑，按之即止。經驗方。

昨葉何草 唐本草

【釋名】瓦松唐本、瓦花綱目、向天草綱目。赤者名鐵脚婆羅門草綱目、天王鐵塔草。【時珍曰】其名殊不可解。【頌曰】瓦松如松子作層，故名。

【集解】【恭曰】昨葉何草生上黨屋上，如蓬。初生高尺餘，遠望如松栽。【志曰】處處有之。生年久瓦屋上。六月、七月采苗，日乾。

【氣味】酸，平，無毒。【時珍曰】按庚辛玉册云：向天草即瓦松，陰草也。生〔一〕屋瓦上及深山石縫中。莖如漆，圓鋭，葉背有白毛。有大毒。燒灰淋汁沐髮，髮即落。誤入目，令人瞽。擣汁能結草砂，伏雌、雄、砂、汞〔二〕、白礬。其説與本草無毒及生眉髮

〔一〕生：原作「主」。今據證類卷十一昨葉荷草改。
〔二〕汞：原作「木」。今據卷九水銀引土宿真君云「瓦松……能制汞」改。

之說相反不可不知王滄口中乾痛水穀血痢止血唐本生眉髮膏為要藥馬志行女子經絡蘇頌大腸下血燒灰水服一錢又塗諸瘡不斂時珍

附方舊一新九小便沙淋瓦松即屋上無根草煎濃湯乘熱熏洗小腹約兩時即通經驗良方通經破血舊屋陰處瓦花活者五兩熬膏當歸鬚乾漆一兩燒煙盡當門子二錢為末棗肉和丸梧子大每服七十丸紅花湯下摘玄方染烏髭髮乾瓦松一斤半生麻油二斤同煎令焦為末另以生麻油浸塗甚妙聖濟錄頭風白屑瓦松暴乾燒灰淋汁熱洗不過六七次聖惠方牙齦腫痛瓦花白礬等分水煎漱之立效摘玄方唇裂生瘡瓦花生薑入鹽少許搗塗摘玄方湯火灼傷瓦松生柏葉同搗傅乾者為末醫方摘要灸瘡不斂瓦松陰乾為末先以槐枝葱白湯洗後摻之立效濟生祕覽惡瘡不斂方同上風狗咬傷瓦松雄黃研貼即不發生生編

附錄紫衣拾遺藏器曰味苦無毒主黃疸暴熱目黃沉重下水腫赤止熱痢煮服之作灰淋汁沐頭長髮此古木綿花也石瓦皆有之[illegible]

之説相反，不可不知。【主治】口中乾痛，水穀血痢，止血。唐本。生眉髮膏爲要藥。馬志。行女子經絡。蘇頌。大腸下血，燒灰，水服一錢。又塗諸瘡不斂。時珍。

【附方】舊一，新九。小便沙淋。瓦松即屋上無根草，煎濃湯乘熱熏洗小腹，約兩時即通。經驗良方。通經破血。舊屋陰處瓦花活者五兩熬膏，當歸鬚、乾漆一兩燒煙盡，當門子二錢，爲末，棗肉和丸梧子大。每服七十丸，紅花湯下。摘玄方。染烏髭髮。乾瓦松一斤半，生麻油二斤，同煎令焦，爲末。另以生麻油浸塗，甚妙。聖濟録。頭風白屑。瓦松暴乾，燒灰淋汁熱洗，不過六七次。聖惠方。牙齦腫痛。瓦花、白礬等分，水煎。漱之立效。摘玄方。脣裂生瘡。瓦花、生薑，入鹽少許，搗塗。摘玄方。湯火灼傷。瓦松、生柏葉同搗傅。乾者爲末。醫方摘要。灸瘡不斂。瓦松陰乾爲末。先以槐枝、葱白湯洗，後糝之，立效。濟生秘覽。惡瘡不斂。方同上。風狗咬傷。瓦松、雄黄研貼，即不發。生生編。

【附録】紫衣拾遺。【藏器曰】味苦，無毒。主黄疸，暴熱目黄，沉重，下水癊，亦止熱痢，煮服之。作灰淋汁，沐頭長髮。此古木錦花也，石瓦皆有之，堪染褐。

伊和乃比計

烏韭（本經下品）【校正】（移入有名未用別録鬼麗）

【釋名】石髮（唐本）石衣（日華）石苔（唐本）石花（綱目）石馬騣（綱目）鬼麗（别録）弘景曰垣衣亦名烏韭而爲療異非此種類也時珍曰别録主療之證與垣衣相同則其爲一類通名烏韭亦無害也但石髮與陟釐同名則有水陸之性稍有不同耳

【集解】别録曰烏韭生山谷石上又曰鬼麗生石上挼之日乾爲沐恭曰石苔也又名石髮生巖石之陰不見日處與卷柏相類藏器曰生大石及木間陰處青翠茸茸似苔而非苔也大明曰此即石衣也長者可四五寸

【氣味】甘寒無毒大明曰冷有毒垣衣爲之使【主治】皮膚往來寒熱利小腸膀胱氣（本經）療黄疸金瘡内塞補中益氣（别録）燒灰沐頭長髮令黑（大明）

【附方】新三 腰脚風冷石花浸酒飲之（聖惠方）婦人血崩石花細茶焙爲末舊漆碟燒存性各一匙以鹽盛酒放鍋内煑一滚乃入藥末露一宿侵晨連藥再煑一滚温服（董炳避水方）湯火傷灼石苔

本草綱目……之

烏韭本經下品

【校正】移入有名未用別録鬼麗。

【釋名】石髪唐本、石衣日華、石苔唐本、石花綱目、石馬騣綱目、鬼麗與麗同。【弘景曰】垣衣亦名烏韭而爲療異，非此種類也。【時珍曰】別録主療之證與垣衣相同，則其爲一類，通名烏韭，亦無害也。但石髪與陟釐同名，則有水陸之性，稍有不同耳。

【集解】【別録曰】烏韭生山谷石上。又曰：鬼麗生石上。挼之日乾，爲沐。【恭曰】石苔也，又名石髪。生巖石之陰不見日處，與卷柏相類。【藏器曰】生大石及木間陰處，青翠茸茸者，似苔而非苔也。【大明曰】此即石衣也。長者可四五寸。

【氣味】甘，寒，無毒。【大明曰】冷，有毒。垣衣爲之使。【主治】皮膚往來寒熱，利小腸膀胱氣。本經。療黄疸，金瘡内塞，補中益氣。別録。燒灰沐頭，長髪令黑。大明。

【附方】新三。腰脚風冷。石花浸酒，飲之。聖惠方。婦人血崩。石花、細茶焙爲末，舊漆碟燒存性，各一匙。以甖盛酒，放鍋内煮一滚，乃入藥末，露一宿。侵晨連藥再煮一滚，温服。董炳避水方。湯火傷灼。石苔焙研，傅之。海上方〔一〕。

〔一〕海上方：底本三字漫漶。今據其他金陵本補正。

毋加岐古計 又三乡加古計

今案 可岐介宇信乃 二乡加古計

附錄百藥草宋圖經頌曰生河中府秦州劍州根黄白色形如尾松苗葉俱青有如松葉無花三月生苗四月長及五六寸許四時采根曬用下乳汁順血脉調氣甚佳

時珍曰烏韭是尾松之生于石上者百藥草是尾松之生于地下者也

土馬騣宋嘉祐

集解禹錫曰所在背陰古牆垣上有之歲多雨則茂盛或以爲垣衣非也垣衣生垣牆之側此生垣牆之上比垣衣更長故謂之馬騣苔之類也時珍曰垣衣乃磚牆上苔衣也此乃土牆上烏韭也

氣味甘酸寒無毒主治骨熱敗煩熱毒壅衂鼻嘉祐沐髮令長黑通大小便時珍

附方新五 九竅出血牆頭苔挼塞之海上方 鼻衂不止寸金散用牆上土馬騣二錢半石州黄藥子五錢爲末新水服二錢再服立止衛生寶鑑 二便不通上馬騣水淘淨瓦焙過切每服二錢水一盞煎服普濟方 耳上濕瘡上馬騣井中苔等分爲末燈盞內油和塗之聖濟錄 少年髮白土馬騣石馬騣五倍子半夏各一兩生薑二兩胡桃十箇膽礬半兩爲末搗作一塊每以絹袋盛一彈子用熱酒入少許浸汁

【附録】百蕊草[一]宋圖經。【頌曰】生河中府、秦州、劍州。根黄白色，形如瓦松，莖葉俱青，有如松葉，無花。三月生苗，四月長及五六寸許。四時采根，晒用。下乳汁，順血脉，調氣甚佳。【時珍曰】烏韭是瓦松之生于石上者。百蕊草是瓦松之生于地下者也。

土馬騣宋嘉祐

【集解】【禹錫曰】所在背陰古牆垣上有之，歲多雨則茂盛。或以爲垣衣，非也。垣衣生垣牆之側。此生垣牆之上，比垣衣更長，故謂之馬騣，苔之類也。【時珍曰】垣衣乃磚牆上苔衣也，此乃土牆上烏韭也。

【氣味】甘、酸，寒，無毒。【主治】骨熱敗煩，熱毒壅衄鼻。嘉祐。沐髮令長黑，通大小便。時珍。

【附方】新五。九竅出血。牆頭苔挼塞之。海上方。鼻衄不止。寸金散：用牆上土馬騣二錢半，石州黄藥子五錢，爲末。新水服二錢，再服立止。衛生寶鑑。二便不通。土馬騣水淘净，瓦焆過，切。每服二錢，水一盞，煎服。普濟方。耳上濕瘡。土馬騣、井中苔等分，爲末。燈盞内油和塗之。聖濟録。少年髮白。土馬騣、石馬騣、五倍子、半夏各一兩，生薑二兩，胡桃十箇，膽礬半兩爲末，搗作一塊。每以絹袋盛一彈子，用熱酒入少許，浸汁

〔一〕百蕊草：證類卷三十經外草類載圖經以此名爲異名，正名「百乳草」。

伊和古計
今俗云伊和比波

洗髮一月神效聖濟錄

卷柏本經上品

釋名 萬歲別錄 長生不死草綱目 豹足吳普 求股別錄 交時別錄 時珍曰卷柏豹足象形也萬歲長生言其耐久也

集解 別錄曰卷柏生常山山谷石間五月七月采陰乾 弘景曰今出近道叢生石土上細葉似柏屈藏如雞足青黃色用之去下近沙石處 禹錫曰出建康范子計然曰出三輔 頌曰今關陝及沂兗諸州亦有之宿根紫色多鬚春生苗似柏葉而細拳攣如雞足高三五寸無花子多生石上

修治 時珍曰凡用以鹽水煮半日再以井水煮半日晒乾焙用

氣味 辛平無毒 別錄曰甘溫 普曰神農辛平 桐君雷公甘微寒

主治 五臟邪氣女子陰中寒熱痛癥瘕血閉絶子久服輕身和顏色本經 止欬逆治脫肛散淋結頭中風眩痿蹷強陰益精令人好容顏別錄 通月經治尸疰鬼疰腹痛百邪鬼魅啼泣甄權 鎮心除面皯頭風腰

洗髮。一月神效。聖濟録。

卷柏本經上品

【釋名】萬歲別録、長生不死草綱目、豹足吴普、求股別録、交時別録。【時珍曰】卷柏、豹足，象形也。萬歲、長生，言其耐久也。

【集解】【別録曰】卷柏生常山山谷石間。五月、七月采，陰乾。【弘景曰】今出近道。叢生石土上，細葉似柏，屈藏如雞足，青黄色。用之去下近沙石處。【禹錫曰】出建康。范子計然曰：出三輔。【頌曰】今關陝及沂、兖諸州亦有之。宿根紫色多鬚。春生苗，似柏葉而細，拳攣如雞足，高三五寸。無花、子，多生石上。

【修治】【時珍曰】凡用，以鹽水煮半日，再以井水煮半日，晒乾焙用。

【氣味】辛，平，無毒。【別録曰】甘，温。【普曰】神農：辛，平。桐君、雷公：甘，微寒。【主治】五臟邪氣，女子陰中寒熱痛，癥瘕血閉，絶子。久服輕身和顔色。本經。止欬逆，治脱肛，散淋結，頭中風眩，痿蹷。强陰益精，令人好容顔。別録。通月經，治尸疰鬼疰腹痛，百邪鬼魅啼泣。甄權。鎮心，除面皯頭風，暖

豆知此彼
末豆久凡
今宋 發保末豆久凡

水臟，生用破血，炙用止血。大明

附方 新二 大腸下血 卷柏、側柏、棕櫚等分，燒存性爲末。每服三錢，酒下。亦可飯丸服。仁存方 遠年下血 卷柏、地榆焙等分。每用一兩，水一盌，煎數十沸，通口服。百一選方

附錄 地柏 宋圖經 頌曰：主臟毒下血。與黃芪等分爲末，米飲每服二錢。蜀人甚神此方。其草生蜀中山谷，河中府亦有之。根黃，狀如絲，莖細，上有黃點子，無花葉。三月生，長四五寸許。四月采，暴乾用。蜀中九月采，市多貨之。時珍曰：此亦卷柏之生于地上者耳。

含生草 拾遺 藏器曰：生靺鞨國。葉如卷柏而大。性平，無毒。生婦人難產，含之嚥汁即生。

玉柏 別錄有名未用

釋名 玉遂 別錄 藏器曰：傳作玉柏，乃傳寫之誤。

集解 別錄曰：生石上，如松，高五六寸，紫花，用莖葉。時珍曰：此即石松之小者也。人皆采置盆中，養數年不死，呼爲千年柏、萬年松。

氣味 酸，溫，無毒。主治 輕身益氣，止渴。別錄

石松 拾遺

水臟。生用破血，炙用止血。大明。

【附方】新二。大腸下血。卷柏、側柏、棕櫚等分，燒存性爲末。每服三錢，酒下。亦可飯丸服。仁存方。遠年下血。卷柏、地榆焙，等分。每用一兩，水一盌，煎數十沸，通口服。百一選方。

【附録】地柏宋圖經。【頌曰】主臟毒下血。與黄芪等分爲末，米飲每服二錢。蜀人甚神此方。其草生蜀中山谷，河中府亦有之。根黄，狀如絲，莖細，上有黄點子，無花葉。三月生，長四五寸許。四月采，暴乾用。蜀中九月采，市多貨之。【時珍曰】此亦卷柏之生於地上者耳。含生草拾遺。【藏器曰】生靺鞨國。葉如卷柏而大。性平，無毒。主婦人難産，含之嚥汁，即生。

玉柏别録 有名未用

【釋名】玉遂别録。【藏器曰】舊作玉伯，乃傳寫之誤。

【集解】【别録曰】生石上，如松，高五六寸，紫花。用莖葉。【時珍曰】此即石松之小者也。人皆采置盆中養，數年不死，呼爲千年柏、萬年松。

【氣味】酸，温，無毒。【主治】輕身，益氣，止渴。别録。

石松拾遺

久和乃岐乃 今梅 世仁古計

今來 末豆乃古計

【集解】藏器曰生大谷山石上似松高一二尺山人取根 時珍曰此即卷柏之長者也名山皆有之

【氣味】苦辛溫無毒【主治】久患風痺脚膝疼冷皮膚不仁氣力衰弱久服去風血風瘙好顏色變白不老浸酒飲良 藏器

桑花 日華

【釋名】桑蘚 綱目 桑錢

【集解】大明曰生桑樹上白蘚如地錢花樣刀刮取炒用不是桑椹花也

【氣味】苦暖無毒【主治】健脾澀腸止鼻洪吐血腸風崩中帶下 大明 治熱欬 時珍

【附方】新一 大便後血 桑樹上白蘚花水煎服或末服亦止血 聖惠方

【附錄】艾納 時珍曰艾納生老松樹上綠苔衣也一名松衣和合諸香燒之烟清而聚不散別有艾納香與此不同又嶺南海島中檳榔木上有苔如松之艾納單爇極臭用合泥香則能發香如甲香也霏雪錄云金華山中多樹衣僧家以爲蔬味極美

【集解】【藏器曰】生天台山石上。似松，高一二尺。山人取根莖用。【時珍曰】此即玉柏之長者也。名山皆有之。

【氣味】苦、辛，温，無毒。【主治】久患風痺，脚膝疼冷，皮膚不仁，氣力衰弱。久服去風血風瘙，好顔色，變白不老。浸酒飲，良。藏器。

桑花日華

【釋名】桑蘚綱目、桑錢。

【集解】【大明曰】生桑樹上白蘚，如地錢花樣。刀刮取炒用。不是桑椹花也。

【氣味】苦，暖，無毒。【主治】健脾濇腸，止鼻洪吐血，腸風，崩中帶下。大明。治熱欬。時珍。

【附方】新一。大便後血。桑樹上白蘚花，水煎服，或末服。亦止吐血。聖惠方。

【附録】艾納。【時珍曰】艾納生老松樹上緑苔衣也。一名松衣。和合諸香燒之，烟清而聚不散。别有艾納香，與此不同。又嶺南海島中，檳榔木上有苔，如松之艾納。單爇極臭，用合泥香，則能發香，如甲香也。霏雪録云：金華山中多樹衣，僧家以爲蔬，味極美。

桧仁布酒信 又云华末乃久 曾日多个 曾暮莽豆布也

馬勃（別錄下品）

【釋名】馬疕（音庀）馬𣚞（音庀）灰菰（綱目）牛屎菰

【集解】〔別錄曰〕馬勃生園中久腐處。〔弘景曰〕俗呼馬𣚞勃是也。紫色虛軟，狀如狗肝，彈之粉出。〔宗奭曰〕生濕地及腐木上，夏秋采之。有大如斗者，小亦如升杓。韓退之所謂牛溲馬勃，俱收並蓄者是也。

【修治】〔時珍曰〕凡用以生布張開，將馬勃於上摩擦，下以盤承，取末用。

【氣味】辛，平，無毒。

【主治】惡瘡馬疥（別錄）。傅諸瘡甚良（弘景）。去膜，以蜜拌揉，少以水調呷，治喉痺咽疼（宗奭）。清肺散血，解熱毒（時珍）。

【發明】〔時珍曰〕馬勃輕虛，上焦肺經藥也，故能清肺熱，欬嗽喉痺，衄血失音諸病。李東垣治大頭病，咽喉不利，普濟消毒飲亦用之。

【附方】新九。

咽喉腫痛，嚥物不得。馬勃一分，蛇退皮一條燒，末。綿裹一錢，含嚥立瘥。（聖惠方）

走馬喉痺。馬屁勃即灰菰、焰硝一兩，為末。每吹一字，吐涎血即愈。（經驗良方）

聲失不出。馬𣚞勃、馬牙硝等分，研末，沙糖和丸芡子大，噙之。（摘玄方）

久嗽不止。馬勃為末，蜜丸梧子大。每服二十丸，白湯下，即愈。（普濟方）

馬勃 別録下品

【釋名】馬疕音屁、馬𤍠𤍠音庀、灰菰綱目、牛屎菰。

【集解】【别録曰】馬勃生園中久腐處。【弘景曰】俗呼馬𤍠勃是也。紫色虚軟，狀如狗肺〔一〕，彈之粉出。【宗奭曰】生濕地及腐木上，夏秋采之。有大如斗者，小亦如升杓。韓退之所謂牛溲、馬勃，俱收並畜者，是也。

【修治】【時珍曰】凡用以生布張開，將馬勃於上摩擦，下以盤承，取末用。

【氣味】辛，平，無毒。【主治】惡瘡馬疥。别録。傅諸瘡甚良。弘景。去膜，以蜜拌揉，少以水調呷，治喉痺咽疼。宗奭。清肺散血，解熱毒。時珍。

【發明】【時珍曰】馬勃輕虚，上焦肺經藥也。故能清肺熱欬嗽、喉痺、衄血、失音諸病。李東垣治大頭病，咽喉不利，普濟消毒飲亦用之。

【附方】新九。咽喉腫痛，嚥物不得。馬勃一分，蛇退皮一條燒末。綿裹一錢，含嚥立瘥。聖惠方。走馬喉痺。馬屁勃即灰菰、焰硝各〔二〕一兩，爲末。每吹一字，吐涎血即愈。經驗良方。聲失不出。馬𤍠勃、馬牙硝等分，研末，沙糖和丸芡子大，噙之。摘玄方。久嗽不止。馬勃爲末，蜜丸梧子大〔三〕。每服二十丸，白湯下，即愈。普濟方。

〔一〕肺：原作「肝」。今據證類卷十一馬勃改。
〔二〕各：原脱。今據普濟方卷六十喉痹引經驗良方補。
〔三〕大：原脱。今據普濟方卷一百五十九久嗽「馬屁勃丸」補。

今案 久呂久須利

今案 波那久須利

魚骨硬咽馬勃末蜜丸彈子大噙咽聖濟錄積熱吐血馬屁勃為末砂糖丸如彈子大每服半丸冷水化下袖珍方妊娠吐衂不止馬勃末濃米飲服半錢聖惠方斑瘡入眼馬屁勃蛇皮各五錢皂角子十四箇為末入罐內鹽泥固濟燒存性研每溫酒服一錢閻孝忠集效方臁瘡不斂葱鹽湯洗淨拭乾以馬屁勃末傅之即愈仇遠稗史

草之十一 雜草九種 有名未用一百五十三種

時珍曰諸草尾瑣或無從考證不可附屬并本經及別錄有名未用諸草難遺者通彙於此以備考

雜草

百草 拾遺 藏器曰五月五日采一百種草陰乾燒灰和石灰為團煅研傅金瘡止血亦傅犬咬又燒灰和井華水作團煅白以釅醋和作餅腋下夾之乾即易當抽一身盡痛悶瘡出即止以小便洗之不過三度愈時珍曰按千金方治洞注下痢以五月五日百草灰吹入下部又治瘰癧已破方用五月五日采一切雜草煮汁洗之

百草花 拾遺 藏器曰主治百病長生神仙亦煮汁釀酒服按異類云鳳剛者漁陽人常采百花水漬泥封埋百日煎為丸卒死者納口中即活也剛服藥百餘歲入地肺山

魚骨鯁[一]咽。馬勃末，蜜丸彈子大。噙嚥。聖濟録。積熱吐血。馬屁包爲末，砂糖丸如彈子大。每服半丸，冷水化下。袖珍方。妊娠吐衄不止。馬勃末，濃米飲服半錢。聖惠方。斑瘡入眼。馬屁勃、蛇皮各五錢，皂角子十四箇，爲末，入罐内，鹽泥固濟，燒存性，研。每温酒服一錢。閻孝忠集效方。臁[二]瘡不斂。葱鹽湯洗净拭乾，以馬屁勃末傅之，即愈。仇遠稗史。

草之十一 雜草九種 有名未用一百五十三種

【時珍曰】諸草尾瑣或無從考證，不可附屬，并本經及別録有名未用諸草難遺者，通彙於此以備考。

雜草

百草拾遺。【藏器曰】五月五日采一百種草，陰乾燒灰，和石灰爲團，煅研，傅金瘡止血，亦傅犬咬。又[三]燒灰和井華水作團，煅白，以釅醋和作餅，腋下夾之，乾即易，當抽一身盡痛悶，瘡出即止，以小便洗之，不過三度愈。【時珍曰】按千金方治洞注下痢，以五月五日百草灰吹入下部。又治瘰癧已破，五月五日采一切雜草，煮汁洗之。

百草花拾遺。【藏器曰】主治百病，長生神仙，亦煮汁釀酒服。按異類云：鳳剛者，漁陽人。常采百花水漬，泥封埋百日，煎爲丸。卒死者，納口中即活也。剛服藥百餘歲，入地肺山。

[一] 鯁：原作「硬」。今據普濟方卷六十四骨鯁改。
[二] 臁：原作「膁」。按字書，「膁」与「臁」非同字，然古醫籍「臁瘡」常借用「膁」字，今統作「臁」。
[三] 又：據證類卷十百草灰，此下當脱「主腋臭」之主治。

伊乃保登利乃久尼
今案 岐乃宇豆 陰乃久尼
今案 宇年米乃豆加乃久尼
豆波米乃須乃久尼
仁和登利乃須乃久尼
布多乃須乃久尼
宇志乃仁介加米加倍志乃久尼

井口邊草拾遺藏器曰小兒夜啼私着席下勿令母知（思邈）
曰五月五日取井中倒生草燒研水服勿令知即
惡酒不飲或
飲亦不醉也

樹孔中草綱目時珍曰主小兒腹痛夜
啼暗着戶上即止出聖惠方

產死婦人塚上草拾遺藏器曰小兒醋瘡取之勿
回顧作湯浴之不過三度瘥

燕蓐草宋嘉祐藏器曰即燕窠中草也無毒主眠中遺尿燒
黑研末水服方寸匕亦止噦啘時珍曰千金方治丈
夫婦人無故尿血用胡燕窠中草燒末酒服半錢匕聖惠方
消渴飲水燕窠中草燒灰一兩牡蠣煅二兩白羊肺一具切
晒研末每新汲水三錢又一切瘡疱不瘥用燕蓐草燒灰舊
采白姿兮人乳和塗日三五次又浸淫瘡出黃水燒灰傅之

雞窠草宋嘉祐大明曰小兒夜啼安席下勿令母知藏器曰
小兒白禿瘡和白頭翁花燒灰臘月豬脂和傅之以
醋泔洗淨時珍曰千金方治產後遺尿燒末酒服
一錢又不自秘方治天絲入目燒灰淋汁洗之

豬窠草大明曰小兒夜啼蜜安席下勿令母知

牛齝草見獸部牛下

神農本經巳下有名未見

井口邊草拾遺。【藏器曰】小兒夜啼，私着席下，勿令母知。【思邈曰】五月五日取井中倒生草，燒研水服，勿令知，即惡酒不飲，或飲亦不醉也。

樹孔中草綱目。【時珍曰】主小兒腹痛夜啼，暗着户上即止。出聖惠方。

產死婦人塚上草拾遺。【藏器曰】小兒醋瘡。取之勿回顧，作湯浴之，不過三度瘥。

燕蓐草宋嘉祐。【藏器曰】即燕窠中草也，無毒。主眠中遺尿，燒黑研末，水進方寸匕。亦止噦啘。【時珍曰】千金方治丈夫婦人無故尿血。用胡燕窠中草，燒末，酒服半錢匕。聖惠方：消渴飲水。燕窠中草燒灰一兩，牡蠣煅二兩，白羊肺一具，切晒研末。每新汲水調下〔一〕三錢。又一切瘡痕不滅，用燕蓐草燒灰、鷹屎白等分，人乳和塗，日三五次。又浸淫瘡出黃水，燒灰傅之。

雞窠草宋嘉祐。【大明曰】小兒夜啼，安席下，勿令母知。【藏器曰】小兒白禿瘡，和白頭翁花燒灰，臘月猪脂和傅之。瘡先〔二〕以醋泔洗净。【時珍曰】千金方治產後遺尿，燒末，酒服一錢。又不自秘方治天絲入目，燒灰淋汁，洗之。

豬窠草〔三〕。【大明曰】小兒夜啼，密〔四〕安席下，勿令母知。

牛齝草。見獸部牛下。

神農本經已下有名未用

〔一〕調下：原脱。今據聖惠方卷五十三治痟渴諸方補。

〔二〕瘡先：原脱。今據證類卷十一雞窠中草補。

〔三〕豬窠草：此條見證類卷十八豚卵引日華子。

〔四〕密：原作「蜜」。今從江西本改。證類卷十八豚卵引日華子無此字。

屈草（本經）曰味苦微寒無毒主胷脇下痛邪氣腸間寒熱陰痹久服輕身益氣耐老（別錄）曰生漢中川澤五月采

別羇（本經）曰味苦微溫無毒主風寒濕痹身重四肢疼酸寒歷節痛（別錄）曰一名別枝生藍田川谷二月八月采弘景曰方家時有用處今亦絕矣

名醫別錄 七十八種

離樓草（別錄）曰味鹹平無毒主益氣力多子輕身長年生常山七月八月采實

神護草（別錄）曰生常山北八月采可使獨守叱咄人寇盜不敢入門時珍曰物類志謂之護門草一名靈草彼人以置門上人衣過草必叱之王筠詩云霜被守宮槐風驚護門草即此也而不著其形狀惜哉

黃護草（別錄）曰無毒主痹益氣令人嗜食生隴西

雀醫草（別錄）曰味苦無毒主輕身益氣洗爛瘡療風水一名白氣春生秋花白冬實黑

木甘草（別錄）曰主療癰腫盛熱煑洗之生木間三月生大葉如蛇狀四四相值但折枝種之便生五月花白實核赤三月三日采之

益決草（別錄）曰味辛溫無毒主欬肺傷生山陰根如細辛

屈草。【本經曰】味苦，微寒，無毒。主胸脇下痛，邪氣，腸間寒熱，陰痺。久服輕身益氣耐老。【別録曰】生漢中川澤。五月采。

別羈。【本經曰】味苦，微温，無毒。主風寒濕痺，身重，四肢疼酸，寒邪〔一〕歷節痛。【別録曰】一名別枝。生藍田川谷。二月、八月采。【弘景曰】方家時有用處，今亦絶矣。

名醫別録　七十八種

離樓草。【別録曰】味鹹，平，無毒。主益氣力，多子，輕身長年。生常山。七月、八月采實。

神護草。【別録曰】生常山北。八月采。可使獨守，叱咄人，寇盗不敢入門。【時珍曰】物類志謂之護門草，一名靈草。彼人以置門上，人衣過，草必叱之。王筠詩云：霜被守宫槐，風驚護門草。即此也。而不著其形狀，惜哉。

黄護草。【別録曰】無毒。主痺，益氣，令人嗜食。生隴西。

雀醫草。【別録曰】味苦，無毒。主輕身益氣，洗爛瘡，療風水。一名白氣。春生，秋花白，冬實黑。

木甘草。【別録曰】主療癰腫盛熱，煮洗之。生木間，三月生，大葉如蛇狀〔二〕，四四相值。但折枝種之便生。五月花白，實核赤。三月三日采之。

益決草。【別録曰】味辛，温，無毒。主欬逆〔三〕肺傷。生山陰。根如細辛。

〔一〕邪：原脱。今據證類卷三十別羈補。
〔二〕狀：政和證類同。新修本草、千金翼等作「牀」。未詳孰是。
〔三〕逆：原脱。今據證類卷三十益決草補。

九熟草別録曰味甘温無毒主出汗止洩療悶一名烏粟一名雀粟生人家庭中葉如棗一歲九熟七月采

兌草別録曰味酸平無毒上輕身益氣長年冬生蔓草木上葉黄有毛

異草別録曰味甘無毒主痿痺寒熱去黑子生籬木上葉如葵莖旁有角汁白

灌草別録曰一名鼠肝葉滑清白主癰腫

巵草別録曰味辛無毒主傷金瘡○巵音起

莘草別録曰味甘無毒主盛傷痺腫生山澤如蒲黄葉如芥

英草華別録曰味辛平無毒主痺氣強陰療女勞疸解煩堅筋骨療風頭可作沐藥生蔓木上一名鹿英九月采

陰乾

封華別録曰味甘有毒主疥瘡養肌去惡肉夏至日采

㥏華音腆別録曰味甘無毒主上氣解煩堅筋骨

節華別録曰味苦無毒主傷中痿痺溢腫皮上脾中客熱氣一名山節一名達節一名通漆十月采暴乾

讓實別録曰味酸主喉痺止洩痢十月采陰乾

九熟草。【别録曰】味甘，温，無毒。主出汗，止洩，療悶。一名烏粟[一]，一名雀粟。生人家庭中，葉如棗，一歲九熟。七月采。

兑草。【别録曰】味酸，平，無毒。主輕身益氣長年。冬生蔓草木上，葉黄有毛。

異草。【别録曰】味甘，無毒。主痿痺寒熱，去黑子。生籬木上，葉如葵，莖旁有角，汁白。

灌草。【别録曰】一名鼠肝。葉滑青[二]白。主癰腫。

茈草。【别録曰】味辛，無毒。主傷金瘡。○茈，音起。

莘草。【别録曰】味甘，無毒。主盛傷痺腫。生山澤，如蒲黄，葉如芥。

英草華。【别録曰】味辛，平，無毒。主痺氣，强陰，療女[三]勞疸，解煩，堅筋骨。療風頭，可作沐藥。生蔓木上。一名鹿英。九月采，陰乾。

封華。【别録曰】味甘，有毒。主疥瘡，養肌，去惡肉。夏至日采。

䨴華[四]音䗶。【别録曰】味甘，無毒。主上氣，解煩，堅筋骨。

節華。【别録曰】味苦，無毒。主傷中，痿痺，溢腫。皮：主脾中客熱氣。一名山節，一名達節，一名通漆。十月采，暴乾。

讓實。【别録曰】味酸。主喉痺，止洩痢。十月采，陰乾。

〔一〕烏粟：原作「烏粟」。今據證類卷三十九熟草改。
〔二〕青：原作「清」。今據證類卷三十灌草改。
〔三〕女：證類卷三十英草華作「面」。
〔四〕䨴華：原作「𩃬華」。今據證類卷三十䨴華改。

羊實　別錄曰味苦寒主頭禿惡瘡疥瘙痂癬生蜀郡

桑莖實　別錄曰味酸溫無毒主乳孕餘病輕身益氣一名草王葉如荏方莖大葉生園中十月采

可聚實　別錄曰味甘溫無毒主輕身益氣明目一名長壽生山野道中穗如麥葉如艾五月采

蒲陰實　別錄曰味酸平無毒主益氣除熱止渴利小便長年生深山及園中莖如芥葉小實如櫻桃七月成普曰蔓如瓜

馬顛　別錄曰味甘有毒療浮腫不可多食

馬逢　別錄曰味辛無毒主癬蟲

兔棗　別錄曰味酸無毒主輕身益氣生丹陽陵地高尺許實如棗

鹿良　別錄曰味鹹臭主小兒驚癇賁豚瘈瘲大人痓五月采

雞涅　別錄曰味甘平無毒主明目中寒風諸不足水腫邪氣補中止洩痢療女子白沃一名陰洛生雞山采無時

犀洛　別錄曰味甘無毒主癃疾一名星洛一名泥洛

雀梅　別錄曰味酸寒有毒主蝕惡瘡一名千雀生海水石谷間弘景曰葉與實俱如麥李

羊實。【別録曰】味苦，寒。主頭秃惡瘡，疥瘙痂癬。生蜀郡。

桑莖實。【別録曰】味酸，温，無毒。主乳孕餘病，輕身益氣。一名草王。葉如荏，方莖大葉。生園中。十月采。

可聚實。【別録曰】味甘，温，無毒。主輕身益氣，明目。一名長壽。生山野道中，穗如麥，葉如艾。五月采。

滿陰實。【別録曰】味酸，平，無毒。主益氣，除熱止渴，利小便，長年。生深山及園中，莖如芥，葉小，實如櫻桃，七月成。【普曰】蔓如瓜。

馬顛。【別録曰】味甘，有毒。療浮腫。不可多食。

馬逢。【別録曰】味辛，無毒。主癬蟲。

兔棗。【別録曰】味酸，無毒。主輕身益氣。生丹陽陵地，高尺許，實如棗。

鹿良。【別録曰】味鹹，臭。主小兒驚癇、賁豚、瘈瘲，大人痓。五月采。

雞涅。【別録曰】味甘，平，無毒。主明目，目〔一〕中寒風，諸不足，水腫邪氣，補中，止洩痢，療女子白沃。一名陰洛。生雞山，采無時。

犀洛。【別録曰】味甘，無毒。主癃疾。一名星洛，一名泥洛。

雀梅。【別録曰】味酸，寒，有毒。主蝕惡瘡。一名千雀。生海水石谷間。【弘景曰】葉與實俱如麥李。

〔一〕目：原脱。今據證類卷三十雞涅補。

燕齒別録曰主小兒癎寒熱五月五日采

土齒別録曰味甘平無毒主輕身益氣長年生山陵地中狀如馬牙

金莖別録曰味苦平無毒主金瘡内漏一名葉金草生澤中高處

白背別録曰味苦平無毒主寒熱洗惡瘡疥生山陵根似紫葳葉如燕盧采無時

青雌別録曰味苦主惡瘡禿敗瘡火氣殺三虫一名虫損一名孟推生方山山谷

白辛別録曰味辛有毒主寒熱一名脫尾一名羊草生楚山三月采根白而香

赤舉別録曰味甘無毒主腹痛一名羊飴一名陵渴生山陰二月花銳蔓草上五月實黑中有核三月三日采葉陰乾

赤涅別録曰味甘無毒主疰崩中止血益氣生蜀郡山石陰地濕處采無時

赤赫別録曰味苦寒有毒主痂瘍惡敗瘡除三虫邪氣生益州川谷二月八月采

黄秫別録曰味苦無毒主心煩止汗出生如桐根

黄辯別録曰味甘平無毒主心腹疝瘕口瘡臍傷一名經辯

紫給別録曰味鹹主毒風頭洩注一名野葵生高陵下地三月三日采根根如烏頭

燕齒。【别録曰】主小兒癎，寒熱。五月五日采。

土齒。【别録曰】味甘，平，無毒。主輕身益氣長年。生山陵地中，狀如馬牙。

金莖。【别録曰】味苦，平，無毒。主金瘡内漏。一名葉金草。生澤中高處。

白背。【别録曰】味苦，平，無毒。主寒熱，洗惡瘡疥。生山陵，根似紫葳，葉如燕盧。采無時。

青雌。【别録曰】味苦。主惡瘡秃敗瘡火氣，殺三蟲。一名蟲損，一名孟推。生方山山谷。

白辛。【别録曰】味辛，有毒。主寒熱。一名脱尾，一名羊草。生楚山，三月采根，白而香。

赤舉。【别録曰】味甘，無毒。主腹痛。一名羊飴，一名陵渴。生山陰。二月花鋭蔓草上，五月實黑中有核。三月三日采葉，陰乾。

赤涅。【别録曰】味甘，無毒。主疰，崩中，止血益氣。生蜀郡山石陰地濕處，采無時。

赤赫。【别録曰】味苦，寒，有毒。主痂瘍惡敗瘡，除三蟲邪氣。生益州川谷，二月、八月采。

黄秫。【别録曰】味苦，無毒。主心煩，止汗出。生如桐根。

黄辯。【别録曰】味甘，平，無毒。主心腹疝瘕，口瘡，臍傷。一名經辯。

紫給。【别録曰】味鹹。主毒風頭，洩注〔一〕。一名野葵。生高陵下地。三月三日采根，根如烏頭。

〔一〕注：原作「汪」。今據證類卷三十紫給改。

紫藍別錄曰味鹹無毒主食肉得毒能消除之

蘘藍別錄曰味苦主身痒瘡白禿漆瘡洗之生房陵

巴朱別錄曰味甘無毒主寒上血帶下生雒陽

柴紫別錄曰味苦主小腹痛利小腹破積聚長肌肉久服輕身長年生宛句二月七月采

文石別錄曰味甘主寒熱心煩一名黍石生東郡山澤中水下五色有汁潤澤

路石別錄曰味甘酸無毒主心腹止汗生肌酒痂益氣耐寒實骨髓一名陵石生草石上天雨獨乾日出獨濡花黃莖赤黑三歲一實赤如麻子五月十月采莖葉陰乾

曠石別錄曰味甘平無毒主益氣養神除熱止渴生江南如石草

敗石別錄曰味苦無毒主渴痺

石劇別錄曰味甘無毒止消渴中

石芸別錄曰味甘無毒主目痛淋露寒熱溢血一名螫烈一名顧啄三月五月采莖葉陰乾

竹付別錄曰味甘無毒止痛除血

紫藍。【别録曰】味鹹，無毒。主食肉得毒，能消除之。

糞藍。【别録曰】味苦。主身痒瘡、白禿、漆瘡，洗之。生房陵。

巴朱。【别録曰】味甘，無毒。主寒，止血、帶下。生雒陽。

柒〔一〕紫。【别録曰】味苦。主小腹痛，利小腹，破積聚，長肌肉。久服輕身長年。生寃句，二月、七月采。

文石。【别録曰】味甘。主寒熱心煩。一名黍石。生東郡山澤中水下，五色，有汁潤澤。

路石。【别録曰】味甘、酸，無毒。主心腹，止汗生肌，酒痂，益氣耐寒，實骨髓。一名陵石。生草石上，天雨獨乾，日出獨濡。花黄，莖赤黑。三歲一實，赤如麻子。五月、十月采莖葉，陰乾。

曠石。【别録曰】味甘，平，無毒。主益氣養神，除熱止渴。生江南，如石草。

敗石。【别録曰】味苦，無毒。主渴、痺。

石劇。【别録曰】味甘，無毒。止渴，消〔二〕中。

石芸。【别録曰】味甘，無毒。主目痛淋露，寒熱溢血。一名螫烈，一名顧啄〔三〕。三月、五月采莖葉，陰乾。

竹付。【别録曰】味甘，無毒。止痛除血。

〔一〕柒：原作「柒」。今據證類卷三十柒紫改。

〔二〕渴消：原作「消渴」。今據證類卷三十石劇乙正。

〔三〕啄：大觀證類卷三十一石芸作「喙」。

秘惡別録曰味酸無毒主療肝邪氣一名杜逢

盧精別録曰味平治蠱毒生益州

唐夷別録曰味苦無毒主療踒折

知杖別録曰味甘無毒療疝

河煎別録曰味酸主結氣癰在喉頸者生海中八月九月采

區余別録曰味辛無毒主心腹熱癃

王明別録曰味苦主身熱邪氣小兒身熱以浴之生山谷一名王草

師系別録曰味甘無毒主癰腫惡瘡煑洗之一名臣堯一名巨骨一名鬼芭生平澤八月采

并苦別録曰主欬逆上氣益肺氣安五臟一名蜮薫一名玉剤三月采陰乾○蜮音或

索干別録曰味苦無毒主易耳一名馬耳

良達別録曰主齒痛止渴輕身生山陰蔓延大如葵子小

戈共別録曰味苦寒無毒主驚氣傷寒腹痛羸瘦皮中有邪氣手足寒無色生益州山谷惡蜚蠊

秘惡。【別録曰】味酸，無毒。主療肝邪氣。一名杜逢。

盧精。【別録曰】味平。治蠱毒。生益州。

唐夷。【別録曰】味苦，無毒。主療踒折。

知杖。【別録曰】味甘，無毒。療疝。

河煎。【別録曰】味酸。主結氣癰在喉頸者。生海中。八月、九月采。

區余。【別録曰】味辛，無毒。主心腹熱癃。

王明。【別録曰】味苦。主身熱邪氣。小兒身熱，以浴之。生山谷。一名王草。

師系。【別録曰】味甘，無毒。主癰腫惡瘡，煮洗之。一名臣堯，一名巨骨，一名鬼芭。生平澤，八月采。

并苦。【別録曰】主欬逆上氣，益肺氣，安五臟。一名蜮〔一〕熏，一名玉荊。三月采，陰乾。蜮，音或。

索干。【別録曰】味苦，無毒。主易耳。一名馬耳。

良達。【別録曰】主齒痛，止渴輕身。生山陰，莖蔓延，大如葵，子滑〔二〕小。

弋〔三〕共。【別録曰】味苦，寒，無毒。主驚氣傷寒，腹痛羸瘦，皮中有邪氣，手足寒無色。生益州山谷。惡蜚蠊。

〔一〕蜮：原作「蟚」。今據證類卷三十并苦改。下同徑改。

〔二〕滑：原闕一字。今據證類卷三十良達補。

〔三〕弋：原作「戈」。今據證類卷三十弋共改。

船虹（別録曰）味酸無毒主下氣止煩滿可作谷湯藥名蕃主蜀郡立秋取

姑活（別録曰）味甘溫無毒主大風邪氣濕痹寒痛久服輕身益氣耐老一名冬葵子生河東（弘景曰）藥無用者乃有固活丸即是野葛之名冬葵亦非菜之冬葵子也（恭曰）別本一名雞精

白女腸（別録曰）味辛溫無毒主泄痢腸澼療心痛破疝瘕生深山谷葉如藍實赤赤女腸亦同

白扇根（別録曰）味苦寒無毒主瘧皮膚寒熱出汗令人變

黃白支（別録曰）生山陵三月四月采根暴乾

父陛根（別録曰）味辛有毒以熨癰腫膚脹一名膏魚一名梓藻

疥拍腹（別録曰）味辛溫無毒主輕身療痺五月采陰乾

五母麻（別録曰）味苦有毒主痿痺不便下痢一名鹿麻一名歸澤麻一名天麻一名若草生田野五月采（時珍曰）茺蔚之白花者亦名天麻草

五色符（別録曰）味苦微溫主欬逆五臓邪氣調中益氣明目殺蝨青符白符赤符黒符黄符各隨色補其臓白符一名女木生巴山谷

船虹。【别録曰】味酸，無毒。主下氣，止煩滿〔一〕。可作浴〔二〕湯。藥色黄，生〔三〕蜀郡，立秋取。

姑活〔四〕。【别録曰】味甘，温，無毒。主大風邪氣，濕痺寒痛。久服，輕身益氣耐老。一名冬葵子。生河東。【弘景曰】藥無用者，乃有固活丸，即是野葛之名。冬葵亦非菜之冬葵子也。【恭曰】别本一名雞精。

白女腸。【别録曰】味辛，温，無毒。主洩痢腸澼，療心痛，破疝瘕。生深山谷，葉如藍，實赤。赤女腸亦同。

白扇根。【别録曰】味苦，寒，無毒。主瘧，皮膚寒熱，出汗。令人變。

黄白支。【别録曰】生山陵，三月、四月采根，暴乾。

父陛根。【别録曰】味辛，有毒。以熨癰腫膚脹。一名膏魚，一名梓藻。

疥拍腹。【别録曰】味辛，温，無毒。主輕身療痺。五月采，陰乾。

五母麻。【别録曰】味苦，有毒。主痿痺不便，下痢。一名鹿麻，一名歸澤麻，一名天麻，一名若草。生田野，五月采。【時珍曰】茺蔚之白花者，亦名天麻草。

五色符。【别録曰】味苦，微温。主欬逆，五臟邪氣，調中益氣，明目殺蟲。青符、白符、赤符、黑符、黄符，各隨色補其臟。白符一名女木，生巴郡〔五〕山谷。

〔一〕满：原作「渴」。今據證類卷三十船虹改。
〔二〕浴：原作「谷」。今據改同上。
〔三〕生：原作「主」。今據改同上。
〔四〕活：原作「沽」。今據證類卷三十姑活改。
〔五〕郡：原脱。今據證類卷三十五色符補。

救赦人者（別錄曰）味甘有毒主疥瘙痹通氣諸不足生人家宮室五月十月采暴乾

常吏之生蜀本吏作更別錄曰味苦平無毒主明目實有刺大如稻粱

載（別錄曰）味酸無毒主諸惡氣

慶（別錄曰）味苦無毒主欬嗽

腂音戶瓦切（別錄曰）味甘無毒主益氣延年生山谷中白順理十月采

芥（別錄曰）味苦寒無毒主消渴止血婦人疾除痹一名梨葉如大青

本草拾遺 一十三種

鴆鳥漿（藏器曰）生江南林木下高一二尺葉陰紫色冬不凋有赤子如珠味甘溫無毒能解諸毒故名山人浸酒服主風血羸老（頌曰）鴆鳥威生信州山野中春生青葉九月有花如蓬蒿菜花淡黃色不結實實療癰腫瘀毒采無時入

吉祥草（藏器曰）生西國胡人將來也味甘溫無毒主明目強記補心力（時珍曰）今人種一種草葉如漳蘭四時青翠夏開紫花成穗易繁亦名吉祥草非此吉祥也

雞腳草（藏器曰）生澤畔赤莖對葉如百合苗味苦平無毒主赤白久痢成痢

救赦人者。【別録曰】味甘，有毒。主疝痺，通氣，諸不足。生人家宫室。五月、十月采，暴乾。

常吏之生蜀本「吏」作「更」。【別録曰】味苦，平，無毒。主明目。實有刺，大如稻米〔一〕。

載。【別録曰】味酸，無毒。主諸惡氣。

慶。【別録曰】味苦，無毒。主欬嗽。

腂音户瓦切。【別録曰】味甘，無毒。主益氣延年。生山谷中，白順理，十月采。

芥。【別録曰】味苦，寒，無毒。主消渴，止血，婦人疾〔二〕，除痺。一名梨。葉如大青。

本草拾遺　一十三種

鴆鳥漿。【藏器曰】生江南林木下。高一二尺，葉陰紫色，冬不凋，有赤子如珠。味甘，温，無毒。能解諸毒，故名。山人浸酒服，主風血羸老。【頌曰】鴆鳥威生信州山野中。春生青葉，九月有花如蓬蒿菜，花淡黄色，不結實。療〔三〕癰腫癤毒。采無時〔四〕。

吉祥草。【藏器曰】生西國，胡人將來也。味甘，温，無毒。主明目强記，補心力。【時珍曰】今人種一種草，葉如漳蘭，四時青翠，夏開紫花成穗，易繁，亦名吉祥草，非此吉祥也。

雞脚草。【藏器曰】生澤畔。赤莖對葉，如百合苗。味苦，平，無毒。主赤白久痢成疳。

〔一〕米：原作「粱」。今據證類卷三十常吏之生改。

〔二〕疾：原作「痰」。今據證類卷三十芥改。

〔三〕療：此前原衍一「實」字。今據證類卷三十鴆鳥威删。

〔四〕時：據本卷分目録，此下當脱七仙草一藥。

兎肝草　藏器曰初生細葉軟似兎肝一名雞肝味甘平無毒主金瘡止血生肉解丹石發熱

斷鑵草　藏器曰主丁瘡合白牙薑菜半夏地骨皮青苔蜂窠小兒髮緋帛等分五月五日燒灰每湯服一錢拔根出○蓳音畜羊蹄根也

千金䥥　藏器曰生江南高二三尺主蛇蠍虫咬毒搗傅瘡上生肌止痛

土落草　藏器曰生嶺南山谷葉細長味甘溫無毒主腹冷氣痛痃癖酒煎服亦搗汁溫服

倚待草　藏器曰生桂州如安山谷葉圓高二三尺八月采味甘溫無毒主血氣虛勞腰膝疼弱風緩羸瘦無顏色絶傷無子婦人老血浸酒服逐病極速故名倚待

藥王草　藏器曰苗莖青色摘之有汁味甘平無毒解一切毒止鼻衄吐血祛煩躁

筋子根　藏器曰生四明山苗高尺餘葉圓厚光潤冬不凋根大如指亦名根子味苦溫無毒主心腹痛不問冷熱遠近惡鬼氣注刺痛霍亂蠱毒暴下血酒飲磨服頌曰根子生成州山中味苦辛溫主心中結塊久積氣攻臍下痛

盧藥　藏器曰生胡國似乾茅黃赤色味鹹溫無毒主折傷內損瘀血生膚止痛治五臟除邪氣補虛損産後血病水煑服之亦搗傅傷處時珍曰外臺秘要治墮馬內損取盧藥末一兩牛乳二盞煎服

兔肝草。【藏器曰】初生細葉軟似兔肝。一名雞肝。味甘，平，無毒。主金瘡，止血生肉，解丹石發熱。

斷罐草。【藏器曰】主丁瘡。合白牙堇菜、半夏、地骨皮、青苔、蜂窠、小兒髮、緋帛等分，五月五日燒灰。每湯服一錢，拔根也。○堇，音畜，羊蹄根也。

千金鑑。【藏器曰】生江南。高二三尺。主蛇蠍蟲咬毒。搗傅瘡上，生肌止痛。

土落草。【藏器曰】生嶺南山谷。葉細長。味甘，温，無毒。主腹冷氣痛痃癖。酒煎服，亦搗汁温服。

倚待草。【藏器曰】生桂州如安山谷。葉圓，高二三尺。八月采。味甘，温，無毒。主血氣虚勞，腰膝疼弱，風緩羸瘦，無顔色，絶傷無子，婦人老血。浸酒服。逐病極速，故名倚待。

藥王草。【藏器曰】苗莖青色，葉〔一〕摘之有乳〔二〕汁。味甘，平，無毒。解一切毒，止鼻衄吐血，祛煩躁。

筋子根。【藏器曰】生四明山。苗高尺餘，葉圓厚光潤，冬不凋，根大如指。亦名根子。味苦，温，無毒。主心腹痛，不問冷熱遠近，惡鬼氣注刺痛，霍亂，蠱毒，暴下血。酒飲磨服。【頌曰】根子生威州山中。味苦、辛，温。主心中結塊，久積氣攻臍下痛。

盧藥。【藏器曰】生胡國。似乾茅，黄赤色。味鹹，温，無毒。主折傷内損血瘀，生膚止痛，治五臟，除邪氣，補虚損，産後血病。水煮服之，亦搗傅傷處。【時珍曰】外臺秘要治墮馬内損，取盧藥末一兩，牛乳一琖，煎服。

〔一〕葉：原脱。今據證類卷六藥王補。
〔二〕乳：原脱。今據補同上。

無風獨摇草（拾遺）【珣曰】生大秦國及嶺南五月五日采諸山野亦往往有之頭若彈子尾若鳥尾兩片開合見人自動故曰獨摇性溫平無毒主頭面遊風遍身癢煮汁淋洗【藏器曰】帶之令夫相愛【時珍曰】羌活天麻鬼臼薇銜四者皆名無風獨摇草而物不同也段成式酉陽雜俎言雅州出舞草三葉如決明一葉在莖端兩葉居莖之半相對人近之歌謳及抵掌則葉動如舞按此即虞美人草亦無風獨摇之類也又按山海經云姑媱之山帝女死焉化爲䔄草其葉相重花黃實如兔絲服之媚人郭璞注云一名荒夫草此說與陳藏器佩之相愛之語相似豈即一物與

唐海藥本草　一種

宜南草（珣曰）生廣南山谷有莢長二尺許內有薄片似紙大小如蟬翼主邪小男女以緋絹袋盛佩之臂上辟惡止驚此草生南方故名與萱草之宜男不同

宋開寶本草　一種

陀得花（志曰）味甘溫無毒主一切風血浸酒服生西國胡人將來胡人采此花以釀酒呼爲三勒漿

宋圖經外類　二十種

建水草（頌曰）生福州枝葉似桑四時常有土人取葉焙乾碾末溫酒服治走注風痛

無風獨摇草拾遺。

【珣曰】生大秦国及嶺南。五月五日采。諸山野亦往往有之。頭若彈子，尾若鳥尾，兩片開合，見人自動，故曰獨摇。性温，平，無毒。主頭面[一]遊風，遍身癢，煮汁淋洗。【藏器曰】帶之令夫婦[二]相愛。【時珍曰】羌活、天麻、鬼臼、薇銜[三]四者，皆名無風獨摇草，而物不同也。段成式酉陽雜俎言：雅州出舞草。三葉，如決明，一葉在莖端，兩葉居莖之半相對。人近之歌謳及抵掌，則葉動如舞。按此即虞美人草，亦無風獨摇之類也。又按山海經云：姑媱之山，帝女死焉，化爲䔄。其葉相重，花黄，實[四]如兔絲，服之媚人。郭璞注云：一名荒夫草。此説與陳藏器佩之相愛之語相似，豈即一物與？

唐海藥本草　一種

宜南草。【珣曰】生廣南山谷。有莢長二尺許，内有薄片似紙，大小如蟬翼。主邪。小男女以緋絹袋盛，佩之臂上，辟惡止驚。此草生南方，故名。與萱草之宜男不同。

宋開寶本草　一種

陀得花。【志曰】味甘，温，無毒。主一切風血，浸酒服。生西國，胡人將來。胡人采此花以釀酒，呼爲三勒漿。

宋圖經外類　二十種

建水草。【頌曰】生福州。枝葉似桑，四時常有。土人取葉焙乾研末，温酒服，治走注風痛。

〔一〕面：原作「骨」。今據證類卷六無風獨搖草改。
〔二〕婦：原脱。今據補同上。
〔三〕薇銜：原作「蘼御」。今據證類卷十五薇銜改。
〔四〕實：原作「寳」。今從江西本改。

百藥祖（頌曰）生天台山中，冬夏常青。土人采葉治風有効。

催風使（頌曰）生天台山中，冬夏常青。土人采葉治風有効。（時珍曰）五加皮亦名催風使。

刺虎（頌曰）生睦州，凌冬不凋。采根葉枝入藥。味甘，去一切癰痛風疾，剉焙爲末，酒服一錢。（時珍曰）壽域方治丹瘤用虎刺，即壽星草，搗汁塗之。又伏牛花一名隔虎刺。

石逍遥（頌曰）生常州，冬夏常有，無花實。味苦，微寒，無毒。主癱瘓諸風，手足不遂，爲末，煉蜜丸梧子大，酒服二十丸，日二服，百日瘥。久服益氣輕身。初服時微有頭痛，無害。

黄寮郎（頌曰）生天台山中，冬夏常青。土人采根治風有效。（時珍曰）按醫學正傳云：黄寮郎俗名倒摘刺，治喉痛，用根擂汁入少酒，滴之即愈。又醫學集成云：牙痛者，取倒摘刺刀上燒之，取煙煤綿裹塞痛處即止。

黄花了（頌曰）生信州，春生青葉，三月開花似辣菜花，黄色，秋中結實，采無時。治咽喉口齒病効。

百兩金（頌曰）生戎州、河中府、雲安軍。苗高二三尺，有幹如木，凌冬不凋。葉似荔枝，初生背面俱青，秋後背紫面青。初秋開花青碧色，結實如豆大，生青熟赤，無時采根，去心用。味苦，性平，無毒。治壅熱咽喉腫痛，含一寸嚥汁。其河中出者，根赤如蔓菁，莖細青色。四月開碎黄花，似星宿花。五月采根，長及一寸，晒乾用，治風涎。

百藥祖。【頌曰】生天台山中。冬夏常青。土人采葉，治風有效。

催風使。【頌曰】生天台山中。冬夏常青。土人采葉，治風有效。【時珍曰】五加皮亦名催風使。

刺虎。【頌曰】生睦州。淩冬不凋。采根、葉、枝入藥。味甘。主一切腫痛風疾。剉焙爲末，酒服一錢。【時珍曰】壽域方：治丹瘤，用虎刺，即壽星草，搗汁塗之。又伏牛花，一名隔虎刺。

石逍遥。【頌曰】生常州。冬夏常有，無花實。味苦，微寒，無毒。主癱瘓諸風，手足不遂。爲末，煉蜜丸梧子大。酒服二十丸，日二服，百日瘥。久服，益氣輕身。初服時微有頭痛，無害。

黄寮郎。【頌曰】生天台山中。冬夏常青。土人采根，治風有效。【時珍曰】按醫學正傳云：黄寮郎俗名倒摘刺，治喉痛。用根擂汁，入少酒，滴之即愈。又醫學集成云：牙痛者，取倒摘刺刀上燒之，取煙煤，綿蘸塞痛處，即止。

黄花了。【頌曰】生信州。春生青葉，三月開花，似辣菜花，黄色，秋中結實，采無時。治咽喉口齒病效。

百兩金。【頌曰】生戎州、河中府、雲安軍。苗高二三尺，有幹如木，淩冬不凋。葉似荔枝，初生背面俱青，秋後背紫面青。初秋開花，青碧色。結實如豆大，生青熟赤。無時采根，去心用。味苦，性平，無毒。治壅熱，咽喉腫痛，含一寸嚥汁。其河中出者，根赤如蔓菁，莖細青色，四月開碎黄花，似星宿花。五月采根，長及一寸，晒乾用，治風涎。

地茄子（頌曰）生商州三月開花結子五六月采陰乾味微辛温有小毒主中風痰涎麻痺下熱毒氣破堅積利膈消癰腫瘡癤散血墮胎

田母草（頌曰）生臨江軍無花實三月采根性凉主煩熱及小兒風熱尤效

田麻（頌曰）生信州田野及溝澗旁春夏生青葉八月中生小莢冬月采葉治癰癤腫毒

芥心草（頌曰）生淄州引蔓白色根黄色四月采苗葉擣末治瘡疥甚效

苦芥子（頌曰）生秦州苗長一尺餘莖青葉如柳開白花似榆葉其子黑色味苦大寒無毒明目治血風煩躁

布里草（頌曰）生南恩州原野中莖高三四尺葉似李而大至夏不花而實食之瀉人采根皮焙爲末味苦寒有小毒治瘡疥殺蟲

茆質汗（頌曰）生信州葉青花白七月采根治風腫行血有效

胡堇草（頌曰）生密州東武山田中枝葉似小堇菜花紫色似翹軺花一枝七葉花出兩三莖春采苗味辛滑無毒主五臟營衛肌肉皮中瘀血止痛散血擣汁塗金瘡及打撲損傷筋骨惡癰腫用同松枝乳香亂髮灰花桑柴炭同擣丸彈子大每酒服一丸其痛立止

地茄子。【頌曰】生商州。三月開花結子，五六月采，陰乾。味微辛，温，有小毒。主中風，痰涎麻痹，下熱毒氣，破堅積，利膈，消癰腫瘡癤，散血墮胎。

田母草。【頌曰】生臨江軍，無花實。三月采根。性凉，主煩熱及小兒風熱，尤效。

田麻。【頌曰】生信州田野及溝澗旁。春夏生青葉，七〔一〕八月中生小莢。冬月采葉，治癰癤腫毒。

芥心草。【頌曰】生淄州。引蔓白色，根黄色。四月采苗葉，搗末，治瘡疥甚效。

苦芥子。【頌曰】生秦州。苗長一尺餘，莖青，葉如柳，開白花似榆莢〔二〕。其子黑色，味苦，大寒，無毒。明目，治血風煩躁。

布里草。【頌曰】生南恩州原野中。莖高三四尺，葉似李而大，至夏不花而實，食之瀉人。采根皮焙爲末。味苦〔三〕，寒，有小毒。治瘡疥，殺蟲。

茆質汗。【頌曰】生信州。葉青花白。七月采根。治風腫，行血，有效。

胡堇草。【頌曰】生密州東武山田中，科〔四〕葉似小堇菜。花紫色，似翹軺花。一枝七葉，花出兩三莖。春采苗。味辛，滑，無毒。主五臟營衛肌肉皮膚中瘀〔五〕血，止痛散血。搗汁，塗金瘡。凡打撲損傷筋骨，惡癰腫，用同松枝、乳香、亂髮灰、花桑柴炭同搗，丸彈子大。每酒服一丸，其痛立止。

〔一〕七：原脱。今據證類卷三十田麻補。

〔二〕莢：原作「葉」。今據證類卷三十苦芥子改。

〔三〕苦：原作「甘」。今據證類卷三十布里草改。

〔四〕科：原作「枝」。今據證類卷三十胡堇草改。下文「一枝七葉」之「枝」同誤，徑改。

〔五〕膚中瘀：原作「中痂」。今據證類卷三十胡堇草補「膚」字，改「痂」字。

陋　　落

小兒群（頌曰）生施州叢高一尺以來春夏生苗葉無花冬枯其根味辛性凉無毒同左纏草即嬰花根焙乾等分爲末每酒服一錢治淋疾無忌

獨脚仙（頌曰）生福州山林旁陰泉處多有之春生苗葉圓下紫脚長三四寸秋冬葉落夏連根葉采焙爲末酒煎半錢服治婦人血塊

撮石合草（頌曰）生眉州平田中莖高一二尺以來葉似穀葉十二月萌芽二月有花不結實其苗味甘無毒療金瘡

露筋草（頌曰）生施州株高三尺以來春生苗隨即開花結子碧綠色四時不凋其根味辛濇性凉無毒主蜘蛛蜈蚣傷焙研以白礬水調貼之

本草綱目　三十八種

九龍草（時珍曰）生平澤生紅子狀如楊梅其苗解諸毒治喉痛擣汁灌之折傷骨筋者擣罨患處蛇虺傷者擣汁入雄黃二錢服其痛立止又楊清叟外科云喉風重舌牙關緊閉者取九龍草一名金釵草單枝上者爲妙只用根不用皮打碎綿裹筋上擦牙關即開乃插深喉中取出痰涎乃以火炙熱帶鹽點之即愈

小兒群。【頌曰】生施州。叢高一尺以來，春夏生苗葉，無花，冬枯。其根味辛，性凉，無毒。同左纏草即旋〔一〕花根焙乾，等分爲末，每酒服一錢，治淋疾，無忌。

獨脚仙。【頌曰】生福州，山林旁陰泉處多有之。春生苗，葉圓，上青〔二〕下紫，脚長三四寸，秋冬葉落。夏連根葉采，焙爲末，酒煎半錢服，治婦人血塊。

撮石合草。【頌曰】生眉州平田中。莖高二尺以來，葉似穀〔三〕葉。十二月萌芽，二月有花，不結實。其苗味甘，無毒〔四〕。療金瘡。

露筋草。【頌曰】生施州。株高三尺以來，春生苗，隨即開花，結子碧緑色，四時不凋。其根味辛、濇，性凉，無毒。主蜘蛛、蜈蚣傷。焙研，以白礬水調貼之。

本草綱目　三十八種

九龍草。【時珍曰】生平澤。生紅子，狀如楊梅。其苗解諸毒，治喉痛，擣汁灌之。折傷骨筋者，擣罯患處。蛇虺傷者，擣汁，入雄黄二錢服，其痛立止。又楊清叟外科云：喉風重舌，牙關緊閉者，取九龍草，一名金釵草，單枝上者爲妙。只用根，不用皮，打碎，綿裹筯上，擦牙關即開。乃插深喉中，取出痰涎。乃以火炙熱，帶鹽點之，即愈。

〔一〕旋：原作「葵」。今據證類卷三十小兒群改。
〔二〕上青：原作「上清」，二字壓縮。今據證類卷三十獨脚仙改。
〔三〕穀：原作「榖」。今據證類卷三十撮石合草改。
〔四〕毒：此下證類卷三十撮石合草原有「二月采」三字。

荔枝草（時珍曰衛生易簡方治蛇咬犬傷及破傷風取草一握約三兩以酒二盞煎一盞服取汗出效）

水銀草（時珍曰衛生易簡方治眼昏每服三錢入木賊少許水一錢煎八分服）

透骨草（時珍曰治筋骨一切風濕疼痛攣縮寒濕脚氣孫氏集效方治癘風遍身瘡癬用透骨草苦參大黃雄黃各五錢研末煎湯于密室中席圍先熏至汗出如雨淋洗之普濟方治反胃生食透骨草獨科蒼耳生牡蠣各一錢薑三片水煎服楊誠經驗方治一切腫毒初起用透骨草漏蘆防風地榆等分煎湯綿蘸乘熱不住盪之二三日即消）

蛇眼草（時珍曰生古井及年久陰下處形如淡竹葉背後皆是紅圈如蛇眼狀唐瑤經驗方治蛇咬擣爛傅患處）

鵝項草（時珍曰麗仙壽域方治咽喉生瘡取花同白芷椒根皮研末吹瘡口即效）

蛇魚草（時珍曰戴原禮證治要訣云治金瘡血出不止擣傅之）

九里香草（時珍曰傅滋醫學集成治肚癰擣碎浸酒服）

白筵草（時珍曰香草也蟲最畏之孫眞人千金方治諸蟲瘡疥癩取根葉煎水隔日一洗）

環腸草（時珍曰張子和儒門事親方治蠱脹曬乾煎水日服以小便利爲度）

劉耳草（時珍曰王執中資生經治氣癃方中用之）

荔枝草。【時珍曰】衛生易簡方治蛇咬犬傷及破傷風，取草一握，約三兩，以酒二盌，煎一盌，服，取汗出效。

水銀草。【時珍曰】衛生易簡方治眼昏，每服三錢，入木賊少許，水一琖，煎八分服。

透骨草。【時珍曰】治筋骨一切風濕，疼痛攣縮〔一〕，寒濕脚風。孫氏集效方治癘風，遍身瘡癬，用透骨草、苦參、大黄、雄黄各五錢，研末煎湯，于密室中席圍，先熏至汗出如雨，淋洗之。普濟方治反胃吐食，透骨草、獨科蒼耳、生牡蠣各一錢，薑三片，水煎服。楊誠經驗方治一切腫毒初起，用透骨草、漏蘆、防風、地榆等分，煎湯，綿蘸乘熱不住盪之。一二日即消。

蛇眼草。【時珍曰】生古井及年久陰下處。形如淡竹葉，背後皆是紅圈，如蛇眼狀。唐瑶〔二〕經驗方：治蛇咬。搗爛，傅患處。

鵝項草。【時珍曰】臞仙壽域方治咽喉生瘡，取花，同白芷、椒根皮研末，吹瘡口，即效。

蛇魚草。【時珍曰】戴原禮證治要訣云：治金瘡血出不止，搗傅之。

九里香草。【時珍曰】傅滋醫學集成治肚癰，搗碎，浸酒服。

白筵草。【時珍曰】香草也，蟲最畏之。孫真人千金方治諸蟲瘡疥癩，取根葉煎水，隔日一洗。

環腸草。【時珍曰】張子和儒門事親方治蠱脹，晒乾煎水，日服，以小便利爲度。

劄耳草。【時珍曰】王執中資生經治氣聾方中用之。

〔一〕縮：原作「宿」。今從江西本改。
〔二〕瑶：原作「瑤」。今據卷一引據古今醫家書目改。

耳環草時珍曰危亦林得效方治五痔挼軟納患處即効一名碧蟬兒花

銅鼓草時珍曰范成大虞衡志云出廣西其實如瓜治瘍毒

蠶繭草時珍曰摘玄方治腫脹用半斤同冬瓜皮半斤紫蘇根葉半斤生薑皮三兩煎湯熏洗暖臥取汗洗三次小便清長自然脹退

野芝草時珍曰摘玄方治痞滿用五斤以一半安烏盆内置雞子十箇在草上以草一半蓋之米醋浸二宿雞子殼軟乃取于飯上蒸熟頓食之塊漸消也經驗

纖霞草時珍曰陳巽經驗方元臟虛冷氣攻臍腹痛用硇砂一兩生烏頭去皮二兩纖霞草二兩爲末以小沙罐固濟慢火燒赤以此草拌匀入内不蓋口頂火一秤煆之爐冷取出同烏頭末蒸餅丸梧子大每服三丸醋湯下

牛脂芳時珍曰經驗良方治七孔出血爲粗末每服一勺瓷器煎服以紗合頭須并紫小指根

鴨脚青時珍曰普濟方治疔瘡如連珠者同萵蘇研爛糖水拌剃之

天仙蓮時珍曰衛生易簡方治惡毒瘡癤搗葉傅之

雙頭蓮時珍曰一名催生草主婦人產難左手把之即生又主腫脹利小便衛生易簡方治大人小兒牙擠搗爛

耳環草[一]。【時珍曰】危亦林得效方治五痔，挼軟納患處，即效。一名碧蟬兒花。

銅鼓草。【時珍曰】范成大虞衡志云：出廣西。其實如瓜。治瘍毒。

蠶繭草。【時珍曰】摘玄方治腫脹，用半斤，同冬瓜皮半斤，紫蘇根葉半斤，生薑皮三兩，煎湯熏洗，暖卧取汗。洗三次，小便清長，自然脹退。

野芀草。【時珍曰】摘玄方治痞滿，用五斤，以一半安烏盆内，置雞子十箇在草上，以草一半蓋之，米醋浸二宿，雞子殻軟，乃取于飯上蒸熟頓食之，塊漸消也，經驗。

纖霞草。【時珍曰】陳巽經驗方：元臟虚冷，氣攻臍腹痛。用硇砂一兩，生烏頭去皮二兩，纖霞草二兩爲末。以小沙罐固濟，慢火燒赤，以此草拌硇入内，不蓋口，頂火一秤煅之。爐冷取出，同烏頭末，蒸餅丸梧子大。每服三丸，醋湯下。

牛脂芀[二]。【時珍曰】經驗[三]良方治七孔出血，爲粗末，每服一勺，瓦器煎服。以紗合[四]頭項，并紥小指根。

鴨脚青。【時珍曰】普濟方治疔瘡如連珠者，同蕉蘇[五]研爛，糖水拌，刷之。

天仙蓮。【時珍曰】衛生易簡方治惡毒瘡癤，擣葉，傅之。

雙頭蓮。【時珍曰】一名催生草。主婦人産難，左手把之即生。又主腫脹，利小便。衛生易簡方治大人小兒牙疳，擣爛，

〔一〕耳環草：本卷分目録無此名。該藥即卷十六鴨跖草，乃重出於此。

〔二〕牛脂芀：普濟方卷一百九十九竅四肢指歧間出血作「牛脂，又名牛菔芀」。

〔三〕驗：同上作「效」。

〔四〕合：同上作「蓋」。

〔五〕蕉蘇：普濟方卷二百七十四諸疔瘡作「蕉蘇」。證類卷二十八蘇載圖經之「魚蘇」，或即此藥。

貼之

豬藍子（時珍曰：衛生易簡方治耳內有膿，名通耳。用子爲末，筒吹入，不過二三次愈）

天芥菜（時珍曰：生平野，小葉如芥狀，味苦。一名雞痾粘。主蛇傷，同金沸草入鹽搗傳之。王璽醫林集要治腋下生腫毒，以鹽醋同搗傳之，散腫止痛。膿已成者亦安，亦治一切腫毒）

佛掌花（時珍曰：普濟方治疔瘡如櫻桃者，用根同生薑蜜研汁服之，外以天茄葉貼之）

郭公刺（時珍曰：一名老骨刺。取葉搗細，油調傅天泡瘡。虞摶醫學正傳治哮喘，取根剉，水煎服即止）

蓑笠柴（時珍曰：生山中。王永輔惠濟方治癧瘡，取皮煎湯服，須臾痒不可忍，以手爬破，出毒氣即愈）

碎米柴（時珍曰：主癰疽發背，取葉入傳藥用）

羊屎柴（時珍曰：一名牛屎柴。生山野，葉類鶴虱，四月開白花，亦有紅花者，結子如羊屎狀，名鐵草子，根可毒魚。夏月苗葉，冬用根。主癰疽發背，搗爛傅之，能合瘡口，散膿血。乾者爲末，漿水調傅。又治下血如傾水，取生根一斤，生白酒二斗，煮一斗，空心隨量飲）

山枇杷柴（時珍曰：危亦林得效方治湯火傷，取皮焙研末，蜜調傳之）

貼之。

豬藍子。【時珍曰】衛生易簡方治耳内有膿，名通耳。用子爲末，筒吹入，不過二三次愈。

天芥菜。【時珍曰】生平野，小葉如芥狀，味苦。一名雞痾粘。主蛇傷，同金沸草，入鹽擣傅之。王璽醫林集要治腋下生腫毒，以鹽、醋同擣，傅之，散腫止痛，膿已成者亦安。亦治一切腫毒。

佛掌花。【時珍曰】普濟方治疔瘡如櫻桃者，用根，同生薑、蜜研汁服之。外以天茄葉貼之。

郭公〔一〕**刺**。【時珍曰】一名光骨刺。取葉擣細，油調，傅天泡瘡。虞摶醫學正傳治哮喘，取根剉，水煎服，即止。

籩箕柴。【時珍曰】生山中。王永輔惠济方治癧瘡，取皮煎湯服。須臾痒不可忍，以手爬破，出毒氣即愈。

碎米柴。【時珍曰】主癰疽發背。取葉，入傅藥用。

羊屎柴。【時珍曰】一名牛屎柴。生山野，葉類鶴虱，四月開白花，亦有紅花者。結子如羊屎狀，名鐵草子。根可毒魚。夏用苗葉，冬用根。主癰疽發背，擣爛傅之，能合瘡口，散膿血。乾者爲末，漿水調傅。又治下血如傾水，取生根一斤，生白酒二斗，煮一斗，空心隨量飲。

山枇杷柴。【時珍曰】危亦林得效方治湯火傷，取皮焙，研末，蜜調傅之。

〔一〕公：醫學正傳卷二哮喘此下有「苺」字。

三角風（時珍曰）一名三角尖取石上者尤
良主風濕流注疼痛及癰疽腫毒
葉下紅（時珍曰）主飛絲入目腫痛同鹽少許絹
包滴汁入目仍以塞鼻左塞右右塞左
蒲江紅（時珍曰）主癰
疽入膏用
隔山消（時珍曰）出太和山白色主腹脹積滯孫天仁集効方
治氣隔噎食轉食用隔山消二兩雞肫皮一兩牛膽
南星朱砂各一兩急性子二錢爲末
煉蜜丸小豆大每服一錢淡薑湯下
石見穿（時珍曰）主骨
痛大風癰腫
醉醒草（時珍曰）天寶遺事云玄宗于興慶池邊植之
叢生葉紫而心殷醉客摘草嗅之立醒故名
墓頭回（時珍曰）董炳集驗方治崩中赤白帶下用一把酒水
各半盞童尿半盞新紅花一捻煎七分卧時溫服日
近者一服久則三服愈其効如神
一僧用此治蔡大尹內人有効
羊茅（時珍曰）羊喜食之故平普濟
方治瘰癧腫痛擣汁熬之
阿兒只（時珍曰）劉郁西域記云出西域狀如苦參主打撲
傷損婦人損胎用豆許嚥之自消又治馬鼠瘡
阿息兒（時珍曰）西域記云出西域狀如地骨皮治婦人
產後衣不下又治金瘡膿不出嚼爛塗之即出

三角風。【時珍曰】一名三角尖。取石上者尤良。主風濕流注疼痛及癰疽腫毒。

葉下紅。【時珍曰】主飛絲入目，腫痛。同鹽少許，絹包滴汁入目。仍以塞鼻，左塞右，右塞左。

滿江紅。【時珍曰】主癰疽，入膏用。

隔山消。【時珍曰】出太和山。白色。主腹脹積滯。孫天仁集效方治氣膈噎食轉食，用隔山消二兩，雞肫皮一兩，牛膽南星、朱砂各一兩，急性子二錢，爲末，煉蜜丸小豆大。每服一錢，淡薑湯下。

石見穿。【時珍曰】主骨痛，大風癰腫。

醒醉草〔一〕。【時珍曰】天寶遺事：玄宗于興慶池邊植之。叢生，葉紫而心殷。醉客摘草嗅之，立醒，故名。

墓頭回。【時珍曰】董炳集驗方治崩中，赤白帶下，用一把，酒、水各半盞，童尿半盞，新紅花一捻，煎七分，卧時温服。日近者一服，久則三服，愈，其效如神。一僧用此治蔡大尹內人，有效。

羊茅。【時珍曰】羊喜食之，故名〔二〕。普濟方治喉痺腫痛，擣汁，嚥之。

阿只兒〔三〕。【時珍曰】劉郁西域〔四〕記云：出西域。狀如苦參。主打撲傷損，婦人損胎。用豆許嚥之，自消。又治馬鼠瘡。

阿息兒。【時珍曰】西域記云：出西域。狀如地骨皮。治婦人產後衣不下，又治金瘡膿不出。嚼爛塗之，即出。

〔一〕醒醉草：原作「醉醒草」。分目録同。今據開元天寶遺事卷二醒醉草乙正。
〔二〕名：原作「平」。今從錢本改。
〔三〕阿只兒：原作「阿兒只」。分目録同。今據西使記改。
〔四〕域：劉郁原著作「使」。下同，不注。

奴哥撒兒時珍曰西域記云出西域狀如桔梗治金瘡及腸與筋斷者嚼爛傳之自續也

奴哥撒兒。【時珍曰】西域記云：出西域。狀如桔梗。治金瘡及腸與筋斷者。嚼爛傅之，自續也。

科学出版社中医药出版分社
联系电话:010-64019031　010-64037449
E-mail:med-prof@mail.sciencep.com
(R-0007.01)
ISBN 978-7-5088-5219-5
9 787508 852195 >
定　價：1198.00圓（全3册）